甘肃省2021年度省级重点人才项目

"中药特色技术传承保护中心与人才培养基地"资助

中药经验鉴别与质量控制

李喜香 等 著

化学工业出版社

·北京·

内容简介

本书介绍了临床常用中药及其炮制品近300味。每个品种从来源、药材性状、饮片性状、经验鉴别特征、经验鉴别歌诀、功能与主治、伪品及混淆品特征七个方面进行系统阐述。本书中药按药用部位分为根及根茎类、茎木类、皮类、叶类、花类、果实种子类、全草类、藻菌类、树脂类、动物类、矿物类、其他类共计12类，内容以《中华人民共和国药典》收录品种为基础，结合地方用药特点展开介绍。

本书旨在帮助中医药从业人员在短时间内掌握常用中药性状鉴别，熟悉中药及炮制品的鉴别要点及应用。阅读本书有助于中医药专业读者在新时代更好地传承传统中药经验鉴别技术，也有助于推动中药现代质量控制与传统药性理论的结合。本书适合中药学、中药鉴定从业人员阅读参考。

图书在版编目（CIP）数据

中药经验鉴别与质量控制 / 李喜香等著. -- 北京：化学工业出版社，2024. 12. -- ISBN 978-7-122-46463-7

Ⅰ. R282

中国国家版本馆CIP数据核字第2024FG5820号

责任编辑：陈燕杰　　　　　　　　　　　文字编辑：张晓锦
责任校对：赵懿桐　　　　　　　　　　　装帧设计：王晓宇

出版发行：化学工业出版社（北京市东城区青年湖南街13号　邮政编码100011）
印　　装：河北尚唐印刷包装有限公司
787mm×1092mm　1/16　印张45　字数1134千字　2025年7月北京第1版第1次印刷

购书咨询：010-64518888　　　　　　　售后服务：010-64518899
网　　址：http://www.cip.com.cn
凡购买本书，如有缺损质量问题，本社销售中心负责调换。

定　　价：188.00元

目录
Contents

第一章　根及根茎类药　001～253

己、粉萆薢、粉葛、附子、干姜、甘草、甘遂、高良姜、藁本、葛根、狗脊、骨碎补、何首乌、胡黄连、虎杖、黄精、黄连、黄芪、黄芩、姜黄、桔梗、苦参、龙胆、麦冬、绵萆薢、绵马贯众、术香、南沙参、牛膝、平贝母、前胡、茜草、羌活、三棱、三七、山慈菇、秦艽、拳参、人参、山豆根等中药编写工作；王红丽承担山药、射干、升麻、石菖蒲、太子参等中药编写工作；李强承担板蓝根、半夏、天冬、天花粉、天麻等中药编写工作；陈志珍承担天南星、土茯苓、威灵仙、乌药、西洋参、细辛、香附、续断、玄参、延胡索、银柴胡、玉竹、郁金、远志、泽泻、浙贝母、知母、紫草、紫菀、沉香、川木通、大血藤、钩藤、桂枝、海风藤、槲寄生、鸡血藤、降香、络石藤、木通、青风藤、桑寄生、苏木、檀香、通草、小通草、皂角刺、白鲜皮、椿皮、地骨皮、杜仲、关黄柏、黄柏、海桐皮等中药编写工作；王晓莉承担北豆根、北沙参、合欢皮、厚朴、牡丹皮、秦皮、肉桂等中药编写工作；葛新春承担桑白皮、五加皮、香加皮、紫荆皮、艾叶、侧柏叶、大青叶、番泻叶、枇杷叶、桑叶、石韦、淫羊藿、丁香、合欢花、红花、槐花、金银花、菊花、款冬花、密蒙花、蒲黄、西红花、辛夷、旋覆花、野菊花、豆蔻、槟榔、补骨脂、苍耳子、草豆蔻、车前子、陈皮、川楝子、地肤子、佛手、覆盆子、枸杞子、瓜蒌、诃子、化橘红、火麻仁、芥子、金樱子、决明子、苦杏仁、莱菔子、连翘、蔓荆子、木瓜、南五味子、牛蒡子、女贞子、肉豆蔻、沙苑子、砂仁等中药编写工作；程晓华承担山楂、山茱萸、蛇床子、丝瓜络、酸枣仁、桃仁、葶苈子、菟丝子、王不留行、乌梅、吴茱萸、五味子、香橼、小茴香、益智、薏苡仁、郁李仁、栀子、枳壳、枳实、紫苏子、白花蛇舌草、败酱草、半边莲、半枝莲、薄荷、萹蓄、大蓟、淡竹叶、广藿香、金钱草、荆芥、麻黄、佩兰、蒲公英、青蒿、肉苁蓉、伸筋草、石斛、锁阳、透骨草、豨莶草、仙鹤草、香薷、小蓟、益母草、茵陈、鱼腥草、紫花地丁、泽兰、冬虫夏草等中药编写工作；褚君承担茯苓、海藻、昆布、灵芝、马勃、猪苓、琥珀、没药、乳香、血竭、鳖甲、蝉蜕、穿山甲、地龙、蜂房、蛤蚧、龟甲、海龙、海马、海螵蛸、鸡内金、僵蚕、金钱白花蛇、羚羊角、鹿茸、牡蛎、牛黄、全蝎、桑螵蛸、麝香、石决明、水蛭、土鳖虫、乌梢蛇、蜈蚣、五灵脂、珍珠母等中药编写工作；刘高宏承担苍术、草乌、赤石脂、磁石、浮石等中药编写工作；朱平承担龙骨、石膏、雄黄、赭石等中药编写工作；张中华承担丹参、朱砂、自然铜、芒硝、冰片、儿茶等中药编写工作；甘瑞功承担当归、海金沙、青黛、天竺黄、五倍子等中药编写工作。

鉴于时间仓促、加之作者水平有限、难免在编写过程中有所纰漏，敬请广大读者赐教斧正！

编　者

前言

　　中医药是我国宝贵的文化资源，是华夏民族历经几千年与疾病斗争、养生保健方面积淀的宝贵财富，是中华优秀传统文化的活化石。中药作为中医药文化的重要组成部分，是中医药宝库中的一朵奇葩。在传统中医药理论体系下，在长期的医疗实践中形成了药物质量控制和临床应用理论与技术，并逐步形成了完善的中药学学科体系。在中药学中，除了药性理论外，先辈积累了传统中药鉴别、中药炮制、中药制剂等特色技术，对保障中药临床用药的安全性、有效性发挥了重要作用。尤其是传统中药鉴别，对保障中药的真伪优劣，保证临床疗效，维护生命健康具有不可替代的作用。李时珍曰："一物有谬，便性命及之。"伴随着近现代科学技术的快速发展，中药质量控制技术也随之发生了巨变，在吸收现代医药知识后，借助理化检测技术，中药质量控制方法已悄然发生了变化，现代天然药物质量控制技术已然占据了主导地位，传统中药鉴别等质控技术正在被逐步弱化，而当前中药质量控制模式并不能完全符合传统中医药理论，挖掘整理传统中药质量控制经验和探索符合传统中医药理论特色的新质量控制模式具有深远意义。

　　虽然现代理化检测的质量控制体系便于定性、定量，客观性强，人为干扰因素相对较小，但其对操作环境、人员技术要求高，费用昂贵，且与传统中医药理论吻合度不高，不能充分体现中医药理论特色和发挥中药经验鉴别简、廉、便的特点。因此，挖掘整理传统经验鉴别技术，具有承前启后的作用。

　　为此我们组织编写了《中药经验鉴别与质量控制》一书，旨在帮助从业人员在较短时间内掌握常用中药性状鉴别，熟悉中药及炮制品的鉴别要点、应用，为在新时代传承传统中药经验鉴别技术助力，推动中药现代质量控制技术与传统药性理论融合，创新中药质量控制模式。

　　本书以《中华人民共和国药典》（2020年版 一部）收录品种为基础，结合地方用药特点，参考相关资料，对目前临床常用的近300味中药及其炮制品，按药用部位分为根及根茎类、茎木类、皮类、叶类、花类、果实及种子类、全草类、藻菌类、树脂类、动物类、矿物类、其他类共计12类。每个品种从来源、药材性状、饮片性状、经验鉴别特征、经验鉴别歌诀、功能与主治、伪品及混淆品特征七个方面进行系统的阐述，促进传统与现代的融合，突出其实用性、学术性、特色特征。本书得到2021年度甘肃省委省级重点人才项目"中药特色技术传承保护中心与人才培养基地"资助，项目负责人甘肃省中医药大学校长赵继荣、甘肃省中医药管理局局长刘伯荣担任学术顾问。

　　李喜香承担本书巴戟天、白附子、白及、白前、白芍、白术、白头翁、白薇、白芷、百部等中药编写工作；杨锡仓承担赤芍、川贝母、川木香、川牛膝、川乌、川芎、大黄等中药编写工作；黄清杰承担独活、党参、地黄、地榆、莪术、防风、防

本书编委会

第二章　茎木类药

第三章　皮类中药

第四章　叶类中药

第十一章　矿物类中药

第十二章　其他类

参考文献

第一章

根及根茎类药

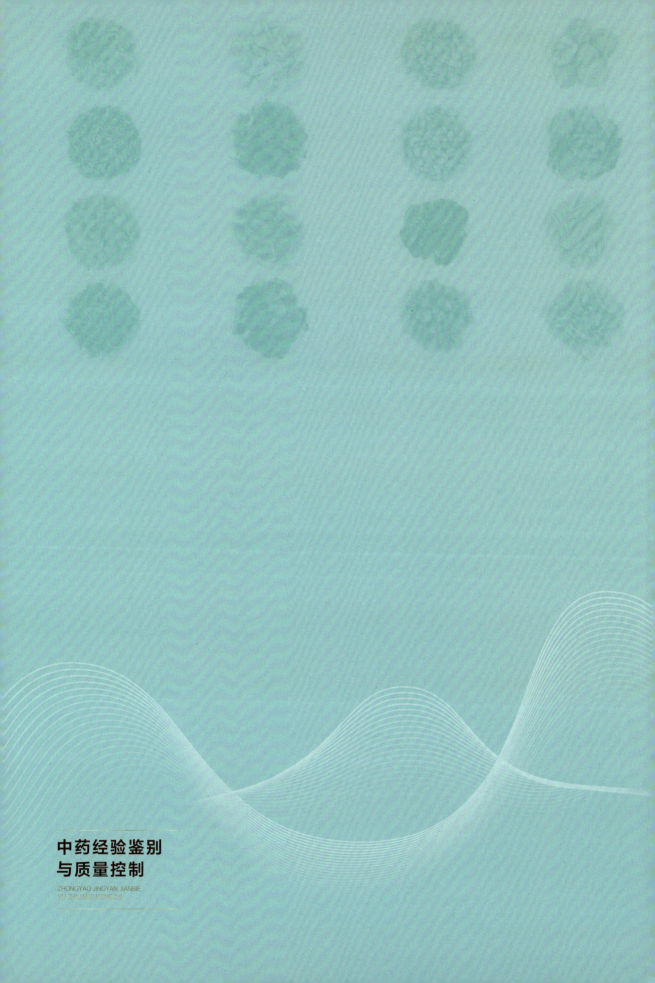

中药经验鉴别
与质量控制

ZHONGYAO JINGYAN JIANBIE
YU ZHILIANG KONGZHI

巴戟天

【来源】

本品为茜草科植物巴戟天 *Morinda officinalis* How 的干燥根。主产于广东高要、德庆，广西苍梧、百色及福建平和、永安等地区。全年均可采挖，以秋冬采收较好，洗净，除去须根，晒至六七成干，轻轻捶扁，晒干。

【药材性状】

本品为扁圆柱形，略弯曲，长短不等，直径 0.5～2cm。表面灰黄色或暗灰色，具纵纹和横裂纹，有的皮部横向断离露出木部；质韧，断面皮部厚，紫色或淡紫色，易与木部剥离。木部坚硬，黄棕色或黄白色，直径 1～5mm。气微，味甘而微涩。

【饮片性状】

1. 巴戟肉

本品呈扁圆柱形短段或不规则块。表面灰黄色或暗灰色，具纵纹和横裂纹。切面皮部厚，紫色或淡紫色，中空。气微，味甘而微涩。

2. 盐巴戟天

本品呈扁圆柱形短段或不规则块。表面灰黄色或暗灰色，具纵纹和横裂纹。切面皮部厚，紫色或淡紫色，中空。味甘微带咸味。

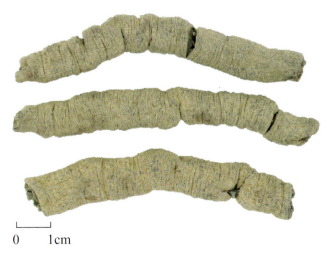

0   1cm

图1-1-1 巴戟天（药材）

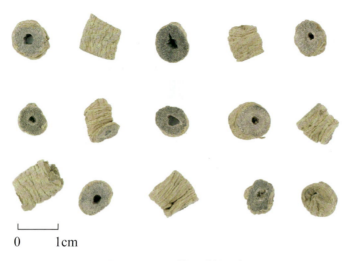

图1-1-2　巴戟天（饮片）

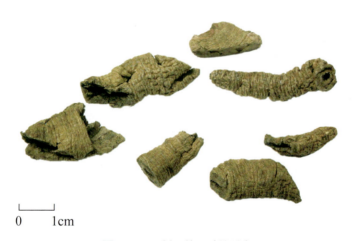

图1-1-3　制巴戟天（饮片）

3. 制巴戟天

本品呈扁圆柱形短段或不规则块。表面微黄色或暗灰色，具纵纹和横裂纹。切面皮部厚，紫色或淡紫色，中空。味甜而微涩。

【经验鉴别特征】

药材以条粗大而且呈连珠状、肉厚、色紫质软、内心木部细、味微甜、无蛀虫、体干者为佳，条细瘦、肉薄、木心大，色灰者则质次。饮片以块均匀、肥厚、色紫者为佳。无发霉、虫蛀、变色等现象。

【经验鉴别歌诀】

巴戟肉质断裂纹，形似连珠鸡肠形，饮片肉厚淡紫色，木心细断齿轮状。

【功能与主治】

补肾阳，强筋骨，祛风湿。用于阳痿遗精，宫冷不孕，月经不调，少腹冷痛，风湿痹痛，筋骨痿软。

【伪品及混淆品特征】

1. 羊角藤

本品为茜草科植物印度羊角藤的干燥根。呈圆柱形，略弯曲，长短不等。表面灰黄色或灰黄棕色，具较粗纵纹和深陷的横纹。质坚硬，断面皮部薄，淡紫色，木部宽广。气微，味淡微甜。

2. 假巴戟

本品为茜草科植物假巴戟的干燥根。呈圆柱形，略弯曲，长短不等。表面灰黄棕色，具不规则的深纵纹和明显的横裂纹。质坚韧，断面皮部极薄，紫黑色，木部较粗。气微，味淡，微甜。

3. 恩施巴戟

本品为茜草科植物四川虎刺的干燥根。呈圆柱状、扁圆柱状或呈连珠状，长短不等。表面棕黄色或棕褐色，有不规则的纵纹和横裂纹。质坚硬，断面皮部厚，紫色或黄白色，木部窄小。气微，味微甘，嚼之稍发黏。

（李喜香　编著）

‹ 白附子 ›

【来源】

本品为天南星科植物独角莲 *Typhonium giganteum* Engl. 的干燥块茎。主产于河南禹州、长葛，甘肃天水、武都，湖北等地。以河南省产量多，质佳。秋季采挖，除去须根和外皮，晒干。

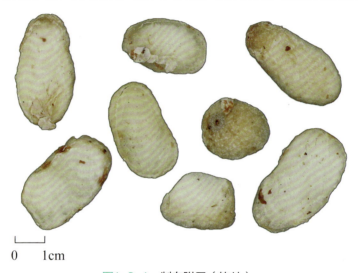

图1-2-1　制白附子（饮片）

【药材性状】

本品呈椭圆形或卵圆形。表面白色或黄白色，略粗糙。质坚硬，断面白色，粉性。气微，味淡、麻辣刺舌。

【饮片性状】

1. 生白附子

本品呈类圆形薄片。断面白色，粉性。质坚硬，气微，味淡、麻辣刺舌。

2. 制白附子

本品为类圆形或椭圆形厚片。外表皮淡棕色。切面黄白色至淡棕黄色，角质状，半透明。气微，微有麻舌感。

【经验鉴别特征】

药材以身干、个大、肥壮饱满、色白、质坚、体重、粉性足者为佳。饮片以片薄、匀称、色白、质坚、体重、粉性足者为佳。

【经验鉴别歌诀】

白附子类椭圆形，生熟质地有差异，辛温有毒祛风痰，甄别附片莫混淆。

【功能与主治】

祛风痰，定惊搐，解毒散结，止痛。用于中风痰壅，口眼㖞斜，语言謇涩，惊风癫痫，破伤风，痰厥头痛，偏正头痛，瘰疬痰核，毒蛇咬伤。

【伪品及混淆品特征】

关白附

本品为毛茛科植物黄花乌头的干燥块根。母根略似草乌，呈倒长圆锥形，略弯曲。表面暗棕色，多有突起的皱纹，顶端亦有如草乌母根之残基。体轻，质地疏松，断面有裂隙，粉性较小。子根呈卵形、椭圆形或长圆形。表面浅棕色或灰褐色，有皱纹和瘤状突起侧根痕。顶端无残基而有突起的芽，质坚硬难折断，断面较平坦。类白色，富粉性。气微弱，味辛辣而有麻舌感，有毒。

（李喜香　编著）

◀ 白 及 ▶

【来源】

本品为兰科植物白及 *Bletilla striata*（Thunb.）Reichb.f. 的干燥块茎。以贵州产量最大，质量亦佳。夏、秋二季采挖，除去须根，洗净，置沸水中煮或蒸至无白心，晒至半干，除去外皮，晒干。

【药材性状】

本品呈不规则扁圆形，多有2～3个爪状分枝。表面灰白色或黄白色。质坚硬，不易折断，断面类白色，角质样。气微，味苦，嚼之有黏性。

【饮片性状】

本品呈不规则的薄片。切面类白色，角质样，半透明，维管束小点状，散生。质脆。气微，味苦，嚼之有黏性。

【经验鉴别特征】

药材以个大坚实、色白明亮、光洁者为佳。饮片以片大、匀称、色白明亮、角质样者为佳。对于干枯、发黑者，品质较差，属于劣品，不宜入药。

【经验鉴别歌诀】

白及鹰爪形，头部显环纹，性黏透明样，止血敛疮灵。

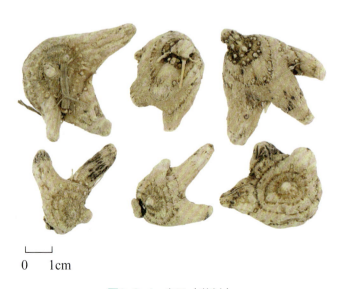

0   1cm

图1-3-1 白及（药材）

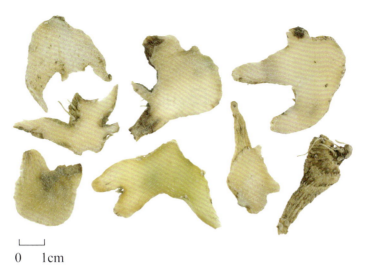

```
├──┤
0   1cm
```

图1-3-2　白及（饮片）

【功能与主治】

收敛止血，消肿生肌。用于咯血，吐血，外伤出血，疮疡肿毒，皮肤皲裂。

【伪品及混淆品特征】

小白及

本品为兰科植物黄花白及的干燥块茎。秋末春初采挖，洗净，除去鳞叶、残茎及须根，置沸水中蒸至无白心，晒至半干，撞去外皮，或趁鲜切纵片，晒干。本品呈不规则扁圆形，多有2～3爪状分叉，长1.5～3.5cm，厚3～6mm。表面黄白色或淡黄棕色，具1～4个环节，环节处具棕色点状须根痕，顶部有一歪斜凸起的茎痕，底部有连接另一块茎的痕迹。质坚硬，不易折断，断面类白色，微角质。切片呈不规则的厚片，厚2～4mm，切面有点状或短线状凸起的维管束。气微，味淡，微苦，嚼之有黏性。

（李喜香　编著）

〈 白 前 〉

【来源】

本品为萝藦科植物柳叶白前 *Cynanchum stauntonii*（Decne.）Schltr.ex Levl. 或芫花叶白前 *Cynanchum glaucescens*（Decne.）Hand.-Mazz. 的干燥根茎和根。8月挖根，或拔起全株，割去地上部分，洗净，晒干。主产于浙江、江苏、安徽、江西、福建、湖南、贵州、广西、广东等地，其中以浙江产量最大。

【药材性状】

柳叶白前

本品根茎呈细长圆柱形，有分枝，稍弯曲。表面黄白色或黄棕色。质脆，断面中空，形如鹅毛上的"鹅管"，习称"鹅管白前"。节处簇生纤细弯曲的根，常盘曲成团。气微，味微甜，嚼之带粉性。

芫花叶白前

本品根茎较短小或略呈块状。表面灰绿色或灰黄色。质较硬。根稍弯曲，分枝少。

【饮片性状】

1. 白前

柳叶白前为细圆形小段，表面黄棕色或淡黄色，切面灰黄色或灰白色，中空，质脆易断，气微，味甘；芫花叶白前为细圆形小段，表面灰绿色或淡黄色，质较硬，气微弱，味微甜。

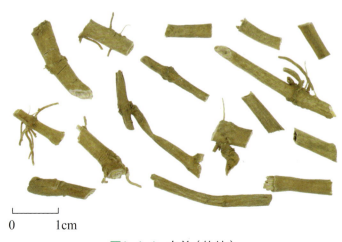

0   1cm

图1-4-1 白前（饮片）

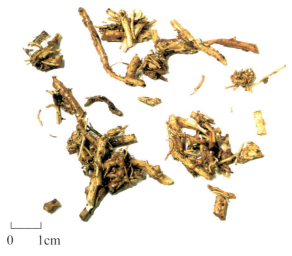

0   1cm

图1-4-2 蜜白前（饮片）

2. 蜜白前

本品表面深黄色，微有光泽，略带黏性，味甜。

【经验鉴别特征】

药材以根茎粗、断面粉白色，形如鹅管者为佳。饮片以段粗大、均匀、断面粉白色，形如鹅管者为佳。

【经验鉴别歌诀】

根茎细长节明显，折断中空似鹅管，节上须根弯而细，勿与白薇相混淆。

【功能与主治】

降气，消痰，止咳。用于肺气壅实，咳嗽痰多，胸满喘急。

【伪品及混淆品特征】

龙须菜

本品为百合科植物龙须菜的干燥根茎和根。根茎横生，具多数圆形茎痕及牙。表面具灰色膜质鳞片。须根长，极密集，质柔韧，不易折断，断面中央木部细小。气微，味微苦。

（李喜香 编著）

‹ 白芍 ›

【来源】

本品为毛茛科植物芍药 *Paeonia lactiflora* Pall. 的干燥根。夏、秋二季采挖，洗净，除去头尾和细根，置沸水中煮后除去外皮或去皮后再煮，晒干。主产于浙江、安徽、四川等地。

【药材性状】

本品呈圆柱形，平直或稍弯曲，两端平截。表面类白色或淡红棕色，光洁。质坚实，不易折断，断面类白色或微带棕红色，形成层环明显，射线放射状。气微，味微苦、酸。

【饮片性状】

1. 白芍

本品呈类圆形的薄片。表面平滑。切面类白色或微带棕红色，形成层环明显，可见稍隆起的筋脉纹呈放射状排列。气微，味微苦、酸。

2. 炒白芍

本品形如白芍片，表面微黄色或淡棕黄色，有的可见焦斑。气微香。

3. 酒白芍

本品形如白芍片，表面微黄色或淡棕黄色，有的可见焦斑。微有酒香气。

【经验鉴别特征】

药材以条粗长、质坚实、粉性足、无白心或裂隙者为佳。饮片以片大、明亮光洁、质坚实、粉性足者为佳。

【经验鉴别歌诀】

毛茛白芍煮去皮，体呈圆柱须根痕，棕红质坚微苦酸，养肝补血解痉神。

【功能与主治】

养血调经，敛阴止汗，柔肝止痛，平抑肝阳。用于血虚萎黄，月经不调，自汗，盗汗，胁痛，腹痛，四肢挛痛，头痛眩晕。

【伪品及混淆品特征】

宝鸡白芍

本品为毛茛科植物毛叶草芍药的干燥根。表面棕褐色，有纵沟纹及明显的根痕。断面皮部狭窄，质地较泡松，有裂隙。气微香，味微苦涩。

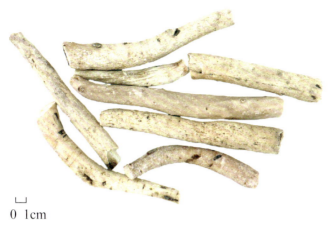

0 1cm

图1-5-1 白芍（药材）

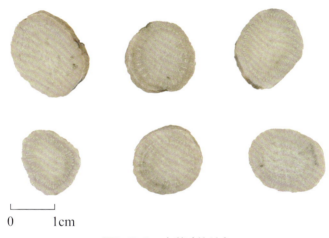

0 1cm

图1-5-2 白芍（饮片）

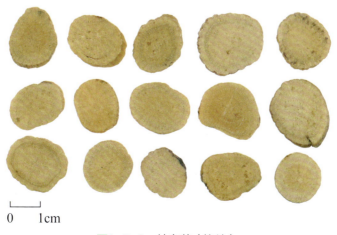

0 1cm

图1-5-3 炒白芍（饮片）

（李喜香 编著）

〈 白术 〉

【来源】

本品为菊科植物白术 *Atractylodes macrocephala* Koidz. 的干燥根茎。安徽、江苏、浙江、福建、江西、湖南、湖北、四川、贵州等地均产，以浙江数量最大。冬季下部叶枯黄、上部叶变脆时采挖，除去泥沙，烘干或晒干，再除去须根。

【药材性状】

本品根茎肥厚，全体集成拳状团块，下部两侧膨大的部分似"云头"状，向上渐细，留有一段木质地上茎，俗称"白术腿"。质坚实，不易折断。烘干者淡灰黄色，带角质，内多孔隙，俗称"骨头渣"。气清香，味甘、微辛，嚼之有黏性。

【饮片性状】

1. 白术

本品呈不规则的厚片。外表皮灰黄色或灰棕色。切面黄白色至淡棕色，散生棕黄色的点状油室，木部具放射状纹理；烘干者切面角质样，色较深或有裂隙。气清香，味甘、微辛，嚼之略带黏性。

2. 麸炒白术

本品形如白术片，表面黄棕色，偶见焦斑。略有焦香气。

【经验鉴别特征】

药材以个大、质坚实、断面黄白色、香气浓者为佳。饮片以片大肥厚、黄白色、质坚实、香气浓者为佳。

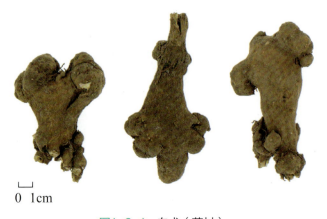

0 1cm

图1-6-1 白术（药材）

【经验鉴别歌诀】

白术团块多肥厚，瘤状突起如意头，切面油室点散在，焦枯虚泡品质劣。

【功能与主治】

健脾益气，燥湿利水，止汗，安胎。用于脾虚食少，腹胀泄泻，痰饮眩悸，水肿，自汗，胎动不安。

【伪品及混淆品特征】

1. 菊三七

本品为菊科植物菊三七的根茎。呈拳形肥厚团块。表面灰棕色或棕黄色，有瘤状突起及断续的弧状沟纹，突起物顶端常有茎基和芽痕，下部有细根痕。质坚，不易折断，断面淡黄色。纵切面有灰黄色筋脉，横切面显菊花心状。味淡而后微苦。

2. 芍药根头

本品为毛茛科植物芍药的根茎切片。药材多为不规则纵切片。表面灰棕色或棕褐色。断面不平坦，类白色或浅棕色，具放射状纹理。味微苦、略酸。

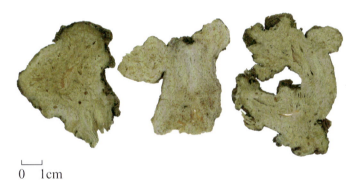

0 1cm

图1-6-2 白术（饮片）

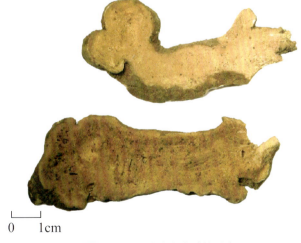

0 1cm

图1-6-3 麸炒白术（饮片）

（李喜香 编著）

白头翁

【来源】

本品为毛茛科植物白头翁 *Pulsatilla chinensis*（Bge.）Regel 的干燥根。均系野生。分布于黑龙江、吉林、辽宁、河北、山东、河南、安徽、山西、陕西、江苏等地。春季开花前采挖，除去地上茎，保留根头部白色毛茸，去净泥土，晒干。生用。

【药材性状】

本品呈类圆柱形或圆锥形，稍弯曲略扭曲。表面黄棕色或棕褐色，有不规则的纵槽纹，近根头处皮部常朽蚀凹入，朽裂处显网状裂纹。顶端有鞘状叶基残留，呈黄棕色，外被白色绒毛。质硬而脆，断面皮部黄白色或淡黄棕色，木部淡黄色。气微，味微苦涩。

【饮片性状】

本品呈类圆形的片。外表皮黄棕色或棕褐色，具不规则纵皱纹或纵沟，近根头部有白色绒毛。切面皮部黄白色或淡黄棕色，木部淡黄色。气微，味微苦涩。

【经验鉴别特征】

药材以根粗长、整齐不碎、表面棕褐色，根头部具灰白绒毛者为佳。饮片以片形匀称、坚实、黄褐色、根头部有白色绒毛者为佳。

【经验鉴别歌诀】

白头翁、白头翁，白头黄面扭曲身，老心朽成黑窟窿，木部蜘蛛网状纹。

【功能与主治】

清热解毒，凉血止痢。用于热毒血痢，阴痒带下。

【伪品及混淆品特征】

1. 甘肃白头翁

本品为毛茛科植物大火草的干燥根。呈圆柱形，下渐细而弯曲。表面灰棕色至红棕色，具纵向扭曲的沟纹，外皮呈脱落状。根头部稍粗大，附有棕色膜质鳞叶和残存叶柄，根头及叶柄密生白色茸毛。质略韧，折断面裂片状，皮部灰褐色，木质部淡黄色，呈放射状纹理。气特异，味涩而苦。

2. 兰溪白头翁

本品为蔷薇科植物翻白草的根。块根丛生，纺锤形或圆锥形，有的有分枝。表面暗棕色或黄棕色，有扭曲的纵槽纹或支根痕。质坚硬，折断面不平坦，黄白色，皮部易与木部分离。折断面有较显著的焦酸气，味微涩。

3. 黄州白头翁

本品为蔷薇科植物委陵菜的根。习称"广白头翁"。根呈圆柱形，粗直而长，偶有弯曲及分枝。表面红棕色或暗棕色，栓皮易成片状剥离。根头部较粗，带有黄棕色干枯的叶柄残基，亦有白毛。质坚实，木质。折断面不平坦，带裂片状，具红棕色车轮状花纹。味微苦而涩。

4. 祁州漏芦

本品为菊科植物祁州漏芦的根。呈圆锥形或破裂成片块状，多扭曲，长短不一。表面灰褐色或暗棕色，粗糙，具纵沟及菱形的网状裂隙。外皮易剥落。根头部膨大，有残茎及鳞片状叶基，顶端有灰白色绒毛。体轻，质脆，易折断，断面不整齐，灰黄色，有裂隙，中心灰黑色或棕黑色。气特异，味微苦。

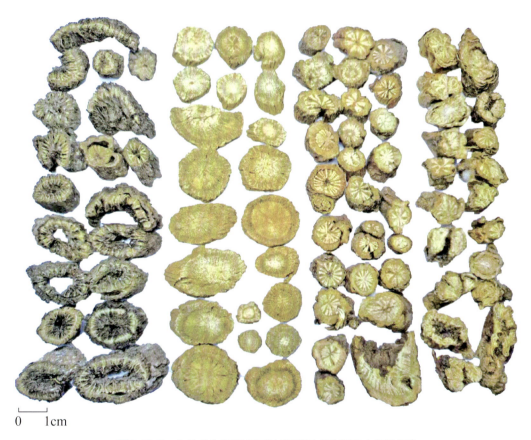

0   1cm

图1-7-1　白头翁与混淆品对比鉴别图（孙朝奎老师拍摄）
（从左向右依次为祁州漏芦、禹州漏芦、甘肃白头翁、白头翁）

（李喜香　编著）

＜ **白薇** ＞

【来源】

本品为萝藦科植物白薇 *Cynanchum atratum* Bge. 或蔓生白薇 *Cynanchum versicolor* Bge. 的干燥根和根茎。白薇主产于山东、安徽、湖北及东北等地。蔓生白薇主产于辽宁、河北、山东、山西、河南、安徽。秋季采挖,除去地上茎叶,洗净泥土,晒干。生用。

【药材性状】

本品根茎粗短,有结节,多弯曲。上面有圆形的茎痕,下面及两侧簇生多数细长的根,根长 10～25cm,直径 0.1～0.2cm。表面棕黄色。质脆,易折断,断面皮部黄白色,木部黄色。气微,味微苦。

【饮片性状】

本品呈不规则的段。根茎不规则形,可见圆形凹陷的茎痕,结节处残存多数簇生的根。根细,直径小于 0.2cm,表面棕黄色。切面皮部类白色或黄白色,木部较皮部窄小,黄色。质脆。气微,味微苦。

【经验鉴别特征】

药材以身干、根粗壮而长、条均、色棕黄、断面白色、实心者为佳。饮片以段大小匀称、粗壮、色棕黄、断面白色、实心者为佳。

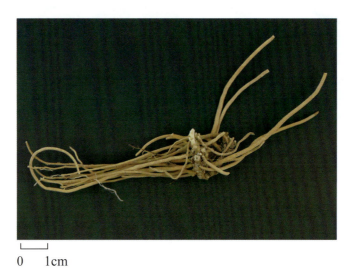

图1-8-1 白薇(药材)

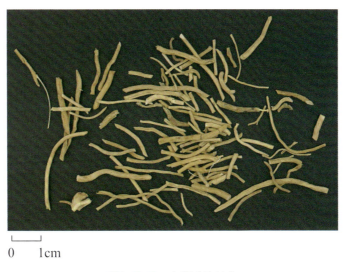

0   1cm

图1-8-2　白薇（饮片）

【经验鉴别歌诀】

白薇外形似马尾，质脆易断粉尘扬，断面平坦黄木心，气香味苦伪香辣。

【功能与主治】

清热凉血，利尿通淋，解毒疗疮。用于温邪伤营发热，阴虚发热，骨蒸劳热，产后血虚发热，热淋，血淋，痈疽肿毒。

【伪品及混淆品特征】

1. 竹灵消

本品为夹竹桃科植物竹灵消干燥根和根茎。根茎粗短。有密集的圆点状茎痕及茎基，节间极短。根细长圆柱形，多弯曲，表面黄棕色，质脆，易折断，断面平坦，黄白色，木部细小。气微，味淡。

2. 潮风草

本品为夹竹桃科潮风草的干燥根和根茎。根茎圆柱形，呈结节状，多弯曲或卷曲，常有过桥连接。上有明显圆形凹陷茎痕和茎基，下面着生细长根。根圆柱形，细长瘦弱，表面光滑棕黄色，纵皱纹偶见。质脆，易折断，断面平坦，偏粉性。具有丹皮酚香气，味微甜。

3. 老瓜头

本品为夹竹桃科华北白前的茎和根。根状茎短小，其上有多数芽及多条地上茎残基，外表带紫色。下有明显的粗根1～2条，表面土黄色，质硬易断，断面皮部黄白色，木部较大（常为2/3），黄色。细根多数簇生，质脆易断，直径较小。其余性状同粗根。气微，味淡。

4. 紫花合掌消

本品为夹竹桃科紫花合掌消的干燥根和根茎。根状茎为结节状圆柱形；根细圆柱形，粗细较均匀。表面黄白色，质硬易断，断面平坦，皮部白色或黄白色，木部细小，黄白色。有羊膻气，味微苦。

5. 万寿竹

本品为秋水仙科植物万寿竹的干燥根及根茎。茎残基圆柱形，直径约 0.5～1.0cm；根茎粗壮，呈横向结节状，长 2～5cm，直径 0.5～1.2cm，具皿状茎基痕 1 至数个；鳞叶红棕色，长三角形或长卵圆形；根簇生，马尾状，稍肉质，长 10～30cm，粗 0.1～0.35cm，表面灰黄色或浅黄棕色，有显著的纵皱纹，质脆易折断，断面略平坦，黄白色，中央有明显的黄色木心；嚼之有黏性，气微，味淡。

6. 小白薇

本品为夹竹桃科植物云南娃儿藤的干燥根及根茎。根茎呈不规则结节状，上端有凹陷的茎痕或残留茎基。根丛生，细长，圆柱形，弯曲，长 3～15cm，直径 1～2mm，表面棕黄色至红棕色，有不规则纵皱纹；质硬而脆，易折断，断面平坦，浅黄白色，有时可见突起的木心。气微，味微苦，稍有麻舌感。

（李喜香　编著）

⟨ 白 芷 ⟩

【来源】

本品为伞形科植物白芷 *Angelica dahurica*（Fisch. ex Hoffm.）Benth. et Hook.f. 或杭白芷 *Angelica dahurica*（Fisch. ex Hoffm）Benth. et Hook.f.var. *formosana*（Boiss.）Shan et Yuan 的干燥根。主产于浙江、四川、河南等地。夏、秋间叶黄时采挖，除去茎叶、须根和泥沙，晒干或低温干燥。生用。

【药材性状】

白芷

本品呈长圆锥形，上部近方形，具明显四棱。外表黄白色或棕色。支根痕及皮孔样的横向突起，习称"疙瘩丁"。质较硬。气芳香浓郁，味微苦。

杭白芷

本品根呈圆锥形，上部有方棱，较白芷明显。通体有横长的疙瘩丁及纵皱纹。质坚硬而重，断面粉性大，皮部散有棕色油点。

【饮片性状】

本品呈类圆形的厚片。外表皮灰棕色或黄棕色。切面白色或灰白色，具粉性，形成层环棕色，近方形或近圆形，皮部散有多数棕色油点。气芳香，味辛、微苦。

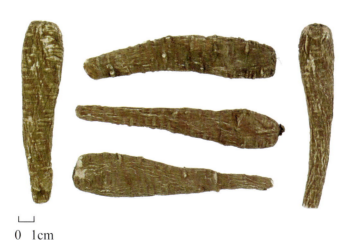

0   1cm

图1-9-1　白芷（药材）

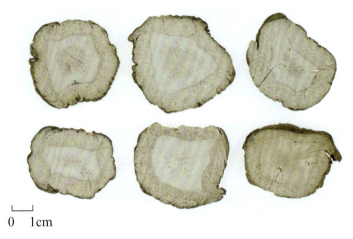

图1-9-2 白芷（饮片）

【经验鉴别特征】

药材以根条粗壮、体重、粉性足、香气浓郁者为佳。饮片以片肥大、色白、质坚实、粉性足、香气浓郁者为佳。

【经验鉴别歌诀】

祁杭白芷气芳香，外有疙瘩丁四行，质坚断面富粉性，形成层环圆或方。

【功能与主治】

解表散寒，祛风止痛，宣通鼻窍，燥湿止带，消肿排脓。用于感冒头痛，眉棱骨痛，鼻塞流涕，鼻鼽，鼻渊，牙痛，带下，疮疡肿痛。

【伪品及混淆品特征】

1. 香白芷

本品为伞形科植物粗糙叶独活的干燥根。呈长圆锥形或纺锤形，直径 0.2～1.5cm，分枝或不分枝，下部细；外表棕黄色，多深纵纹，时有支根痕及皮孔样的横向突起，上部有环纹；质硬脆，断面皮部类白色，散有棕色油点及裂隙，形成层不明显，木质部淡黄色，占全径 1/3；气芳香，味辣而苦。本品为《滇南本草》收载品种，主产四川、云南等地，是地方白芷品种。

2. 白独活（又名香白芷）

本品为伞形科植物白亮独活的根。呈圆柱形或圆锥形，常单枝，少2～4分枝，长7～25cm，直径2～4cm；表面棕褐色或黑褐色，芦头周围有数层膜质叶鞘，呈紫红色，习称"红缨"；近芦头一端外表有多数密集的环纹，皮孔明显，下部有不规则皱纹；断面黄白色，有棕色环及裂隙，显菊花纹理，具有多数油点，近芦头一端纵切面有横隔；体轻泡。香气浓烈，味苦，辛辣麻舌。本品产于四川、云南及西藏等地，云南昆明、曲靖等地将其根及根茎作白芷药用，可作为白芷地方品种。

3. 走马芹（别名野白芷）

本品为伞形科植物下延古当归的根。本品较（白芷）细瘦，圆锥形；外表棕褐色；上部多横皱纹，下部有纵纹，具侧根断后的瘢痕；断面色黄，有类似芹菜的气味。

4. 隔山香（别名香白芷）

本品为伞形科植物隔山香的干燥根。本品呈圆白柱形，下部有分枝，长3～21cm；根头部膨大，圆锥状，直径0.3～1.2cm；顶端有茎、叶的残基或凹陷；表面棕黄色至黄褐色，有不规则纵皱纹，及凸起的点状皮孔及细根痕；质硬而脆，易折断，断面平坦，淡黄棕色，可见一棕色环纹及多数黄棕色小点，近外皮部有较多针孔状裂隙环状排列；有特异香气，味甘，微苦辛。

（李喜香　编著）

‹ 百 部 ›

【来源】

本品为百部科植物直立百部 *Stemona sessilifolia*（Miq.）Miq.、蔓生百部 *Stemona japonica*（Bl.）Miq. 或对叶百部 *Stemona tuberosa* Lour. 的干燥块根。主产于安徽、浙江、江苏、山东等地；此外江西、河南及湖北、四川部分地区亦产。春、秋二季采挖，除去须根，洗净，置沸水中略烫或蒸至无白心，取出，晒干。

【药材性状】

直立百部

本品呈纺锤形。表面黄白色或淡棕黄色。质脆，易折断，角质样，皮部较宽，中柱扁缩。气微，味甘、苦。

蔓生百部

本品两端稍狭细，表面多具不规则皱褶和横皱纹。

对叶百部

本品呈长纺锤形或长条形。表面浅黄棕色至灰棕色，具浅纵皱纹或不规则纵槽。质坚实，断面黄白色至暗棕色，中柱较大，髓部类白色。

【饮片性状】

1. 百部

本品呈不规则厚片或不规则条形斜片。表面灰白色、棕黄色，有深纵皱纹。切面灰白色、淡黄棕色或黄白色，角质样。皮部较厚，中柱扁缩。质韧软。气微、味甘、苦。

2. 蜜百部

本品形同百部片，表面棕黄色或褐棕色，略带焦斑，稍有黏性。味甜

【经验鉴别特征】

药材均以根粗壮、肉质饱满、质坚实、不带根茎者为佳。饮片以片厚肥大、肉质饱满、色黄白者为佳。

【经验鉴别歌诀】

百部纺锤或微弓，纵沟皱缩淡黄棕，中柱扁缩皮宽广，润肺止咳又杀虫。

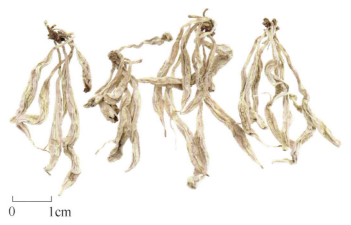

图1-10-1 百部（直立百部）药材

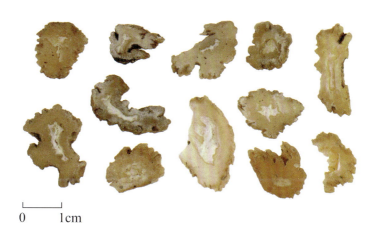

图1-10-2 百部（饮片）

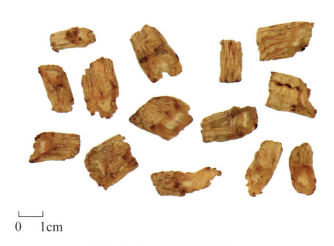

图1-10-3 蜜百部（饮片）

【功能与主治】

润肺下气止咳，杀虫灭虱。用于新久咳嗽，肺痨咳嗽，顿咳；外用于头虱，体虱，蛲虫病，阴痒。蜜百部润肺止咳。用于阴虚劳嗽。

【伪品及混淆品特征】

1. 羊齿天门冬

本品为百合科植物羊齿天门冬的干燥块根。呈纺锤形，两端渐尖，外表皱缩，呈灰棕色或棕褐色，有时呈空壳状。质坚韧而脆，易折断。气微、味略麻。

2. 肥厚石刁柏

本品为百合科植物肥厚石刁柏的干燥块根，呈细长圆锥形或长柱形，多扭曲，长约10～20厘米，上部直径约0.8厘米，表面黄棕色，有纵皱；质硬脆，断面淡棕色，角质样，木部类白色；闻之亦气微，口尝味甘而苦。

（李喜香　编著）

板蓝根

【来源】

本品为十字花科植物菘蓝 *Isatis indigotica* Fort. 的干燥根。主产于河北、甘肃、东北、新疆等地，且河北、甘肃和东北产量大，并以河北产品质量较佳。秋季采挖，除去泥沙，晒干。生用。

【药材性状】

本品呈圆柱形，稍扭曲，根头部稍膨大，其上残留有许多暗绿色或黑绿的叶柄残基。根表面灰黄色或淡黄棕色，具纵皱及须根痕。体实，质略软。气微，味微甜后苦涩。

【饮片性状】

本品呈圆形的厚片。外表皮淡灰黄色至淡棕黄色，有纵皱纹。切面皮部黄白色，木部黄色。气微，味微甜后苦涩。

【经验鉴别特征】

药材以条粗长、体实质肥，色白、粉性足为佳。饮片以片厚粗壮、匀称、粉性足为佳。

【经验鉴别歌诀】

菘蓝马蓝种不同，功效相同性状异，成分药理有区别，临床应用须分清。

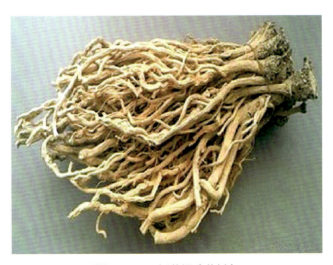

图1-11-1　板蓝根（药材）

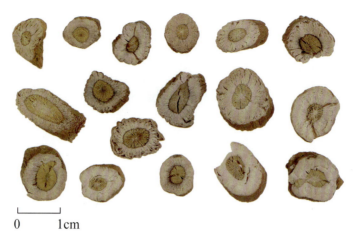

0 1cm

图1-11-2 板蓝根（饮片）

【功能与主治】

清热解毒，凉血利咽。用于温疫时毒，发热咽痛，温毒发斑，痄腮，烂喉丹痧，大头瘟疫，丹毒，痈肿。

【伪品及混淆品特征】

1. 南板蓝根

本品为爵床科植物板蓝的干燥根茎和根。根茎呈类圆形，多弯曲。表面灰棕色，具细纵纹。外皮易剥落，呈蓝灰色。质硬而脆，易折断，断面不平坦，皮部蓝灰色，木部灰蓝色至淡黄褐色，中央有髓。根粗细不一，弯曲有分枝，细根细长而柔韧。气微，味淡。

2. 油菜根

本品为十字花科植物芸薹的干燥根。多扭曲，根头部有类圆形凹陷的茎痕，表面可见扭曲的纵皱纹及须根痕。断面皮部薄，色较深，可见放射状纹理，呈灰黄色至灰褐色，具淡棕色的油润性形成层环。气特异，味甜而特殊。

（李强　编著）

半 夏

【来源】

本品为天南星科植物半夏 *Pinellia ternata*（Thunb.）Breit. 的干燥块茎。我国大部分地区均有生产，主产于四川、湖北、安徽、江苏等地。夏、秋二季采挖，洗净，除去外皮和须根，晒干。

【药材性状】

本品呈类球形，有的稍偏斜，直径 0.7～1.6cm。表面白色或浅黄色，顶端有凹陷的茎痕，周围密布麻点状根痕；下面钝圆，较光滑。质坚实，断面洁白，富粉性。气微，味辛辣、麻舌而刺喉。

【饮片性状】

1. 生半夏

本品同半夏，用时捣碎。

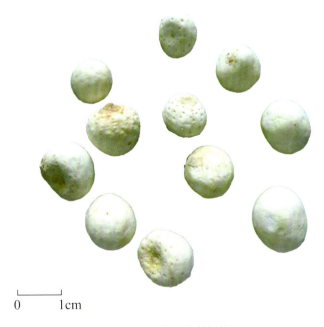

0   1cm

图1-12-1 半夏（药材）

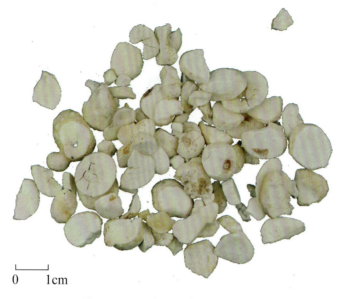

图1-12-2　清半夏（饮片-浸泡）

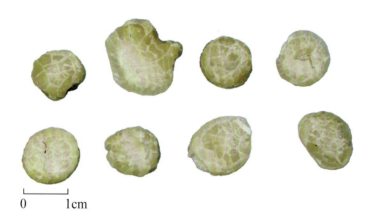

图1-12-3　清半夏饮片（煮制）

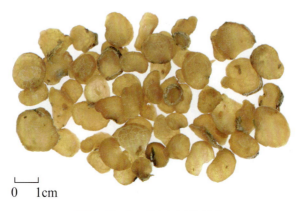

图1-12-4　姜半夏（饮片）

2. 法半夏

本品呈类球形或破碎成不规则颗粒状。表面淡黄白色、黄色或棕黄色。质较松脆或硬脆，断面黄色或淡黄色，颗粒者质稍硬脆。气微，味淡略甘、微有麻舌感。

3. 姜半夏

本品为片状、不规则颗粒状或类圆形的完整块茎，表面棕色至棕褐色，质硬脆，断面淡黄棕色，常具角质样光泽。气微香，味淡、微有麻舌感，嚼之略粘牙。

4. 清半夏

本品为椭圆形、类圆形或不规则片，切面淡灰色至灰白色或黄白色至黄棕色，可见灰白色点状或短线状维管束迹，有的残留栓皮处下方显淡紫红色斑纹。质脆，易折断，断面略呈粉性或角质样，气微，味微涩、微有麻舌感。

【经验鉴别特征】

药材以个大、质坚实、色白、粉性足者为佳。饮片以片大、匀称、角质或粉性足者、炮制火候均匀为佳。

【经验鉴别歌诀】

半夏偏斜类球形，麻点凹陷脐眼歪，周边稀有异突起，角质粉性炮制异。

【功能与主治】

燥湿化痰，降逆止呕，消痞散结。用于湿痰寒痰，咳喘痰多，痰饮眩悸，风痰眩晕，痰厥头痛，呕吐反胃，胸脘痞闷，梅核气；外治痈肿痰核。

【伪品及混淆品特征】

1. 天南星科犁头尖属植物的块茎作半夏使用

（1）鞭檐犁头尖的块茎。块茎略呈椭圆形、圆锥形或半圆形。表面类白色或淡黄色，略有皱纹，并有多数隐约可见的细小根痕，上端有凸起的黄棕色叶痕或芽痕。质坚实，断面白色，粉性。气微，味辣，麻舌而刺喉。

（2）犁头尖的块茎，别名土半夏、芋叶半夏。在福建、广东、广西等地曾作土半夏使用。

（3）三叶犁头尖的块茎，别名范半夏、代半夏，在山西曾作为半夏使用。

（4）马蹄犁头尖的块茎，别名山半夏。在云南个别地区曾作半夏使用。

2. 虎掌的小块茎

本品块茎扁圆形或不规则，周围常附着 2～5 小块茎或小茎痕，上端平，中间有一深陷的圆形残痕，残痕直径约为块茎直径的 1/2，周围密布麻点，下部钝圆。

3. 以天南星属植物的小块茎误用或混用

（1）山珠南星块茎圆球形或类圆球形，顶部有明显的环纹。

（2）天南星、异叶天南星的小块茎，为天南星的主要来源，不应作半夏使用。

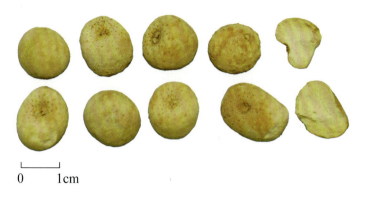

0　　1cm

图1-12-5　法半夏（饮片）

（李强　编著）

北豆根

【来源】

本品为防己科植物蝙蝠葛 *Menispermum dauricum* DC. 的干燥根茎。主产于东北、华北及陕西、山东、青海、甘肃等地。春、秋二季采挖，除去须根和泥沙，干燥。生用。

【药材性状】

本品呈细长圆柱形，弯曲，有分枝。表面黄棕色至暗棕色。质韧，不易折断，断面纤维细，木部淡黄色，呈放射状排列，中心有髓。气微，味苦。

【饮片性状】

本品呈不规则圆形厚片，表面淡黄色或棕黄色，木部呈放射状，纤维性，中心有白色髓。气微，味苦。

【经验鉴别特征】

药材以身干、条粗壮而长、外皮黄棕色、断面浅黄色者为佳。饮片以大小匀称、粗壮、色泽黄亮、味苦者为佳。

【经验鉴别歌诀】

北豆防己蝙蝠葛，质韧细长圆柱形，断面放射蜂窝状，皮易剥落心有髓。

【功能与主治】

清热解毒，祛风止痛。用于咽喉肿痛，热毒泻痢，风湿痹痛。

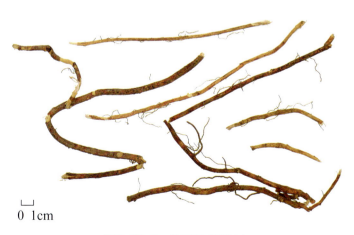

0 1cm

图1-13-1 北豆根（药材）

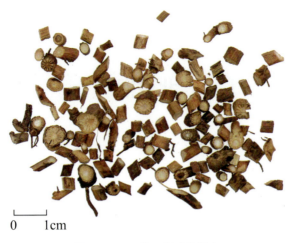

图1-13-2　北豆根（饮片）

【伪品及混淆品特征】

1. 木蓝属植物的根

本品为豆科植物华东木蓝、多花木蓝、河北木蓝的干燥根。呈不规则团块状，圆柱形，常有分枝，略弯曲。表面灰黄或灰褐色，有时栓皮呈鳞片状剥落，有纵皱纹及横长皮孔。质硬，难折断，断面黄白色，味苦。

2. 绵毛马兜铃

本品为马兜铃科植物寻骨风的根茎。药材细长圆柱形，弯曲，有分枝，长短不一，多切为1～10mm的短段，直径1～5mm；表面黄棕色或棕色，有不规则纵皱纹；节部可见纤细须根；质韧，断面淡黄白色，有放射状纹理。气微香，味苦而辛。本品与正品北豆根的主要不同点在于：本品髓部不明显，而正品断面中心有明显的类白色髓。

（王晓莉　编著）

北沙参

【来源】

本品为伞形科植物珊瑚菜 *Glehnia littoralis* Fr.Schmidt ex Miq. 的干燥根。主产于山东莱阳，河北秦皇岛，辽宁大连，内蒙古赤峰等地。夏、秋二季采挖，除去须根，洗净，稍晾，置沸水中烫后，除去外皮，干燥。或洗净直接干燥。生用。

【药材性状】

本品呈细长圆柱形，偶有分枝。表面淡黄白色。质脆，易折断，断面皮部浅黄白色，木部黄色。气特异，味微甘。

【饮片性状】

本品呈圆形短段，外表面淡黄色，粗糙。质脆。切面皮部黄白色，木部黄色，角质，气特异，味微苦。

【经验鉴别特征】

药材以粗细均匀、长短一致、去净栓皮、色黄白者为佳。饮片以粗大、匀称、质坚实者为佳。

【经验鉴别歌诀】

沙参北出珊瑚菜，细长圆柱色黄白，棕黄根痕呈点状，口尝味甘气特异。

【功能与主治】

养阴清肺，益胃生津。用于肺热燥咳，劳嗽痰血，胃阴不足，热病津伤，咽干口渴。

【伪品及混淆品特征】

1. 迷果芹

本品为伞形科植物迷果芹的根。根呈长圆柱形，微弯曲，少分支。外皮土黄色或淡棕褐色。根头部略收缩，顶端具紫棕色鳞片状残叶基，向下具密环纹。全体有纵皱纹或抽沟，并发布横向线状皮孔，有的排成四行。质润，皮肉结实，易折断，断面白色，中间有较细的黄色圆心。气微，味甜而辛，嚼之有胡萝卜气味。

2. 田葛缕

本品为伞形科植物田葛缕子的根。又叫野胡萝卜、狗缨子。根呈圆柱形，略弯曲。根头部具凹陷的茎基痕，外表粗糙，有纵皱或沟纹，质坚硬，易折断，断面粗糙，皮层呈土黄色，木质部呈鲜明的白黄色。气弱，味微甘而略苦。

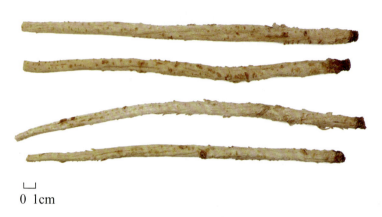

0　1cm

图1-14-1　北沙参（药材）

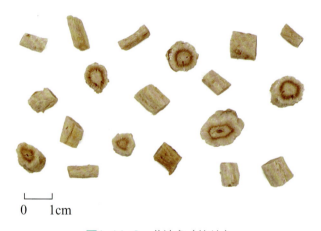

0　1cm

图1-14-2　北沙参（饮片）

3. 硬阿魏

本品为伞形科植物硬阿魏的干燥根。经加工后的根呈长条形。外表呈白色或肉白色，质地坚硬，折断面平坦，无香气，味淡。

4. 石沙参

本品为桔梗科植物石沙参的根。根常因加工而呈扭曲状，多单一，根头部有盘节状的节痕。外表土黄色或淡黄色，具纵皱及须根痕。质脆，断面粗糙，类白色或黄色。

（王晓莉　编著）

< 苍术 >

【来源】

本品为菊科植物茅苍术 *Atractylodes lancea*（Thunb.）DC. 或北苍术 *Atractylodes chinensis*（DC.）Koidz. 的干燥根茎。全国大部分地区均有生产，主产于江苏、安徽、湖北、河北、山西、内蒙古等地。春、秋二季采挖，除去泥土及残茎，晒干后除去须根。

【药材性状】

茅苍术

本品呈不规则连珠状或结节状圆柱形。表面灰棕色。质坚实，断面黄白色或灰白色，散有多数橙黄色或棕红色油室。气香特异，味微甘、辛、苦。

北苍术

本品呈疙瘩块状或结节状圆柱形。表面黑棕色。质较疏松，断面散有黄棕色油室。香气较淡，味辛、苦。

【饮片性状】

1. 苍术

本品呈不规则类圆形或条形厚片。外表皮灰棕色至黄棕色。切面黄白色或灰白色，散有多数橙黄色或棕红色油室，有的可析出白色细针状结晶。气香特异，味微甘、辛、苦。

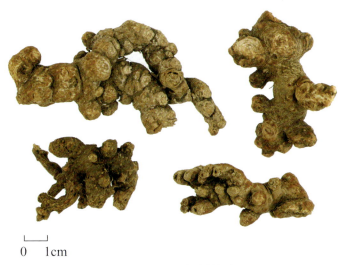

```
0    1cm
```

图1-15-1 苍术（药材）

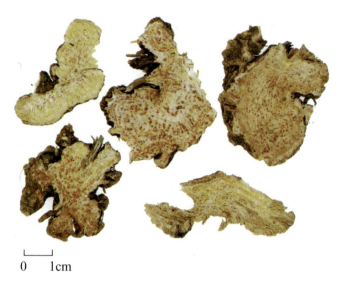

0　1cm

图1-15-2　苍术（饮片）

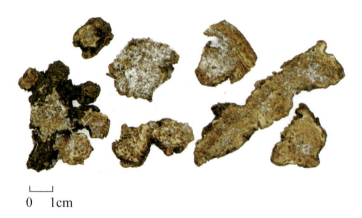

0　1cm

图1-15-3　茅苍术（饮片）

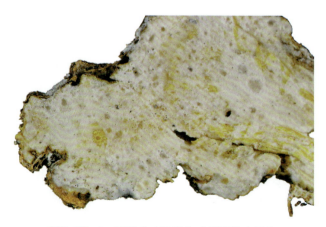

图1-15-4　茅苍术（饮片）（起霜放大图）

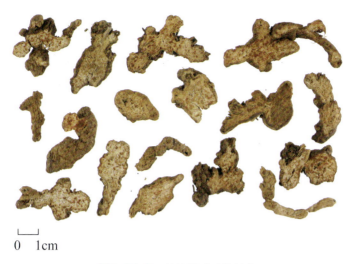

0 1cm

图1-15-5 麸炒苍术（饮片）

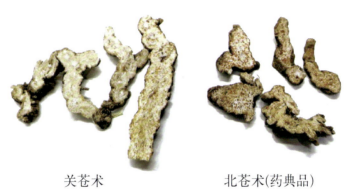

关苍术　　　　　　　　北苍术(药典品)

图1-15-6 关苍术与北苍术

2. 麸炒苍术

本品形如苍术片，表面深黄色，散有多数棕褐色油室。有焦香气。

【经验鉴别特征】

药材以个大、质坚实、断面朱砂点多、香气浓者为佳。饮片以肥厚、粗大、朱砂点多、香气浓郁者为佳。

【经验鉴别歌诀】

茅北苍术用根茎，表面棕色结节状，断面朱砂油室点，茅术久露起白霜。

【功能与主治】

燥湿健脾，祛风散寒，明目。用于湿阻中焦，脘腹胀满，泄泻，水肿，脚气痿躄，风湿痹痛，风寒感冒，夜盲，眼目昏涩。

（刘高宏　编著）

‹ 草乌 ›

【来源】

本品为毛茛科植物北乌头 *Aconitum kusnezoffii* Reichb. 的干燥块根。全国大部分地区均有生产。秋季茎叶枯萎时采挖，除去残茎、须根及泥土，晒干或烘干。

【药材性状】

本品呈不规则长圆锥形，略弯曲，形似"乌鸦头"。表面灰褐色或黑棕褐色。质硬，断面髓部较大或中空。气微，味辛辣、麻舌。

【饮片性状】

1. 草乌

本品呈不规则圆形或近三角形的片。表面灰褐色或黑棕褐色，皱缩，有纵皱纹。质硬，断面形成层环纹多角形或类圆形，髓部较大或中空。气微，味辛辣、麻舌。

2. 制草乌

本品呈不规则圆形或近三角形的片。表面黑褐色，有灰白色多角形形成层环和点状维管束，并有空隙。质脆。气微，味微辛辣，稍有麻舌感。

【经验鉴别特征】

药材以个大、质坚实、粉性、残茎及须根少者为佳。饮片以片大、匀称、质坚实、粉性者为佳。

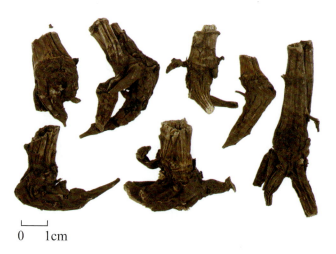

0　1cm

图1-16-1　草乌（药材）

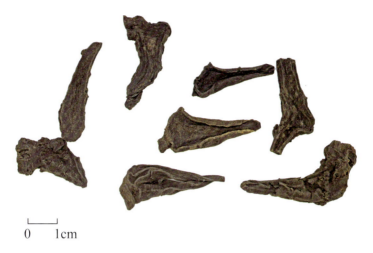

0　　1cm

图1-16-2　制草乌（饮片）

【经验鉴别歌诀】

草乌形似"乌鸦头"，侧基钉角纵皱纹，髓部较大或中空，生品毒强须慎用。

【功能与主治】

祛风除湿，温经止痛。用于风寒湿痹，关节疼痛，心腹冷痛，寒疝作痛及麻醉止痛。

【伪品及混淆品特征】

瓜叶乌头

本品为毛茛科植物瓜叶乌头的干燥块根。呈椭圆形或圆锥形。表面褐棕色至黑褐色，明显皱缩，顶端常有茎残基，基部急尖，四周有须根残留。质坚硬，难折断，断面棕黄色，见五角形的环纹。气微。味苦、麻。

（刘高宏　编著）

❬ 柴 胡 ❭

【来源】

本品为伞形科植物柴胡 *Bupleurum chinense* DC. 或狭叶柴胡 *Bupleurum scorzonerifolium* Willd. 的干燥根。前者习称"北柴胡"，产于辽宁、甘肃、河北、河南等地；后者习称"南柴胡"，产于湖北、江苏、四川等地。春、秋二季采挖，除去茎苗及泥土，晒干。

【药材性状】

北柴胡

本品呈圆柱形或长圆锥形。表面黑褐色或浅棕色。质硬而韧，不易折断，断面显纤维性。气微香，味微苦。

南柴胡

本品根较细，圆锥形。表面红棕色或黑棕色。质稍软，易折断，断面不显纤维性。具败油气。

【饮片性状】

1. 北柴胡

本品呈不规则厚片。外表皮黑褐色或浅棕色。切面淡黄白色，纤维性。质硬。气微香，味微苦。

2. 南柴胡

本品呈类圆形或不规则厚片。外表皮红棕色或黑褐色。切面黄白色，平坦。具败油气。

3. 醋柴胡

醋北柴胡形如北柴胡片，表面淡棕黄色，微有醋香气，味微苦。醋南柴胡形如南柴胡片，微有醋香气。

【经验鉴别特征】

北柴胡以主根粗大、须根少、黄褐色、微有香气者为佳。南柴胡以根条粗、红棕色、质松脆、败油气较浓者为佳。饮片以粗壮、根茎少、香气浓者为佳。

【经验鉴别歌诀】

柴胡道地分北南，北柴质硬南稍软，南者又具败油气，寒热往来此能堪。

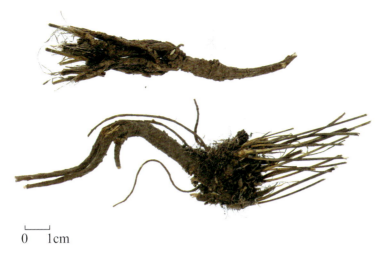

图1-17-1 柴胡（野生药材）

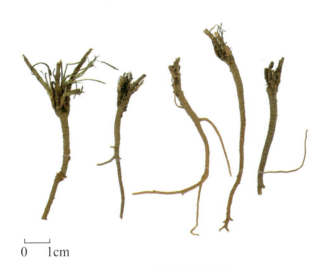

图1-17-2 柴胡（栽培药材）

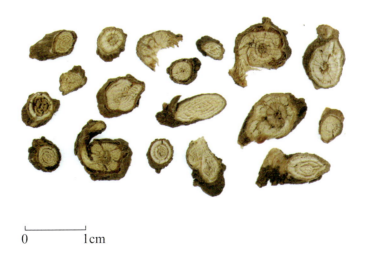

图1-17-3 柴胡（野生饮片）

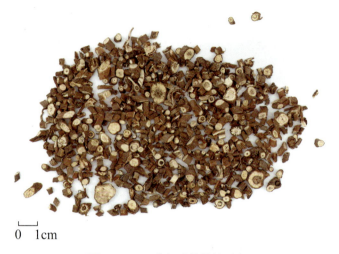

图1-17-4　柴胡（栽培饮片）

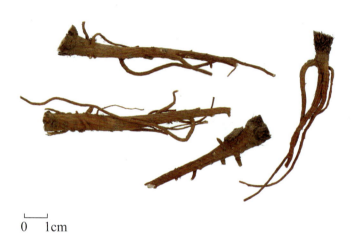

图1-17-5　南柴胡（药材）

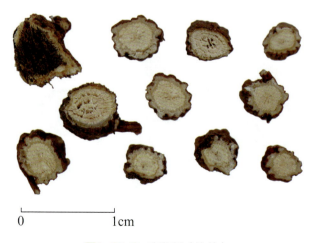

图1-17-6　南柴胡（饮片）

【功能与主治】

疏散退热，疏肝解郁，升举阳气。用于感冒发热，寒热往来，胸胁胀痛，月经不调，子宫脱垂，脱肛。

【伪品及混淆品特征】

1. 黑柴胡

本品为伞形科植物黑柴胡、小叶黑柴胡或黄花鸭跖柴胡的干燥根或根茎。春、秋两季采挖，除去茎叶及泥土，晒干。黑柴胡和小叶黑柴胡根呈圆柱形或圆锥形，常弯曲，稀有分枝，长3～7cm，直径0.2～0.7cm。根头增粗，有数个分枝根茎，具芽痕，顶端残留数个茎基，基部少有或无膜质叶基。表面黑褐色或棕褐色，粗糙，有多数疣状突起及须根断痕。质较松脆，易折断。断面略平坦，皮部浅棕色，具多数裂隙，木部黄白色，有放射状裂隙。气微香，味微苦。

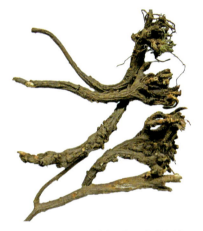

图1-17-7 黑柴胡（野生药材）

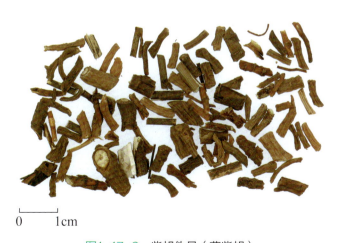

图1-17-8 柴胡伪品（藏柴胡）

黄花鸭跖柴胡根较细小，根茎细长或无。

2. 藏柴胡

本品为伞形科植物窄竹叶柴胡的干燥根。呈长圆柱形，有的顶端残留 3～10 个茎基，节稍疏松；下部多分枝，主根明显，支根较纤细。表面棕褐色，具纵皱纹、支根痕和皮孔。质柔韧，不易折断，切断面油性，皮部宽广，皮部和木部之间有一圈明显的棕褐色环纹。香气特异，味苦、辛，有麻舌感。

3. 大叶柴胡

本品为伞形科植物大叶柴胡的根及根茎。根茎及根呈长圆锥形，略弯曲。外皮有明显的节及节间，作蚯蚓头状，顶端有残基，粗糙皱缩，着生少数细根，表面棕色至暗棕色，向上渐浅，密生环节。主根质坚硬，不易折断，断面黄色平整，中心有空洞。嚼之有芹菜样气味，麻舌。本品有毒，不可作柴胡使用。

4. 瞿麦根

本品为石竹科植物瞿麦或石竹的干燥根。呈圆柱形，常弯曲。根头部膨大，残留有数个长短不等的茎基和卷曲的粗毛，茎基上有呈鞘状围抱于节的叶基。表面浅棕色或灰棕色，具有不规则的纵沟纹和点状皮孔。质坚硬，木化，难折断。断面不平坦，中空。味淡。

（朱平　编著）

赤 芍

【来源】

本品为毛茛科植物芍药 *Paeonia lactiflora* Pall. 或川赤芍 *Paeonia veitchii* Lynch 的干燥根。主产于内蒙古、辽宁、河北等地。秋季采挖，除去根茎、须根及泥沙，晒干。

【药材性状】

本品呈圆柱形，稍弯曲。表面棕褐色，粗糙。质硬而脆，易折断，断面粉白色或粉红色，习称"糟皮粉碴"。气微香，味微苦、酸涩。

【饮片性状】

本品为类圆形切片，外表皮棕褐色。切面粉白色或粉红色，皮部窄，木部放射状纹理明显，有的有裂隙。

【经验鉴别特征】

药材以根条粗长、质松、糟皮粉渣者为佳。饮片以片大、匀称、香气浓者为佳。

【经验鉴别歌诀】

糟皮粉渣赤芍药，质硬松脆色棕褐，断面花纹或裂隙，通经止痛散瘀血。

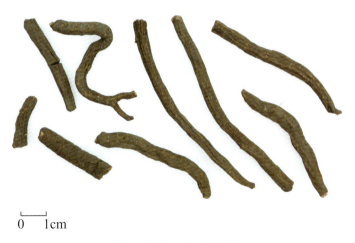

0 1cm

图1-18-1 赤芍（药材）

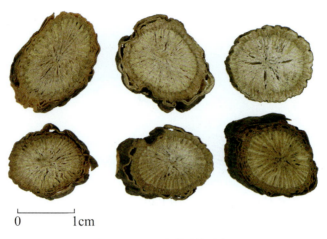

图1-18-2　赤芍（饮片）

【功能与主治】

清热凉血，散瘀止痛。用于热入营血，温毒发斑，吐血衄血，目赤肿痛，肝郁胁痛，经闭痛经，癥瘕腹痛，跌扑损伤，痈肿疮疡。

【伪品及混淆品特征】

1. 地榆片

本品为蔷薇科植物地榆干燥根的加工品。呈不规则片状或块状。表面棕褐色至紫褐色，外皮不易脱落，横切面呈黄棕色，有放射状纹理。气微，味微苦涩。

2. 川赤芍

本品为芍药科植物川赤芍、美丽芍药、草芍药及毛叶草芍药的干燥根及根茎。第一种习称"条芍"。其根茎及后三种习称"狗头赤芍"。

条芍呈圆柱形，稍弯曲，长2～25cm，直径0.5～5cm。表面呈灰棕色、紫褐色或淡紫色，具粗而略扭曲的纵皱纹及横向突起的皮孔。质硬而脆，易折断，断面黄白色至淡紫棕色，具粉性，内心有淡黄色至黄色菊花心。气微香，味微甜而后微苦、酸涩。

狗头赤芍呈不规则形，根茎粗大，有数个至十余个碗状茎痕，下部有2～5条扭曲不直的根。断面略具粉性。

（杨锡仓　编著）

川贝母

【来源】

本品为百合科植物川贝母 *Fritillaria cirrhosa.* D. Don、暗紫贝母 *Fritillaria unibracteata* Hsiao et K. C. Hsia、甘肃贝母 *Fritillaria przewalskii* Maxim、梭砂贝母 *Fritillari delavayi* Franch.、太白贝母 *Fritillaria taipaiensis* P. Y. Li 或瓦布贝母 *Fritillaria unibracteata* Hsiao et K. C. Hsia var. wabuensis（S. Y. Tang et S. C. Yue）Z. D. Liu, S. Wang et S. C. Chen的干燥鳞茎。主产于四川、青海、甘肃、云南等地。夏、秋二季采挖，或于积雪融化后采挖，除去泥土及须根，晒干或微火烘干。生用。

【药材性状】

松贝

本品呈类圆锥形或近球形。表面类白色。具"怀中抱月""观音坐莲，怀抱子"。质硬而脆，断面白色，富粉性。气微，味微苦。

青贝

本品呈扁球形。具"观音合掌或开口笑"。质硬而脆，断面白色，富粉性。气微，味微苦。

炉贝

本品呈长圆锥形。表面类白色或浅棕黄色，具"虎皮斑"及"马牙嘴"。

栽培品

本品呈类扁球形或短圆柱形。表面类白色或浅棕黄色。外层鳞叶 2 瓣，大小相近，顶部多开裂而较平。

【饮片性状】

本品同药材。

【经验鉴别特征】

松贝、青贝、炉贝均以质坚实，色白，粉性足，个完整不碎者为佳。

【经验鉴别歌诀】

松贝抱月青炉开，炉大青中松居三；鳞叶二三中茎盘，炉贝基尖体虎斑。

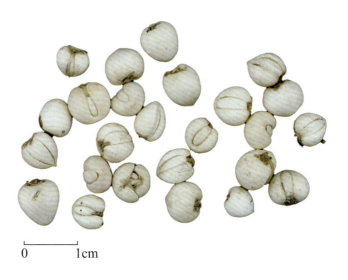

0   1cm

图1-19-1　川贝母（松贝药材）

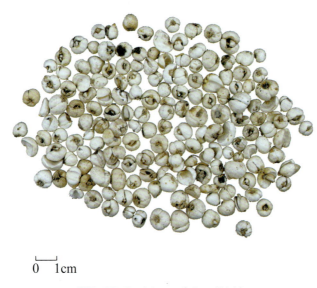

0 1cm

图1-19-2　川贝母（青贝药材）

【功能与主治】

清热润肺，化痰止咳，散结消痈。用于肺热燥咳，干咳少痰，阴虚劳嗽，痰中带血，瘰疬，乳痈，肺痈。

【伪品及混淆品特征】

1. 轮叶贝母

本品为百合科植物轮叶贝母的干燥鳞茎。呈圆锥形或卵圆形。表面浅黄色或浅黄棕色。顶端渐尖，基部突出多数鳞芽。一侧有浅纵沟。质坚硬，难折断。破碎面黄白色，角质，嚼之粘牙。味淡微苦。以基部鳞盘显著为其特征。

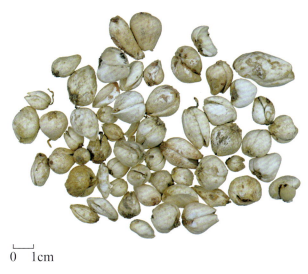

图1-19-3　炉贝母（白炉贝）

2. 米贝母

本品为百合科植物米贝母的干燥鳞茎。呈圆形、类圆形或不规则而皱缩。表面白色或油质浸色。质坚硬，断面粉白色。气微，味微甜。米贝母为植物名而非药材名，它与川贝母中薏米型的"米贝"（珍珠贝）在名称上易于混淆，但实质不同。

3. 光慈姑

本品为百合科植物老鸦瓣的干燥鳞茎。呈类圆锥形或桃形，顶端尖，基部圆平，中心凹入，一侧有一纵沟。表面类白色或黄白色，光滑。质硬而脆，断面白色，富粉性，内有一圆锥形心芽。气微，味淡。本品含秋水仙碱，有毒。

4. 山慈菇

本品为百合科植物山慈菇的干燥鳞茎。呈不规则短圆锥形，顶端渐尖，基部常呈脐状凹入或平截。表面黄白色或灰黄棕色；光滑，一侧有自基部至顶部的纵沟。质坚硬，断面角质样或略显粉性，类白色。味苦而微麻舌。

5. 西藏洼瓣花

本品为百合科植物西藏洼瓣花的干燥鳞茎。本品在陕西太白山民间草医混称"尖贝"与"狗牙贝"。

6. 唐菖蒲

本品为鸢尾科植物唐菖蒲的干燥鳞茎。为不规则块状，较扁，大小不等。两端有凹窝，无粉性，断面角质样。无臭，味淡。

7. 太白米

本品为百合科植物假百合的干燥鳞茎。鳞茎呈卵形，鳞茎皮膜质，淡褐色，下部有多数须根，上生珠芽。

（杨锡仓　编著）

◁ 川木香 ▷

【来源】

本品为菊科植物川木香 *Vladimiria souliei*（Franch.）Ling 或灰毛川木香 *Vladimiria souliei*（Franch.）Ling var.cinerea Ling 的干燥根。主产于四川。秋季采挖，除去须根、泥沙及根头上的胶状物，干燥。

【药材性状】

本品呈圆柱形或有纵槽的半圆柱形，稍弯曲。表面黄褐色或棕褐色，有"油头"。体较轻，质硬脆，易折断，断面木部宽广，有放射状纹理；有的中心呈枯朽状。气微香，味苦，嚼之粘牙。

【饮片性状】

1. 川木香

本品呈类圆形切片。外皮黄褐色至棕褐色。切面黄白色至黄棕色，有深棕色稀疏油点，木部显菊花心状的放射状纹理，有的中心呈枯朽状，周边有一明显的环纹。体较轻，质硬脆。气微香，味苦，嚼之粘牙。

2. 煨川木香

本品形如川木香，色深，质脆。

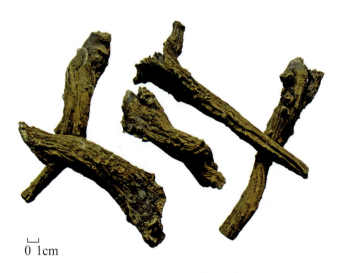

0 1cm

图1-20-1 川木香（药材）

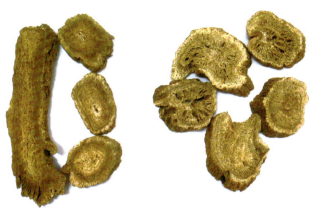

木香饮片　　　　　　　　川木香饮片

图1-20-2　木香饮片与川木香饮片对比图

【经验鉴别特征】

药材以根条粗大、坚实、香气浓、含油多者为佳。饮片以肥厚、坚实、油润、香气浓郁者为佳。

【经验鉴别歌诀】

川木香多圆柱形，油头槽子特征显，断面菊花心疏松，嚼之粘牙气味苦。

【功能与主治】

行气止痛。用于胸胁、脘腹胀痛，肠鸣腹泻，里急后重。

（杨锡仓　编著）

< 川牛膝 >

【来源】

本品为苋科植物川牛膝 *Cyathula officinalis* Kuan 的干燥根。主产于四川。秋、冬两季均可采挖，去净泥土，切去残存的地上茎、须根及稍大的侧根，烘干。

【药材性状】

本品呈近圆柱形，微扭曲。表面黄棕色或灰褐色，具纵皱纹。质韧，不易折断，断面浅黄色或棕黄色，维管束点状，排列成数轮同心环。气微，味甜。

【饮片性状】

1. 川牛膝

本品呈圆形或椭圆形薄片。外表皮黄棕色或灰褐色。切面浅黄色至棕黄色。可见多数排列成数轮同心环的黄色点状维管束。气微，味甜。

2. 酒川牛膝

本品形如川牛膝片，表面棕黑色。微有酒香气，味甜。

【经验鉴别特征】

药材以根粗壮、质柔韧、分枝少、断面黄色、纤维少者为佳。饮片以片大、质柔韧、光泽黄亮、味甜者为佳。

【经验鉴别歌诀】

根头膨大川牛膝，皮色灰褐纵纹密，筋脉点纹同心环，味甜微苦麻者伪。

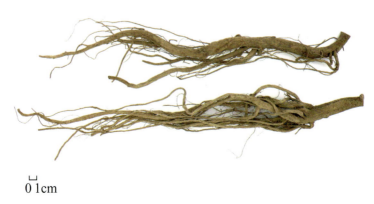

0 1cm

图1-21-1 川牛膝（药材）

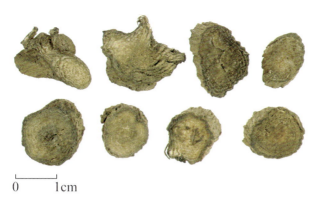

图1-21-2　川牛膝（饮片）

【功能与主治】

逐瘀通经，通利关节，利尿通淋。用于经闭癥瘕，胞衣不下，跌扑损伤，风湿痹痛，足痿筋挛，尿血血淋。

【伪品及混淆品特征】

1. 麻牛膝

本品为苋科植物头花杯苋的根。外表面灰褐色，切面棕褐色。味苦涩，具麻味。

2. 牛蒡根

本品为菊科植物牛蒡的根。外表面淡棕色至棕褐色，具多数明显的纵向沟纹，质地稍软且黏，断面皮部棕褐色至黑褐色，形成层明显，木质部黄白色，气微，味微苦。

（杨锡仓　编著）

⟨ 川乌 ⟩

【来源】

本品为毛茛科植物乌头 *Aconitum carmichaelii* Debx. 的干燥母根。主产于陕西、四川等地。夏至至小暑间采挖，除去细小的侧根，洗净泥土，晒干。

【药材性状】

本品呈不规则的圆锥形，稍弯曲，中部多向一侧膨大。表面棕褐色或灰棕色。质坚实，断面形成层环纹呈多角形。气微，味辛辣、麻舌。

【饮片性状】

1. 川乌

本品呈不规则或长三角形的片。中部多向一侧膨大。表面棕褐色或灰棕色，皱缩。质坚实，断面类白色或浅灰黄色，形成层环纹呈多角形。气微，味辛辣、麻舌。

2. 制川乌

本品为不规则或长三角形的片。表面黑褐色或黄褐色，有灰棕色形成层环纹。体轻，质脆，断面有光泽。气微，微有麻舌感。

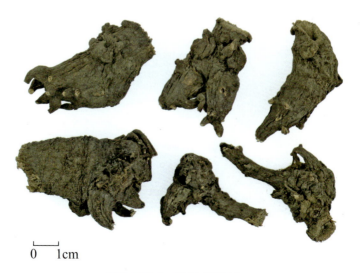

0　1cm

图1-22-1　川乌（药材）

【经验鉴别特征】

药材以个大、质坚沉重、断面肉色、体饱满、有粉性者为佳。饮片以肥大、质坚沉重、断面角质、光泽者为佳。

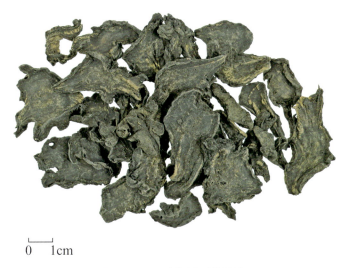

图1-22-2 制川乌（饮片）

【经验鉴别歌诀】

川乌毛茛髓明显，木 V 形成多角形。草乌毛茛髓中空，侧基钉角乌鸦头。

【功能与主治】

祛风除湿，温经止痛。用于风寒湿痹，关节疼痛，心腹冷痛，寒疝作痛及麻醉止痛。

【伪品及混淆品特征】

制川乌伪品

市场曾发现用同科植物芍药的饮片染色加工后，伪充制川乌销售。与正品相比，本品多呈类圆形厚片，少见长三角形片，断面无多角形形成层环纹，口尝无麻舌感。

（杨锡仓　编著）

◁ 川芎 ▷

【来源】

本品为伞形科植物川芎 *Ligusticum chuanxiong* Hort. 的干燥根茎。主产于四川。夏季当茎上的节盘显著突出，并略带紫色时采挖，除去泥沙，晒后烘干，再去须根。

【药材性状】

本品呈不规则结节状拳形团块。表面灰褐色，粗糙皱缩。质坚实，不易折断。气浓香，味苦、辛，稍有麻舌感，微回甜。

【饮片性状】

本品为不规则厚片，形如蝴蝶者，习称"蝴蝶片"。切面黄白色或灰黄色，具有明显波状环纹或多角形纹理，散生黄棕色油点。质坚实。气浓香，味苦、辛，微甜。

【经验鉴别特征】

药材以个大、质坚实、外皮黄褐、内有黄白色菊花心、香气浓、油性大者为佳。饮片以肥厚、质坚实、形如蝴蝶、有黄白色菊花心、香气浓、油性大者为佳。

【经验鉴别歌诀】

川芎遍体疙瘩状，表皮黄褐香气窜，饮片黄白蝴蝶形，泛油色深质软辨。

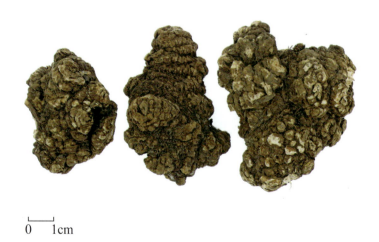

0   1cm

图1-23-1 川芎（药材）

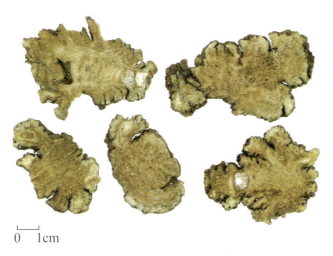

0　1cm

图1-23-2　川芎（饮片）

【功能与主治】

活血行气，祛风止痛。用于胸痹心痛，胸胁刺痛，跌扑肿痛，月经不调，经闭痛经，癥瘕腹痛，头痛，风湿痹痛。

【伪品及混淆品特征】

茶芎

本品为伞形科植物抚芎的根茎。呈扁圆形结节状团块，顶端有乳头状突起的茎痕，在根茎上略排成1行。香气浓，味辛辣、微苦，麻舌。

（杨锡仓　编著）

⟨ 大 黄 ⟩

【来源】

本品为蓼科植物掌叶大黄 *Rheum palmatum* L.、唐古特大黄 *Rheum tanguticum* Maxim. ex Balf. 或药用大黄 *Rheum officinale* Baill. 的干燥根和根茎。主产于甘肃、青海、四川等地。秋末冬初当地上部分枯萎时采挖，刮去粗皮及地上茎，或切成片，风干或烘干。

【药材性状】

本品呈类圆柱形、圆锥形、卵圆形或不规则块状。表面黄棕色至红棕色。质坚实。气清香，味苦而微涩，嚼之粘牙，有沙粒感。

【饮片性状】

本品为不规则类圆形厚片或块。切面黄棕色至棕褐色，有明显散在或排列成环的星点，有空隙。质轻脆，易折断。味苦而微涩，嚼之粘牙，有沙粒感，唾液染成黄色。

【炮制品特征】

1. 酒大黄

本品形如大黄片，表面深棕黄色，偶有焦斑。略有酒香。

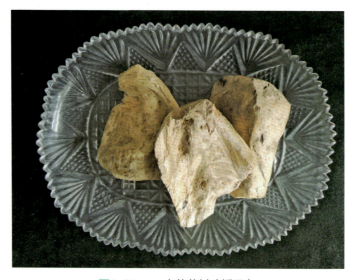

图1-24-1　大黄药材（瓣子）

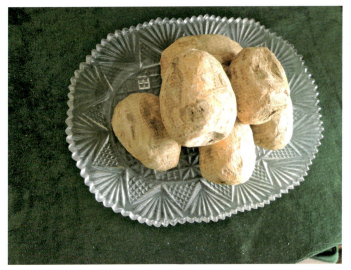

图1-24-2　大黄药材（蛋吉）

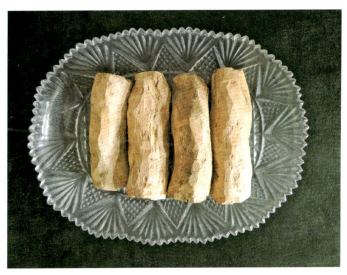

图1-24-3　大黄药材（苏吉）

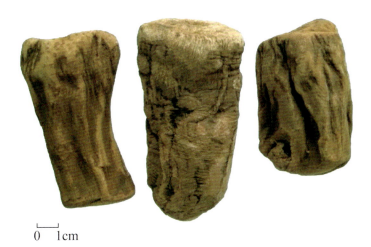

0　1cm

图1-24-4　大黄药材（掌叶大黄）

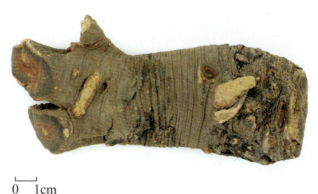

图1-24-5 大黄药材（唐古特大黄）

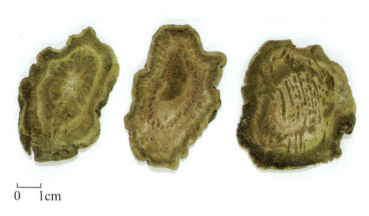

图1-24-6 大黄（饮片）

2. 熟大黄

本品形如大黄片，表面黑色。有特异香气，味微苦。

3. 大黄炭

本品形如大黄片，表面焦黑色，断面焦褐色。质轻而脆，易折断，无臭，味微苦。

【经验鉴别特征】

药材以体质充实、个头均整、色泽黄亮、砸开后呈"槟榔碴"、锦纹明显、无虚糠、气香、体重者为佳。饮片以肥大、色泽黄亮、锦纹明显、无虚糠、气香、体重者为佳。

【经验鉴别歌诀】

大黄短截圆柱形，槟榔碴口锦纹显，气味特异有黏性，宣泄实热独有功。

【功能与主治】

泻下攻积，清热泻火，凉血解毒，逐瘀通经，利湿退黄。用于实热积滞便秘，血热吐衄，目赤咽肿，痈肿疔疮，肠痈腹痛，瘀血经闭，产后瘀阻，跌打损伤，湿热痢疾，黄疸尿赤，淋证，水肿；外治烧烫伤。酒大黄善清上焦血分热毒，用于目赤咽肿、齿龈肿痛。熟大黄泻下力缓、泻火解毒，用于火毒疮疡。大黄炭凉血化瘀止血，用于血热有瘀出血症。

【伪品及混淆品特征】

1. 华北大黄

本品为蓼科植物波叶大黄的根及根茎。呈圆柱形或类圆柱形，多一端较粗，另一端稍细。栓皮多刮去。表面黄棕色或黄褐色，无横纹。质坚而轻，断面无星点，有细密而直的红棕色射线。气浊，味涩而苦。新断面在荧光灯下显蓝紫色荧光。

2. 藏边大黄

本品为蓼科植物藏边大黄的根茎。呈类圆锥形或圆柱形。表面多红棕色或灰褐色，多有纵皱纹。横断面浅棕灰色或浅紫灰色，形成层环明显，有放射状棕红色射线。香气弱，味苦而微涩。新断面在荧光灯下显蓝紫色荧光。

3. 河套大黄

本品为蓼科植物河套大黄的干燥根及根茎。呈圆柱形、圆锥形或纵切成块状。具灰褐色栓皮，除去栓皮多为土黄色或黄褐色，表面有抽沟及皱纹。断面淡黄红色，无星点。味涩而微苦。新鲜断面在荧光灯下观察呈蓝紫色荧光。

4. 天山大黄

本品为蓼科植物天山大黄的根及根茎。呈类圆柱形。表面棕褐色或灰褐色。断面黄色，形成层环明显，有放射状棕红色射线，并有同心环，无星点。气弱、味苦而涩。新鲜断面在荧光灯下观察呈紫色荧光。

5. 土大黄

本品为蓼科植物巴天酸模或皱叶酸模的干燥根。呈不规则的厚片，直径 0.5～3cm。外表面有纵皱纹。切面淡黄色或灰黄色，具有菊花心。质坚硬，气微酸，味苦、微涩。

【附注】

水根大黄

历史上甘肃省大部分地区习惯将蓼科植物掌叶大黄、唐古特大黄或药用大黄的干燥支根及主根（直径小于3cm）称为"水根大黄"，为商品大黄规格之一。呈不规则的厚片，直径1～3cm，厚2～4mm。表面棕褐色或暗红色。切面黄棕色或淡红棕色，具有锦纹。质坚实。气清香，味苦而微涩，嚼之粘牙，有沙粒感。

（杨锡仓　编著）

〈 丹 参 〉

【来源】

本品为唇形科植物丹参 *Salvia miltiorrhiza* Bge. 的干燥根和根茎。全国大部分地区均有生产。主产于河北、安徽、江苏、四川等地。秋季采挖，除去茎叶，洗净泥土，晒干。

【药材性状】

本品根长圆柱形，略弯曲。表面棕红色或暗棕红色。质硬而脆，断面疏松。栽培品较粗壮，质坚实，断面较平整，略呈角质样。气微，味微苦涩。

【饮片性状】

1. 丹参

本品呈类圆形或椭圆形的厚片。外表皮棕红色或暗棕红色，粗糙，纵皱纹。切面有裂隙或略平整而致密，有的呈角质样，有黄白色放射状纹理。气微，味微苦涩。

2. 酒丹参

本品形如丹参片，表面红褐色，略具酒香气。

【经验鉴别特征】

药材以条粗、色紫红、无碎断者为佳。饮片以片大、匀称、表皮紫红色、切面致密，角质样者为佳。

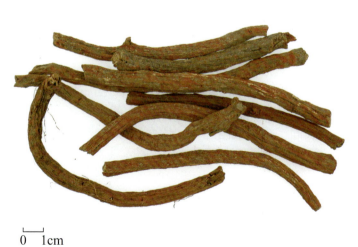

0   1cm

图1-25-1 丹参（药材）

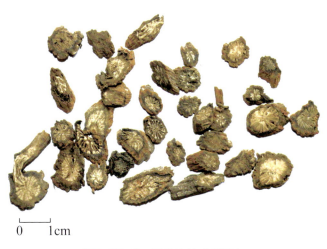

图1-25-2　丹参饮片（发汗）

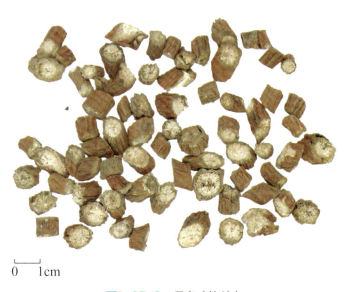

图1-25-3　丹参（饮片）

【经验鉴别歌诀】

丹参单条圆柱形，外皮糟朽色砖红，断面菊花纹理显，活血祛瘀又止血。

【功能与主治】

活血祛瘀，通经止痛，清心除烦，凉血消痈。用于胸痹心痛，脘腹胁痛，癥瘕积聚，热痹疼痛，心烦不眠，月经不调，痛经经闭，疮疡肿痛。

【伪品及混淆品特征】

1. 牛蒡根

本品为菊科植物牛蒡的根。常切片后混入丹参饮片使用。皮部黑褐色，有皱纹，断面灰褐或灰黄色，放射状纹理明显，有裂隙，甚至中央呈空洞状，气微，味微苦。

2. 紫丹参

本品为唇形科植物甘西鼠尾草或褐毛甘西鼠尾草的干燥根。春、秋二季采挖，除去地上部分及泥沙，干燥。本品根呈圆锥形，长10～25cm，直径1～6cm。表面暗棕色、棕褐色，外皮常有部分剥落而呈红褐色，外表粗糙，具不规则纵沟纹，根头单一或数个合生，根部有多数细根呈辫子状或扭曲状。质松脆，易折断，断面疏松，不平坦，可见黄白色的木质部。气微，味微苦涩。

3. 滇丹参

本品为唇形科植物云南鼠尾草（滇丹参）的干燥根及根茎。春、秋二季采挖，除去杂质，干燥。本品亦为我省少数民族用药。本品根茎粗短，表面粗糙，具有密集的叶痕及残留茎基和叶柄基。根纺锤形，一至数条，呈簇状或着生于根茎的一侧，长5～18cm，直径0.2～0.7cm，偶至1cm；支根分支处常变细。表面砖红色或暗红棕色，有纵皱纹，可见须根痕；老根栓皮灰褐色或棕褐色，呈鳞片状脱落，露出红棕色新栓皮，有的皮部开裂，显出白色木部。质坚硬，易折断，断面不平坦，角质样或纤维性，木栓层砖红色，皮部灰褐色，形成层明显，木部黄白色，可见放射状纹理。气微香，味淡，微苦涩。

（张中华　编著）

❮ 当 归 ❯

【来源】

本品为伞形科植物当归 *Angelica sinensis*（Oliv.）Diels 的干燥根。产于甘肃、云南等地。秋末采挖，除净泥土，待水分稍蒸发后，按大小分别捆扎成小把，用微火慢慢熏干，至翌年春季干透。

【药材性状】

本品略呈圆柱形，下部有支根 3～5 条或更多。表面浅棕色至棕褐色，质柔韧，有浓郁的香气，味甘、辛、微苦。

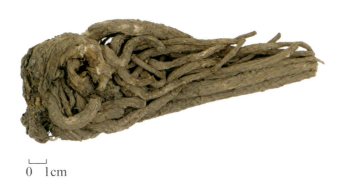

0　1cm

图1-26-1　当归药材（岷县产）

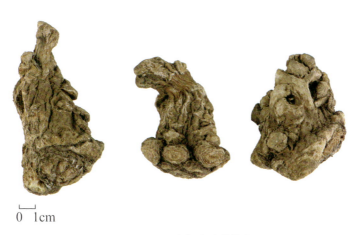

0　1cm

图1-26-2　当归头（葫首）

【饮片性状】

1. 当归

本品呈类圆形、椭圆形或不规则薄片。外表皮浅棕色至棕褐色。切面黄白色或淡棕黄色，平坦，有裂隙，中间有浅棕色的形成层环，并有多数棕色的油点。香气浓郁，味甘、辛、微苦。

2. 酒当归

本品形如当归片。切面深黄色或浅棕黄色，略有焦斑。香气浓郁，并略有酒香气。

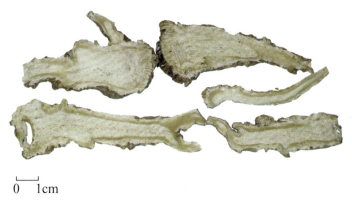

图1-26-3　当归（饮片）

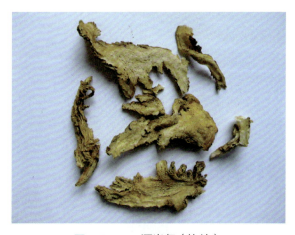

图1-26-4　酒当归（饮片）

【经验鉴别特征】

药材以身干、粗大、身长腿少、质坚、断面黄白色、香气浓郁、味甘者为佳。饮片以片大肥厚、体重、香气浓、油性大者为佳。柴性大、干枯无油或断面呈绿褐色者不可供药用。

【经验鉴别歌诀】

当归主根圆柱形，质地滋润色黄棕，切面形成层油润，特异香气味回甜。

【功能与主治】

补血活血，调经止痛，润肠通便。用于血虚萎黄，眩晕心悸，月经不调，经闭痛经，虚寒腹痛，风湿痹痛，跌扑损伤，痈疽疮疡，肠燥便秘。酒当归活血通经。用于经闭痛经，风湿痹痛，跌扑损伤。

【伪品及混淆品特征】

1. 云南野当归

本品为伞形科植物云南野当归的根。根呈圆锥形，常有数个分枝，以二歧呈"人"字形张开，根头部具横纹，顶端有茎痕或短鳞片残茎。表面棕色或黑褐色，具明显的抽沟或纵皱纹，侧根多切除。质坚硬，粗者不易折断，断面黄白色，有棕色油点，具类似当归的香气，味微苦而辛。

2. 东当归

本品为伞形科植物东当归的根。根肥大而柔软，分枝较多，亦呈马尾状，而有特异香气，从外观看油性较少，质干而脆。

3. 欧当归

本品为伞形科植物欧当归的根。根呈圆锥形，主根粗长，有的有分枝，长短不等。表面灰棕色或灰黄色，有皱纹及横长皮孔状瘢痕。根头部有明显2个以上茎叶残基。质柔软，折断面呈颗粒性，质疏松呈海绵状。气微香，味微甜而麻舌。

4. 独活

本品为伞形科植物重齿毛当归的干燥根。根略呈圆柱形。表面灰褐色或棕褐色。质较硬，受潮则变软。有特异香气，味苦、辛、微麻舌。

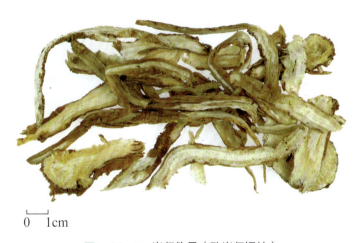

0   1cm

图1-26-5　当归伪品（欧当归切片）

（甘瑞功　编著）

◁ 独 活 ▷

【来源】

本品为伞形科植物重齿毛当归 *Angelica pubescens* Maxim.f. *biserrata* Shan et Yuan 的干燥根。主产于湖北、四川等地。秋季茎叶枯萎后或春季初发苗时采挖，除去须根及泥沙，烘至半干，堆置 2～3 天，发软后再烘至全干。

【药材性状】

本品根略呈圆柱形。表面灰褐色或棕褐色。质较硬，受潮则变软。有特异香气，味苦、辛、微麻舌。

【饮片性状】

本品呈类圆形薄片。外表皮灰褐色或棕褐色，具皱纹。切面皮部灰白色至灰褐色，有多数散在棕色油点，木部灰黄色至黄棕色，形成层环棕色。有特异香气。味苦、辛、微麻舌。

【经验鉴别特征】

药材以身干、主根粗壮、支根少、质坚实、香味浓者为佳。饮片以片形肥大、质坚实、香味浓者为佳。

【经验鉴别歌诀】

独活圆柱膨大头，上有横皱下分支，菊花纹理有裂隙，气香雄厚味苦辛。

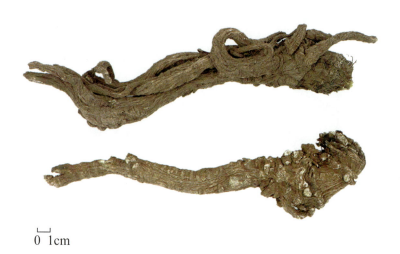

0 1cm

图1-27-1 独活（药材）

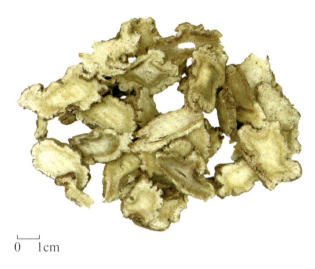

图1-27-2 独活（饮片）

【功能与主治】

祛风除湿，通痹止痛。用于风寒湿痹，腰膝疼痛，少阴伏风头痛，风寒挟湿头痛。

【伪品及混淆品特征】

1. 牛尾独活

本品为伞形科植物独活或短毛独活的干燥根及根茎。独活呈长圆柱形，少有分枝。根头单一或有数个分叉，顶端有数个茎叶鞘残基。表面灰黄色，有不规则纵沟纹，皮孔细小，稀疏排列。质硬脆，断面皮部黄白色，多裂隙，有众多棕黄色油点，木部黄白色，形成层环棕色。气微香，味微苦。短毛独活呈长圆锥形，少分枝，稍弯曲。表面灰黄色至灰棕色，具不规则皱缩沟纹，皮孔细小，横向突起，顶端有残留的茎基及棕黄色的叶鞘。质坚韧，难折断，断面皮部黄白色，多裂隙，可见棕黄色油点，木部淡黄色，形成层环浅棕色。气微香，味微苦。

2. 香独活

本品为伞形科植物毛当归的干燥根。根类圆柱形，微弯曲，多分枝。根头部膨大，呈圆锥状，顶端残留茎基及叶鞘。表面棕褐色或灰棕色，有不规则纵沟、皮孔及细根痕。质软韧，断面形成层棕色，皮部灰白色，有裂孔，木部暗紫色。气特异而芳香，味微甘辛。

3. 大独活

本品为伞形科植物兴安当归的根茎及根。根茎呈长纺锤形，有分枝，表面密生横纹。顶端有茎叶残基。根长短不一。表面灰棕色至暗棕色，有明显纵皱纹及横长皮孔。质坚脆，易折断，断面皮部棕色，木部黄色。气特异强烈，味辛、苦。

4. 龙眼独活

本品为五加科楤木属植物食用楤木等的根及根茎,别名土当归或甘肃土当归。因根茎上有数个凹窝成串排列,故名"龙眼独活"。根茎呈圆柱形,稍弯曲。表面黄棕色,粗糙,有多个交错衔接的凹窝状茎痕。根分生于根茎凹窝的外围及底部,呈长圆柱形。表面淡黄棕色,粗糙,有纵皱纹,质轻,坚脆,断面灰黄色,微显纤维性,有多数裂隙和油点。气微香,味淡,微辛。

(黄清杰　编著)

＜ 党 参 ＞

【来源】

本品为桔梗科植物党参 *Codonopsis pilosula*（Franch.）Nannf.、素花党参 *Codonopsis pilosula* Nannf.var.*modesta*（Nannf.）L.T.Shen 或川党参 *Codonopsis tangshen* Oliv. 的干燥根。产于我国北部地区。春、秋二季均可采挖，以秋季采挖者佳，栽培者将根挖出后，去掉地上茎苗及泥土，边晒边搓，使皮部与木质部贴紧，晒干即得；野生者晾晒或用微火烘干即得。

【药材性状】

党参

本品呈长圆柱形，稍弯曲。表面灰黄色、黄棕色至灰棕色，具"狮子盘头"。质稍柔软或稍硬而略带韧性，断面稍平坦。有特殊香气，味微甜。

素花党参（西党参）

本品表面黄白色至灰黄色，根头下致密的环状横纹常达全长的一半以上。断面裂隙较多，皮部灰白色至淡棕色。味较党参甜。

川党参

本品表面灰黄色至黄棕色，有明显不规则的纵沟。大条者有"狮子盘头"，但茎痕较少而小，有的芦茎小于正身，俗称"泥鳅头"。质较软而结实，断面裂隙较少，皮部黄白色，木部淡黄色。味较甜。

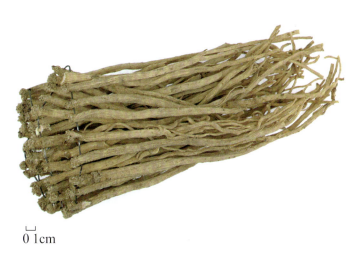

0 1cm

图1-28-1 党参（药材）

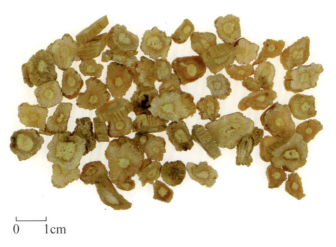

图1-28-2 党参（饮片）

【饮片性状】

1. 党参

本品呈类圆形的厚片。外表皮灰黄色、黄棕色至灰棕色。切面皮部淡棕黄色至黄棕色，木部淡黄色至黄色，有裂隙或放射状纹理。有特殊香气，味微甜。

2. 米炒党参

本品形如党参片，表面深黄色，偶有焦斑。

【经验鉴别特征】

药材以"狮子盘头"芦明显、根条粗壮而直、质柔润、嚼之无渣或少渣、味甜者为佳。饮片以片大、肉质壮实、色泽明亮、嚼之无渣、味甜者为佳。

【经验鉴别歌诀】

党参长条圆柱形，狮子盘头环纹显，断面淡黄放射纹，嚼之无渣味甜佳。

【功能与主治】

健脾益肺，养血生津。用于脾肺气虚，食少倦怠，咳嗽虚喘，气血不足，面色萎黄，心悸气短，津伤口渴，内热消渴。

【伪品及混淆品特征】

1. 迷果芹

本品为伞形科植物迷果芹的根。根呈长圆柱形，微弯曲，少分支。外皮土黄色或淡棕褐色。根头部略收缩，顶端具紫棕色鳞片状残叶基，向下具密环纹，没有"狮子盘头"芦，全体有纵皱纹或抽沟，并分布横向线状皮孔，有的排成四行。质润，皮肉结实，易折断，断面白色，中间有较细的黄色圆心，宽厚的白色皮部与细小的黄色木部之间具油润的黄棕色环，个别有浅紫堇色者。气微，味甜而辛，嚼之有胡萝卜气味。

2. 羊乳参

本品为桔梗科植物羊乳参的干燥根。又名奶参、山海螺。根呈圆柱形或纺锤形，粗壮，顶端有茎痕。表面呈黄褐色，粗糙有横皱纹及小的疣状突起。体甚疏松，折断面呈淡红色，裂隙多，有蜂窝。气微，味甜、微苦。

（黄清杰　编著）

◀ 地 黄 ▶

【来源】

本品为玄参科植物地黄 *Rehmannia glutinosa* Libosch. 的新鲜或干燥块根。秋季采挖，除去芦头、须根及泥沙，鲜用；或将地黄缓缓烘焙至约八成干。前者习称"鲜地黄"，后者习称"生地黄"。

【药材性状】

鲜地黄

本品呈纺锤形或条状。外皮薄，浅红黄色。肉质，易断。气微，味微甜、微苦。

生地黄

本品多呈不规则的团块状或长圆形，中间膨大，两端稍细。表面棕黑色或棕灰色。体重，质较软而韧，不易折断，断面棕黄色至黑色或乌黑色，有光泽，具黏性。气微，味微甜。

【饮片性状】

1. 地黄

本品呈类圆形或不规则的厚片。外表皮棕黑色或棕灰色，极皱缩，具不规则的横曲纹。切面棕黄色至黑色或乌黑色，有光泽，具黏性。气微，味微甜。

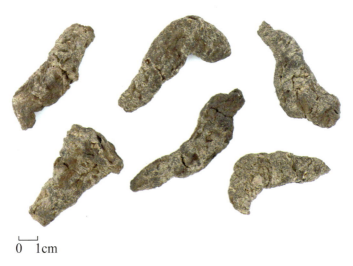

0 1cm

图1-29-1 地黄（药材）

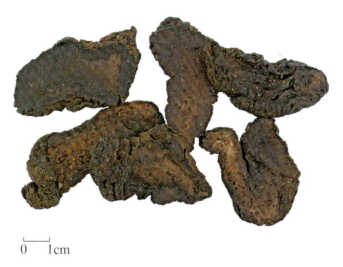

0   1cm

图1-29-2　地黄（饮片）

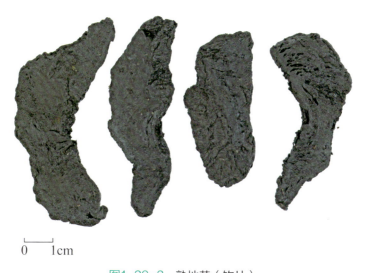

0   1cm

图1-29-3　熟地黄（饮片）

2. 熟地黄

本品为不规则的块片、碎块，大小、厚薄不一。表面乌黑色，有光泽，黏性大。质柔软而带韧性，不易折断，断面乌黑色，有光泽。气微，味甜。

【经验鉴别特征】

药材以块根肥大、体重、断面乌黑油润、味甜者为佳。饮片以片大、肉质壮实、色泽油亮、嚼之无渣或少渣、味甜者为佳。

【经验鉴别歌诀】

生地团条分鲜干，干皱色褐鲜红黄，断面黄白干乌黑，清热凉血养阴液。

【功能与主治】

鲜地黄清热生津，凉血，止血。用于热病伤阴，舌绛烦渴，温毒发斑，吐血，衄血，咽喉肿痛。

生地黄清热凉血，养阴生津。用于热入营血，温毒发斑，吐血衄血，热病伤阴，舌绛烦渴，津伤便秘，阴虚发热，骨蒸劳热，内热消渴。

熟地黄补血滋阴，益精填髓。用于血虚萎黄，心悸怔忡，月经不调，崩漏下血，肝肾阴虚，腰膝酸软，骨蒸潮热，盗汗遗精，内热消渴，眩晕，耳鸣，须发早白。

（黄清杰　编著）

‹ 地 榆 ›

【来源】

本品为蔷薇科植物地榆 *Sanguisorba officinalis* L. 或长叶地榆 *Sanguisorba officinalis* L.var. *longifolia*（Bert.）Yu et Li 的干燥根。主产于江苏、河北等地。春季将发芽时或秋季苗枯萎后采挖，洗净泥土，除去残茎及须根，晒干即得。

【药材性状】

本品呈不规则纺锤形或圆柱形，稍弯曲。表面灰褐色至暗棕色。质硬，断面较平坦。气微，味微苦涩。

【饮片性状】

1. 地榆

本品呈不规则的类圆形片或斜切片。外表皮灰褐色至深褐色。切面较平坦，粉红色、淡黄色或黄棕色，木部略呈放射状排列，或皮部有多数黄棕色绵状纤维。气微，味微苦涩。

2. 地榆炭

本品形如地榆片，表面焦黑色，内部棕褐色。具焦香气，味微苦涩。

【经验鉴别特征】

药材以条粗、质硬、断面红色者为佳。饮片以片大、均匀、坚实、色红者为佳。

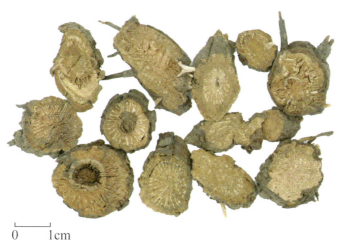

0   1cm

图1-30-1 地榆（饮片）

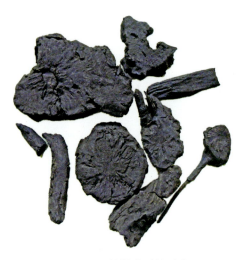

图1-30-2　地榆炭（饮片）

【经验鉴别歌诀】

地榆外皮色棕黑，中部膨大成纺锤，断面木心放射状，凉血止血疗烫伤。

【功能与主治】

凉血止血，解毒敛疮。用于便血，痔血，血痢，崩漏，水火烫伤，痈肿疮毒。

【伪品及混淆品特征】

紫地榆

本品为牻牛儿苗科老鹳草属植物紫地榆的干燥根。呈不规则的切片，外表皮暗褐色，内皮紫色，多具皱缩纹理，可见须根痕。切面黄棕色，木部与皮部常分离，木部颜色较深，易折断，断面不规则，粉质。气微，味苦。

（黄清杰　编著）

⟨ 莪 术 ⟩

【来源】

本品为姜科植物蓬莪术 *Curcuma phaeocaulis* Val.、广西莪术 *Curcuma kwangsiensis* S.G.Lee et C. F. Liang 或温郁金 *Curcuma wenyujin* Y. H. Chen et C.Ling 的干燥根茎。产于广西、四川等地。冬季茎叶枯萎后采挖，洗净，蒸或煮至透心，晒干，或低温干燥后除去须根和杂质。

【药材性状】

蓬莪术

本品呈卵圆形、长卵形、圆锥形或长纺锤形。表面灰黄色至灰棕色。体重，质坚实，断面灰褐色至蓝褐色，蜡样。气微香，味微苦而辛。

广西莪术

本品环节稍突起，断面黄棕色至棕色，常附有淡黄色粉末，内皮层环纹黄白色。

温莪术

本品断面黄棕色至棕褐色，常附有淡黄色至黄棕色粉末。气香或微香。

【饮片性状】

1. 莪术

本品呈类圆形或椭圆形的厚片。外表皮灰黄色或灰棕色，有时可见环节或须根痕。切面黄绿色、黄棕色或棕褐色，内皮层环纹明显，散在"筋脉"小点。气微香，味微苦而辛。

2. 醋莪术

本品形如莪术片，色泽加深，角质样，微有醋香气。

【经验鉴别特征】

药材均以个均匀、质坚实、光滑、香气浓者为佳。饮片以片大、肥厚壮实、黄绿色、香气浓者为佳。

【经验鉴别歌诀】

莪术卵圆一端尖，表面土黄质重坚，碴口光泽味似姜，活血破瘀消积痛。

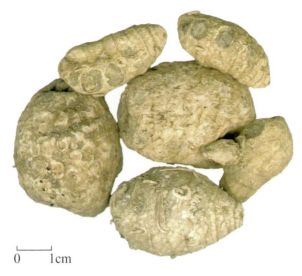

0　　　1cm

图1-31-1　莪术（药材）

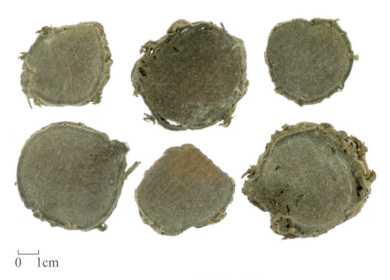

0　1cm

图1-31-2　莪术（饮片）

【功能与主治】

行气破血，消积止痛。用于癥瘕痞块，瘀血经闭，胸痹心痛，食积胀痛。

（黄清杰　编著）

防 风

【来源】

本品为伞形科植物防风 *Saposhnikovia divaricata*（Turcz.）Schischk. 的干燥根。主产于黑龙江、吉林、内蒙古、河北等地。春、秋二季采挖未抽花茎植株的根，除去须根和泥沙，晒干。

【药材性状】

本品呈长圆锥形或长圆柱形，略弯曲。表面灰棕色或棕褐色。根头部有明显密集的环纹，习称"蚯蚓头"。体轻，质松，易折断，断面有"菊花心"。气特异，味微甘。栽培品质地较硬，断面平坦，皮部类白色，裂隙不明显，菊花心及凤眼圈不明显，木质部浅黄色。气稍淡，味微甘。

【饮片性状】

本品为圆形或椭圆形的厚片。外表皮灰棕色或棕褐色，有纵皱纹，有的可见横长皮孔样突起、密集的环纹或残存的毛状叶基。切面可见形成层环色深，皮部棕色，有多数放射状裂隙及众多细小油点，中心色黄，习称"凤眼圈"。气特异，味微甘。

【经验鉴别特征】

药材以根茎粗长、无分枝、断面皮部浅棕色、木部浅黄色者为佳。饮片以片大、质松、"凤眼圈"明显、香气浓者为佳。

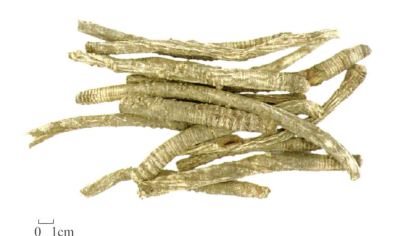

0 1cm

图1-32-1 防风（野生药材）

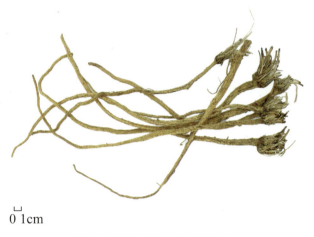

O 1cm

图1-32-2 防风（种植药材）

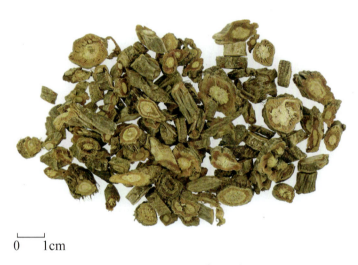

0   1cm

图1-32-3 防风（饮片）

【经验鉴别歌诀】

防风环纹蚯蚓头，断面特征凤眼圈，体轻气异菊花心，栽培野生应甄别。

【功能与主治】

祛风解表，胜湿止痛，止痉。用于感冒头痛，风湿痹痛，风疹瘙痒，破伤风。

【伪品及混淆品特征】

1. 贡蒿

本品为伞形科植物贡蒿的根。呈圆柱形，稍弯曲，多已折断。根头及根上部密集细环纹，顶端残留有灰黄色或淡棕色纤维状叶基。表面灰褐色，有的微显光泽，有细环纹及须根痕。质松，皮易与肉分离，折断面皮部与木部间有大空隙，中央有黄色菊花心。气香，味淡微甜。

2. 野胡萝卜

本品为伞形科植物野胡萝卜的根。呈圆锥形，稍扭曲，长短不等。根头上端有木质性的茎基残留。外表面淡黄色至淡黄棕色，有细纵皱纹及须根痕。质硬，断面纤维性，皮部黄白色或淡褐色，木部黄色至淡棕色。

3. 硬阿魏

本品为伞形科植物硬阿魏的根，又称"白蟒肉""刚前胡"。根呈长圆柱形，质柔。有胡萝卜气。

（黄清杰　编著）

⟨ 防己 ⟩

【来源】

本品为防己科植物粉防己 *Stephania tetrandra* S. Moore 的干燥根。主产于浙江、安徽等地。秋季采挖，洗净，除去粗皮，晒至半干，切段，个大者再纵切，干燥。

【药材性状】

本品呈不规则圆柱形、半圆柱形或块状，多弯曲。表面淡灰黄色，形如"猪大肠"。体重，质坚实，断面平坦，灰白色，富粉性。气微，味苦。

【饮片性状】

本品呈类圆形或半圆形的厚片。外表皮淡灰黄色。切面灰白色，粉性，有稀疏的放射状纹理。气微，味苦。

【经验鉴别特征】

药材以身干、质坚实、粉性大者为佳。饮片以片大、匀称、光滑、粉性足者为佳。

【经验鉴别歌诀】

防己药材形如肠，断面车轮纹稀疏，质重坚实粉性大，祛风止痛利水肿。

【功能与主治】

祛风止痛，利水消肿。用于风湿痹痛，水肿脚气，小便不利，湿疹疮毒。

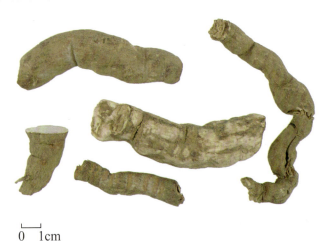

0   1cm

图1-33-1 防己（药材）

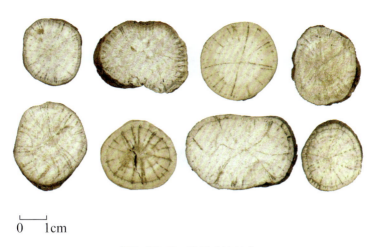

图1-33-2 防己（饮片）

【伪品及混淆品特征】

1. 华防己

本品为防己科植物秤钩风的藤茎。老茎表面有不规则的纵裂纹，表面灰棕色，有明显横向皮孔。体重，质坚硬。横切面的木质部放射状，具细小孔，且显2～7圈清晰的环纹，偏心性。味微苦。

2. 小果微花藤

本品为茶茱萸科植物小果微花藤的根。藤茎呈不规则圆柱形，有的稍弯曲，多剖成不规则小块片。表面淡黄棕色或浅红黄色，未除去栓皮的呈浅棕色或灰褐色，具不规则纵皱或纵沟，常有凹陷的横沟或裂口。体重，质坚实，不易折断，断面富粉性。气微，味淡。

3. 瘤枝微花藤

本品为茶茱萸科植物瘤枝微花藤的根。断面黄色，粉性差，皮部密布点状棕色石细胞；木部呈放射状排列。

（黄清杰　编著）

‹ 粉萆薢 ›

【来源】

本品为薯蓣科植物粉背薯蓣 *Dioscorea hypoglauca* Palibin 的干燥根茎。主产于浙江、安徽、江西、湖南等地。秋、冬两季采挖，除去须根，洗净，切片，晒干。

【药材性状】

本品呈不规则的薄片，边缘不整齐，大小不一。有的有棕黑色或灰棕色的外皮。切面黄白色或淡灰棕色，维管束呈小点状散在。质松，略有弹性，易折断。气微，味辛、微苦。

【饮片性状】

本品为不规则的薄片，边缘不整齐，大小不一，质松，略有弹性，易折断。气微，味辛、微苦。

【经验鉴别特征】

以身干、色黄白、片大而薄、有弹性、整齐而不破碎者为佳。

【经验鉴别歌诀】

萆薢绵粉有区别，粉者色白有弹性，绵者质柔如海绵，查名辨质莫混淆。

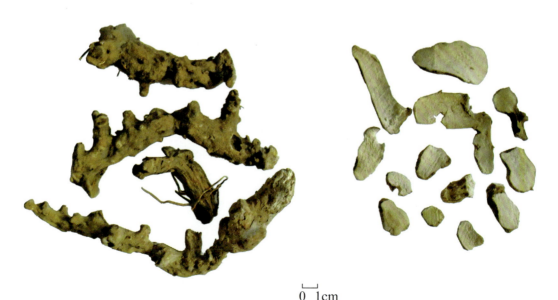

0 1cm

图1-34-1 粉萆薢药材（左）与饮片（右）

【功能与主治】

利湿去浊，祛风除痹。用于膏淋，白浊，白带过多，风湿痹痛，关节不利，腰膝疼痛。

【伪品及混淆品特征】

1. 绵萆薢

本品为薯蓣科植物绵萆薢或福州薯蓣的干燥根茎。为不规则的斜切片，边缘不整齐，大小不一。外皮黄棕色至黄褐色。质疏松，略呈海绵状，切面灰白色至浅灰棕色，黄棕色点状维管束散在。气微，味微苦。

2. 白萆薢

本品为薯蓣科植物纤细薯蓣的根茎。呈竹节状，类圆柱形。表面皱缩，具有细密的纹理。干燥后质坚硬，不易折断。切成薄片，断面淡黄色，粉质。味苦。

3. 山萆薢

本品为薯蓣科植物山萆薢的根茎。呈圆柱形，不规则弯曲或分枝。表面着生多数须根，有不规则的纵长皱纹。质坚硬。切片后，断面淡黄色，粉性。味苦。

（黄清杰　编著）

< 粉 葛 >

【来源】

本品为豆科植物甘葛藤 *Pueraria thomsonii* Benth. 的干燥根。主产于广东、广西、海南、江西等地。秋、冬二季采挖，除去外皮，稍干，截段或再纵切两半或斜切成厚片，干燥。

【药材性状】

本品呈圆柱形、类纺锤形或半圆柱形。表面黄白色或淡棕色。体重，质硬，富粉性。气微，味微甜。

【饮片性状】

本品呈不规则的厚片或立方块状。外表面黄白色或淡棕色。切面黄白色，横切面有时可见由纤维形成的浅棕色同心性环纹，纵切面可见由纤维形成的数条纵纹。体重，质硬，富粉性。气微，味微甜。

【经验鉴别特征】

药材以块大、色白、质坚实、粉性足、纤维少者为佳。饮片以方块大小匀称、色白、体重、粉性大者为佳。

【经验鉴别歌诀】

葛根粉葛须分清，粉葛豆科甘葛藤，质硬纤弱富粉性，莫与葛根相混淆。

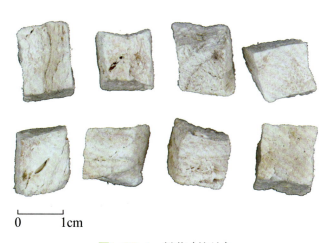

0   1cm

图1-35-1　粉葛（饮片）

【功能与主治】

解肌退热，生津止渴，透疹，升阳止泻，通经活络，解酒毒。用于外感发热头痛，项背强痛，口渴，消渴，麻疹不透，热痢，泄泻，眩晕头痛，中风偏瘫，胸痹心痛，酒毒伤中。

【伪品及混淆品特征】

苜蓿根

本品为豆科植物苜蓿的干燥根。常呈类圆形横切片、不规则的块根或扇形厚片，切面白色或类白色。已去外皮，体重，质硬脆，易折断。显粉性。淡棕色的维管束散在，中心常有放射状裂隙。气微，味淡。

（黄清杰　编著）

❮ 附 子 ❯

【来源】

本品为毛茛科植物乌头 *Aconitum carmichaelii* Debx. 的子根的加工品。主产于四川、陕西等地。6月下旬至8月上旬采挖，除去母根、须根及泥沙，习称泥附子，加工成下列规格。

（1）选择个大、均匀的泥附子，洗净，浸入胆巴的水溶液中过夜，再加食盐，继续浸泡，每日取出晒晾，并逐渐延长晒晾时间，直至附子表面出现大量结晶盐粒（盐霜）、体质变硬为止，习称"盐附子"。

（2）取泥附子，按大小分别洗净，浸入胆巴的水溶液中数日，连同浸液煮至透心，捞出，水漂，纵切成厚约 0.5cm 的片，再用水浸漂，用调色液使附片染成浓茶色，取出，蒸至出现油面、光泽后，烘至半干，再晒干或继续烘干，习称"黑顺片"。

（3）选择大小均匀的泥附子，洗净，浸入胆巴的水溶液中数日，连同浸液煮至透心，捞出，剥去外皮，纵切成厚约 0.3cm 的片，用水浸漂，取出，蒸透，晒干，习称"白附片"。

【药材性状】

1. 盐附子

本品呈圆锥形，长 4～7cm，直径 3～5cm。表面灰黑色，被盐霜，顶端有凹陷的芽痕，周围有瘤状突起的支根或支根痕。体重，横切面灰褐色，可见充满盐霜的小空隙和多角形形成层环纹，环纹内侧导管束排列不整齐。气微，味咸而麻，刺舌。

2. 黑顺片

本品为纵切片，上宽下窄，长 1.7～5cm，宽 0.9～3cm，厚 0.2～0.5cm。外皮黑褐色，切面暗黄色，油润具光泽，半透明状，并有纵向导管束。质硬而脆，断面角质样。气微，味淡。

3. 白附片

本品无外皮，黄白色，半透明，厚约 0.3cm。

【饮片性状】

1. 附片

黑顺片、白附片直接入药，性状同药材。

2. 淡附片

本品呈纵切片，上宽下窄。外皮褐色。切面褐色，半透明，有纵向导管束。质硬，断面角质样。气微，味淡，口尝无麻舌感。

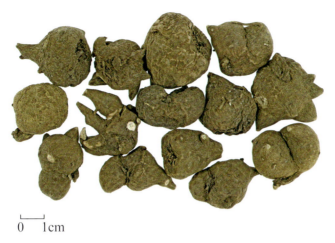

0   1cm

图1-36-1 附子（药材）

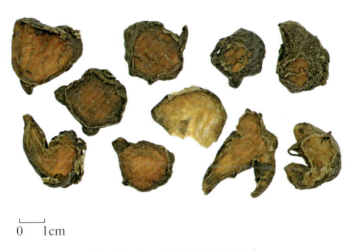

0   1cm

图1-36-2 附子（黑顺片饮片）

【经验鉴别特征】

盐附子以个大、体重、色灰黑、表面起盐霜者为佳。黑顺片以身干、片大、均匀、外皮黑褐色、切面油润有光泽者为佳。白附片以身干、片大、均匀、色黄白、半透明者为佳。

【经验鉴别歌诀】

附子附片黑与白，切面透明显筋脉，气微味淡有毒性，回阳救逆除寒湿。

【功能与主治】

回阳救逆，补火助阳，散寒止痛。用于亡阳虚脱，肢冷脉微，心阳不足，胸痹心痛，虚寒吐泻，脘腹冷痛，肾阳虚衰，阳痿宫冷，阴寒水肿，阳虚外感，寒湿痹痛。

（黄清杰 编著）

‹ 干姜 ›

【来源】

本品为姜科植物姜 *Zingiber officinale* Rosc. 的干燥根茎。主产于四川、贵州等地。冬季采挖，除去须根和泥沙，晒干或低温干燥、趁鲜切片晒干或低温干燥者称为"干姜片"。

【药材性状】

本品呈扁平块状，具指状分枝。表面灰黄色或浅灰棕色，粗糙。质坚实，断面黄白色或灰白色，粉性或颗粒性。气香、特异，味辛辣。

【饮片性状】

1. 干姜

本品呈不规则片块状。外皮灰黄色或浅黄棕色，粗糙。切面灰黄色或灰白色，略显粉性，可见较多的纵向纤维，有的呈毛状。质坚实，断面纤维性。气香、特异，味辛辣。

2. 炮姜

本品呈不规则膨胀的块状，具指状分枝。表面棕黑色或棕褐色。质轻泡，断面边缘处显棕黑色，中心棕黄色，细颗粒性，维管束散在。气香、特异，味微辛、辣。

3. 姜炭

本品为不规则的厚片或块，表面焦黑色，内部棕褐色，体轻，质松脆。味微苦，微辣。

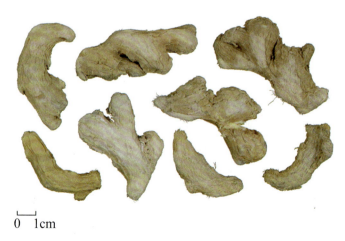

0 1cm

图1-37-1　干姜（药材）

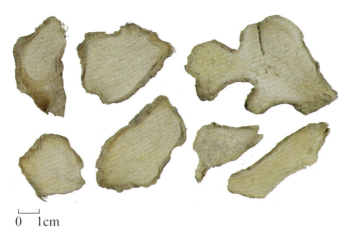

图1-37-2 干姜（饮片）

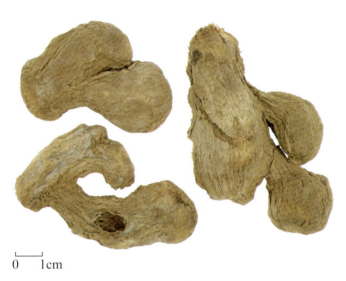

图1-37-3 炮姜（饮片）

【经验鉴别特征】

以断面色黄白、肥满体重、质坚实、粉性足、气味浓、少筋脉者为佳。

【经验鉴别歌诀】

干姜分枝扁块状，环节明显色棕灰，断面环纹辛辣味，温中回阳与温肺。

【功能与主治】

温中散寒，回阳通脉，温肺化饮。用于脘腹冷痛，呕吐泄泻，肢冷脉微，寒饮喘咳。

（黄清杰　编著）

‹ 甘 草 ›

【来源】

本品为豆科植物甘草 *Glycyrrhiza uralensis* Fisch.、胀果甘草 *Glycyrrhiza inflata* Bat. 或光果甘草 *Glycyrrhiza glabra* L. 的干燥根和根茎。主产于陕西、甘肃、青海、新疆等地。春、秋二季采挖，除去须根，晒干。

【药材性状】

甘草

本品根呈圆柱形，外皮松紧不一。表面红棕色或灰棕色。质坚实，断面略显纤维性，黄白色，粉性。根茎呈圆柱形，表面有芽痕，断面中部有髓。气微，味甜而特殊。

胀果甘草

本品根和根茎木质粗壮，外皮粗糙，多灰棕色或灰褐色。质坚硬，木质纤维多，粉性小。

光果甘草

本品根和根茎质地较坚实，有的分枝，外皮不粗糙，多灰棕色，皮孔细而不明显。

【饮片性状】

1. 甘草

本品呈类圆形或椭圆形的片状厚片。外表皮红棕色或灰棕色，具纵皱纹。切面有"菊花心"。质坚实，具粉性。气微，味甜而特殊。

2. 炙甘草

本品呈类圆形或椭圆形切片。外表皮红棕色或灰棕色，微有光泽。切面黄色至深黄色，形成层环明显，射线放射状。略有黏性。具焦香气，味甜。

【经验鉴别特征】

药材以外皮多枣红色，微有光泽，粗（直径 2cm 左右）而嫩，皮细而紧，两头断面中心细小的髓部稍下陷（习称"缩屁股"），质坚实，易折断，粉性重，断面黄白色，味甜者为佳。饮片以身干、片大而薄、色泽明亮、质坚实、粉性足、味甜者为佳。

【经验鉴别歌诀】

甘草抽沟洼垄身，顶端切面胡椒眼，甜味特殊皮棕红，补益解毒炮炙分。

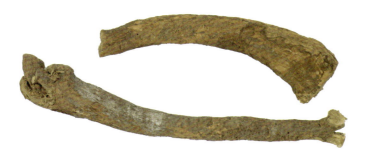

图1-38-1　甘草药材（野生品）

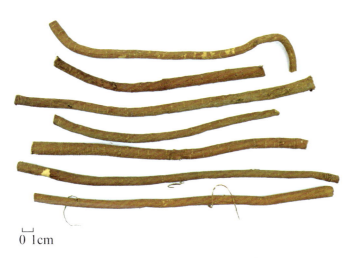

图1-38-2　甘草药材（栽培品）

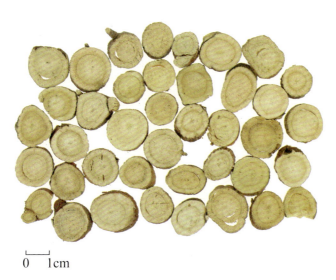

图1-38-3　甘草（饮片）

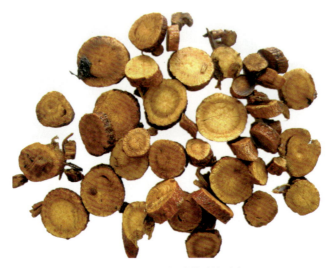

图1-38-4　炙甘草（饮片）

【功能与主治】

补脾益气，清热解毒，祛痰止咳，缓急止痛，调和诸药。用于脾胃虚弱，倦怠乏力，心悸气短，咳嗽痰多，脘腹、四肢挛急疼痛，痈肿疮毒，缓解药物毒性、烈性。

【伪品及混淆品特征】

1. 苦甘草

本品为豆科植物苦豆子的根。呈长圆柱形，稍弯曲。表面棕黄色至褐色，粗糙，有明显的纵皱纹及裂纹。质坚硬，不易折断，断面纤维性。气微弱，味苦。

2. 狗甘草

本品为豆科植物刺果甘草的根。过去在辽宁曾经发现过。呈圆柱形，外皮色黄而光滑，折断面纤维性。味苦。

（黄清杰　编著）

〈 甘 遂 〉

【来源】

本品为大戟科植物甘遂*Euphorbia kansui* T.N.Liou ex T.P. Wang的干燥块根。主产于陕西、山西、河北等地。春季开花前或秋末茎叶枯萎后采挖，撞去外皮，晒干。

【药材性状】

本品呈椭圆形、长圆柱形或连珠形。表面类白色或黄白色。质脆，易折断，断面粉性。气微，味微甘而辣。

【饮片性状】

1. 甘遂

本品同药材。

2. 醋甘遂

本品形如甘遂，表面黄色至棕黄色，有的可见焦斑。微有醋香气，味微酸而辣。

【经验鉴别特征】

以肥大、表面白色或黄白色、细腻、粉性足、无纤维者为佳。

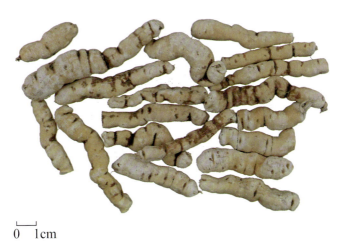

0   1cm

图1-39-1 甘遂（药材）

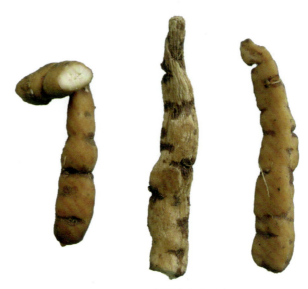

图1-39-2　醋甘遂（饮片）

【经验鉴别歌诀】

甘遂圆柱连珠形，棕色外皮陷处存，断面色白粉性足，峻泻逐水醋制宜。

【功能与主治】

泻水逐饮，消肿散结。用于水肿胀满，胸腹积水，痰饮积聚，气逆咳喘，二便不利，风痰癫痫，痈肿疮毒。

（黄清杰　编著）

高良姜

【来源】

本品为姜科植物高良姜 *Alpinia officinarum* Hance 的干燥根茎。主产于广东、广西、台湾等地。夏末秋初采挖，除去须根和残留的鳞片，洗净，切段、晒干。

【药材性状】

本品呈圆柱形，多弯曲，有分枝。表面棕红色至暗褐色，有波状环节。质坚韧，不易折断，纤维性。气香，味辛辣。

【饮片性状】

本品呈圆柱形或不规则的薄片。外表皮棕红色至暗棕色。切面灰棕色至红棕色，具多数散在的筋脉小点。气香，味辛辣。

【经验鉴别特征】

药材以色红棕、气香味辣、分枝少者为佳。饮片以身干、片小而薄、质坚韧、纤维性强、气香味辣者为佳。

【经验鉴别歌诀】

分叉棕红高良姜，波状环节质坚韧，断面纤维姜香味，温胃散寒止痛良。

【功能与主治】

温胃止呕，散寒止痛。用于脘腹冷痛，胃寒呕吐，嗳气吞酸。

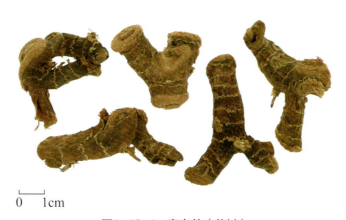

0　1cm

图1-40-1　高良姜（药材）

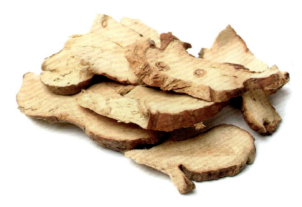

图1-40-2　高良姜（饮片）

【伪品及混淆品特征】

1. 大高良姜

本品为姜科植物红豆蔻（大高良姜）的根茎。根茎性状与高良姜相似，唯直径较粗，1.5～3cm，表面淡红棕色。断面纤维性强。气味不如高良姜浓，质量较差。

2. 益智根

本品为姜科植物益智的根茎。呈圆柱形，多弯曲，多分枝。表面棕红色，有波状环节。气香，味辛辣。

（黄清杰　编著）

藁 本

【来源】

本品为伞形科植物藁本 *Ligusticum sinense* Oliv. 或辽藁本 *Ligusticum jeholense* Nakai et Kitag. 的干燥根茎和根。秋季茎叶枯萎或次春出苗时采挖，除去泥沙，晒干或烘干。藁本主产四川省阿坝藏族羌族自治州、巫山、巫溪，湖北省巴东、兴山、长阳，湖南省茶陵，陕西省安康等地。辽藁本主产于河北省龙关、蔚县、承德，辽宁省盖州市、凤城等地。

【药材性状】

藁本

本品呈不规则结节状圆柱形，稍扭曲，有分枝。表面棕褐色或暗棕色，粗糙。体轻，质较硬，易折断。气浓香，味辛、苦、微麻。

辽藁本

本品较小，根茎呈不规则的团块状或柱状。有多数细长弯曲的根。

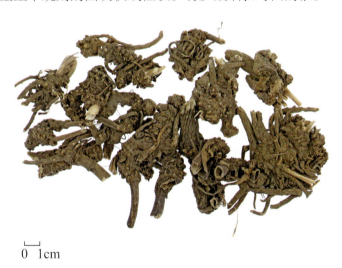

0   1cm

图1-41-1 藁本（药材）

【饮片性状】

藁本片

本品呈不规则的厚片。外表皮棕褐色至黑褐色，粗糙。切面黄白色至浅黄褐色，具裂隙或孔洞，纤维性。气浓香，味辛、苦、微麻。

辽藁本片

本品外表皮可见根痕和残根突起呈毛刺状，或有呈枯朽空洞的老茎残基。切面木部有放射状纹理和裂隙。

【经验鉴别特征】

药材以身干、体长、根苗少、整齐、香气浓者为佳。饮片以干净整齐、片大均匀、无碎屑、气香浓郁者为佳。

【经验鉴别歌诀】

藁本结节圆柱形，表皮棕黑有沟纹，断面黄白纤维状，散寒解表祛风湿。

【功能与主治】

祛风，散寒，除湿，止痛。用于风寒感冒，巅顶疼痛，风湿痹痛。

【伪品及混淆品特征】

1. 新疆藁本

本品为伞形科植物鞘山芎的根茎。形体较大，呈不规则块状或稍扭曲柱状。外表棕褐色，上面有大而密集深陷的圆形孔洞状的茎痕，下面密布较粗而常呈纤维状的支根或支根痕。质硬而微韧，折断面不整齐，木部露出黄色纤维，中心色白显空隙。气芳香，味甜、微辛麻。

2. 北藁本

本品为伞形科植物细叶藁本根及根茎。根茎较粗大，肥厚，分枝，具横皱纹，表面深褐色。

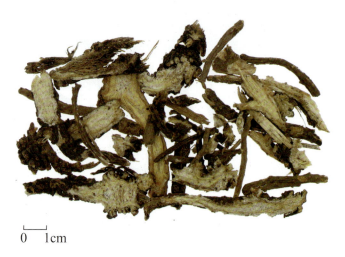

0 1cm

图1-41-2　新疆藁本片

3. 山藁本

（1）本品为伞形科植物泽芹干燥地上全草。茎呈圆柱形，节明显，近基部下方有一团根痕。表面棕黑色、棕色或绿色，有多数条纹。质坚硬，折断面边缘黄白色，纤维性。中间有大空洞，叶片大多脱落，残留的叶柄呈管状，基部鞘状抱茎。手搓叶片具清香气。

（2）本品为伞形科植物骨缘当归的干燥不带根的全草。茎圆柱形，直径达 4mm，光滑，具纵纹，外表青绿色至淡棕色；疏被短毛，叶鞘明显，密被毛茸。叶大多皱缩卷曲，黄绿色或暗绿色，叶缘有白色骨质边缘，易碎而脱落。花亦大多脱落。仅花梗残留。气微香。

（黄清杰　编著）

⟨ 葛 根 ⟩

【来源】

本品为豆科植物野葛 *Pueraria lobata*（Willd.）ohwi 的干燥根。野生栽培均有，全国大部分地区有生产，主产于河南、湖南、浙江、四川等地。秋、冬二季采挖，趁鲜切成厚片或小块；干燥。

【药材性状】

本品呈纵切的长方形厚片或小方块。外皮淡棕色至棕色，粗糙。质韧，纤维性强。气微，味微甜。

【饮片性状】

本品呈不规则的厚片、粗丝或方块。切面浅黄棕色至棕黄色。质韧，纤维性强。气微，味微甜。

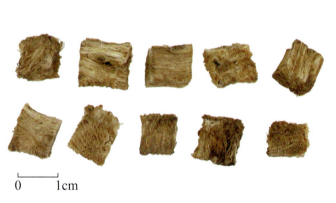

图1-42-1　葛根（饮片）

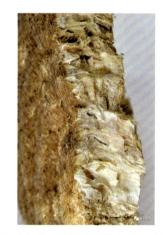

图1-42-2　葛根（饮片纵断面观）

【经验鉴别特征】

药材以块大、色白、质坚实、粉性足、纤维少者为佳。饮片以片大小均匀、色白、质坚实、粉性足者为佳。

【经验鉴别歌诀】

葛根豆科野葛根，质韧纤强纹不显，细看断面味要尝，藤茎味苦伪品清。

【功能与主治】

解肌退热，生津止渴，透疹，升阳止泻，通经活络，解酒毒。用于外感发热头痛，项背强痛，口渴，消渴，麻疹不透，热痢，泄泻，眩晕头痛，中风偏瘫，胸痹心痛，酒毒伤中。

【伪品及混淆品特征】

1. 苦葛根

本品为豆科植物峨眉葛的干燥根。呈不规则的圆柱形，有的稍扭曲。表面棕褐色，有明显的细纵皱纹和皮孔样突起。质硬，不易折断，断面纤维性。气微，味苦，有毒。

2. 紫藤

本品为豆科植物紫藤的干燥根。呈圆柱形、块片状，表面棕褐色，有不规则的细裂纹、纵皱纹和不明显的皮孔样突起。质硬，不易折断，断面有明显密集的小孔。气微，味微苦。

（黄清杰　编著）

‹ 狗 脊 ›

【来源】

本品为蚌壳蕨科植物金毛狗脊 *Cibotium barometz*（L.）J.Sm. 的干燥根茎。主产于四川、福建、浙江、广西、广东、贵州、江西、湖北、湖南等地。秋、冬二季采挖，除去泥沙，干燥；或去硬根、叶柄及金黄色绒毛，切厚片，干燥，为"生狗脊片"；蒸后晒至六七成干，切厚片，干燥，为"熟狗脊片"。

【药材性状】

本品呈不规则的长块状，长 10～30cm，直径 2～10cm。表面深棕色，残留金黄色绒毛；上面有数个红棕色的木质叶柄，下面残存黑色细根。质坚硬，不易折断。无臭，味淡、微涩。生狗脊片呈不规则长条形或圆形，长 5～20cm，直径 2～10cm，厚 1.5～5mm；切面浅棕色，较平滑，近边缘 1～4mm 处有 1 条棕黄色隆起的木质部环纹或条纹，边缘不整齐，偶有金黄色绒毛残留；质脆，易折断，有粉性。熟狗脊片呈黑棕色，质坚硬。

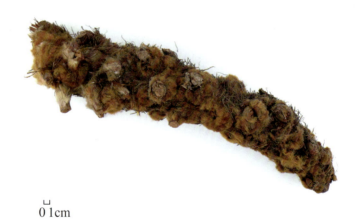

0 1cm

图1-43-1 狗脊（药材）

【饮片性状】

1. 狗脊

本品呈不规则长条形或圆形。切面浅棕色，边缘不整齐，偶有金黄色绒毛残留。质脆，易折断，有粉性。熟狗脊片呈黑棕色，质坚硬。

2. 烫狗脊

本品形如狗脊片，表面略鼓起，棕褐色，质松脆，无绒毛。气微，味淡、微涩。

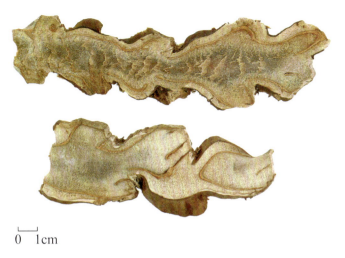

0 1cm

图1-43-2 生狗脊片（饮片）

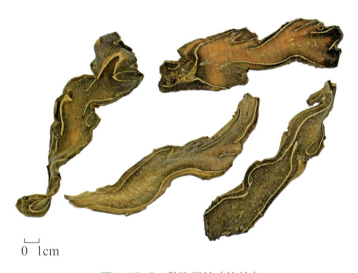

0 1cm

图1-43-3 熟狗脊片（饮片）

【经验鉴别特征】

狗脊条以条长、质坚硬、被有金黄色绒毛者为佳。生狗脊片以片面浅棕色，厚薄均匀、坚实无毛、不空心、质脆易折断并有粉性者为佳。烫狗脊片以表面颜色均匀，无绒毛，火候适中为佳。

【经验鉴别歌诀】

狗脊金毛披满身，切面浅棕显环纹，质虽坚硬片易折，补肝益肾又祛风。

【功能与主治】

祛风湿，补肝肾，强腰膝。用于风湿痹痛，腰膝酸软，下肢无力。

【伪品及混淆品特征】

1. 狗脊蕨

本品为乌毛蕨科植物狗脊（日本狗脊蕨）的根茎作狗脊使用。呈团块状。表面深棕褐色，可见叶柄残基。体轻，质硬脆。气微，味淡。

2. 蜈蚣草

本品为凤尾蕨科植物蜈蚣凤尾蕨的干燥根茎。呈不规则的条状或块状。表面棕色，密被棕色粗毛。质坚硬，横断面棕色，根茎中下部丛生多数细根。气微，味淡。药材比金毛狗脊瘦小，易于区分。

（黄清杰　编著）

骨碎补

【来源】

本品为水龙骨科植物槲蕨 *Drynaria fortunei*（Kunze）J.Sm. 的干燥根茎。主产于广东、浙江、四川、湖北等地。全年均可采挖，除去泥沙，干燥，或再燎去茸毛（鳞片）。

【药材性状】

本品呈扁平长条状，多弯曲，有分枝。表面密被深棕色至暗棕色的小鳞片，柔软如毛。体轻，质脆，易折断，断面红棕色，维管束排列成环。气微，味淡、微涩。

【饮片性状】

1. 骨碎补

本品呈不规则厚片，表面深棕色至棕褐色，常残留细小棕色的鳞片，有的可见圆形的叶痕。切面红棕色，黄色的维管束点状排列成环。气微，味淡、微涩。

2. 烫骨碎补

本品形如骨碎补或片，体膨大鼓起，质轻、酥松。

【经验鉴别特征】

药材以条粗壮、色棕、茸毛去干净者为佳。饮片以片面棕色、厚薄均匀、坚实无毛、体轻、质脆者为佳。

【经验鉴别歌诀】

骨碎补呈扁条形，身披鳞毛棕红色，点状管束排成环，砂烫质泡味稍涩。

【功能与主治】

疗伤止痛，补肾强骨；外用消风祛斑。用于跌扑闪挫，筋骨折伤，肾虚腰痛，筋骨痿软，耳鸣耳聋，牙齿松动；外治斑秃，白癜风。

【伪品及混淆品特征】

毛姜

本品为水龙骨科植物秦岭槲蕨的干燥根茎或鲜品。本品根茎呈扁平的长条状，略弯曲或扭曲，长5～17cm，宽0.6～1.0cm。表面淡棕色，密被棕色细小鳞片，柔软如毛，有时鳞片大部已除去，鳞片脱落处可见纵向的细纹理，残存基部呈鱼鳞状。两侧及上面具突起的圆形叶痕，少数有叶柄残基，下面残留须根。质轻硬，易折断，断面浅黄棕色或浅黄绿色，有多数黄色维管束小点排列成环状。气微弱，味淡、微涩。

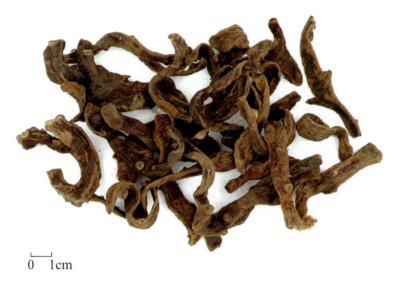

0   1cm

图1-44-1　骨碎补（药材）

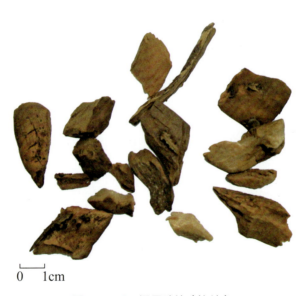

0   1cm

图1-44-2　烫骨碎补（饮片）

（黄清杰　编著）

何首乌

【来源】

本品为蓼科植物何首乌 *Polygonum multiflorum* Thunb. 的干燥块根。主产于河南、湖北、广西、广东、贵州、江苏等地。秋、冬二季叶枯萎时采挖，削去两端，洗净，个大的切成块，干燥。

【药材性状】

本品呈团块状或不规则纺锤形，长 6～15cm，直径 4～12cm。表面红棕色或红褐色，皱缩不平，有浅沟，并有横长皮孔样突起和细根痕。体重，质坚实，不易折断，断面浅黄棕色或浅红棕色，显粉性，皮部有 4～11 个类圆形异型维管束环列，形成云锦状花纹，中央木部较大，有的呈木心。气微，味微苦而甘涩。

【饮片性状】

1. 何首乌

本品呈不规则的厚片或块。外表皮红棕色或红褐色，皱缩不平。切面浅黄棕色或红棕色，中心显黄白色，外侧皮部散列云锦状花纹，中央木部较大，有的呈木心。质坚实，粉性。气微，味微苦而甘涩。

2. 制何首乌

本品呈不规则皱缩状的块片。表面黑褐色或棕褐色，凹凸不平。质坚硬，断面角质样，棕褐色或黑色。气微，味微甘而苦涩。

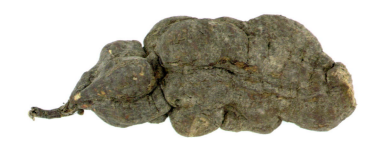

0 1cm

图1-45-1 何首乌（药材）

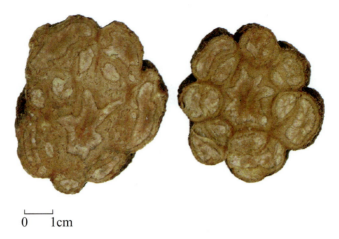

图1-45-2　何首乌断面图

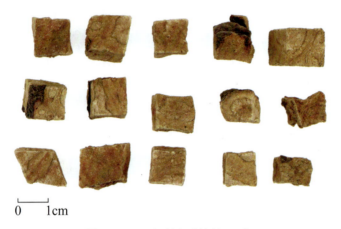

图1-45-3　何首乌（饮片-丁）

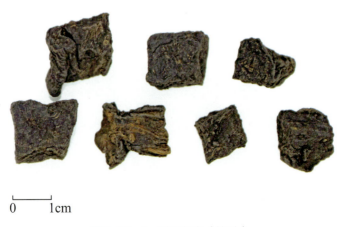

图1-45-4　制何首乌（饮片）

【经验鉴别特征】

药材以个大、质坚实而重、红褐色、断面显云锦状花纹、粉性足者为佳。饮片以片大、厚薄均匀、质坚实，粉性强者为佳。制何首乌片以表面颜色均匀、质坚硬、断面乌黑发亮者为佳。

【经验鉴别歌诀】

首乌肥厚大块片，云锦花纹特征显，切面肉红味苦涩，调和气血补肝肾。

【功能与主治】

解毒，消痈，截疟，润肠通便。用于疮痈，瘰疬，风疹瘙痒，久疟体虚，肠燥便秘。制何首乌补肝肾，益精血，乌须发，强筋骨，化浊降脂。用于血虚萎黄，眩晕耳鸣，须发早白，腰膝酸软，肢体麻木，崩漏带下，高脂血症。

【伪品及混淆品特征】

1. 白首乌

本品为夹竹桃科植物牛皮消、隔山消和白首乌的干燥块根。呈纺锤形或不规则的团块状。表面类白色，多皱缩，凹凸不平，并有横向瘢痕。体轻，切片大小不一，断面类白色，粉性，有辐射状纹理及裂隙。味微甜、苦。

2. 制首乌伪品

本品系用旋花科植物番薯的块根或薯蓣科植物黄独（黄药子）的块茎。切制成块后用黑豆或其他黑色物质共煮，伪充制首乌。与正品非常相似，应注意鉴别使用。

（黄清杰　编著）

胡黄连

【来源】

本品为玄参科植物胡黄连 *Picrorhiza scrophulariiflora* Pennell 的干燥根茎。我国西藏、云南有产，部分系进口，产于印度、印度尼西亚、越南、伊朗等国。秋季采挖，除去须根和泥沙，晒干。

【药材性状】

本品呈圆柱形，略弯曲，偶有分枝。表面灰棕色至暗棕色，粗糙。体轻，质硬而脆，易折断，断面类白色点状维管束排列成环，形似"八哥眼"。气微，味极苦。

【饮片性状】

本品呈不规则的圆形薄片。外表皮灰棕色至暗棕色。切面灰黑色或棕黑色，木部有4～10个类白色点状维管束排列成环，气微，味极苦。

【经验鉴别特征】

药材以条粗、体轻、质脆、断面灰黑色、味极苦者为佳。饮片以片大、厚薄均匀、味极苦者为佳。

【经验鉴别歌诀】

胡黄连呈圆柱形，体轻质脆断面平，维管束环八哥眼，色黑味苦品质佳。

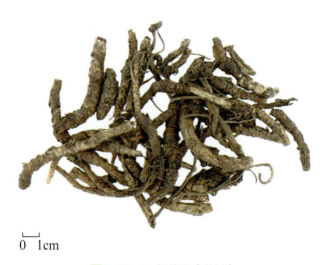

├──┤ 1cm
0

图1-46-1 胡黄连（药材）

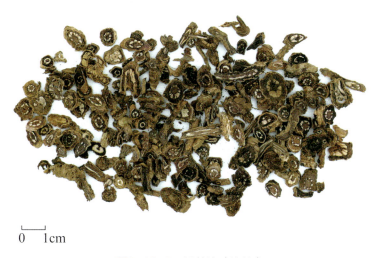

图1-46-2 胡黄连（饮片）

【功能与主治】

退虚热，除疳热，清湿热。用于骨蒸潮热，小儿疳热，湿热泻痢，黄疸尿赤，痔疮肿痛。

【伪品及混淆品特征】

兔耳草

本品为车前科植物兔耳草的根茎。根茎呈圆柱形，弯曲。表面深棕色至黑棕色，密生环纹，须根痕多而明显，全体形似蚕。质硬而脆，断面平坦，皮部暗棕色，木部黄白色。气微，味淡。

（黄清杰　编著）

⟨ 虎 杖 ⟩

【来源】

本品为蓼科植物虎杖 *Polygonum cuspidatum* Sieb. et Zucc. 的干燥根茎和根。主产于西北、华东、华中、华南及西南等地。春、秋二季采挖，除去须根，洗净，趁鲜切短段或厚片，晒干。

【药材性状】

本品根茎圆柱形，有分枝，节部略膨大。外皮棕褐色。质坚硬，不易折断，折断面棕黄色，纤维性。气微，味微苦、涩。

【饮片性状】

本品多为圆柱形短段或不规则厚片。外皮棕褐色。切面皮部较薄，木部宽广。根茎髓中有隔或呈空洞状。质坚硬。气微，味微苦、涩。

【经验鉴别特征】

药材以粗壮、坚实、断面色黄者为佳。饮片以厚薄均匀、色黄、质坚实者为佳。

【经验鉴别歌诀】

虎杖粗根常扭曲，纤维明显质坚实，断面轮网多间隙，散瘀止痛除风湿。

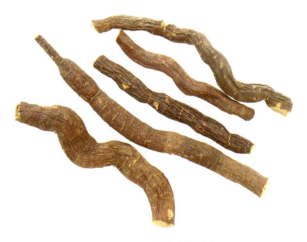

图1-47-1　虎杖（药材）

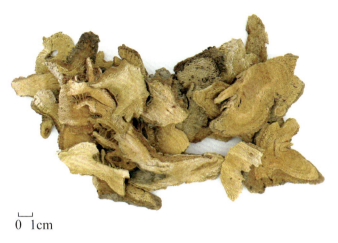

0　1cm

图1-47-2　虎杖（饮片）

【功能与主治】

利湿退黄，清热解毒，散瘀止痛，止咳化痰。用于湿热黄疸，淋浊，带下，风湿痹痛，痈肿疮毒，水火烫伤，经闭，癥瘕，跌打损伤，肺热咳嗽。

【伪品及混淆品特征】

地榆

本品为蔷薇科植物地榆或长叶地榆的干燥根。呈不规则的类圆形片或斜切片。外表皮灰褐色至暗棕色。切面较平坦，粉红色或淡黄色，木部略呈放射状排列；或皮部有多数黄棕色绵状纤维。气微，味微苦涩。

（黄清杰　编著）

◁ 黄 精 ▷

【来源】

本品为百合科植物滇黄精 *Polygonatum kingianum* Coll.et Hemsl.、黄精 *Polygonatum sibiricum* Red. 或多花黄精 *Polygonatum cyrtonema* Hua 的干燥根茎。野生或栽培，全国各地山区均有生产。按形状不同，习称"大黄精""鸡头黄精""姜形黄精"。春、秋二季采挖，除去须根，洗净，置沸水中略烫或蒸至透心，干燥。

【药材性状】

大黄精

本品呈肥厚肉质的结节块状，结节长。表面淡黄色至黄棕色。质硬而韧，不易折断，断面角质。气微，味甜，嚼之有黏性，习称"冰糖碴"。

鸡头黄精

本品呈结节状弯柱形，有"年节间"，常有分枝。表面黄白色或灰黄色，半透明，有纵皱纹。

姜形黄精

本品呈长条结节块状，形如生姜。表面灰黄色或黄褐色，粗糙，结节上侧有突出的圆盘状茎痕。

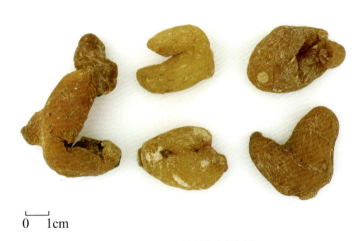

0   1cm

图1-48-1　滇黄精（药材）

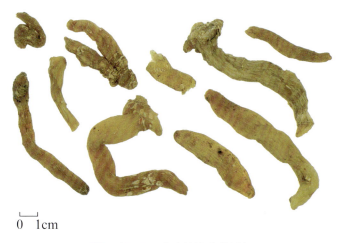

0 1cm

图1-48-2 鸡头黄精（药材）

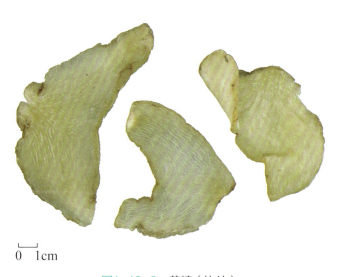

0 1cm

图1-48-3 黄精（饮片）

【饮片性状】

1. 黄精

本品呈不规则的厚片，外表皮淡黄色至黄棕色。切面略呈角质样，淡黄色至黄棕色，可见多数淡黄色筋脉小点。质稍硬而韧。气微，味甜，嚼之有黏性。

2. 酒黄精

本品呈不规则的厚片。表面棕褐色至黑色，有光泽，中心棕色至浅褐色，可见筋脉小点。质较柔软。味甜，微有酒香气。

【经验鉴别特征】

药材以块大、肥厚、柔润、色黄、断面角质透明、味甜，呈"冰糖碴"者为佳。饮片以片大均匀、肉质肥厚、角质透明、味甜者为佳。酒黄精以片大均匀、肉质柔软、断面乌黑、酒香气浓者为佳。味苦者不可药用。

【经验鉴别歌诀】

芝草黄精坤土精，块大肥润质透明，断面麻点味甜宜，口尝味苦不可用。

【功能与主治】

补气养阴，健脾，润肺，益肾。用于脾胃气虚，体倦乏力，胃阴不足，口干食少，肺虚燥咳，劳嗽咳血，精血不足，腰膝酸软，须发早白，内热消渴。

【伪品及混淆品特征】

玉竹

本品为百合科植物玉竹的干燥根茎。呈不规则厚片或段。外表皮黄白色至淡黄棕色，半透明，有时可见环节。切面角质样或显颗粒性。气微，味甘，嚼之发黏。从性状鉴别来看，黄精呈结节状，一端大一端小，节不甚明显。玉竹条细长，较平直，粗细均匀，节多而明显。

（黄清杰　编著）

❮ 黄 连 ❯

【来源】

本品为毛茛科植物黄连 *Coptis chinensis* Franch.、三角叶黄连 *Coptis deltoidea* C. Y. Cheng et Hsiao 或云连 *Coptis teeta* Wall. 的干燥根茎。以上三种分别习称"味连""雅连""云连"。均系栽培,主产于四川、湖北等地。秋季采挖,除去须根和泥沙,干燥,撞去残留须根。

【药材性状】

味连

本品多集聚成簇,常弯曲,形如鸡爪。表面灰黄色或黄褐色,粗糙。质硬,断面不整齐。气微,味极苦。

雅连

本品多为单枝,略呈圆柱形,微弯曲。"过桥"较长。顶端有少许残茎。

云连

本品弯曲呈钩状,多为单枝,较细小。

【饮片性状】

1. 黄连

本品呈不规则的薄片。外表皮灰黄色或黄褐色,粗糙,有细小的须根。切面或碎断面鲜黄色或红黄色,具放射状纹理,气微,味极苦。

2. 酒黄连

本品形如黄连片,色泽加深。略有酒香气。

3. 姜黄连

本品形如黄连片,表面棕黄色。有姜的辛辣味。

4. 萸黄连

本品形如黄连片,表面棕黄色。有吴茱萸的辛辣香气。

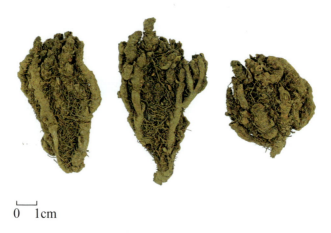

0 1cm

图1-49-1 黄连（药材）

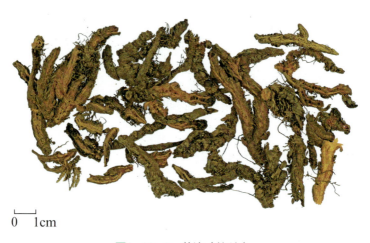

0 1cm

图1-49-2 黄连（饮片）

【经验鉴别特征】

味连以根茎干燥、肥壮、连珠形、残留叶柄及须根少、质坚体重、断面红黄色者为佳；雅连以根茎粗壮、"过桥"枝少者为佳；云连以根茎干燥、条细节多、须根少、色黄绿者为佳。饮片以厚薄均匀、色黄、质坚实、味极苦者为佳。

【经验鉴别歌诀】

黄连有节外皮粗，节间膨大似连珠；须根丛生硬刺手，断面色黄味苦极。

【功能与主治】

清热燥湿，泻火解毒。用于湿热痞满，呕吐吞酸，泻痢，黄疸，高热神昏，心火亢盛，心烦不寐，心悸不宁，血热吐衄，目赤，牙痛，消渴，痈肿疔疮；外治湿疹，湿疮，耳道流脓。酒黄连善清上焦火热。用于目赤，口疮。姜黄连清胃和胃止呕。用于寒热互结，湿热中阻，痞满呕吐。萸黄连舒肝和胃止呕。用于肝胃不和，呕吐吞酸。

【伪品及混淆品特征】

1. 鲜黄连

本品为小檗科鲜黄连属植物鲜黄连的干燥根茎及根。呈黄棕色，长圆柱形，略扭曲，根茎表面具根痕及大量细长的根。质较硬，断面黄白色，气微，味微苦。

2. 野鸡尾

本品为凤尾蕨科植物野雉尾金粉蕨的干燥根茎。呈棕褐色，圆柱形。表面具突起的圆形叶柄及残痕，具有短须根及棕色鳞片。质脆，断面棕褐色，可见淡黄色分体中柱3～5个。气微，味苦。

（黄清杰　编著）

⟨ 黄 芪 ⟩

【来源】

本品为豆科植物蒙古黄芪 *Astragalus membranaceus*（Fisch.）Bge. var. *mongholicus*（Bge.）Hsiao 或膜荚黄芪 *Astragalus membranaceus*（Fisch.）Bge. 的干燥根。野生或栽培，主产于山西、甘肃、黑龙江、内蒙古等地。春、秋二季采挖，除去须根和根头，晒干。

【药材性状】

本品呈圆柱形，有的有分枝，上端较粗。表面淡棕黄色或淡棕褐色。质硬而韧，不易折断，断面纤维性强，并显粉性。气微，味微甜，嚼之微有豆腥味。

【饮片性状】

1. 黄芪

本品呈类圆形或椭圆形的厚片。外表皮黄白色至淡棕褐色，可见纵皱纹或纵沟。切面皮部黄白色，木部淡黄色，有放射状纹理及裂隙，有的中心偶有枯朽状，黑褐色或呈空洞。气微，味微甜，嚼之有豆腥味。

2. 炙黄芪

本品呈圆形或椭圆形的厚片。外表皮淡棕黄色或淡棕褐色，略有光泽，可见纵皱纹或纵沟。切面皮部黄白色，木部淡黄色，有放射状纹理和裂隙，有的中心偶有枯朽状，黑褐色或呈空洞。具蜜香气，味甜，略带黏性，嚼之微有豆腥味。

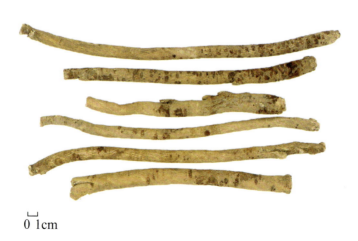

0 1cm

图1-50-1　黄芪（药材）

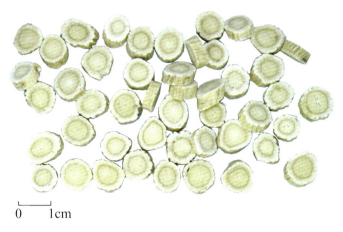

图1-50-2 黄芪（饮片）

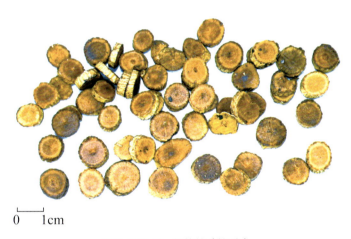

图1-50-3 炙黄芪（饮片）

【经验鉴别特征】

药材以身干、条粗长而直、皱纹少、粉性足、质坚实而绵、不易折断、味甜、无黑心者为佳。饮片以片大、均匀、光泽、粉性足、质坚实、味甜、豆腥味浓者为佳。炙黄芪以色深黄、均匀、不粘手、具蜜香气者为佳。

【经验鉴别歌诀】

黄芪色黄圆柱形，断面菊花纹理状，质绵微甜豆腥气，补气固表托毒疮。

【功能与主治】

补气升阳，固表止汗，利水消肿，生津养血，行滞通痹，托毒排脓，敛疮生肌。用于气虚乏力，食少便溏，中气下陷，久泻脱肛，便血崩漏，表虚自汗，气虚水肿，内热消渴，血虚萎黄，半身不遂，痹痛麻木，痈疽难溃，久溃不敛。炙黄芪益气补中。用于气虚乏力，食少便溏。

【伪品及混淆品特征】

1. 苜蓿

本品为豆科植物苜蓿的根。呈圆柱形，根头部较粗大时有地上茎残基，分枝较多。表面灰棕色至红棕色，皮孔少而不明显。质地硬脆，折断面刺状，皮部狭窄。气微，味微苦，略有刺激性。

2. 蓝花棘豆

本品为豆科植物蓝花棘豆的干燥根。呈圆柱形，下端有分枝，根头部具二次分枝的地上茎残枝。表面黄褐色，具纵皱纹。绵韧而难折断，断面韧皮部白色，木质部黄白色，纤维性强，味淡。

3. 圆叶锦葵

本品为锦葵科植物圆叶锦葵的根。呈圆柱形，上端较粗，下端渐细。表面淡棕黄色至土黄色，具不规则皱纹及横向皮孔。中部或下部多有分枝。质硬而韧，断面纤维性强，具放射状纹理。气微，味甜，嚼之略有特异气味及黏液。

4. 蜀葵

本品为锦葵科植物蜀葵的干燥根。根呈圆柱形，多分枝。根头部粗大，上端有3～6个地上茎的残基，表面土黄色，多皱缩，质脆略韧，易折断。断面韧皮部平坦，木质部参差不齐。外周淡黄色，中心黄色，约占半径1/3，形成层明显，为棕色环状（放射状纹理粗大）。气浓郁，味甜，嚼之有大量黏液。

5. 药葵

本品为锦葵科植物药葵的根。根呈圆柱形，具粗大的根头，下部较细，表面灰黄色至灰褐色。折断面木质部略平坦，韧皮部纤维性，灰白色，气微，味甜而带黏液性。

（黄清杰　编著）

黄 芩

【来源】

本品为唇形科植物黄芩 *Scutellaria baicalensis* Georgi 的干燥根。主产于河北、内蒙古、山西、山东及陕西等地。春、秋二季采挖，除去须根和泥沙，晒后撞去粗皮，晒干。

【药材性状】

本品呈圆锥形，扭曲。表面棕黄色或深黄色。质硬而脆，易折断，断面黄色，中心红棕色，老根中心呈枯朽状。气微，味苦。

栽培品较细长，多有分枝。表面浅黄棕色，外皮紧贴，纵皱纹较细腻。断面黄色或浅黄色，略呈角质样。味微苦。

【饮片性状】

1. 黄芩

本品为类圆形或不规则形薄片。外表皮黄棕色或棕褐色。切面黄棕色或黄绿色，具放射状纹理。

2. 酒黄芩

本品形如黄芩片。略带焦斑，微有酒香气。

【经验鉴别特征】

药材以条长、粗大、粗细均匀、质坚实、空心少、色黄者为佳。饮片以片大、薄厚均匀、质坚实、色黄、味苦者为佳。

【经验鉴别歌诀】

黄芩扭曲圆锥形，条芩质坚枯芩空，切制工艺有讲究，冷水阴干色变绿。

【功能与主治】

清热燥湿，泻火解毒，止血，安胎。用于湿温、暑湿，胸闷呕恶，湿热痞满，泻痢，黄疸，肺热咳嗽，高热烦渴，血热吐衄，痈肿疮毒，胎动不安。

【伪品及混淆品特征】

1. 甘肃黄芩

本品为唇形科植物甘肃黄芩的根及根茎。根及根茎较正品瘦小，稍扭曲，外表褐色或黄色。质轻，易折断，断面黄色。味微苦。

2. 滇黄芩

本品为唇形科植物滇黄芩的根。呈圆锥形的不规则条状，带有分枝。表面黄褐色或棕黄色，常有粗糙的栓皮。断面显纤维性，鲜黄色或微带绿色。

3. 黏毛黄芩

本品为唇形科植物黏毛黄芩的根。呈细长的圆锥形或圆柱形。表面与黄芩相似，很少中空或腐朽。

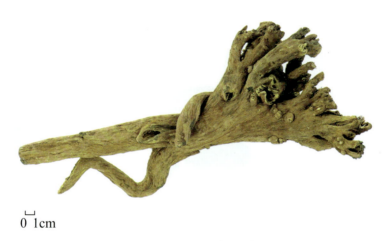

0 1cm

图1-51-1 黄芩（药材）

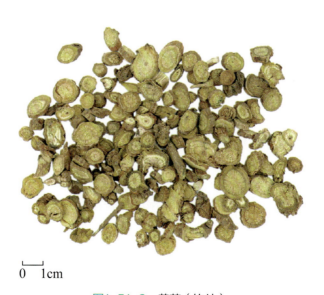

0 1cm

图1-51-2 黄芩（饮片）

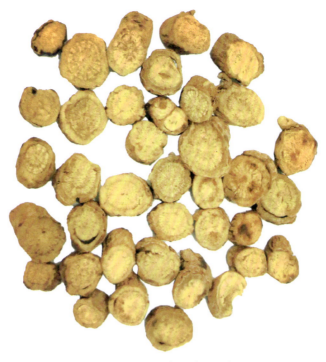

图1-51-3　酒黄芩（饮片）

（黄清杰　编著）

＜ 姜 黄 ＞

【来源】

本品为姜科植物姜黄 *Curcuma longa* L. 的干燥根茎。均系栽培，主产于四川、福建等地。冬季茎叶枯萎时采挖，洗净，煮或蒸至透心，晒干，除去须根。

【药材性状】

本品呈不规则卵圆形、圆柱形或纺锤形，常弯曲。表面深黄色，粗糙，有皱缩纹理和明显环节。质坚实，不易折断，断面棕黄色至金黄色，角质样，有蜡样光泽。气香特异，味苦、辛。

【饮片性状】

本品为不规则或类圆形的厚片。外表皮深黄色，有时可见环节。切面棕黄色至金黄色，角质样，内皮层环纹明显，纤维束呈点状散在。气香特异，味微苦、辛。

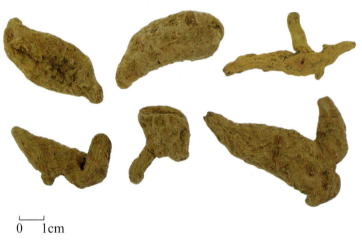

0 1cm

图1-52-1 姜黄（药材）

【经验鉴别特征】

药材以质坚实、断面色金黄、气味浓厚者为佳。饮片以肥厚、厚薄均匀、色金黄、气味浓厚者为佳。

【经验鉴别歌诀】

姜黄圆形长条形，面黄皱缩有环节，断面金黄角质样，气香特异味苦辛。

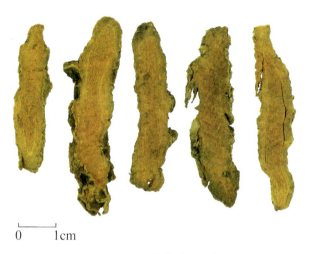

0   1cm

图1-52-2　姜黄（饮片）

【功能与主治】

破血行气，通经止痛。用于胸胁刺痛，胸痹心痛，痛经经闭，癥瘕，风湿肩臂疼痛，跌扑肿痛。

【伪品及混淆品特征】

片姜黄

本品为姜科植物温郁金的干燥根茎。又称"片子姜黄"。呈长圆形或不规则的片状，大小不一。外皮灰黄色，粗糙皱缩，有时可见环节及须根痕。切面黄白色至棕黄色，有一圈环纹及多数筋脉小点。质脆而坚实。断面灰白色至棕黄色，略粉质。气香特异，味微苦而辛凉。

（黄清杰　编著）

< 桔 梗 >

【来源】

本品为桔梗科植物桔梗 *Platycodon grandiflorum*（Jacq.）A.DC. 的干燥根。全国各地多有生产，主产于安徽、湖北、河南等地。春、秋二季采挖，洗净，除去须根，趁鲜剥去外皮或不去外皮，干燥。

【药材性状】

本品呈圆柱形或略呈纺锤形，下部渐细，有的有分枝，略扭曲。表面淡黄白色至黄色。质脆，断面不平坦，有裂隙，习称"菊花心"。皮部黄白色，形成层环棕色（即玉栏），木部淡黄色（即金井，二者合称"金井玉栏"）。气微，味微甜后苦。

【饮片性状】

本品呈椭圆形或不规则厚片。外皮多已除去或偶有残留。切面皮部黄白色，较窄；形成层环纹明显，棕色；木部宽，有较多裂隙。气微，味微甜后苦。

【经验鉴别特征】

药材以根条肥大、外表色白、体坚实、味苦者为佳。饮片以片大、厚薄均匀、肥厚、金井玉栏明显、味苦者为佳。

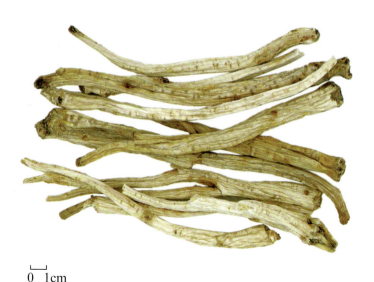

0 1cm

图1-53-1 桔梗（药材）

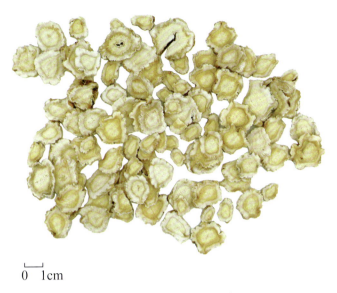

图1-53-2　桔梗（饮片）

【经验鉴别歌诀】

桔梗芦头半月痕，体圆扭曲纵沟纹，质脆味苦菊花心，祛痰排脓功效神。

【功能与主治】

宣肺，利咽，祛痰，排脓。用于咳嗽痰多，胸闷不畅，咽痛音哑，肺痈吐脓。

【伪品及混淆品特征】

1. 丝石竹

本品为石竹科植物丝石竹的干燥根。又名霞草。根呈圆柱形或圆锥形，长短不等。表面黄白色，有棕黄色栓皮残留的痕迹。根头部多有分叉及多数凸起的支根痕。全体具扭曲的纵沟纹。质坚实而体较重，不易折断，断面有黄白色相间的放射状花纹（异型维管束）。气微，味极苦而涩，有刺激性。在饮片上可见明显的异型维管束，可资鉴别。

2. 南沙参

本品为桔梗科植物轮叶沙参或沙参的干燥根。呈圆锥形或圆柱形，略弯曲。表面黄白色或淡棕黄色，凹陷处常有残留粗皮。体轻，质松泡，易折断，断面不整齐，黄白色，多裂隙。气微，味微甘。

3. 瓦草

本品为石竹科植物黏萼蝇子草的干燥根。根呈长圆锥形，具横向皮孔及纵皱纹。质坚而脆，易折断，断面不整齐，显蜡质，皮部黄白色，木部淡黄色。气无，味辛辣。

（黄清杰　编著）

＜ 苦 参 ＞

【来源】

本品为豆科植物苦参 *Sophora flavescens* Ait. 的干燥根。全国大部分地区均有生产。春、秋二季采挖，除去根头和小支根，洗净，干燥，或趁鲜切片，干燥。

【药材性状】

本品呈长圆柱形，下部常有分枝。表面灰棕色或棕黄色。质硬，不易折断，断面纤维性。气微，味极苦。

【饮片性状】

本品呈类圆形或不规则形的厚片。外表皮灰棕色或棕黄色。切面黄白色，纤维性，具放射状纹理和裂隙，有的可见同心性环纹。气微，味极苦。

【经验鉴别特征】

药材以条匀、断面色黄白、无须根、味苦者为佳。饮片以片大肥厚、纤维性、有豆腥气、味极苦者为佳。

【经验鉴别歌诀】

苦参圆柱皮反卷，剥落光滑黄色显；质硬断面纤维性，放射纹理味极苦。

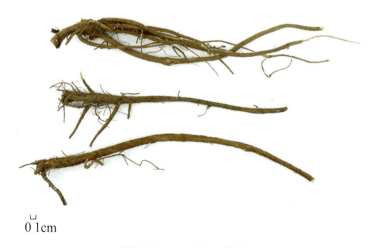

0 1cm

图1-54-1　苦参（药材）

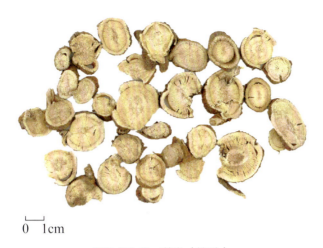

0 1cm

图1-54-2 苦参（饮片）

【功能与主治】

清热燥湿，杀虫，利尿。用于热痢，便血，黄疸尿闭，赤白带下，阴肿阴痒，湿疹，湿疮，皮肤瘙痒，疥癣麻风；外治滴虫性阴道炎。

【伪品及混淆品特征】

古羊藤

本品为夹竹桃科马莲鞍属植物马莲鞍的干燥根。呈圆柱形，弯曲，表面暗棕色，有小瘤状突起和不规则的纵皱纹。质硬，断面不平，横切面皮部棕色，木部淡黄色，射线纤细，导管显著，呈小孔状。味苦，微甘。

（黄清杰　编著）

◀ 龙 胆 ▶

【来源】

本品为龙胆科植物条叶龙胆 *Gentiana manshurica* Kitag.、龙胆 *Gentiana scabra* Bge.、三花龙胆 *Gentiana triflora* Pall. 或坚龙胆 *Gentiana rigescens* Franch. 的干燥根和根茎。前三种习称"龙胆",后一种习称"坚龙胆"。产于黑龙江、辽宁、吉林、江苏、浙江等地。春、秋二季均可采挖,以秋末产者为佳,挖取根部,除去地上残茎,洗净泥土,晒干即得。

【药材性状】

龙胆

本品根茎呈不规则的块状。表面暗灰棕色或深棕色。根圆柱形,略扭曲。表面淡黄色或黄棕色。质脆,易折断,断面略平坦。气微,味甚苦。

坚龙胆

本品表面无横皱纹,外皮膜质,易脱落,木部黄白色,易与皮部分离。

【饮片性状】

龙胆

本品呈不规则形的段。根茎呈不规则块片,表面暗灰棕色或深棕色。根圆柱形,表面淡黄色至黄棕色。切面皮部黄白色至棕黄色,木部色较浅。气微,味甚苦。

坚龙胆

本品呈不规则形的段。根表面无横皱纹,膜质外皮已脱落,表面黄棕色至深棕色。切面皮部黄棕色,木部色较浅。

【经验鉴别特征】

药材以根条粗长、均匀顺直、外表黄色或黄棕色、无碎断者为佳。饮片以段粗、匀称、色棕黄、茎少者为佳。

【经验鉴别特征】

龙胆簇生胡须状,根条细长色深黄,味苦难进能燥湿,清火泻肝止惊厥。

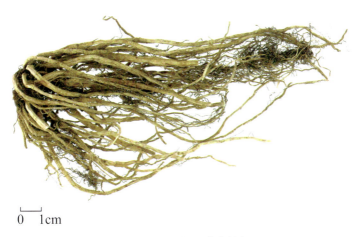

0 1cm

图1-55-1 龙胆（药材）

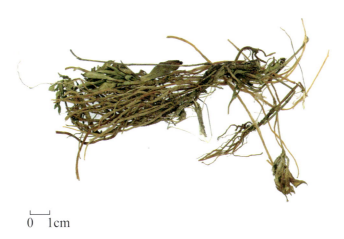

0 1cm

图1-55-2 坚龙胆（药材）

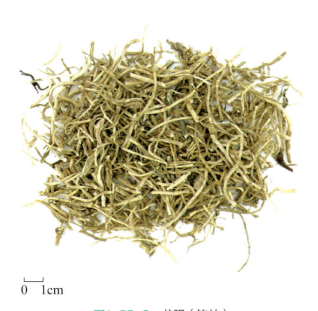

0 1cm

图1-55-3 龙胆（饮片）

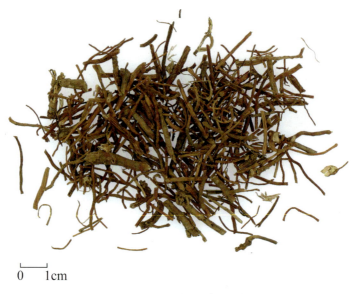

0 1cm

图1-55-4 坚龙胆（饮片）

【功能与主治】

清热燥湿，泻肝胆火。用于湿热黄疸，阴肿阴痒，带下，湿疹瘙痒，肝火目赤，耳鸣耳聋，胁痛口苦，强中，惊风抽搐。

【伪品及混淆品特征】

1. 兔儿伞

本品为菊科植物兔儿伞的干燥根及根茎。根茎呈圆柱形。表面棕褐色，上端具残留的茎基，下端有多数细根，呈马尾状。根表面灰黄色或土褐色，密被毛茸，断面黄白色，中央有棕色小油点。气特异，味辛，入口不苦或微苦。

2. 桃儿七

本品为小檗科植物桃儿七的干燥根及根茎。根茎呈不规则的块状，粗壮，上端可见凹陷的茎痕。根簇生于根茎下面，呈细圆柱形。表面灰褐色，平坦或微显纵皱纹，但无横纹。质硬而脆，易折断。

（黄清杰　编著）

‹ 麦 冬 ›

【来源】

本品为百合科植物麦冬 *Ophiopogon japonicus*（L.f）Ker-Gawl. 的干燥块根。主产于浙江、四川等地。夏季采挖，洗净，反复暴晒、堆积，至七八成干，除去须根，干燥。

【药材性状】

本品呈纺锤形，两端略尖。表面灰黄色或淡黄色，有细纵纹。断面黄白色，半透明，中柱细小。气微香，味甘、微苦。

【饮片性状】

本品形如麦冬，或为扎扁的纺锤形块片。表面淡黄色或灰黄色，有细纵纹。质柔韧，断面黄白色，半透明，中柱细小。气微香，味甘、微苦。

【经验鉴别特征】

以条长、粗大、粗细均匀、质坚实、空心少、色黄者为佳。

【经验鉴别歌诀】

麦冬黄白半透明，两端略尖纺锤形，蜡质黏性木心细，滋养肺胃清心营。

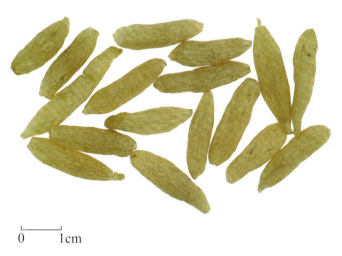

0　1cm

图1-56-1　麦冬（药材）

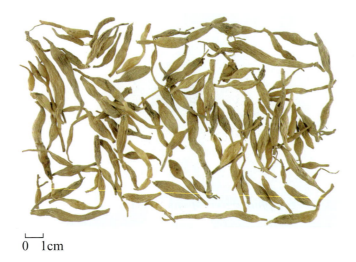

0 1cm

图1-56-2 浙麦冬（药材）

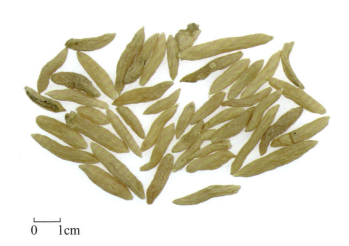

0 1cm

图1-56-3 山麦冬药材

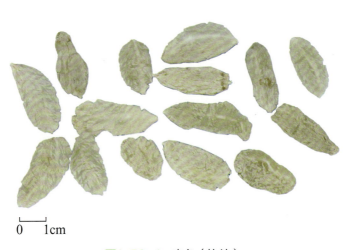

0 1cm

图1-56-4 麦冬（饮片）

【功能与主治】

养阴生津，润肺清心。用于肺燥干咳，阴虚痨嗽，喉痹咽痛，津伤口渴，内热消渴，心烦失眠，肠燥便秘。

【伪品及混淆品特征】

1. 山麦冬

本品为百合科植物湖北麦冬或短葶山麦冬的干燥块根。

2. 湖北麦冬

本品呈纺锤形，两端略尖。表面淡黄色至棕黄色，具不规则纵皱纹。质柔韧，干后质硬脆，易折断，断面淡黄色至棕黄色，角质样，中柱细小。气微，味甜，嚼之发黏。

3. 短葶山麦冬

本品稍扁，长2～5cm，直径0.3～0.8cm，具粗纵纹。味甘、微苦。

（黄清杰　编著）

绵萆薢

【来源】

本品为薯蓣科植物绵萆薢 *Dioscorea spongiosa* J.Q.Xi, M.Mizuno et W.L.Zhao 或福州薯蓣 *Dioscorea futschauensis* Uline ex R.Kunth 的干燥根茎。主产于浙江等地。春、秋二季均可采挖，洗净泥土，除去须根，切片，晒干。

【药材性状】

本品为不规则的斜切片，边缘不整齐，大小不一。外皮黄棕色至黄褐色。质疏松，略呈海绵状，切面灰白色至浅灰棕色，黄棕色点状维管束散在。气微，味微苦。

【饮片性状】

本品同药材。或改刀切成丝片。

【经验鉴别特征】

以片大、切面色黄白者为佳。

【功能与主治】

利湿去浊，祛风通痹。用于膏淋，白浊，白带过多，风湿痹痛，关节不利，腰膝疼痛。

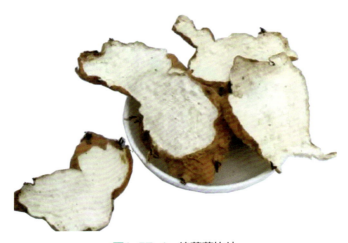

图1-57-1　绵萆薢饮片

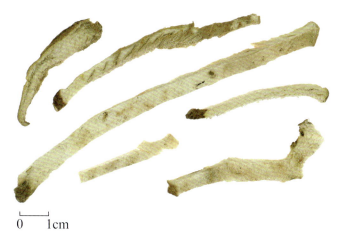

图1-57-2　绵萆薢丝片

【伪品及混淆品特征】

山萆薢

本品为薯蓣科植物山萆薢Dioscorea tokoro Makino.的干燥根茎。呈圆柱形，表面淡黄色，具不规则的纵皱纹及不明显的细裂纹。质坚，难折断，切面淡黄色，粉质。气微，味苦。

（黄清杰　编著）

绵马贯众

【来源】

本品为鳞毛蕨科植物粗茎鳞毛蕨 *Dryopteris crassirhizoma* Nakai 的干燥根茎和叶柄残基。主产于黑龙江、吉林、辽宁。秋季采挖，削去叶柄、须根，除去泥沙，晒干。

【药材性状】

本品呈长倒卵形，略弯曲，上端钝圆或截形，下端较尖，有的纵剖为两半。表面黄棕色至黑褐色，密被排列整齐的叶柄残基及鳞片。质坚硬，断面略平坦。气特异，味初淡而微涩，后渐苦、辛。

【饮片性状】

1. 绵马贯众

本品呈不规则的厚片或碎块。根茎外表皮黄棕色至黑褐色，多被有叶柄残基，有的可见棕色鳞片。切面淡棕色至红棕色，有黄白色维管束小点，环状排列。气特异，味初淡而微涩，后渐苦、辛。

2. 绵马贯众炭

本品为不规则厚片或碎片，表面焦黑色，内部焦褐色，味涩。

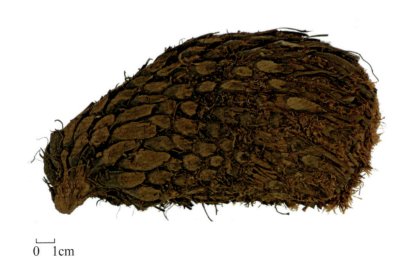

0   1cm

图1-58-1 绵马贯众（药材）

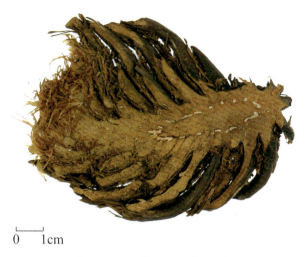

图1-58-2　绵马贯众（饮片）

【经验鉴别特征】

绵马贯众以个大、质坚实、叶柄残基断面棕绿色者为佳。断面棕黑色者不能药用；绵马贯众片以大小均匀、须根少、无杂质者为佳；绵马贯众炭形同生片，内部焦褐色，仅部分炭化者为佳。

【功能与主治】

清热解毒，驱虫。用于虫积腹痛，疮疡。绵马贯众炭收涩止血。用于崩漏下血。

【伪品及混淆品特征】

1. 荚果蕨贯众

本品为球子蕨科植物荚果蕨的根茎及叶柄基部。呈椭圆形、倒卵形，上宽下细，棕褐色，密被叶柄基、须根及少数鳞片。断面可见呈"八"字形排列的分体中柱。质硬，气微而特异，味微涩。

2. 小贯众

本品为蹄盖蕨科植物蛾眉蕨或中华蹄盖蕨的干燥根茎及叶柄残基。呈不规则的段或碎块。表面暗棕色或黑褐色，叶柄边缘具明显的疣状突起，背面隆起，腹面稍向内凹，基部具棱脊。质硬而脆，易折断，断面两条较大维管束呈"八"字形排列，有的中间常呈暗色或已成空洞。气微，味涩，后微苦、辛。

（黄清杰　编著）

❮ 木 香 ❯

【来源】

本品为菊科植物木香 *Aucklandia lappa* Decne. 的干燥根。主产于云南。秋冬二季采挖，除去须根和泥沙，切段，大的再纵剖成瓣，干燥后撞去粗皮。

【药材性状】

本品呈圆柱形或半圆柱形。表面黄棕色至灰褐色。质坚，不易折断，断面灰褐色至暗褐色，形成层环棕色，有放射状纹理及散在的褐色点状油室。气香特异，味微苦。

【饮片性状】

1. 木香

本品呈类圆形或不规则的厚片。外表面黄棕色至灰褐色，有纵皱纹。切面棕黄色至棕褐色，中部有明显菊花心状的放射纹理，形成层环棕色，褐色油点（油室）散在。气特异，味微苦。

2. 煨木香

本品形如木香片。气微香，味微苦。

【经验鉴别特征】

药材以条均、质坚实、香气浓者为佳。饮片以肥大均匀、质坚实、香气浓者为佳。煨木香以外表面黄褐色、质酥脆、气微香者为佳。

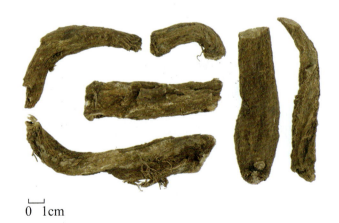

0　1cm

图1-59-1　木香（药材）

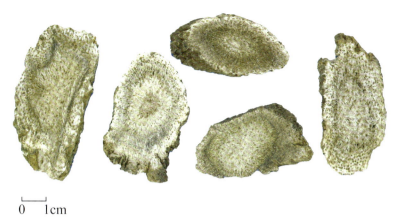

0 1cm

图1-59-2 木香（饮片）

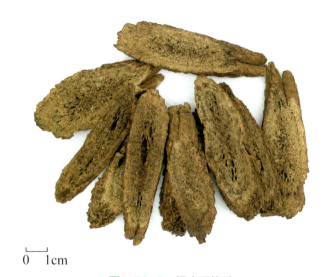

0 1cm

图1-59-3 煨木香饮片

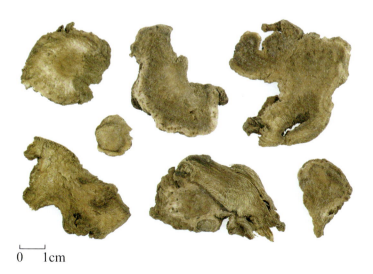

0 1cm

图1-59-4 土木香饮片

【经验鉴别歌诀】

木香枯骨色棕黄，纵沟明显裹菱网，断面棕环朱砂点，行气止痛苦辛香。

【功能与主治】

行气止痛，健脾消食。用于胸胁、脘腹胀痛，泻痢后重，食积不消，不思饮食。煨木香实肠止泻。用于泄泻腹痛。

【伪品及混淆品特征】

1. 川木香

本品为菊科植物川木香或灰毛川木香的干燥根。呈圆柱形或有纵槽的半圆柱形，稍弯曲。表面黄褐色或棕褐色，有"油头"。体较轻，质硬脆，易折断，断面木部宽广，有放射状纹理；有的中心呈枯朽状。气微香，味苦，嚼之粘牙。

2. 土木香

本品为菊科植物土木香的干燥根。根呈圆锥形，稍弯曲，根头较粗大，顶端常有凹陷的茎痕及叶鞘残基。表面黄棕色或暗棕色，有纵皱及须根痕。根头部多纵切或斜切成截形或楔形，边缘向外反卷。质坚硬，不易折断，断面略平坦，黄白色至浅灰黄色，有凹点状油室，环纹（形成层）色较深，木部略显放射状纹理。气微香，味苦，辛。

（黄清杰　编著）

南沙参

【来源】

本品为桔梗科植物轮叶沙参 *Adenophora tetraphylla*（Thunb.）Fisch. 或沙参 *Adenophora stricta* Miq. 的干燥根。主产于贵州、安徽、浙江、云南、四川等地。春、秋二季采挖，除去须根，洗后趁鲜刮去粗皮，洗净，干燥。

【药材性状】

本品呈圆锥形或圆柱形，略弯曲。表面黄白色或淡棕黄色。体轻，质松泡，易折断，断面不平坦，多裂隙。气微，味微甘。

【饮片性状】

本品呈圆形、类圆形或不规则形厚片。外表皮黄白色或淡棕黄色。切面黄白色，有多数不规则裂隙，呈花纹状。质轻。气微，味微甘。

【经验鉴别特征】

药材以条粗长、饱满、色黄白无粗皮、味甜者为佳。饮片以片大、厚薄均匀、味甜者为佳。

【经验鉴别歌诀】

南沙参是桔梗科，上部深陷横环纹，体轻松泡多裂隙，祛痰清肺又养阴。

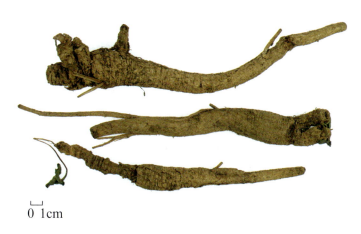

0 1cm

图1-60-1 南沙参（药材）

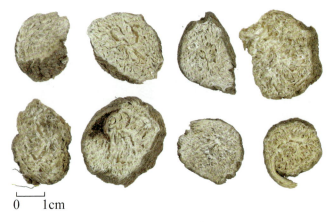

图1-60-2　南沙参（饮片）

【功能与主治】

养阴清肺，益胃生津，化痰，益气。用于肺热燥咳，阴虚劳嗽，干咳痰黏，胃阴不足，食少呕吐，气阴不足，烦热口干。

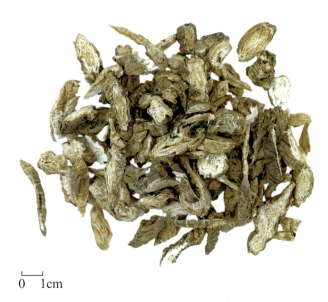

图1-60-3　羊乳（饮片）

【伪品及混淆品特征】

1. 丝石竹（又名霞草）

本品为石竹科植物丝石竹的根。呈长圆锥形，有分枝，长6～13cm，直径0.5～3.5cm。表面棕黄色，近根头处有多数凸起的圆形支根痕，全身有扭曲的纵沟纹及细环纹。顶端无芦头，质坚实，不易折断，断面不平坦，皮部黄白色，中央有黄色木质部，周围可见由异型维管束断续排列成2～3个环纹，纵切面两侧各有2至数条淡黄色纵纹或为散乱的筋脉纹。气微弱，味苦涩、麻舌。

2. 四叶参（羊乳）

本品为桔梗科植物羊乳的干燥根秋季采挖去须根，洗净，晒干。本品呈纺锤形或类圆柱形，有的稍分枝，长6～15cm，直径2～6cm。表面灰棕色或灰黄色，芦头（根茎）长，常有密集的芽痕和茎痕，根的上部常有环状横纹，全体有纵皱沟纹，粗糙不平，质轻，易折断，断面灰黄色，多裂隙。气微，味甜、微苦。

（黄清杰　编著）

〈 牛 膝 〉

【来源】

本品为苋科植物牛膝 *Achyranthes bidentata* Bl. 的干燥根。主产于河南。冬季茎叶枯萎时采挖，除去须根和泥沙，捆成小把，晒至干皱后，将顶端切齐，晒干。

【药材性状】

本品呈细长圆柱形，挺直或扭曲。表面灰黄色或淡棕色。质韧，不易折断，断面维管束点状，排列成数轮同心环。气微，味微甜而稍苦涩。

【饮片性状】

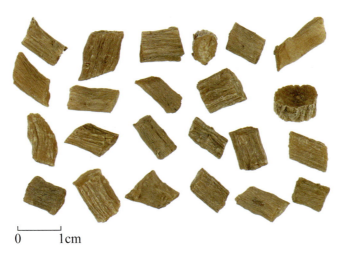

图1-61-1　牛膝（饮片）

1. 牛膝

本品呈圆柱形的段。外表皮灰黄色或淡棕色。质硬脆，易折断，受潮变软。切面平坦，略呈角质样而油润，外围散有多数黄白色点状维管束，断续排列成 2～4 轮。气微，味微甜而稍苦涩。

2. 酒牛膝

本品形如牛膝段，表面色略深，偶见焦斑。微有酒香气。

【经验鉴别特征】

药材以身干、皮细、肉肥、条长、色灰黄、味甘者为佳。饮片以片大、肉肥、角质、油润、味甘者为佳。

【经验鉴别歌诀】

牛膝长条有疔痕，断面环点是特征，色黄柔韧有特性，散瘀消肿补肝肾。

【功能与主治】

逐瘀通经、补肝肾、强筋骨、利尿通淋、引血下行。用于经闭，痛经，腰膝酸痛，筋骨无力，淋证，水肿，头痛，眩晕，牙痛，口疮，吐血，衄血。

【伪品及混淆品特征】

1. 红牛膝

本品为苋科植物柳叶牛膝的根。习称红牛膝。根多数成簇，外表黄棕色，具明显的纵皱纹，具细的侧根。质韧，不易折断，断面灰棕色或淡红色，筋脉小点（维管束）1～4层，排列成环。气微，略有甜味，后微苦而麻舌。

2. 土牛膝

本品为苋科植物土牛膝的根。根多呈细长圆柱形。表面灰黄色，顶端有切去芦头的痕迹，全体有细顺纹与侧根痕。质柔韧，不易折断，断面纤维性，筋脉小点（维管束）数层排列成环。气无，味微甜而涩。

3. 白牛膝

本品为石竹科植物狗筋蔓的干燥根。又名水股牛。根呈细长圆柱形，稍扭曲，有的有分枝，长短不等。表面灰黄色，有纵皱纹及横向皮孔，并有少数须根痕。质脆，易折断。断面皮部灰白色，木部淡黄色。气无，味苦。

（黄清杰　编著）

平贝母

【来源】

本品为百合科植物平贝母 *Fritillaria ussuriensis* Maxim. 的干燥鳞茎。主产于我国东北地区。春季采挖，除去外皮、须根及泥沙，晒干或低温干燥。

【药材性状】

本品呈扁球形。表面黄白色至浅棕色，外层鳞叶 2 瓣，肥厚，大小相近或一片稍大抱合。质坚实而脆，断面粉性。气微，味苦。

【饮片性状】

本品同药材。

【经验鉴别特征】

以鳞茎均匀、皮细、坚实、粉质重者为佳。

【经验鉴别歌诀】

平贝大粒两端平，小粒性状似川贝，仔细甄别须分清，小粒质比大粒优。

【功能与主治】

清热润肺，化痰止咳。用于肺热燥咳，干咳少痰，阴虚劳嗽，咳痰带血。

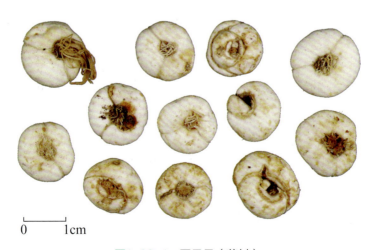

0 1cm

图1-62-1 平贝母（药材）

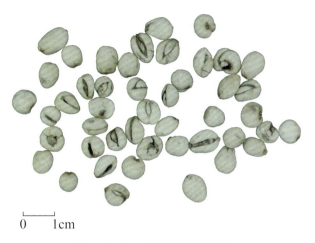

0 1cm

图1-62-2　小平贝母（药材）

（黄清杰　编著）

< **前 胡** >

【来源】

本品为伞形科植物白花前胡 *Peucedanum praeruptorum* Dunn 的干燥根。主产于浙江、安徽、湖北等地。冬季至次春茎叶枯萎或未抽花茎时采挖，除去须根，洗净，晒干或低温干燥。

【药材性状】

本品呈不规则的圆柱形、圆锥形或纺锤形，稍扭曲，下部常有分枝，形如鸡掌，故名"鸡脚前胡"。表面黑褐色或灰黄色，根头具"蚯蚓头"。质较柔软，干者质硬，可折断，断面不整齐。气芳香，味微苦、辛。

【饮片性状】

本品呈类圆形或不规则的薄片。外表皮黑褐色或灰黄色，有时可见残留的纤维状叶鞘残基。切面黄白色至淡黄色，皮部散有多数棕黄色油点，可见一棕色环纹及放射状纹理。气芳香，味微苦、辛。

【经验鉴别特征】

药材以根条整齐、身长、断面色黄白、香气浓者为佳。饮片以片大、厚薄均匀、油点多、香气浓者为佳。

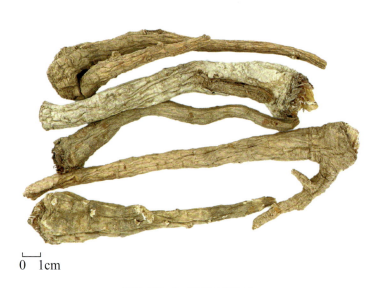

0 1cm

图1-63-1　前胡（药材）

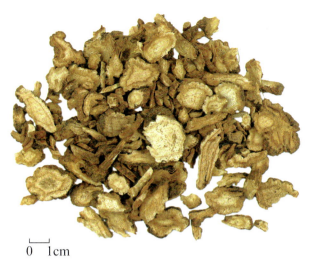

图1-63-2　前胡（饮片）

【功能与主治】

降气化痰，散风清热。用于痰热喘满，咯痰黄稠，风热咳嗽痰多。

【伪品及混淆品特征】

1. 紫花前胡

本品为伞形科植物紫花前胡的干燥根。呈不规则圆柱形、圆锥形或纺锤形，主根较细，有少数支根。表面棕色至黑棕色，根头部偶有残留茎基和膜状叶鞘残基，有浅直细纵皱纹，可见灰白色横向皮孔样突起和点状须根痕。质硬，断面类白色，皮部较窄，散有少数黄色油点。气芳香，味微苦、辛。

2. 硬前胡

本品为伞形科植物少毛北前胡的干燥根。略呈圆锥形，长 3～16cm，直径 0.4～1.3cm。表面棕褐色、黄棕色或灰色，有细纵纹，并有少数支根痕，近根头处有 1～4 个分枝，少数不分枝；根头少数可见稀疏的环纹；顶端残留坚硬茎基及纤维状叶鞘。质坚硬，难折断，折断面皮部较薄，木部呈黄白色或浅黄色。气微香，味淡，久嚼微苦辛。

3. 华中前胡

本品为伞形科植物华中前胡的干燥根。习称光头独活。根粗大而长，呈圆柱形，下部有分枝，有时上端生有 2 个根头。表面灰棕色或棕黑色，顶端偶可见残留叶鞘腐烂后的纤维，上端有细密的环纹，下端有深纵皱纹，并密布明显的横向突起的皮孔。质坚硬，断面黄白色，有棕色的形成层环纹。

4. 红前胡

本品为伞形科植物红前胡的干燥根。产于四川、贵州、云南等省的部分地区。外表黑棕色至棕色。上端具细环纹，下部具纵皱纹，并有突起的横向皮孔及点状须根痕。气芳香，味辛、微苦麻。

5. 岩前胡

本品为伞形科植物岩前胡的干燥根。根头部较长，根呈单一条状或有分枝，外表灰棕色。

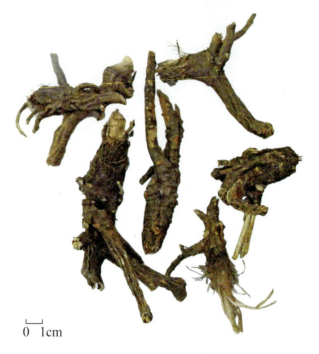

0 1cm

图1-63-3　紫花前胡（药材）

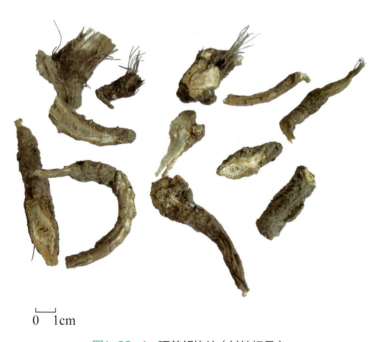

0 1cm

图1-63-4　硬前胡饮片（甘地标品）

（黄清杰　编著）

<h1 style="text-align:center">⟨ 茜草 ⟩</h1>

【来源】

本品为茜草科植物茜草 *Rubia cordifolia* L. 的干燥根和根茎。全国大部分地区均有生产，主产于陕西、河北、河南、山东等地。春、秋二季采挖，除去泥沙，干燥。

【药材性状】

本品根茎呈结节状，丛生粗细不等的根。根呈圆柱形，略弯曲。表面红棕色或暗棕色。质脆，易折断，断面平坦皮部狭，紫红色。气微，味微苦，久嚼刺舌。

【饮片性状】

1. 茜草

本品呈不规则的厚片或段。根呈圆柱形。外表皮红棕色或暗棕色，具细纵纹。皮部脱落处呈黄红色。切面皮部狭窄，紫红色，木部宽广，浅黄红色，二者极易分离。气微，味微苦，久嚼刺舌。

2. 茜草炭

本品形如茜草片或段，表面黑褐色，内部棕褐色。气微，味苦、涩。

【经验鉴别特征】

药材以根条粗长而均匀、表面红棕色、断面黄红色者为佳。饮片以片大小均匀、紫红色、无杂质者为佳。茜草炭形同生片，内部焦褐色，仅部分炭化者为佳。

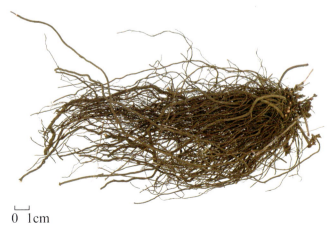

0 1cm

图1-64-1 茜草（药材）

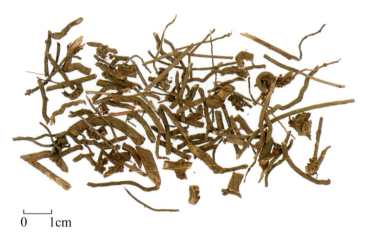

图1-64-2　茜草段（饮片）

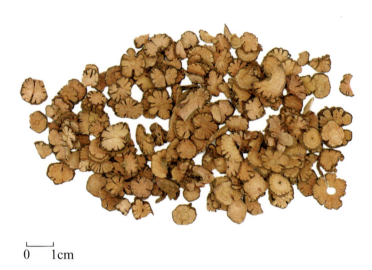

图1-64-3　茜草（饮片）

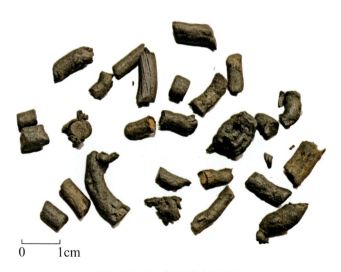

图1-64-4　茜草炭（饮片）

【经验鉴别歌诀】

茜草又根多扭曲，皮色棕红易剥离，断面平坦质轻脆，凉血止血又化瘀。

【功能与主治】

凉血，祛瘀，止血，通经。用于吐血，衄血，崩漏，外伤出血，瘀阻经闭，关节痹痛，跌扑肿痛。

【伪品及混淆品特征】

1. 西南茜草

本品为茜草科植物大叶茜草的根及根茎。根茎横走，弯曲，呈结节状。表面红褐色，具纵沟，节上往往带有细长的茎及须根。有时皮部皱缩。质脆，易折断，断面较平坦，红色，木部色较浅。气微，味淡。

2. 黑果茜草

本品为茜草科植物黑果茜草的根及根茎。主根较粗，周围丛生少数须根。表面较粗糙。横断面皮部菲薄，木部约占横断面的 4/5。

3. 小茜草

本品为茜草科植物金剑草或卵叶茜草的根及根茎。金剑草根茎呈较小的团块状，丛生粗细不等的根，常有一明显的主根。根呈圆柱形。表面红棕色或棕褐色，略有细的纵皱纹及细根痕。质较硬而脆，断面平坦，皮部狭窄，紫红色，木质部约占横断面的 1/2，呈浅红色或黄红色。气微，味淡，久嚼麻舌。卵叶茜草根茎呈结节状，主根不明显，丛生多数细根。表面暗棕色。

4. 大叶茜草

本品为茜草科植物大叶茜草的根茎。根茎较粗壮，圆柱形，木栓层长槽朽红色，细根少；木部浅黄红色。

5. 云南茜草

本品为茜草科植物紫参的根。根呈长圆柱形，偶有分枝，数条或十数条丛生于短小的根茎下。表面深棕红色，具纵皱纹。质脆，易折断，断面露出浅红色木质部。气微，味苦涩微甜。

6. 蓬子菜

本品为茜草科植物蓬子菜的根。又称"白茜草"。外表颜色较淡，横切面呈黄白色或淡黄褐色，粗者可见淡褐色同心环纹。用热水浸泡可使水变成淡黄色（正品为淡红色）。

（黄清杰　编著）

＜ 羌 活 ＞

【来源】

本品为伞形科植物羌活 *Notopterygium incisum* Ting ex H.T Chang 或宽叶羌活 *Notopterygium franchetii* H. de Boiss. 的干燥根茎和根。主产于四川、甘肃、青海等地。春、秋二季采挖，除去须根及泥沙，晒干。

【药材性状】

羌活

本品根茎为圆柱状，略弯曲，顶端具茎痕。表面棕褐色至黑褐色，外皮脱落处呈黄色。体轻，质脆，易折断。气香，味微苦而辛。

宽叶羌活

本品根茎类圆柱形，顶端具茎和叶鞘残基，根类圆锥形。表面棕褐色。质松脆，易折断，断面略平坦。气味较淡。

【饮片性状】

本品呈类圆形、不规则形横切或斜切片，表皮棕褐色至黑褐色，切面外侧棕褐色，木部黄白色，有的可见放射状纹理。体轻，质脆。气香，味微苦而辛。

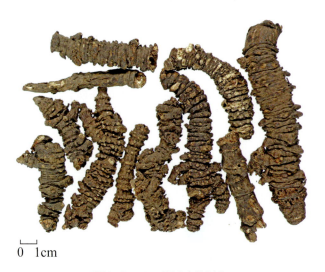

0　1cm

图1-65-1　羌活（药材）

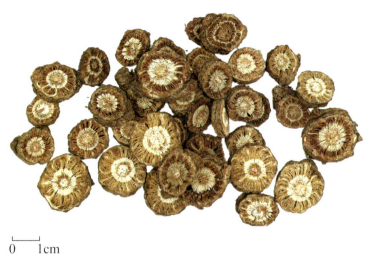

图1-65-2　羌活（饮片）

【经验鉴别特征】

药材均以根条粗长、表面棕褐色、有环轮、断面紧密、朱砂点多、香气浓郁者为佳。饮片以片大、厚薄均匀、质脆、油点多、香气浓者为佳。

【经验鉴别歌诀】

羌活药材规格多，蚕羌条羌竹节羌，断面菊纹朱砂点，香气浓郁质为佳。

【功能与主治】

解表散寒，祛风除湿，止痛。用于风寒感冒，头痛项强，风湿痹痛，肩背酸痛。

【伪品及混淆品特征】

1. 云南羌活

本品为伞形科植物心叶棱子芹的根及根茎。呈类圆锥形或圆柱形。表面灰褐色至黑褐色。根茎上端常有分枝，其顶端有残留茎基，根茎具密集的环节。根有纵沟、疣状突起的根痕及横长皮孔。质松脆易折断，断面具放射纹理，皮部类白色。木部淡黄色，其外侧有淡棕色的环状纹理。气香，特异，味微甜而辛。

2. 地榆片

本品为蔷薇科植物地榆根的切片。呈不规则片状。切片外皮深褐色，有支根痕，切面呈灰棕色，横切面可见细密放射纹理，纵切面可见"筋脉"纹理。质坚硬，不易折断。气微，味微苦涩。

3. 牛尾独活

本品为伞形科植物短毛独活、独活的根。表面浅灰色至灰棕色，切面黄白色，多裂隙，散在深黄色油点，木部黄白色，其外侧有一棕色环纹。气微香，味稍甘而微苦。有的染色后充伪，其表面灰棕色至棕褐色，断面皮部棕褐色，木部棕黄色。

（黄清杰　编著）

◁ 秦艽 ▷

【来源】

本品为龙胆科植物秦艽 *Gentiana macrophylla* Pall.、麻花秦艽 *Gentiana straminea* Maxim.、粗茎秦艽 *Gentiana crassicaulis* Duthie ex Burk. 或小秦艽 *Gentiana dahurica* Fisch. 的干燥根。主产于甘肃、陕西、陕西等地。春、秋二季采挖，除去泥沙；秦艽和麻花艽晒软，堆置"发汗"至表面呈红黄色或灰黄色时，摊开晒干，或不经"发汗"直接晒干；小秦艽趁鲜时搓去黑皮，晒干。

【药材性状】

秦艽

本品呈类圆柱形，上粗下细，扭曲不直。表面黄棕色或灰黄色。质硬而脆，易折断，断面略显油性。气特异，味苦、微涩。

麻花艽

本品呈类圆锥形，多由数个小根纠聚而膨大。表面棕褐色，粗糙。质松脆，易折断，断面多呈枯朽状。

粗茎秦艽

本品根略呈圆柱形，较粗大，根多为独根不分枝，很少互相扭绕。表面黄棕色或暗棕色，外皮松泡，味苦涩而臭。

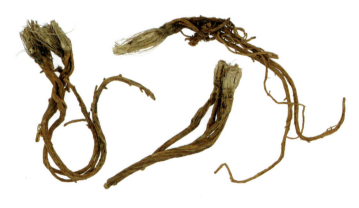

0 ⊢—⊣ 1cm

图1-66-1 秦艽药材（山西）

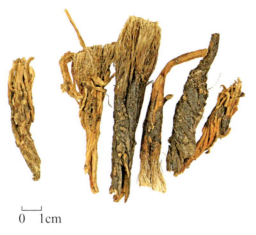

图1-66-2　秦艽药材（新疆）

小秦艽

本品呈类圆锥形或类圆柱形。表面棕黄色。主根通常 1 个，下部多分枝。断面黄白色。

【饮片性状】

本品呈类圆形的厚片。外表皮黄棕色、灰黄色或棕褐色，粗糙，有扭曲纵纹或网状孔纹。切面皮部黄色或棕黄色，木部黄色，有的中心呈枯朽状。气特异，味苦、微涩。

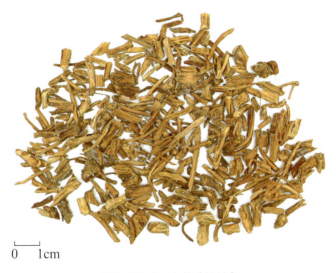

图1-66-3　秦艽（饮片）

【经验鉴别特征】

药材以主根粗壮、质实肉厚、色棕黄、气味浓者为佳。饮片以大小均匀、肉质肥厚、香气浓者为佳。

【经验鉴别歌诀】

秦艽扭曲圆锥形，黄褐颜色鸡腿身，纹理特异味极苦，祛风除湿退骨蒸。

【功能与主治】

祛风湿，清湿热，止痹痛，退虚热。用于风湿痹痛，中风半身不遂，筋脉拘挛，骨节酸痛，湿热黄疸，骨蒸潮热，小儿疳积发热。

【伪品及混淆品特征】

1. 黄秦艽

本品为龙胆科植物黄秦艽的干燥根。根呈有规则的圆柱形或扁圆柱形，长短不等，上端根茎部分有分枝，并具叶的残基。表面棕褐色，粗糙，有纵沟纹。栓皮脱落处呈土黄色。质坚硬，易折断。断面鲜黄色，木部明显。微臭，味苦。

2. 黑大艽

本品为毛茛科植物西伯利亚乌头和草地乌头的干燥根。根略呈圆锥形或近圆柱形，根头部多为数个合生，向下渐扭结在一起。表面棕褐色，有时栓皮部分脱落，而显浅黄白色。体轻，质脆，易折断。气微，味苦而麻。有毒性。

3. 高乌头

本品为毛茛科植物高乌头的干燥根。根呈类圆柱形或不规则形，稍扁而扭曲，有分枝。长短不等，根头部可见凹陷的茎痕或留有茎的残基，周围有时残留棕色叶鞘纤维。表面棕色至棕褐色，粗糙不平，可见明显的网状纵向裂隙，有的成腐朽的空腔，并有不规则的皱纹。质地松而脆，易折断。断面呈蜂窝状或中空。味苦，有毒性。

4. 牛扁

本品为毛茛科植物牛扁的干燥根。根略呈倒圆锥形，根头部多为数个合生，向下渐扭在一起。表面棕黄褐色，有的栓皮部分脱落而显浅黄白色。体轻而质脆，易折断。微臭，味苦而麻。

5. 红秦艽

本品为唇形科植物甘西鼠尾草及几种同属植物的干燥根。外形略似秦艽，外皮红褐色或紫褐色，断面内心呈紫红色，或有腐朽部分。

（黄清杰　编著）

拳参

【来源】

本品为蓼科植物拳参 *Polygonum bistorta* L. 的干燥根茎。主产于东北、华北及陕西、宁夏、甘肃、山东、河南、江苏、浙江、江西、湖南、湖北、安徽、四川等地。春初发芽时或秋季茎叶将枯萎时采挖，除去泥沙，晒干，去须根。

【药材性状】

本品呈扁长条形或扁圆柱形，弯曲，有的对卷弯曲，两端略尖，或一端渐细。表面紫褐色或紫黑色。质硬，断面近肾形，浅棕红色至棕红色。气微，味苦、涩。

【饮片性状】

本品呈类圆形或近肾形的薄片。外表皮紫褐色或紫黑色。切面棕红色或浅棕红色，平坦，近边缘有一圈黄白色小点（维管束）。气微，味苦、涩。

【经验鉴别特征】

药材以身干、根条粗大、质坚实、皮黑、断面浅红棕色、无杂质者为佳。饮片以厚薄均匀、紫色、质坚实者为佳。

【经验鉴别歌诀】

蓼科拳参根似虾，两端圆钝面紫褐，断面肾形色浅棕，消肿解毒疗效佳。

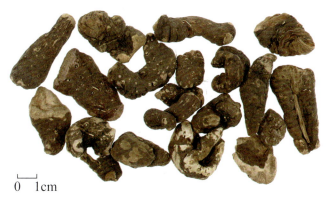

图1-67-1 拳参（药材）

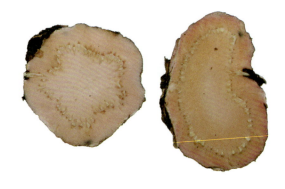

图1-67-2 拳参（饮片断面放大图）

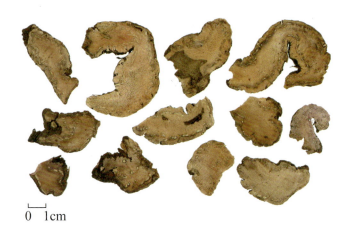

0　1cm

图1-67-3 拳参（饮片）

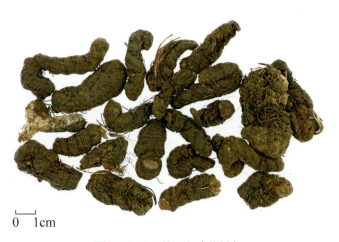

0　1cm

图1-67-4 草河车（药材）

【功能与主治】

清热解毒，消肿，止血。用于赤痢热泻，肺热咳嗽，痈肿瘰疬，口舌生疮，血热吐衄，痔疮出血，蛇虫咬伤。

【伪品及混淆品特征】

草河车

本品为蓼科植物珠芽蓼或圆穗蓼的干燥根茎。饮片呈类圆形厚片。外表面棕褐色，残留少量须根痕。切面浅紫红色或较暗棕红色，近边缘有一圈 10～30 白色小点排成的环（维管束）。气微，味苦涩。

（黄清杰　编著）

〈 人 参 〉

【来源】

本品为五加科植物人参 *Panax ginseng* C. A. Mey. 的干燥根和根茎。主产于吉林、辽宁、黑龙江。多于秋季采挖，洗净经晒干或烘干。栽培的俗称"园参"；播种在山林野生状态下自然生长的称"林下山参"，习称"籽海"。

【药材性状】

生晒参

本品主根呈纺锤形或圆柱形。表面灰黄色。质较硬，断面淡黄白色，显粉性。气特异，味微苦、甜。

白干参（生晒参类）

本品略似生晒参，因已刮去表皮，颜色较白，环纹已不明显。质较生晒参坚实。断面白色，显菊花心。味甜、微苦。

皮尾参（园参的不定根，属生晒参类）

本品呈长条圆柱形。表面土黄色。质较轻泡，断面白色，显菊花心。

红参

本品表面半透明，红棕色。质硬而脆，断面平坦，角质样。味甜微苦。

白参

本品表面淡黄白色，上端有较多断续的环纹，全体可见加工时针刺的点状针痕。断面白色，有菊花心。气微香，味较甜、微苦，嚼之无渣感。

【饮片性状】

1. 生晒参片

本品外皮灰黄色，体轻质脆，切面灰白色，显菊花纹。香气特异，味甜、微苦。

2. 白参片

本品为横切片或斜切片，外皮松泡，白色，质嫩而薄，断面黄白色。气微香，味甜，嚼之能溶化。

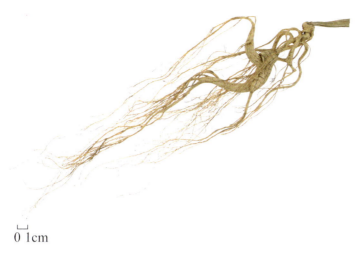

0 1cm

图1-68-1 林下参（药材）

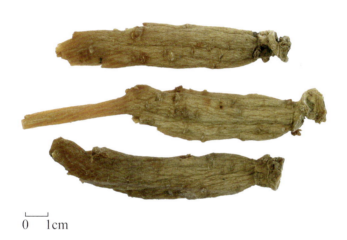

0 1cm

图1-68-2 红参（药材）

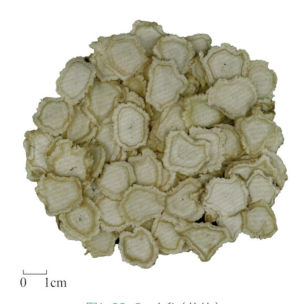

0 1cm

图1-68-3 人参（饮片）

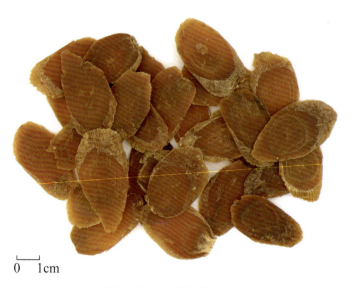

图1-68-4　红参（饮片）

3. 红参片

本品为长椭圆形斜片，红棕色，半透明。质坚而脆。切面中央有浅色圆心。气香，味甜、微苦。

【经验鉴别特征】

药材以身干、体均、质坚、显粉性、气香特异者为佳。饮片以片大而薄、质坚实、特异气香浓郁者为佳。

【经验鉴别歌诀】

马牙雁脖芦，下伸枣核丁；身短体横灵，兜纹密密生；肩膀圆下垂，光润皮似锦；短腿二三个，分裆八字形；皮条珍珠须，山参特殊形。

【功能与主治】

大补元气，复脉固脱，补脾益肺，生津养血，安神益智。用于体虚欲脱，肢冷 脉微，脾虚食少，肺虚喘咳，津伤口渴，内热消渴，气血亏虚，久病虚羸，惊悸失眠，阳痿宫冷。

【伪品及混淆品特征】

1. 野豇豆根

本品为豆科植物野豇豆的根。又称"野豇豆根"。无芦及芦碗。表面无横环纹，有纤维状毛绒，黄棕色，加工过的呈灰棕色。折断面纤维性强，具棕色小点，味淡有豆腥气。

2. 栌兰根

本品为马齿苋科植物栌兰的根，又称"土人参根"。无芦头。表面稍光滑，棕红至棕褐色。顶端有圆形茎基，基部常有分枝。断面平坦，有空腔，味淡稍有黏滑感。

3. 山莴苣根

本品为菊科植物山莴苣的根。无芦头。表面灰黄色或灰褐色，有纵皱纹，无横纹，有点状须根痕。经蒸煮后，呈半透明状。质坚实，易折断。

4. 商陆根

本品为商陆科植物商陆的根经加工而成。无芦头。表面具密而横向凸起的皮孔，深棕色。上有圆柱形中空的残茎基，分枝多。断面有数层淡棕色同心环纹。味淡稍麻舌，有毒。

5. 桔梗

本品为桔梗科植物桔梗的干燥根。呈圆柱形或略呈纺锤形，下部渐细，有的有分枝，略扭曲。表面白色或淡黄白色，不去外皮者表面黄棕色至灰棕色，具纵扭皱沟，并有横长的皮孔样瘢痕及支根痕，上部有横纹。有的顶端有较短的根茎或不明显，其上有数个半月形茎痕。质脆，断面不平坦，形成层环棕色，皮部类白色，有裂隙，木部淡黄白色。气微，味微甜后苦。

6. 华山参

本品为茄科植物漏斗脬囊草的根。无芦头。根头部有横环纹。表面有点状须根痕，黄棕色。质坚实，折断面黄白色，加工品呈角质样而平坦，断面皮部厚，紫色或黄白色，木部窄小。气微，味微甘，嚼之稍发黏。

（黄清杰　编著）

三 棱

【来源】

本品为黑三棱科植物黑三棱 *Sparganium stoloniferum* Buch.-Ham. 的干燥块茎。主产于江苏、河南、山东、江西等地。冬季至次年春采挖，洗净，削去外皮，晒干。

【药材性状】

本品呈圆锥形，略扁。表面黄白色或灰黄色，有刀削痕。质坚实而重，入水可下沉，极难折断。气微，味淡，嚼之微有麻辣感。

【饮片性状】

1. 三棱

本品呈类圆形的薄片。外表皮灰棕色。切面灰白色或黄白色，粗糙，有多数明显的细筋脉点。气微，味淡，嚼之微有麻辣感。

2. 醋三棱

本品形如三棱片，切面黄色至黄棕色，偶见焦黄斑，微有醋香气。

【经验鉴别特征】

药材以个均、体重、质坚实、去净外皮、表面黄白色者为佳。饮片以片大、厚薄均匀、黄白色、质坚实者为佳。醋三棱形如三棱片，黄棕色，偶见焦黄斑者为佳。

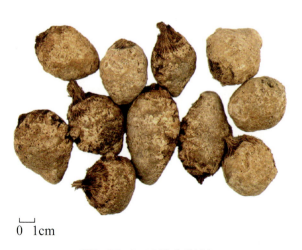

0 1cm

图1-69-1 三棱（药材）

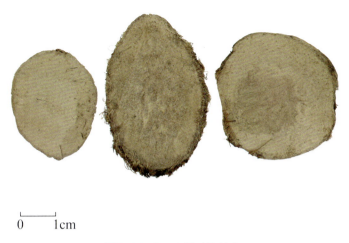

0　　　　1cm

图1-69-2　三棱（饮片）

【经验鉴别歌诀】

破血黑三棱，刀削圆锥形，须根痕点状，横向环略呈。

【功能与主治】

破血行气，消积止痛。用于癥瘕痞块，痛经，瘀血经闭，胸痹心痛，食积胀痛。

【伪品及混淆品特征】

荆三棱

本品为莎草科植物荆三棱的干燥块茎。商品称为"黑三棱（黑皮三棱）"。呈类环形或尖卵形。外皮棕黑色，皱缩，略有光泽，有轮状节痕5～8条，具侧根。除去后有残痕。亦有用刀削去外皮者，色黄。体轻泡而坚硬，极难折断。入水则漂浮水面，很少下沉。劈开面平坦，黄色，不分层，散有许多明显的维管束小点。气微，味淡，嚼之味辛涩。

（黄清杰　编著）

◁ 三 七 ▷

【来源】

本品为五加科植物三七 *Panax notoginseng*（Burk.）F. H. Chen 的干燥根和根茎。主产于云南、广西等地。秋季花开前采挖，洗净，分开主根、支根及根茎，干燥。支根习称"筋条"，根茎习称"剪口"。

【药材性状】

本品主根呈类圆锥形或圆柱形。外皮呈光亮的黑棕色（铁皮）或黄棕色（铜皮）。质坚、体重、难折断。断面灰绿色、黄绿色或灰白色，具光泽。气微，味苦回甜。

本品的特征可用"乳包、钉头、铜皮、铁骨、菊花心"十一个字来概括。"乳包"是指顶端或周围的瘤状突起物，又称"狮子头"；"钉头"是指底部切断支根的痕迹；"铜皮"是指灰黄色的外皮；"铁骨"是指质地坚硬难折断；"菊花心"是指断面放射状纹理。具此五个特征者即为正品三七。

【饮片性状】

三七粉

本品为灰黄色的粉末，气微，味苦回甜。

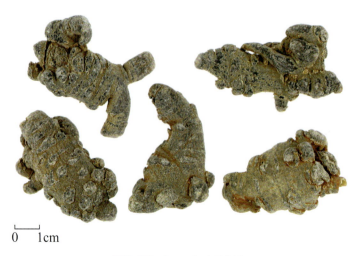

0　1cm

图1-70-1　三七（药材）

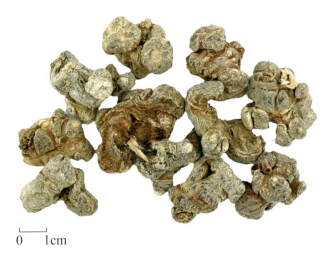

0   1cm

图1-70-2 三七剪口

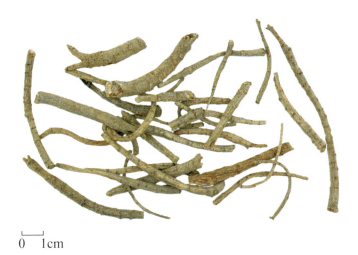

0   1cm

图1-70-3 三七筋条

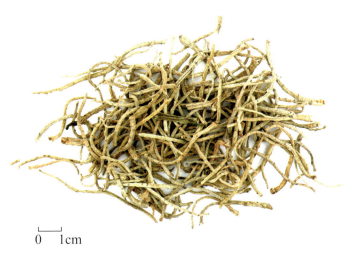

0   1cm

图1-70-4 三七须根

【经验鉴别特征】

药材以个大肥实、体重皮细、灰绿色、有光泽、断面灰黑带绿、无裂隙者为佳。三七粉以粉细、色黄绿、味苦回甜者为佳。

【经验鉴别歌诀】

体有瘤凸质坚实，击碎面平皮木离；皮部散生棕色点，味苦有甘尝后知。

【功能与主治】

散瘀止血，消肿定痛。用于咯血，吐血，衄血，便血，崩漏，外伤出血，胸腹刺痛，跌扑肿痛。

【伪品及混淆品特征】

1. 菊三七

本品为菊科植物菊三七的干燥根茎。呈拳状或圆块状，肉质而肥大。外表灰棕色或棕黄色，多具瘤状突起及断续的弧状沟纹。顶端留有茎基及芽痕。质坚实，断面黄色，显菊花心。味甘淡后微苦。

2. 景天三七

本品为景天科植物景天三七（土三七、费菜）的根茎。根茎粗厚，肉质，近木质化。支根圆柱形或略带圆锥形，表面暗褐色，不平坦，呈剥裂状，干燥后质疏松。气无，味微涩。

3. 藤三七

本品为落葵科植物藤三七（落葵薯）的干燥块茎。呈不规则纺锤形或类圆柱形，有的稍扁弯曲。全体有许多呈瘤状突起的芽及折断后的圆形瘢痕。表面灰褐色，有弯曲的纵皱及少数的残留须根。体较重，质坚脆，断面类白色，颗粒状，或呈黄棕色角质状。气微，味微甜，嚼之有滑腻感。

4. 血三七

本品为蓼科植物中华抱茎蓼或抱茎蓼的干燥根茎。秋季采挖，除去须根及泥沙，晒干。本品呈长圆柱形或略呈结节状长圆柱形，有的稍扁，较直或稍弯曲，长4～20cm，直径0.5～2.0cm。表面棕褐色至紫褐色，环节明显，节间短，有的残留深棕色鳞片状叶鞘，并有叶柄残基、须根或须根痕，顶端和上端有时有残留茎基或茎痕。质坚硬，易折断。折断面较平坦，紫红色或红棕色，近边缘处有黄白色维管束小点，断续排列成环状。气微，味苦、涩。

5. 莪术加工伪制

本品系由姜科植物蓬莪术、广西莪术或温郁金的干燥根茎经雕刻伪制而成。形似三七，表面光滑呈灰褐色，周围有雕刻的瘤状突起或横向皮孔样瘢痕，并可见有刀刮痕，质坚实，体重，断面浅棕色，或带黄绿色角质样，有浅棕色内皮层环，并散有深棕色点状筋脉。微具姜辛气，味微苦辛。

6.苦楝树叶加工伪充

本品系用楝科植物苦楝树和冬青科植物熊胆木的叶，经煮煎所得提取液，加入大戟科植物木薯的淀粉，精心搓捏而成，然后置黄泥中搓滚。呈圆锥形，表面有瘤状突起，纵皱和支根痕不自然。表面灰黄或灰褐色，无栓皮，凹下的部位常伴有泥土。断面灰绿色或灰棕色，无皮部与木部之分，有叶，并常有毛绒状菌丝。气无，味苦，嚼之粘牙。水浸泡或煮后呈糊状。

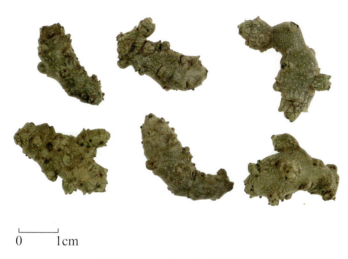

0   1cm

图1-70-5　藤三七（药材）

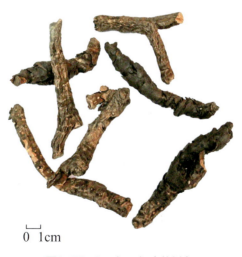

0 1cm

图1-70-6　血三七（药材）

（黄清杰　编著）

‹ 山慈菇 ›

【来源】

本品为兰科植物杜鹃兰 *Cremastra appendiculata*（D. Don）Makino、独蒜兰 *Pleione bulbocodioides*（Franch.）Rolfe 或云南独蒜兰 *Pleione yunnanensis* Rolfe 的干燥假鳞茎。前者习称"毛慈菇"，后二者习称"冰球子"。主产于四川、贵州等地。夏、秋二季采挖，除去地上部分及泥沙，分开大小置沸水锅中蒸煮至透心，干燥。

【药材性状】

毛慈菇

本品呈不规则扁球形或圆锥形。表面黄棕色或棕褐色，有纵皱纹或纵沟，中部有 2～3 条微突起的环节，俗称为"腰带"。质坚硬，难折断，略呈角质。气微，味淡，带黏性。

冰球子

本品呈圆锥形，瓶颈状或不规则团块。基部膨大且圆平，中央凹入，有 1～2 条环节，多偏向一侧。断面浅黄色，角质半透明。

【饮片性状】

本品为类圆形薄片，切面白色或黄白色，质坚硬，胶质，半透明，无臭，味淡。

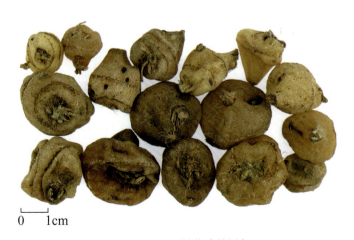

0   1cm

图1-71-1 山慈菇（药材）

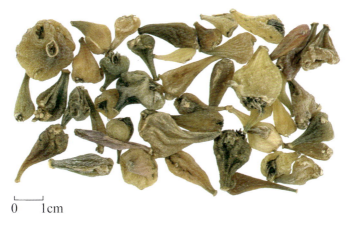

图1-71-2　冰球子（药材）

【经验鉴别特征】

药材以个大、质硬者为佳。饮片以片薄、大小均匀、胶质、黏性强者为佳。

【经验鉴别歌诀】

慈菇药用假鳞茎，不规则呈扁球形，两条玉带腰间缠，气微味淡有点黏。

【功能与主治】

清热解毒，化痰散结。用于痈肿疔毒，瘰疬痰核，蛇虫咬伤，癥瘕痞块。

【伪品及混淆品特征】

1. 光慈菇

本品为百合科植物老鸦瓣的干燥鳞茎。呈类圆锥形或桃形，顶端尖，基部圆平，中心凹入，一侧有一纵沟。表面类白色或黄白色，光滑。质硬而脆，断面白色，富粉性，内有一圆锥形心芽。气微，味淡。本品含秋水仙碱，有毒。

2. 丽江山慈菇

本品为百合科植物丽江山慈菇（益辟坚）的干燥鳞茎。呈不规则短圆锥形。顶端渐尖，基部常呈脐状凹入或平截。表面黄白色或灰黄棕色。光滑，一侧有自基部至顶部的纵沟。质坚硬，断面角质样或略显粉性，类白色。味苦而微麻舌。

3. 金果榄

本品为防己科植物青牛胆或金果榄的干燥块根。呈不规则团块状。表面棕黄色或淡褐色，粗糙不平。有深皱纹。质坚硬，不易击碎。断面淡黄色，粉性。味苦。

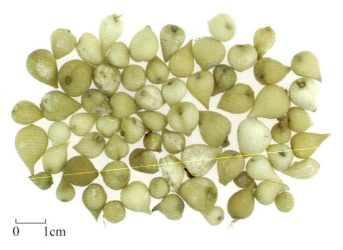

图1-71-3　光慈菇（药材）

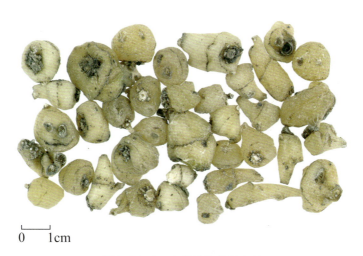

图1-71-4　山慈菇的伪品山兰

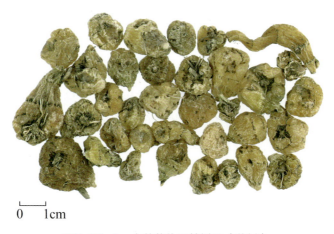

图1-71-5　山慈菇伪品筒瓣兰（药材）

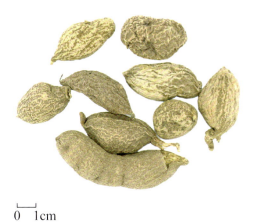

0　1cm

图1-71-6　山慈菇伪品金果榄（药材）

（黄清杰　编著）

山豆根

【来源】

本品为豆科植物越南槐 *Sophora tonkinensis* Gagnep. 的干燥根和根茎。主产于广西、广东、江西、贵州等地。秋季采挖，除去杂质，洗净，干燥。

【药材性状】

本品根茎呈不规则的结节状，顶端常残存茎基，其下着生根数条。根呈长圆柱形，常有分枝，长短不等，直径 0.7～1.5cm。表面棕色至棕褐色，有不规则的纵皱纹及横长皮孔样突起。质坚硬，难折断，断面皮部浅棕色，木部淡黄色。有豆腥气，味极苦。

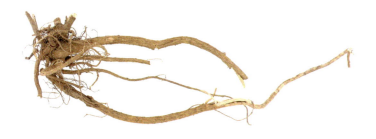

0 1cm

图1-72-1 山豆根（药材）

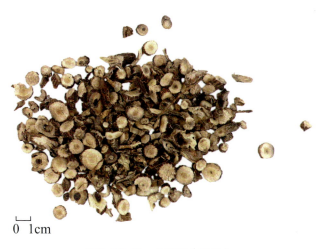

0 1cm

图1-72-2 山豆根（饮片）

【饮片性状】

本品呈不规则的类圆形厚片。外表皮棕色至棕褐色。切面皮部浅棕色，木部淡黄色。有豆腥气，味极苦。

【经验鉴别特征】

药材以身干、条粗壮而无须根、质坚实、味苦者为佳。饮片以厚薄均匀、无碎屑、豆腥气浓、味极苦者为佳。

【经验鉴别歌诀】

山豆根源柔枝槐，根多结节圆柱形，表面棕褐纵纹显，味极苦兮具豆腥。

【功能与主治】

清热解毒，消肿利咽。用于火毒蕴结，乳蛾喉痹，咽喉肿痛，齿龈肿痛，口舌生疮。

【伪品及混淆品特征】

1. 木蓝根

本品为豆科木蓝属多种植物的根及根茎。主要来源有宜昌木蓝、花木蓝及陕甘木蓝等。其中华东木蓝的根茎呈不规则块状，其下着生3～5条根。表面灰黄色或灰棕色，有时栓皮呈鳞片状脱落，有纵皱纹及横长皮孔。极难折断，断面黄色，中央有髓。味微苦。

2. 百两金

本品为紫金牛科植物百两金的根及根茎。主产于福建、浙江等地。根茎略膨大。根呈圆柱形，略弯曲。表面灰棕色或暗褐色，具多数纵皱纹及横向环状断裂痕，木部与皮部易分离。质坚脆，断面皮部类白色或浅棕色，木部灰黄色。味微苦、辛。

（黄清杰　编著）

⟨ 山 药 ⟩

【来源】

本品为薯蓣科植物薯蓣 *Dioscorea opposita* Thunb. 的干燥根茎。主产于河南，华北、华东和中南、西北地区亦产。冬季茎叶枯萎后采挖，切去根头，洗净，除去外皮和须根，干燥，习称"毛山药"；或除去外皮，趁鲜切厚片，干燥，称为"山药片"；也有选择肥大顺直的干燥山药，置清水中，浸至无干心，闷透，切齐两端，用木板搓成圆柱状，晒干，打光，习称"光山药"。

【药材性状】

毛山药

本品略呈圆柱形，弯曲而稍扁。表面黄白色或淡黄色。体重，质坚实，不易折断，断面白色，粉性。气微，味淡、微酸，嚼之发黏。

光山药

本品呈圆柱形，两端平齐。表面光滑，白色或黄白色。

【饮片性状】

1. 毛山药

本品呈类圆形的厚片。表面类白色或淡黄白色，质脆，易折断，断面类白色，富粉性。气微，味淡、微酸。

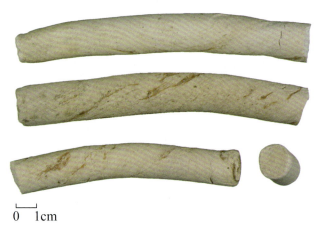

0   1cm

图1-73-1 光山药（药材）

2. 麸炒山药

本品形如山药片，表面黄白色或微黄色，偶见焦斑，略有焦香气。

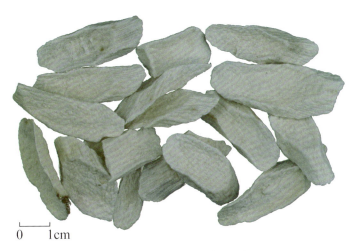

图1-73-2　山药片（药材）

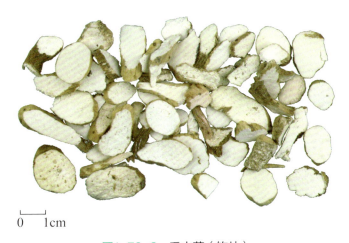

图1-73-3　毛山药（饮片）

【经验鉴别特征】

药材以条粗、质坚实、粉性足、断面色洁白者为佳。饮片以肥大、色白、质脆、富粉性者为佳。麸炒山药以表面微黄色、偶见焦斑、焦香气浓者为佳。

【经验鉴别歌诀】

药食两用山药片，饮片圆形易折断，断面类白粉性足，嚼之发黏气味平。

【功能与主治】

补脾养胃，生津益肺，补肾涩精。用于脾虚食少，久泻不止，肺虚喘咳，肾虚遗精，带下，尿频，虚热消渴。麸炒山药补脾健胃。用于脾虚食少，泄泻便溏，白带过多。

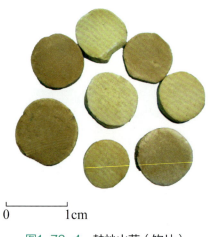

0   1cm

图1-73-4　麸炒山药（饮片）

【伪品及混淆品特征】

1. 参薯

本品为薯蓣科植物参薯的干燥块茎。块茎变异较大，有圆柱形、圆锥形、球形，长短粗细不同。表面黄白色或浅棕色，断面白色或浅黄色，富粉性。气无，味甘、淡。

2. 脚板山药

本品为薯蓣科植物脚板山药的块茎。形似脚板，故称"脚板苕"。未切片者呈脚板状或不规则团块状，多去净栓皮。表面淡紫红色，间有白色，凹凸不平。切片者呈不规则片状。

3. 木薯

本品为大戟科植物木薯的块根。加工成圆形片或斜切片状。外表白色或淡黄色，偶见棕色外皮残留。切面粉白色，有淡黄色筋脉点辐射状散在，偶见淡棕色环（形成层），多数中央具裂隙。木心淡黄色呈纤维形，或木心被抽去呈孔洞状，粉性足，手捏之有滑感。气无，味甜微酸。

4. 番薯

本品为旋花科植物番薯的干燥块茎。呈类圆形斜切片。切面白色或黄白色，粉性，可见淡黄棕色的筋脉点或线纹。近皮部有一圈淡黄棕色的环纹。质柔软，具弹性，手弯成弧状而不折断。具甘薯的清香气，味甘甜。

（王红丽　编著）

◁ 射 干 ▷

【来源】

本品为鸢尾科植物射干 *Belamcanda chinensis*（L.）DC. 的干燥根茎。主产于湖北、河南、江苏、安徽等地。春初刚发芽或秋末茎叶枯萎时采挖，除去须根和泥沙，干燥。

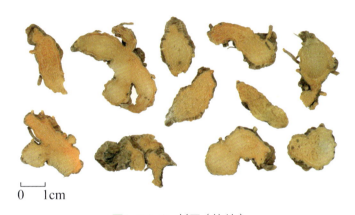

0   1cm

图1-74-1 射干（饮片）

【药材性状】

本品呈不规则结节状。表面黄褐色、棕褐色或黑褐色，皱缩，有较密的环纹。质硬，断面黄色，颗粒性。气微，味苦、微辛。

【饮片性状】

本品呈不规则形或长条形的薄片。外表皮黄褐色、棕褐色或黑褐色，皱缩，有较密的环纹。切面淡黄色或鲜黄色，具散在筋脉小点或筋脉纹。气微，味苦、微辛。咀嚼后，唾液变黄。

【经验鉴别特征】

药材以粗壮、坚硬、断面色黄者为佳。饮片以片薄、均匀、坚硬、鲜黄色者为佳。

【经验鉴别歌诀】

射干饮片薄片状，外皮褐色须根痕，切面色黄筋脉点，气微味苦也有辛。

【功能与主治】

清热解毒，消痰，利咽。用于热毒痰火郁结，咽喉肿痛，痰涎壅盛，咳嗽气喘。

【伪品及混淆品特征】

川射干

本品为鸢尾科植物鸢尾的干燥根茎。本品呈不规则条状或圆锥形，略扁，有分枝。表面灰黄褐色或棕色，有环纹和纵沟。常有残存的须根及凹陷或圆点状突起的须根痕。质松脆，易折断，断面黄白色或黄棕色。气微，味甘、苦。

（王红丽　编著）

◀ 升 麻 ▶

【来源】

本品为毛茛科植物大三叶升麻 *Cimicifuga heracleifolia* Kom.、兴安升麻 *Cimicifuga dahurica*（Turcz.）Maxim. 或升麻 *Cimicifuga foetida* L. 的干燥根茎。主产于辽宁、吉林、黑龙江，河北、山西、陕西、四川、青海等省亦产。秋季采挖，除去泥沙，晒至须根干时，燎去或除去须根，晒干。

【药材性状】

关升麻

本品呈不规则长方状，多短分枝或结节状。表面暗棕色或黑棕色。质坚硬而轻，断面黄白色，皮部菲薄，髓朽蚀成空洞。气微，味微苦。

北升麻

本品与关升麻类似，但多分枝，微带绿色，有"绿升麻"之称。气微，味微苦、涩。

川升麻

本品呈不规则块状，形如鸡骨，分枝极多，大小悬殊。表面灰棕色。体轻而坚硬，不易折断，断面带灰绿色，有网状沟纹。

【饮片性状】

本品为不规则的厚片。外表面黑褐色或棕褐色，粗糙不平。体轻，质坚硬，不易折断，断面不平坦，有裂隙，纤维性，黄绿色或淡黄白色。气微，味微苦而涩。

【经验鉴别特征】

药材以个大、质坚、无须根、表面色黑褐、断面黄绿色者为佳。饮片以厚薄均匀、质坚硬、黄绿色者为佳。

劣品为升麻饮片提取后残渣掺增重粉，主要特征：切面颜色较浅，呈灰白色。裂隙处可见白色颗粒状附着物，体重，气味弱。

【经验鉴别歌诀】

升麻毛茛结节状，上面茎洞网沟纹，下面凹凸须根痕，体轻质坚微苦涩。

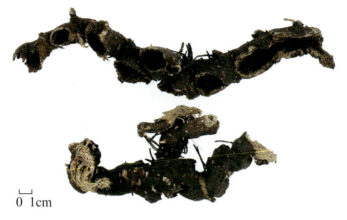

图1-75-1　升麻（药材）

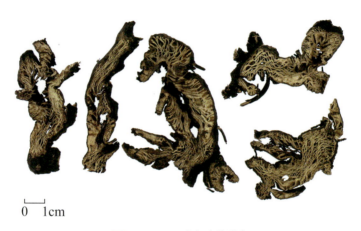

图1-75-2　升麻（饮片）

【功能与主治】

发表透疹，清热解毒，升举阳气。用于风热头痛，齿痛，口疮，咽喉肿痛，麻疹不透，阳毒发斑，脱肛，子宫脱垂。

【伪品及混淆品特征】

1. 野升麻

本品为虎耳草科植物落新妇的干燥根茎及根。又称"红升麻"。呈不规则长条形或略呈结节状。表面黑褐或棕褐色，有数个圆形茎痕及棕黄色绒毛，全体密布红棕色点状须根痕。质坚硬，不易折断。断面红棕色，充实。

2. 华麻花头

本品为菊科植物华漏芦的根。主产于广东、湖南等地。呈长圆柱形或纺锤形，稍扭曲。表面灰黄色或浅灰色。质脆，易折断。断面浅棕色或灰白色，略呈角质状。气特殊，味微苦、涩。

3. 小升麻

本品为毛茛科植物金龟草的根茎。呈不规则的长块形，多分枝或结节状。表面黑棕色或暗棕色，密布点状须根痕，上面有多数圆柱形的茎基。体轻。断面灰白色，具棕褐色。

4. 腺毛马蓝（味牛膝）

本品为爵床科植物腺毛马蓝的根茎。呈不规则长块状或分枝状。表面灰褐色，顶端有多数类圆形凹下的茎基，洞内壁灰褐色。皮部与木部分离，皮部脱落处有细纵纹。质坚，不易折断，断面纤维状，皮部深蓝色，木部灰蓝色或灰白色，髓部灰白色。味微涩。

（王红丽　编著）

石菖蒲

【来源】

本品为天南星科植物石菖蒲 *Acorus tatarinowii* Schott 的干燥根茎。主产于四川、浙江、江苏等地。秋、冬二季采挖，除去须根和泥沙，晒干。

【药材性状】

本品呈扁圆柱形，多弯曲，常有分枝。表面棕褐色或灰棕色，粗糙，有疏密不匀的环节。质硬，断面纤维性。气芳香，味苦、微辛。

【饮片性状】

本品呈扁圆形或长条形的厚片。外表皮棕褐色或灰棕色，有的可见环节及根痕。切面纤维性，类白色或微红色，有明显环纹及油点。气芳香，味苦、微辛。

【经验鉴别特征】

药材以条粗、断面类白色、香气浓者为佳。饮片以片大、厚薄均匀、色白、香气浓者为佳。

【经验鉴别歌诀】

南星菖蒲扁圆柱，叶痕三角交互列，残存叶基鳞毛状，断面纤维内环显，维管小点油细胞，质硬芳香味苦辛。

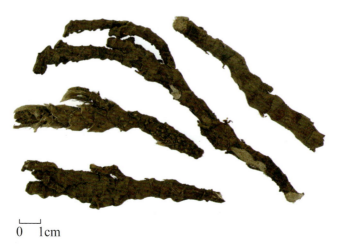

0   1cm

图1-76-1 石菖蒲（药材）

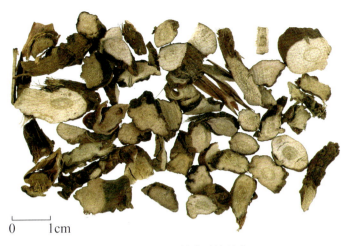

图1-76-2　石菖蒲（饮片）

【功能与主治】

开窍豁痰，醒神益智，化湿开胃。用于神昏癫痫，健忘失眠，耳鸣耳聋，脘痞不饥，噤口下痢。

【伪品及混淆品特征】

1. 九节菖蒲

本品为毛茛科植物阿尔泰银莲花的根茎。根茎呈纺锤形，略弯曲，偶有短分枝。表面黄白色至棕色，上具多数横向半环状突起的鳞叶痕，交互排列成节状，并有细小的根痕。质坚脆，易折断，断面类白色至浅黄色。气无，味淡微辛。

2. 水菖蒲

本品为天南星科植物水菖蒲的干燥根茎。主产于湖北、湖南、辽宁、四川等地。略呈扁圆柱形，少有分枝。表面黄棕色，具环节。上方有大型三角形的叶痕，左右交互排列，下方具多数凹陷的圆点状根痕。质硬，断面海绵样，类白色或淡棕色，内皮层环明显，有多数小空洞及维管束小点。气较浓而特异，味辛。

（王红丽　编著）

太子参

【来源】

本品为石竹科植物孩儿参 *Pseudostellaria heterophylla*（Miq.）Pax ex Pax et Hoffm. 的干燥块根。主产于江苏、安徽、山东等地。夏季茎叶大部分枯萎时采挖，洗净，除去须根，置沸水中略烫后晒干或直接晒干。

【药材性状】

本品呈细长纺锤形或细长条形，稍弯曲。表面灰黄色至黄棕色，较光滑。质硬而脆，断面平坦，中心淡黄白色，角质样。气微，味微甘。

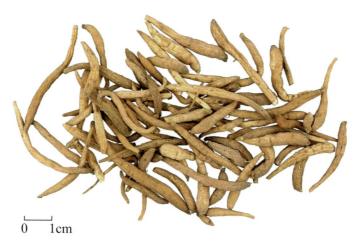

0　1cm

图1-77-1　太子参（药材）

【饮片性状】

本品呈细长纺锤形或细长条形，稍弯曲，长3～10cm，直径0.2～0.6cm。表面黄白色、淡黄棕色至黄棕色，较光滑，微有纵皱纹。顶端有茎痕。质硬而脆，断面平坦，淡黄白色，角质样，或类白色，有粉性。气微，味微甘。

【经验鉴别特征】

药材以块根短粗、呈纺锤形、饱满、直立不弯曲、表面黄白色、较光滑、断面平坦者为佳。饮片以无须根、杂质、霉变、身干、条粗、肥润、色黄白、无须根者为佳。劣质太子参常混入非药用的须根。

【经验鉴别歌诀】

孩参细条如鼠尾，断面平坦显环纹，质脆易折有甜味，益气滋阴又生津。

【功能与主治】

益气健脾，生津润肺。用于脾虚体倦，食欲不振，病后虚弱，气阴不足，自汗口渴，肺燥干咳。

【伪品及混淆品特征】

1. 石生蝇子草

本品为石竹科植物石生蝇子草的干燥块根。单个或数个簇生，呈长圆柱形，多弯曲或稍扭曲，有时具分枝，顶端具多数疣状突起的茎残基或茎痕。表面粗糙，淡黄色或土黄色。断面具大的裂隙，黄白色或类白色，类角质。

2. 云南繁缕

本品为石竹科植物千针万线草的根。根数个簇生，顶端有疙瘩状茎基，根细纺锤形，两端细尾状，外表黄白色，有细纵皱。质脆，断面黄白色，角质样，中柱白色。

3. 白花紫萼女娄菜

本品为石竹科物白花紫萼女娄菜的根。呈圆柱形，常弯曲，有的有分枝，顶端常有疣状突起的茎基。外表黄白色，有细纵皱纹。质松脆，断面白色。

4. 宝铎草

本品为秋水仙科植物少花万寿竹的根，多数簇生，圆锥形或细长条形，略弯曲。表面淡黄棕色，质硬而脆，有细纵纹。断面平坦，黄白色，久置灰褐色，折断时常连有细韧的木心。气微，味淡。

5. 淡竹叶根

本品为禾本科植物淡竹叶的干燥块根。呈纺锤形或细长条形，略弯曲，两端细长，丝状开裂。表面灰黄色或黄白色，有细密扭曲的纵皱纹和残留须根。质较太子参硬而脆，角质，断面黄白或黄褐色，有黄白色细木心。气微，味微甘。

（王红丽　编著）

⟨ 天冬 ⟩

【来源】

本品为百合科植物天冬 *Asparagus cochinchinensis*（Lour.）Merr. 的干燥块根。主产于河北、山西、陕西、甘肃及华东、中南、西南各省。秋、冬二季采挖，洗净，除去茎基和须根，置沸水中煮或蒸至透心，趁热除去外皮，洗净，干燥，切片或段，生用。

【药材性状】

本品呈长纺锤形，略弯曲。表面黄白色至淡黄棕色，半透明。质硬或柔润，有黏性，断面角质样。气微，味甜、微苦。

【饮片性状】

本品呈类圆形或不规则形的片。外表面黄白色至淡黄棕色，半透明，光滑或具深浅不等的纵皱纹，偶有残存的灰棕色外皮。质硬或柔润，有黏性。切面角质样，中柱黄白色。气微，味甜、微苦。

【经验鉴别特征】

药材以个大、饱满、半透明、黄白色者为佳。饮片以片大、厚薄均匀、柔润、半透明、黄白色者为佳。

【经验鉴别歌诀】

天冬沸水煮透心，纺锤黄白半透明，味甜断面角质样，深浅不等纵皱纹。

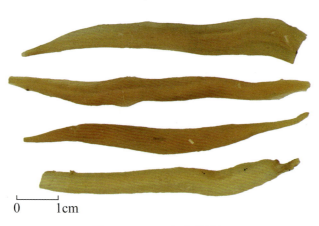

0   1cm

图1-78-1　天冬（药材）

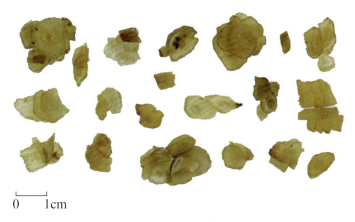

图1-78-2　天冬（饮片）

【功能与主治】

养阴润燥，清肺生津。用于肺燥干咳，顿咳痰黏，腰膝酸痛，骨蒸潮热，内热消渴，热病津伤，咽干口渴，肠燥便秘。

【伪品及混淆品特征】

羊齿天门冬

本品为天门冬科植物羊齿天门冬的干燥块根。本品呈纺锤形。根较瘦小。表面黄棕色，残存外皮棕褐色，质硬脆，易折断，断面类白色，有的呈空壳状。气微，味苦、微麻舌。

（李强　编著）

天花粉

【来源】

本品为葫芦科植物栝楼 *Trichosanthes kirilowii* Maxim. 或双边栝楼 *Trichosanthes rosthornii* Harms 的干燥根。全国南北各地均产，以河南安阳一带产者质量较好。秋、冬二季采挖，洗净，除去外皮，切段或纵剖成瓣，干燥。

【药材性状】

栝楼根

本品呈不规则圆柱形、纺锤形或瓣块状。表面黄白色或淡棕黄色，有纵皱纹。质坚实而重，断面富粉性。气微，味微苦。

双边栝楼根

本品似栝楼根，但有时呈藕状，皮色略深，呈灰棕色。断面粉性较差，筋脉较多。气微，味苦涩。

【饮片性状】

本品呈类圆形、半圆形或不规则形的厚片。外表皮黄白色或淡棕黄色。切面可见黄色木质部小孔，略呈放射状排列。气微，味微苦。

【经验鉴别特征】

药材以块大、色白、粉性足、质坚细腻、筋脉少者为佳。饮片以片大肥厚、色白、粉性足、筋脉少者为佳。

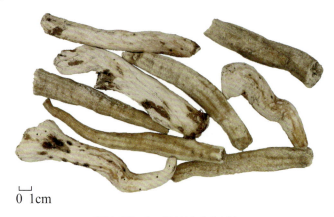

0 1cm

图1-79-1　天花粉（药材）

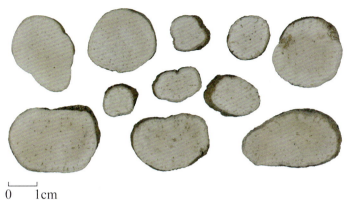

`0` `1cm`

图1-79-2　天花粉（饮片）

【经验鉴别歌诀】

天花粉是栝楼根，断面白色富粉性。筋脉点呈放射状，泻火生津又排脓。

【功能与主治】

清热泻火，生津止渴，消肿排脓。用于热病烦渴，肺热燥咳，内热消渴，疮疡肿毒。

【伪品及混淆品特征】

1. 长萼栝楼

本品为葫芦科植物长萼栝楼的块根。习称"广花粉"。呈长纺锤形或圆柱状，多切成段或纵瓣，表面灰黄色，断面黄白色，粉性，可见稀疏的棕黄色小孔，异型维管束明显。稍有土腥气，味微苦涩。

2. 南方栝楼

本品为同属植物南方栝楼的干燥块根。块根呈长纺锤形，表面灰黄色，断面白色。粉性，味微苦，涩。

3. 湖北栝楼

本品为同属植物湖北栝楼的干燥块根。块根粗大，圆柱形，表面浅棕色。有斜向或纵向突起的皮孔，去皮后呈灰黄色，断面色浅，可见棕黄色导管小孔呈放射状排列，粉性差，纤维较多，味极苦。

4. 粉花栝楼

本品为葫芦科植物粉花栝楼的干燥块根。块根呈不规则纺锤形或长纺锤形。表面灰褐色，刮皮后呈灰黄色带浅紫棕色，有细纵皱纹及少数凹陷的须根痕。断面黄白色，粉性强。味淡，微苦涩。

5. 王瓜

本品为葫芦科植物王瓜的干燥块根。块根呈纺锤形或圆柱形，肥壮。根粗细不均，单生或 2～9 个簇生状，表面灰白色或黄白色，粉性呈颗粒状。气微，味极苦、涩。

6. 木鳖子

本品为葫芦科植物木鳖子的干燥块根。块根粗壮，呈长圆形。表面浅棕黄色，较粗糙，有较密的圆形皮孔，去皮后色稍浅，有扭曲的纵皱纹，断面浅灰黄色，质较松，粉性差，纤维极多，味苦。

7. 血散薯

本品为防己科植物血散薯的干燥块根。药材表面呈暗褐色，去皮黄棕色，断面浅灰黄色，常切成斜片，粉性差，纤维性，味苦，略有麻舌感。

（李强　编著）

天 麻

【来源】

本品为兰科植物天麻 *Gastrodia elata* Bl. 的干燥块茎。主产于四川、云南、贵州、湖北、陕西、安徽、吉林等地。立冬后至次年清明前采挖,立即洗净,蒸透,敞开低温干燥。

【药材性状】

本品呈椭圆形或长条形,略扁,皱缩而稍弯曲。表面黄白色至淡黄棕色,有"蟾蜍皮"及"鹦哥嘴"或"红小辫",另端有"肚脐疤"。质坚硬,不易折断,断面角质样。气微,味甘。

【饮片性状】

本品呈不规则的薄片。外表皮淡黄色至黄棕色,有时可见点状排成的横环纹。切面黄白色至淡棕色。角质样,半透明。气微,味甘。

【经验鉴别特征】

药材以块茎肥大(个大)、质坚实、沉重、色黄白、断面明亮、无空心者(冬麻)为佳。饮片以宽大而薄、光泽透亮、特异气味浓者为佳。

【经验鉴别歌诀】

天麻点轮十余环,鹦哥嘴头体扁圆;肚脐眼在基部底,断面角质气微甘。

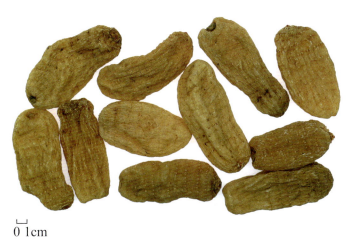

图1-80-1 天麻(药材)

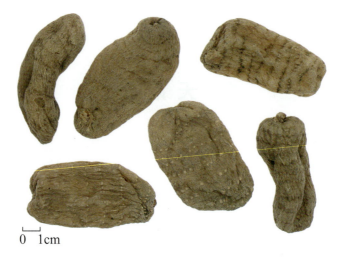

图1-80-2　天麻（药材，云南昭通）

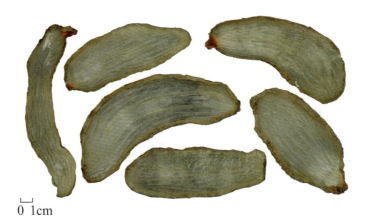

图1-80-3　天麻片（纵片）

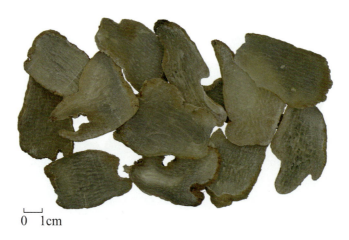

图1-80-4　天麻片（横切）

【功能与主治】

息风止痉，平抑肝阳，祛风通络。用于小儿惊风，癫痫抽搐，破伤风，头痛眩晕，手足不遂，肢体麻木，风湿痹痛。

【伪品及混淆品特征】

1. 马铃薯

本品为茄科植物马铃薯块茎的加工品。外形颇似天麻，但鹦哥嘴及点状环纹均为人工捏造，干后易产生细裂纹。组织中有草酸钙砂晶和多量糊化淀粉。

2. 紫茉莉

本品为紫茉莉科植物紫茉莉根的加工品。呈长圆锥形，多已压扁，有纵沟及星点状下陷或呈小洞状的须根痕。断面不平坦，略显层纹。味淡、有刺喉感。

3. 大丽花

本品为菊科植物大丽花根的加工品。呈纺锤形，两端渐细。牙白色，有纵皱纹及细小的平行纹理，体轻。断面不整齐，角质样，可见明显的纤维束，有木心或中空。嚼之粘牙。

4. 羊角天麻

本品为菊科植物华蟹甲（羽裂蟹甲草）和双花华蟹甲（双舌蟹甲草）块茎的加工品。呈纺锤形或长椭圆形，有的压扁。表面灰棕色，未去皮的呈棕黄色，有不规则纵沟纹及皱纹，并有须根痕和明显的横环纹。顶端有的具残茎基。质坚硬，不易折断。断面角质状，灰白色或黄白色，中空（未加蒸煮者呈薄膜状）。

5. 芭蕉芋

本品为美人蕉科植物蕉芋根茎的加工品。呈长圆锥形，颇似天麻，但无鹦哥嘴，顶有茎基，外被数片叶鞘，灰棕至灰黄色，半透明。质坚硬，遇潮易变柔韧。表面可见微凸起而不连续的须根痕，末去尽者呈细丝状。

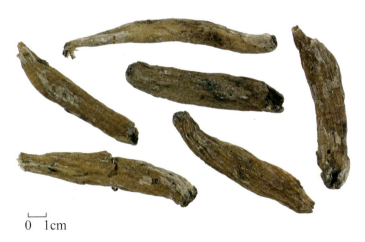

0　1cm

图1-80-5　天麻伪品紫茉莉

6. 芋头

本品为天南星科植物芋的块茎。呈椭圆形或圆锥形，稍弯曲。外表淡黄色，半透明状，有不规则的纵向沟纹，少数可见针状环纹数圈。顶端留有粗短的芽苞（鹦哥嘴），刚加工不久的芽苞显棕红色，久后变暗，芽苞周围有时可见残留的鳞片状叶基。下端有棕色的圆脐形瘢痕。质松脆，易敲碎。碎块断面角质样，棕褐色或黄白色，可见散在的纤维样维管束。以温水浸泡后，有芋头特有气味，并有大量黏性液体。

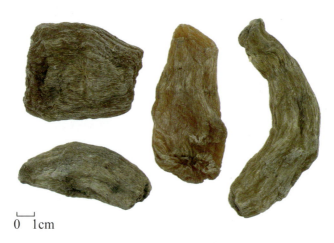

0 1cm

图1-80-6　天麻伪品芭蕉芋

（李强　编著）

‹ 天南星 ›

【来源】

本品为天南星科植物天南星 *Arisaema erubescens*（Wall.）Schott、异叶天南星 *Arisaema heterophyllum* Bl. 或东北天南星 *Arisaema amurense* Maxim. 的干燥块茎。天南星主产于河南、河北、四川等地；异叶天南星主产于江苏、浙江等地；东北天南星主产于辽宁、吉林等地。秋、冬二季茎叶枯萎时采挖，除去须根及外皮，干燥。

【药材性状】

本品呈扁球形。表面类白色或淡棕色，较光滑。有的块茎周边有小扁球状侧芽，习称"虎掌南星"。质坚硬，不易破碎，断面不平坦，白色，粉性。气微辛，味麻辣。

【饮片性状】

1. 天南星

本品呈扁球形，高 1～2cm，直径 1.5～6.5cm。表面类白色或淡棕色，较光滑，顶端有凹陷的茎痕，周围有麻点状根痕，有的块茎周边有小扁球状侧芽。质坚硬，不易破碎，断面不平坦，白色，粉性。气微辛，味麻辣。

2. 制天南星

本品呈类圆形或不规则形的薄片。黄色或淡棕色，质脆易碎，断面角质状。气微，味涩，微麻。

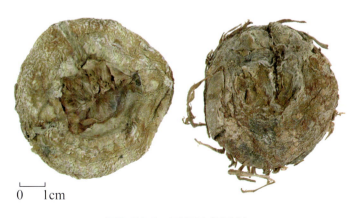

0   1cm

图1-81-1　天南星（药材）

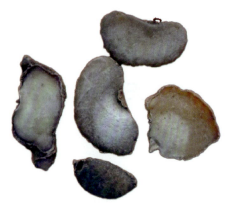

图1-81-2　制天南星（饮片）

【经验鉴别特征】

药材以个大、色白、粉性足、有侧芽者为佳。制天南星以片厚薄均匀、色黄、质脆、断面角质状者为佳。

【经验鉴别歌诀】

天南星呈扁球形，顶端有凹陷茎痕，周围根痕麻点状，风痰湿痰用皆良。

【功能与主治】

散结消肿。外用治痈肿，蛇虫咬伤。

【伪品及混淆品特征】

虎掌南星

为天南星科植物虎掌（狗爪半夏）的干燥块茎。呈不规则饼状，通常周边生有数个侧块茎或有侧芽。似虎类脚掌，每一块茎中心各有一茎痕，周围有麻点状根痕。质坚实而重。味有麻舌感。

（陈志珍　编著）

土茯苓

【来源】

本品为百合科植物光叶菝葜 *Smilax glabra* Roxb. 的干燥根茎。产于广东、湖南、湖北、浙江、安徽、四川等省。夏、秋二季采挖，除去须根，洗净，干燥；或趁鲜切成薄片，干燥。

【药材性状】

本品略呈圆柱形，稍扁或呈不规则条块，有结节状隆起，具短分枝。表面黄棕色或灰褐色，凹凸不平。质坚硬。切面粉性，可见点状维管束及多数小亮点；质略韧，折断时有粉尘飞扬，以水湿润后有黏滑感。气微，味微甘、涩。

【饮片性状】

本品呈长圆形或不规则的薄片，边缘不整齐。切面黄白色或红棕色，粉性，可见点状维管束及多数小亮点；以水湿润后有黏滑感。气微，味微甘、涩。

【经验鉴别特征】

药材以身干、个大、粉性足、质坚实、筋脉少、断面淡棕色者为佳。饮片以片大、粉性大、筋脉少、断面淡棕色者为佳。

【经验鉴别歌诀】

此药治梅毒，折断飞尘土，切面淡白色，湿水感觉殊。

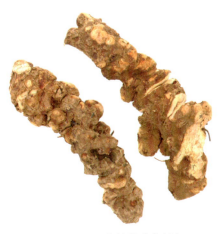

图1-82-1　土茯苓（药材）

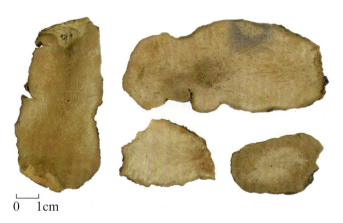

图1-82-2 土茯苓（饮片）

【功能与主治】

解毒，除湿，通利关节。用于梅毒及汞中毒所致的肢体拘挛，筋骨疼痛；湿热淋浊，带下，痈肿，瘰疬，疥癣。

【伪品及混淆品特征】

1. 薯蓣科植物

本品为薯蓣科植物粉背薯蓣的干燥根茎切片。为不规则的斜切片，边缘不整齐，大小不一。外皮黄棕色至黄褐色。质疏松，略呈海绵状，切面灰白色至浅灰棕色，黄棕色点状维管束散在。气微，味微苦。

2. 金荞麦

本品为蓼科植物金荞麦的干燥根茎。呈不规则块状。表面灰紫色，粗糙不平，多瘤状突起，并有芽痕及须根痕。质坚硬，断面粗糙，淡红棕色，中央有髓。气微，味微涩。

（陈志珍　编著）

威灵仙

【来源】

本品为毛茛科植物威灵仙 *Clematis chinensis* Osbeck、棉团铁线莲 *Clematis hexapetala* Pall. 或东北铁线莲 *Clematis manshurica* Rupr. 的干燥根和根茎。产于山东、安徽、江苏、浙江、江西、湖南、湖北等地。秋季采挖，除去泥沙，晒干。

【药材性状】

威灵仙

本品根茎呈柱状。表面淡棕黄色。根质硬脆，易折断，断面皮部较广，木部淡黄色，略呈方形，皮部与木部间常有裂隙。气微，味淡。

棉团铁线莲

本品根茎呈短柱状。表面棕褐色至棕黑色。断面木部圆形。味咸。

东北铁线莲

本品根茎呈柱状。根较密集。表面棕黑色。断面木部近圆形。味辛辣。

【饮片性状】

本品呈不规则的段。表面黑褐色、棕褐色或棕黑色，有细纵纹。切面皮部较广，木部淡黄色，略呈方形或近圆形，皮部与木部间常有裂隙。

【经验鉴别特征】

药材以根粗大、条均、质坚、皮黑、断面黄白色、质坚硬、无地上残基者为佳。饮片以段粗、均匀、质坚、皮黑、无杂质者为佳。

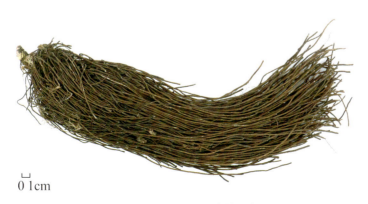

0 1cm

图1-83-1　威灵仙（药材）

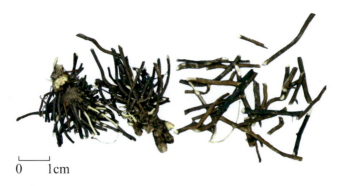

0 1cm

图1-83-2 威灵仙（饮片）

【经验鉴别歌诀】

灵仙疙瘩飘长须，外皮木心易脱离，质脆易折色棕褐，祛风通络有除湿。

【功能与主治】

祛风湿，通经络。用于风湿痹痛，肢体麻木，筋脉拘挛，屈伸不利。

【伪品及混淆品特征】

铁丝威灵仙

本品为百合科植物鞘柄菝葜和黑叶菝葜的干燥根及根茎。根茎呈不规则块状，有针状小刺，下侧着生多数细长的根。表面灰褐色或灰棕色，具细小钩状刺。质韧，不易折断，有弹性。

（陈志珍　编著）

乌 药

【来源】

本品为樟科植物乌药 *Lindera aggregata*（Sims）Kosterm. 的干燥块根。产于浙江、安徽、湖南、湖北。全年均可采挖，除去细根，洗净，趁鲜切片，晒干，或直接晒干。

【药材性状】

本品多呈纺锤状，略弯曲。有的中部收缩成连珠状，长 6～15cm，直径 1～3cm。表面黄棕色或黄褐色，有纵皱纹及稀疏的细根痕。质坚硬。切片厚 0.2～2mm，切面黄白色或淡黄棕色，射线放射状，可见车轮环纹，中心颜色较深。气香，味微苦、辛，有清凉感。

【饮片性状】

本品呈类圆形的薄片。外表皮黄棕色或黄褐色。切面黄白色或淡黄棕色，射线放射状，可见年轮环纹。质脆。气香，味微苦、辛，有清凉感。

【经验鉴别特征】

药材以根呈连珠状、质嫩、粉性大、断面浅棕色者为佳。饮片以平整不卷、不破碎、无黑斑、无老根及地上部分者为佳。乌药药用部位为连珠状的嫩根。质老、不呈连珠状的直根不可供药用。市场常见将老根切片后混入饮片中销售，应注意鉴别。

【经验鉴别歌诀】

乌药纺锤状，皮皱色棕黄，质坚轮纹细，止痛顺气良。

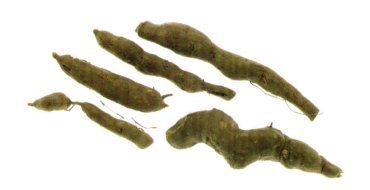

图1-84-1　乌药（药材）

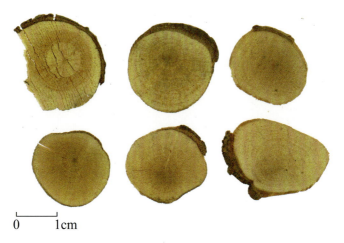

图1-84-2　乌药（饮片）

【功能与主治】

行气止痛，温肾散寒。用于寒凝气滞，胸腹胀痛，气逆喘急，膀胱虚冷，遗尿尿频，疝气疼痛，经寒腹痛。

【伪品及混淆品特征】

白胶木

本品为樟科植物鼎湖钓樟的干燥根。本品与乌药外形相似，呈圆柱形连珠状。表面灰黄色，具细纵皱纹。质硬，不易折断，断面棕黄色，粉性。气香，味微苦、辛。

（陈志珍　编著）

西洋参

【来源】

本品为五加科植物西洋参 *Panax quinquefolium* L. 的干燥根。西洋参原产于北美，现我国华北、东北三省、陕西有较大量的栽培。湖北、湖南、江西、浙江、安徽、福建等地也有引种。秋季采挖，洗净，晒干或低温干燥。

【药材性状】

本品呈纺锤形、圆柱形或圆锥形。表面浅黄褐色或黄白色，有横向环纹及线状皮孔，并有细密浅纵皱纹及须根痕，主根中下部有一至数条侧根，多已折断。有的上端有根茎（芦头），环节明显，茎痕（芦碗）圆形或半圆形具不定根（艼）或已折断。体重，质坚实，不易折断，断面平坦，淡黄白色，略显粉性，皮部可见黄棕色点状树脂道，形成层环纹棕黄色，木部略呈放射状纹理。气微而特异，味微苦、甘。

【饮片性状】

本品呈长圆形或类圆形薄片。外表皮浅黄褐色。切面淡黄白至黄白色，形成层环棕黄色，皮部有黄棕色点状树脂道，近形成层环处较多而明显，木部略呈放射状纹理。气微而特异，味微苦、甘。

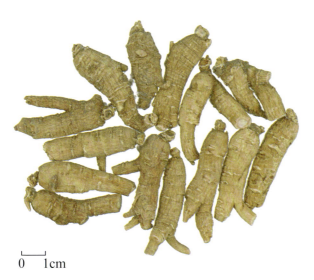

0 　 1cm

图1-85-1　西洋参药材（国产货）

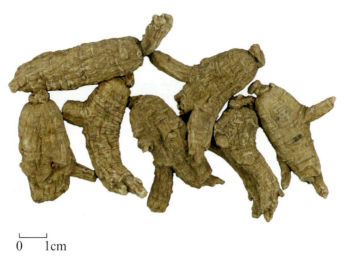

图1-85-2　西洋参药材（美国货）

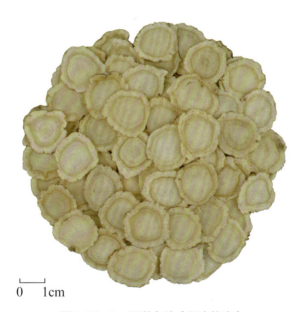

图1-85-3　西洋参片（国产软支）

【经验鉴别特征】

药材以根条均匀、横纹紧密、体重坚实、气清香，味浓者为佳。饮片以片大而薄、点状树脂道多而明显、色黄白、气清香、味浓者为佳。

【经验鉴别歌诀】

西洋参呈纺锤形，无芦质结有横纹，外表淡棕类白色，断面黄白有环纹。

【功能与主治】

补气养阴，清热生津。用于气虚阴亏，虚热烦倦，咳喘痰血，内热消渴，口燥咽干。

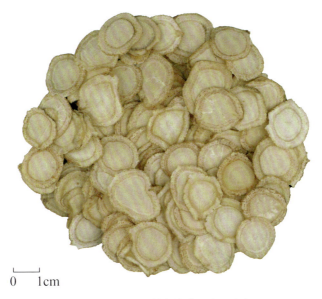

图1-85-4　西洋参片（国产硬支）

【伪品及混淆品特征】

栽培西洋参与栽培生晒参均属五加科人参属植物，二者外形相似，但药效和价格差异较大，所以药材市场上以生晒参冒充西洋参者时有发生，应注意区别。

栽培西洋参与栽培生晒参性状区别表

品名	西洋参	生晒参
根茎	稍短	稍长
主根	稍短	稍长
须根	须根少，而且短	须根多，而且长
外皮	上端横纹较细，纵纹细密，光滑，皮孔样瘢痕疙瘩较多	上端横纹较粗，纵纹深，粗糙，皮孔样瘢痕疙瘩较少
断面	黄白色，树脂道色深，形成层明显，呈菊花纹	白色，树脂道色浅，具较细的菊花纹
质地	较坚实、较重	较轻泡、较轻
气味	气清香，浓郁，味微苦，回甜	气香，味微苦甜，较淡

（陈志珍　编著）

〈 细辛 〉

【来源】

本品为马兜铃科植物北细辛 *Asarum heterotropoides* Fr.Schmidt var. *Mandshuricum*（Maxim.）Kitag.、汉城细辛 *Asarum sieboldii* Miq. var. *seoulense* Nakai 或华细辛 *Asarum sieboldii* Miq. 的干燥根和根茎。北细辛和汉城细辛主要产于东北地区，华细辛主产于以陕西为中心的地区，西北、华北、西南很多地方都产。夏季果熟期或初秋采挖，除净地上部分和泥沙，阴干。

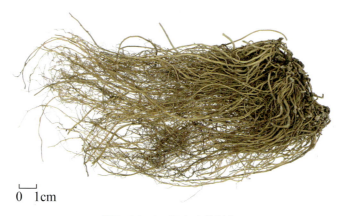

图1-86-1 细辛（药材）

【药材性状】

北细辛

本品根茎横生呈不规则的圆柱形，具短分枝。表面灰棕色，粗糙。质脆，易折断。气辛香，味辛辣、麻舌。

汉城细辛

本品外形近似北细辛，但通常叶背的毛较密，叶柄有毛。

华细辛

本品根状茎较长，节间密。气味较北细辛弱。

【饮片性状】

本品呈不规则的小段。根茎呈不规则圆形，外表皮灰棕色。根细，表面灰黄色。切面黄白色或白色。气辛香，味辛辣、麻舌。

【经验鉴别特征】

药材以根多而细长，气味辛辣浓者为佳。饮片以段粗、色黄白、无地上残基、气味辛辣浓者为佳。

【经验鉴别歌诀】

细辛使用不过钱，根常卷曲缩成团，色白质脆易折断，口尝麻舌辛辣感。

【功能与主治】

解表散寒，祛风止痛，通窍，温肺化饮。用于风寒感冒，头痛，牙痛，鼻塞流涕，鼻衄，鼻渊，风湿痹痛，痰饮喘咳。

【伪品及混淆品特征】

单叶细辛

本品为马兜铃科植物单叶细辛的干燥全草。根茎圆柱形，长短不等。表面黄棕至黄褐色。质脆，断面黄白色，节间短。须根生于节节上。叶柄纤弱，叶片薄而皱缩，常破碎，纸质，完整叶心形，全缘，长宽近等，顶端渐尖，基部心形，上面深绿色，下面灰绿色，两面均被毛茸。偶见花或果实，花钟形，淡紫褐色。果实类球形。气微辛香，味辛、麻、微苦。

（陈志珍　编著）

< 香 附 >

【来源】

本品为莎草科植物莎草 *Cyperus rotundus* L. 的干燥根茎。主要产于山东、浙江、湖南、福建、广东、广西、江西、湖北、河北、云南、四川、河南等省份。秋季采挖，燎去毛须，置沸水中略煮或蒸透后晒干，或燎后直接晒干。

【药材性状】

本品呈纺锤形，有的略弯曲。表面棕褐色或黑褐色，有纵皱纹。质硬。经蒸煮者断面黄棕色或红棕色，角质样，生晒者断面色白而显粉性。气香，味微苦。

【饮片性状】

1. 香附

本品为不规则厚片或颗粒状。外表皮棕褐色或黑褐色，有时可见环节。切面色白或黄棕色，质硬，内皮层环纹明显。气香，味微苦。

2. 醋香附

本品形如香附片（粒），表面黑褐色。微有醋香气，味微苦。

【经验鉴别特征】

药材以粒大、饱满、棕褐色、质坚实、香气浓者为佳。饮片以厚薄均匀、色黄白、体重质硬、香气浓者为佳。醋香附形如香附片，黑褐色、角质、醋香气浓者为佳。

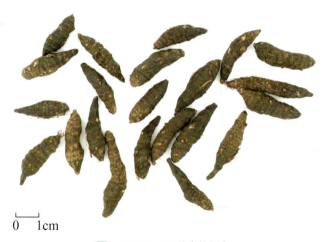

0 　 1cm

图1-87-1　香附（药材）

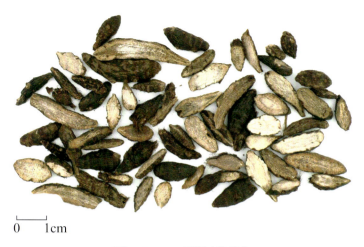

图1-87-2 香附（饮片）

【经验鉴别歌诀】

香附药材呈纺锤，六至十个环节随，断面色白显粉性，理气调经功效唯。

【功能与主治】

疏肝解郁，理气宽中，调经止痛。用于肝郁气滞，胸胁胀痛，疝气疼痛，乳房胀痛，脾胃气滞，脘腹痞闷，胀满疼痛，月经不调，经闭痛经。

【伪品及混淆品特征】

1. 扁秆藨草

本品为莎草科植物扁秆荆三棱的干燥块茎。块茎呈类球形或卵圆形，两端略尖。表面黑褐色，皱缩不平，具数条微凹的环节及点状须根痕。顶端具明显的茎基痕，周围具纤维状毛状物，基部有根茎残留。体轻，质坚硬，断面黄白色，可见点状维管束散在，无内皮层环。气香，味微甘、微辛。

2. 竹节香附

本品为毛茛科植物多被银莲花的干燥根茎。又名"两头尖"。呈类长纺锤形，两端尖细，微弯曲，其中近一端处较膨大。表面棕褐色至棕黑色，具微细纵皱纹，膨大部位常有1～3个支根痕呈鱼鳍状突起，偶见不明显的3～5个环节。质硬而脆，易折断，断面略平坦，类白色或灰褐色，略角质样。气微，味先淡后微苦而麻辣。有大毒。

（陈志珍　编著）

< **续 断** >

【来源】

本品为川续断科植物川续断 *Dipsacus asper* Wall.ex Henry 的干燥根。主产于四川、湖北、贵州、云南等省。秋季采挖，除去根和须根，用微火烘至半干，堆置"发汗"至内部变绿色时，再烘干。

【药材性状】

本品呈圆柱形，略扁，有的微弯曲。表面灰褐色或黄褐色。质软，久置后变硬，易折断。气微香，味苦、微甜而后涩，有类似龙眼肉的气味。

【饮片性状】

1. 续断

本品呈类圆形或椭圆形的厚片。外表皮灰褐色至黄褐色，有纵皱纹。切面皮部墨绿色或棕褐色，木部灰黄色或黄褐色，可见放射状排列的导管束纹，形成层部位多有深色环。气微，味苦、微甜而涩。

2. 盐续断

本品形如续断片，表面黑褐色，味微咸。

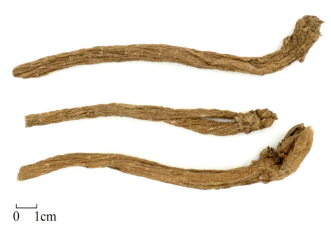

0   1cm

图1-88-1　续断（药材）

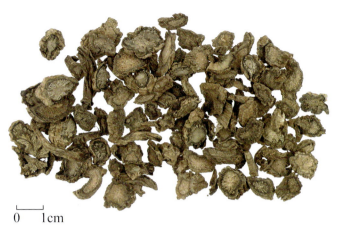

图1-88-2　续断（饮片）

【经验鉴别特征】

药材以根条粗壮、质软、断面绿褐色，呈现"绿豆碴"者为佳。饮片以片大、厚薄均匀、质软、墨绿色者为佳。

【经验鉴别歌诀】

续断细长圆，略扁或微弯，扭曲纵皱纹，接骨疗伤残。

【功能与主治】

补肝肾，强筋骨，续折伤，止崩漏。用于肝肾不足，腰膝酸软，风湿痹痛，跌扑损伤，筋伤骨折，崩漏，胎漏。酒续断多用于风湿痹痛，跌扑损伤，筋伤骨折。盐续断多用于腰膝酸软。

【伪品及混淆品特征】

1. 糙苏

本品为唇形科糙苏属植物糙苏的干燥块根。呈条形或纺锤形，上细下粗，外皮灰棕色，多有纵皱，并有细侧根。质脆，易断，断面平坦，暗红棕色，皮部较窄，木部宽，中心有木心。味苦。

2. 土木香

本品为菊科植物土木香的干燥根。呈圆锥形，稍弯曲或扭曲。表面黄棕色或暗棕色，具纵皱纹及不明显的横向皮孔，头部稍膨大，先端具稍凹陷的茎痕及棕色叶柄残基。质坚硬，不易折断，断面略平坦，稍呈角质样，黄白色至浅灰黄色，形成层环明显，木质部略显放射状纹理。气微，味微苦、辛。

（陈志珍　编著）

◁ 玄 参 ▷

【来源】

本品为玄参科植物玄参 *Scrophularia ningpoensis* Hemsl. 的干燥根。产于浙江、河北、河南、山西、陕西（南部）、湖北、安徽、江苏、福建、江西、湖南、广东、贵州、四川。冬季茎叶枯萎时采挖，除去根茎、幼芽、须根及泥沙，晒或烘至半干，堆放3～6天，反复数次至干燥。

【药材性状】

本品呈类圆柱形，中间略粗或上粗下细，有的微弯曲。表面灰黄色或灰褐色。质坚实，不易折断，断面黑色有光泽。气特异似焦糖，味甘、微苦。

【饮片性状】

本品呈类圆形或椭圆形的薄片。外表皮灰黄色或灰褐色。切面黑色，微有光泽，有的具裂隙。气特异似焦糖，味甘、微苦。

【经验鉴别特征】

药材以支条肥大、皮细而紧、质坚实、芦头去净、肉色乌黑者为佳。饮片以片大、厚薄均匀、色黑、油润光泽者为佳。

劣品玄参饮片中混入芦头片。芦头为非药用部位，在玄参饮片中有时可见将芦头切片混入使用，芦头切片质地疏松，常有空隙。

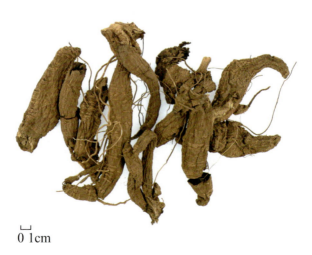

├─┤
0 1cm

图1-89-1　玄参（药材）

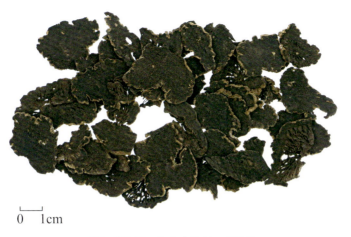

图1-89-2　玄参（饮片，横切）

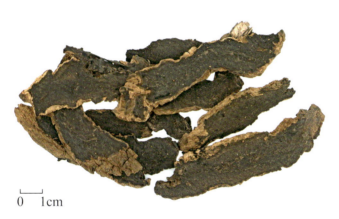

图1-89-3　玄参（饮片，纵切）

【经验鉴别歌诀】

玄参发汗容易干，断面色黑不虚传，又有焦糖特异气，清热养阴且软坚。

【功能与主治】

清热凉血，滋阴降火，解毒散结。用于热入营血，温毒发斑，热病伤阴，舌绛烦渴，津伤便秘，骨蒸劳嗽，目赤，咽痛，白喉，瘰疬，痈肿疮毒。

【伪品及混淆品特征】

北玄参

为玄参科植物北玄参的根作玄参使用。根呈圆柱形，较小，表面灰黑色，有细根及细根痕。

（陈志珍　编著）

延胡索

【来源】

本品为罂粟科植物延胡索 *Corydalis yanhusuo* W. T. Wang 的干燥块茎。产于浙江、陕西、安徽、江苏、江西、四川等省。夏初茎叶枯萎时采挖，除去须根，洗净，置沸水中煮至恰无白心时，取出，晒干。

【药材性状】

本品呈不规则的扁球形。表面黄色或黄褐色。质硬而脆，断面黄色，角质样，有蜡样光泽。气微，味苦。

【饮片性状】

1. 延胡索

本品呈不规则的圆形厚片。外表皮黄色或黄褐色，有不规则细皱纹。切面黄色，角质样，具蜡样光泽。气微，味苦。

2. 醋延胡索

本品形如延胡索或片，表面和切面黄褐色，质较硬。微具醋香气。

【经验鉴别特征】

药材以个大、饱满、色黄、质坚实、断面金黄色者为佳。饮片以片大均匀、色金黄、具蜡样光泽者为佳。

劣品中常掺延胡索饮片提取后的残渣，其形如延胡索饮片，色较深，表面和断面呈黑褐色，质较硬，无光泽。味微苦。

【经验鉴别歌诀】

元胡道地出浙江，网状皱纹扁球黄，切面角质呈蜡样，口尝味苦准无差。

【功能与主治】

活血，行气，止痛。用于胸胁、脘腹疼痛，胸痹心痛，经闭痛经，产后瘀阻，跌扑肿痛。

【伪品及混淆品特征】

薯蓣珠芽

本品为薯蓣科植物薯蓣的干燥珠芽的加工品。呈不规则球形。表面棕色或棕褐色。质坚硬，不易折断，断面黑褐色，无蜡样光泽。气微，味甘。

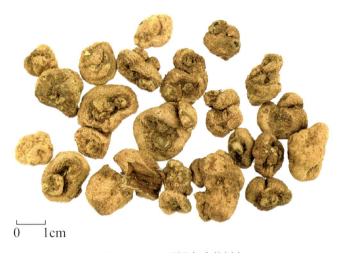

0 1cm

图1-90-1 延胡索（药材）

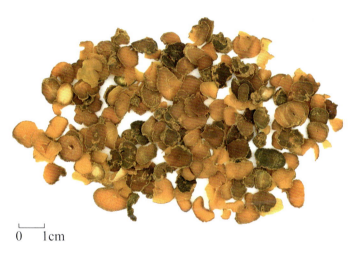

0 1cm

图1-90-2 延胡索（饮片）

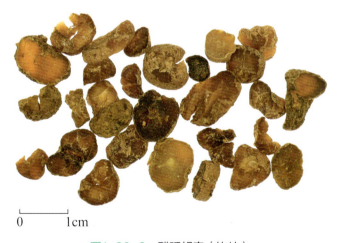

0 1cm

图1-90-3 醋延胡索（饮片）

（陈志珍　编著）

< 银柴胡 >

【来源】

本品为石竹科植物银柴胡 *Stellaria dichotoma* L.var.lanceolata Bge. 的干燥根。主产于东北及内蒙古、河北、陕西、甘肃、宁夏等地。春、夏间植株萌发或秋后茎叶枯萎时采挖；栽培品于种植后第三年 9 月中旬或第四年 4 月中旬采挖，除去残茎、须根及泥沙，晒干。

【药材性状】

本品呈类圆柱形，偶有分枝。表面浅棕黄色至浅棕色。根头部有"珍珠盘"。质硬而脆，易折断，断面较疏松，有裂隙。气微，味甘。

栽培品

有分枝，下部多扭曲。表面浅棕黄色或浅黄棕色。折断面质地较紧密，几无裂隙，略显粉性。味微甜。

【饮片性状】

本品为类圆形厚片，表面淡黄色或黄白色，中间淡白色，有黄白相间的放射状纹理，周边浅棕色或棕黄色，有纵纹及支根痕。气微，味甘。

【经验鉴别特征】

药材以身干、条长而均匀、圆柱形、外皮棕黄色、断面黄白色者为佳。饮片以厚薄均匀、色黄白、显粉性者为佳。

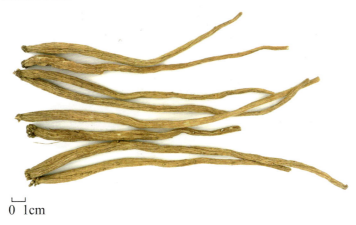

0 1cm

图1-91-1 银柴胡（药材）

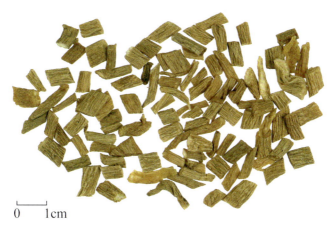

图1-91-2　银柴胡（饮片）

【经验鉴别歌诀】

珍珠盘头银柴胡，质地松脆体较轻，断面花纹特明显，清热凉血疗骨蒸。

【功能与主治】

清虚热，除疳热。用于阴虚发热，骨蒸劳热，小儿疳热。

【伪品及混淆品特征】

长蕊丝石竹

本品为石竹科植物长蕊石头花的干燥根。呈类圆柱形或圆锥形。表面棕黄色或灰黄色，全体有扭曲的纵沟纹。体轻，质坚实，断面有2～3环黄白相间的纹理。气微，味苦而辣。

（陈志珍　编著）

⟨ 玉 竹 ⟩

【来源】

本品为百合科植物玉竹 *Polygonatum odoratum*（Mill.）Druce 的干燥根茎。产于浙江、湖南、广东、江苏、河南等地。秋季采挖，除去须根，洗净，晒至柔软后，反复揉搓、晾晒至无硬心，晒干；或蒸透后，揉至半透明，晒干。

【药材性状】

本品呈长圆柱形，略扁，少有分枝。表面黄白色或淡黄棕色，半透明。干品质硬而脆，遇潮后变软，易折断，断面角质样或显颗粒性。气微，味甘，嚼之发黏。

【饮片性状】

本品呈不规则厚片或段。外表皮黄白色至淡黄棕色，半透明，有时可见环节。切面角质样或显颗粒性。气微，味甘，嚼之发黏。

【经验鉴别特征】

药材以身干、条长、肉厚、黄白色、半透明、不泛油、味甜者为佳。饮片以厚薄均匀、黄白色半透明、味甜者为佳。

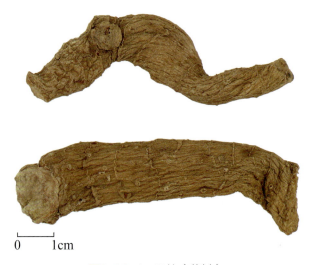

0　　1cm

图1-92-1　玉竹（药材）

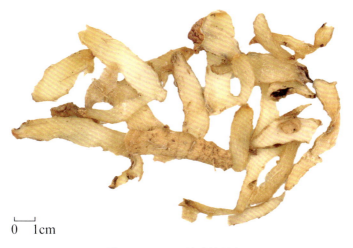

0　1cm

图1-92-2　玉竹（饮片）

【经验鉴别歌诀】

葳蕤玉竹根须长，反复揉搓品质强，饮片黄白透明亮，切面角质颗粒样。

【功能与主治】

养阴润燥，生津止渴。用于肺胃阴伤，燥热咳嗽，咽干口渴，内热消渴。

【伪品及混淆品特征】

1. 毛筒玉竹

本品为天门冬科植物毛筒玉竹的根茎。根茎长，有的弯曲。表面黄棕色至深棕色，节呈环状，须根脱落或留存。

2. 二苞黄精

本品为天门冬科植物二苞黄精的根茎。根茎呈细长圆柱形，细而短小。

3. 新疆黄精

本品为同属植物新疆黄精的根茎。又名紫花玉竹、玫瑰红玉竹。根茎呈细圆柱形，粗细大致均匀。

4. 康定玉竹

本品为康定玉竹的根茎。根茎呈细长圆柱形，近等粗，常有叉状分枝。淡黄棕色。味甜，嚼之有黏性。

5. 热河黄精

本品为热河黄精的根茎。称"大玉竹"。根茎圆柱形，一端稍尖，有时分叉。表面深棕色。节呈环状隆起，疏密不一。

6. 互卷黄精

本品为互卷黄精的根茎。在四川绵阳地区作玉竹使用。

7. 深裂竹根七

本品为天门冬科植物深裂竹根七的根茎。呈圆柱形。质地较正品玉竹坚硬，略扁或弯曲，外表棕色。

8. 散花竹根七

本品为百合科植物竹根七的根茎。本品在广西部分地区误作玉竹使用。

（陈志珍　编著）

郁　金

【来源】

本品为姜科植物温郁金 *Curcuma wenyujin* Y. H. Chen et C. Ling. 姜黄 *Curcuma longa* L. 广西莪术 *Curcuma kwangsiensis* S. G. Lee et C. F. Liang 或蓬莪术 *Curcuma phaeocaulis* Val. 的干燥块根。温郁金主产于浙江，姜黄主产于四川，广西莪术主产于广西，蓬莪术主产于四川。前两者分别习称"温郁金"和"黄丝郁金"，其余按性状不同习称"桂郁金"或"绿丝郁金"。冬季茎叶枯萎后采挖，除去泥沙和细根，蒸或煮至透心，干燥。

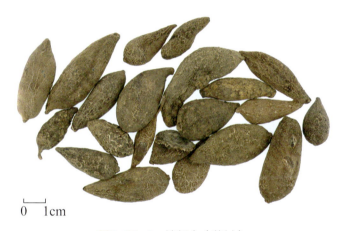

0　1cm

图1-93-1　桂郁金（药材）

【药材性状】

温郁金

本品呈长圆形或卵圆形，稍扁，有的微弯曲，两端渐尖。表面灰褐色或灰棕色。质坚实，断面角质样。气微香，味微苦。

黄丝郁金

本品呈纺锤形。表面棕灰色或灰黄色。断面橙黄色。气芳香，味辛辣。

桂郁金

本品呈长圆锥形或长圆形。表面具疏浅纵纹或较粗糙网状皱纹。气微，味微辛苦。

绿丝郁金

本品呈长椭圆形，较粗壮。气微，味淡。

【饮片性状】

本品呈椭圆形或长条形薄片。外表皮灰黄色、灰褐色至灰棕色，具不规则的纵皱纹。切面灰棕色、橙黄色至灰黑色。角质样，内皮层环明显。

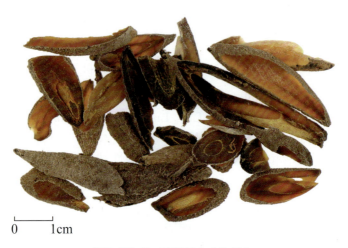

图1-93-2 黄丝郁金（饮片）

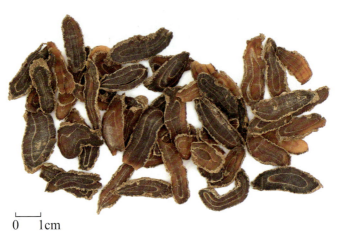

图1-93-3 温郁金（饮片）

【经验鉴别特征】

药材以个大、饱满、断面色黄者为佳。饮片以片大、厚薄均匀、色黄透亮、角质样者为佳。

【经验鉴别歌诀】

郁金呈椭圆，加工蒸透遍，薄片呈角质，行气退黄疸。

【功能与主治】

活血止痛，行气解郁，清心凉血，利胆退黄。用于胸胁刺痛，胸痹心痛，经闭痛经，乳房胀痛，热病神昏，癫痫发狂，血热吐衄，黄疸尿赤。

【伪品及混淆品特征】

川郁金

本品为姜科植物川郁金的干燥块根。呈长圆形或卵圆形。表面土黄色或土棕色。质硬，断面近白色，角质样；外周与内心之间有黄白色环状纹。气微，味辛。

（陈志珍　编著）

⟨ **远 志** ⟩

【来源】

本品为远志科植物远志 *Polygala tenuifolia* Willd. 或卵叶远志 *Polygala sibirica* L. 的干燥根。主产于山西、河南、河北、陕西、内蒙古、吉林、辽宁、山东、安徽等地。春、秋二季采挖，除去须根和泥沙，晒干或抽取木心晒干。

【药材性状】

本品呈圆柱形，略弯曲。表面灰黄色至灰棕色。质硬而脆，易折断。气微，味苦、微辛，嚼之有刺喉感。

【饮片性状】

1. 远志

本品呈圆筒形的段。外表皮灰黄色至灰棕色，有横皱纹。切面棕黄色，中空。气微，味苦、微辛，嚼之有刺喉感。

2. 制远志

本品形如远志段，表面黄棕色。味微甜。

3. 蜜远志

本品形如远志段，色泽加深，味甜。

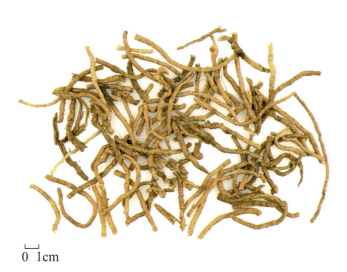

0 1cm

图1-94-1 远志药材

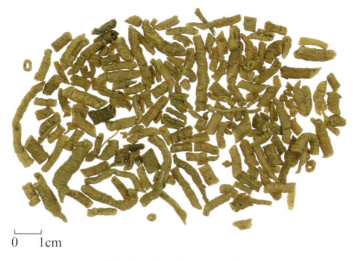

0   1cm

图1-94-2 制远志（饮片）

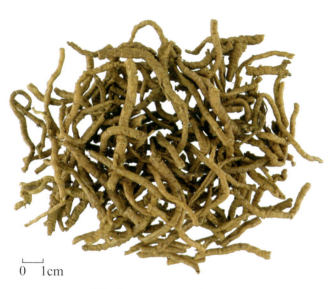

0   1cm

图1-94-3 蜜远志（饮片）

【经验鉴别特征】

药材以身干、筒粗、色黄、肉厚、去净木心者为佳。饮片以段粗、色黄、肉厚、无木心者为佳。一般认为远志筒质量最佳，远志棍最次。

【经验鉴别歌诀】

远志圆柱略弯曲，表面灰黄皱纹密，质硬易脆好剥离，味苦微辛感刺喉。

【功能与主治】

安神益智，交通心肾，祛痰，消肿。用于心肾不交引起的失眠多梦、健忘惊悸、神志恍惚，咳痰不爽，疮疡肿毒，乳房肿痛。

【伪品及混淆品特征】

1. 野胡麻根

本品为通泉草科植物野胡麻的根。外表浅灰棕色，有纵皱纹，少有深陷的横皱纹和支根瘢痕。皮部较远志薄，而木质部特别发达。

2. 三叶香草根

本品为报春花科植物三叶香草的根。根粗大分枝或缢缩成连珠状，根皮淡黄色。

3. 麦冬细根

本品为百合科植物麦冬的干燥细根压扁而成。呈细长扁圆柱形。表面黄白色或淡黄色，有细皱纹。质柔韧，断面黄白色，中柱细小，多外露。气微，味甘、微苦。

（陈志珍　编著）

泽 泻

【来源】

本品为泽泻科植物东方泽泻 *Alisma orientale*（Sam.）Juzep. 或泽泻 *Alisma plantago-aquatica* Linn. 的干燥块茎。主产于福建、四川、江西、广东、广西、湖北、湖南等。以冬季茎叶开始枯萎时采挖，洗净，干燥，除去须根和粗皮。

【药材性状】

本品呈类球形、椭圆形或卵圆形。表面黄白色或淡黄棕色，有浅沟纹。质坚实，断面黄白色，粉性，有多数细孔。气微，味微苦。

【饮片性状】

1. 泽泻

本品呈圆形或椭圆形厚片。外表皮淡黄色或淡黄棕色，可见细小突起的须根痕。切面黄白色至淡黄色，粉性，有多数细孔。气微，味微苦。

2. 盐泽泻

本品形如泽泻片，表面淡黄棕色或黄褐色，偶见焦斑。味微咸。

【经验鉴别特征】

药材以个大、光滑、体重坚实者为佳。饮片以块大、黄白色、质地充实、粉性足者为佳。

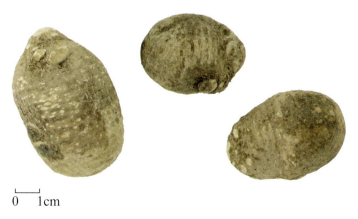

0　1cm

图1-95-1　泽泻（药材）

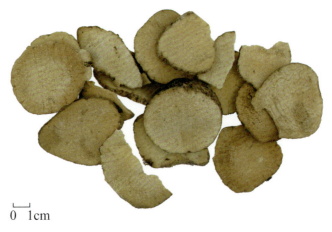

图1-95-2 泽泻（饮片）

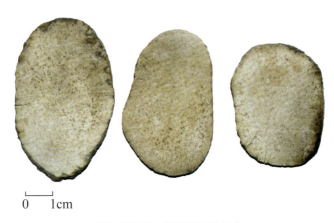

图1-95-3 盐泽泻（饮片）

【经验鉴别歌诀】

泽泻球形椭圆形，表面黄白有沟纹，切面粉性多细孔，下焦湿热效尤甚。

【功能与主治】

利水渗湿，泄热，化浊降脂。用于小便不利，水肿胀满，泄泻尿少，痰饮眩晕，热淋涩痛，高脂血症。

【伪品及混淆品特征】

掺假泽泻片

掺入无机盐以增加重量，切面发白，指甲掐之痕迹浅，不易掰断，感觉质硬。

（陈志珍　编著）

浙贝母

【来源】

本品为百合科植物浙贝母 *Fritillaria thunbergii* Miq. 的干燥鳞茎。产于浙江、江苏、福建、江西。初夏植株枯萎时采挖，洗净。大小分开，大者除去芯芽，习称"大贝"；小者不去芯芽，习称"珠贝"。分别撞擦，除去外皮，拌以煅过的贝壳粉，吸去擦出的浆汁，干燥；或取鳞茎，大小分开，洗净，除去芯芽，趁鲜切成厚片，洗净，干燥，习称"浙贝片"。

【药材性状】

大贝

本品为鳞茎外层的单瓣鳞叶，略呈新月形。外表面类白色至淡黄色。质硬而脆，易折断，断面白色至黄白色，富粉性。气微，味微苦。

珠贝

本品为完整的鳞茎，呈扁圆形。表面类白色，外层鳞叶 2 瓣，肥厚，略似肾形，相互抱合，内有小鳞叶 2～3 枚和干缩的残茎。

浙贝片

本品呈椭圆形或类圆形片。外皮淡黄色者，较光滑。切面微鼓起，灰白色；或平坦，粉白色。质脆，易折断，断面粉白色，富粉性。

【饮片性状】

本品为类圆形的厚片或碎块，有的具芯芽。外皮黄褐色或灰褐色，略皱缩；或淡黄白色，较光滑或被有白色粉末。切面微鼓起或平坦，灰白色或粉白色，略角质状或富粉性。多质坚硬，易折断；或质硬，断面灰白色或白色，有的浅黄棕色。气微，味苦。

【经验鉴别特征】

以鳞叶肥厚、质坚实、粉性足、断面白色者为佳。

【经验鉴别歌诀】

浙贝鳞茎生浙江，大贝珠贝两种样，断面粉性气微苦，清热化痰消痈良。

【功能与主治】

清热化痰止咳，解毒散结消痈。用于风热咳嗽，痰火咳嗽，肺痈，乳痈，瘰疬，疮毒。

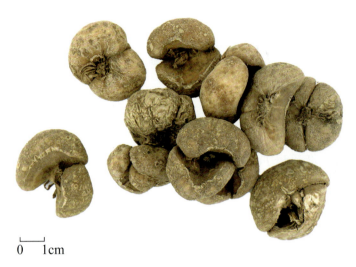

0   1cm

图1-96-1 浙贝母（药材）

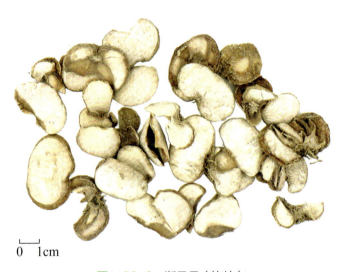

0   1cm

图1-96-2 浙贝母（饮片）

【伪品及混淆品特征】

1. 皖贝母

本品为百合科贝母属植物安徽贝母的干燥鳞茎。多瓣，大小悬殊，顶端闭合，底部突出。

2. 湖北贝母

本品为百合科贝母属植物天目贝母的鳞茎。两瓣，大小相近，相互抱合，顶端开口或闭合，底部突出或凹陷。

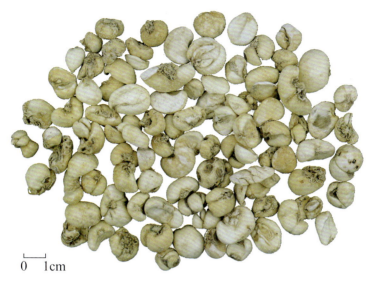

0 1cm

图1-96-3 皖贝母（药材）

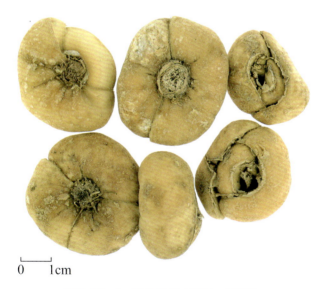

0 1cm

图1-96-4 湖北贝母（药材，无硫）

（陈志珍 编著）

◁ 知 母 ▷

【来源】

本品为百合科植物知母 *Anemarrhena asphodeloides* Bge. 的干燥根茎。主产于河北、山西、陕西、内蒙古、甘肃、河南、山东、辽宁、黑龙江等地。春、秋二季采挖，除去须根和泥沙，晒干，习称"毛知母"；或除去外皮，晒干。

【药材性状】

本品呈长条状，微弯曲，略扁。表面黄棕色至棕色，节上密生黄棕色的残存叶基，习称"金包头"。质硬，易折断，断面黄白色。气微，味微甜、略苦，嚼之带黏性。

【饮片性状】

1. 知母

本品呈不规则类圆形的厚片。外表皮黄棕色或棕色。切面黄白色至黄色。气微，味微甜、略苦，嚼之带黏性。

2. 盐知母

本品形如知母片，色黄或微带焦斑。味微咸。

【经验鉴别特征】

药材以身条肥大、外皮附金黄色细绒毛、质坚实而柔润、断面白色、嚼之味苦而发黏者为佳。

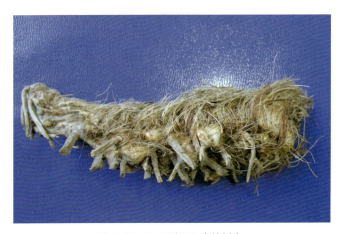

图1-97-1　毛知母（药材）

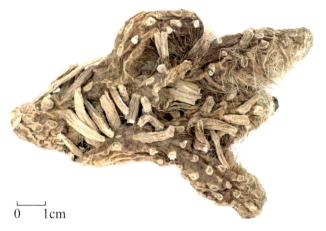

0 —— 1cm

图1-97-2　知母（药材）

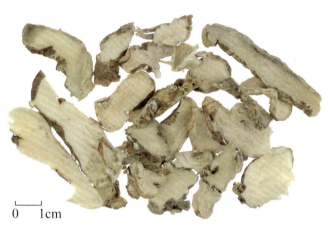

0 —— 1cm

图1-97-3　知母（饮片）

【经验鉴别歌诀】

知母表面色棕黄，金包头缠满身上，质硬易断带黏性，滋阴润燥功效崇。

【功能与主治】

清热泻火，滋阴润燥。用于外感热病，高热烦渴，肺热燥咳，骨蒸潮热，内热消渴，肠燥便秘。

【伪品及混淆品特征】

鸢尾

本品为鸢尾科植物鸢尾的干燥根茎。呈扁圆柱形，表面灰棕色，有节，节上常有分枝，节间部分一端膨大，另一端缩小，膨大部分密生同心环纹，愈近顶端愈密。质坚硬，断面对见散在的小点（维管束）。气微，味苦、辛。

（陈志珍　编著）

＜ 紫 草 ＞

【来源】

本品为紫草科植物新疆紫草 *Arnebia euchroma*（Royle）Johnst. 或内蒙紫草 *Arnebia guttata* Bunge 的干燥根。主产于新疆、西藏、内蒙古等地。春、秋二季采挖，除去泥沙，干燥。

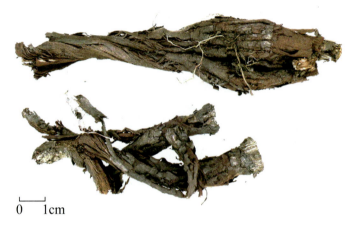

图1-98-1　国产软紫草

【药材性状】

新疆紫草（软紫草）

本品呈不规则的长圆柱形，多扭曲。表面紫红色或紫褐色，皮部疏松，常10余层重叠，易剥落。体轻，质松软，易折断，断面不整齐。气特异，味微苦、涩。

内蒙紫草（硬紫草）

本品呈圆锥形或圆柱形，扭曲。表面紫红色或暗紫色，皮部略薄，常数层相叠，易剥离。质硬而脆，易折断，断面较整齐。气特异，味涩。

【饮片性状】

新疆紫草切片为不规则的圆柱形切片或条形片状。紫红色或紫褐色。皮部深紫色。圆柱形切片，木部较小，黄白色或黄色。

内蒙紫草切片为不规则的圆柱形切片或条形片状。质硬而脆。紫红色或紫褐色。皮部深紫色。圆柱形切片，木部较小，黄白色或黄色。

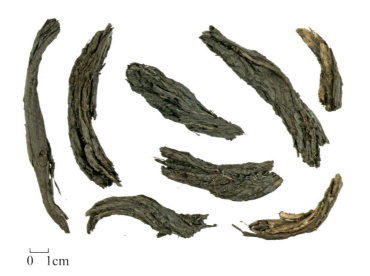

0　1cm

图1-98-2　进口软紫草

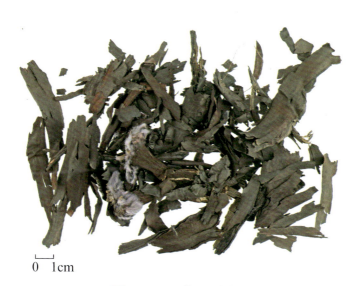

0　1cm

图1-98-3　进口硬皮紫草

【经验鉴别特征】

新疆紫草以粗长、肥大、色紫、皮厚而木心小者为佳。

【经验鉴别歌诀】

紫草表面色紫红，质软皮部多疏松，片状重叠易剥落，清热凉血功效崇。

【功能与主治】

清热凉血，活血解毒，透疹消斑。用于血热毒盛，斑疹紫黑，麻疹不透，疮疡，湿疹，水火烫伤。

【伪品及混淆品特征】

滇紫草

本品为紫草科植物滇紫草的干燥根。根呈扭曲不直的圆柱形。表面栓皮呈层片状，紫褐色或紫红色。根皮有时脱落，呈不规则层片状。体轻，质硬，易折断。断面黄白色，较平坦。气微弱，味淡微酸。在有些地区还习用紫草科植物天山软紫草、长花滇紫草等的根，作紫草药用，应注意鉴别。

（陈志珍　编著）

紫 菀

【来源】

本品为菊科植物紫菀 *Aster tataricus* L.f. 的干燥根及根茎。主产于河北、内蒙古和东北三省等地区。春、秋二季采挖，除去有节的根茎（习称"母根"）和泥沙，编成辫状晒干，或直接晒干。

【药材性状】

本品根茎呈不规则块状，大小不一。根茎簇生多数细根。表面紫红色或灰红色。根茎质稍硬，根质较柔韧。气微香，味甜、微苦，嚼后微有麻辣感。

【饮片性状】

1. 紫菀

本品呈不规则的厚片或段。根外表皮紫红色或灰红色，有纵皱纹。切面淡棕色，中心具棕黄色的木心。气微香，味甜，微苦。

2. 蜜紫菀

本品形如紫菀片（段），表面棕褐色或紫棕色。有蜜香气，味甜。

【经验鉴别特征】

药材以身干、条长、色紫红、质柔软、残茎叶去除干净者为佳。饮片以片形大小一致、色紫红、质柔软、残茎叶去除干净者为佳。蜜紫菀形如紫菀片，以紫棕色、不粘手、蜜香气浓者为佳。

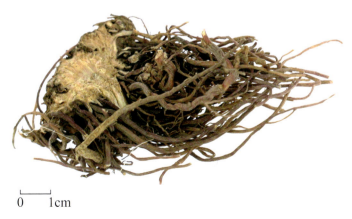

0   1cm

图1-99-1 紫菀（药材）

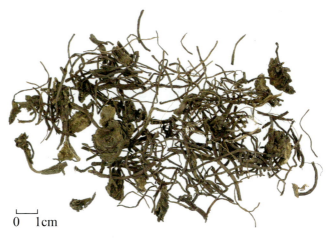

图1-99-2 紫菀（饮片）

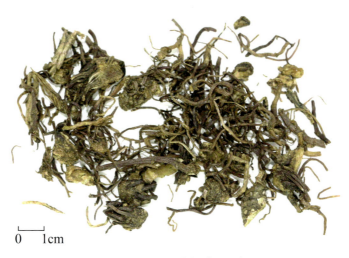

图1-99-3 蜜紫菀（饮片）

【经验鉴别歌诀】

紫菀质柔软，加工结小辫，味甜稍带苦，止嗽平痰喘。

【功能与主治】

润肺下气，消痰止咳。用于痰多喘咳，新久咳嗽，劳嗽咳血。

【伪品及混淆品特征】

山紫菀

本品为菊科多种植物的根及根茎。包括掌叶橐吾、箭叶橐吾、离舌橐吾、齿叶橐吾。紫菀与山紫菀主要区别点见下表：

品名	紫菀	山紫菀
形状	常编成辫状	马尾状或扭曲成团块状
表面	紫红色或灰色	黄棕色或棕褐色，密生黄色或黄棕色短绒毛
断面	无木心	中央有浅黄色木心
质地	质柔韧，不易折断	体轻质脆，易折断

（陈志珍　编著）

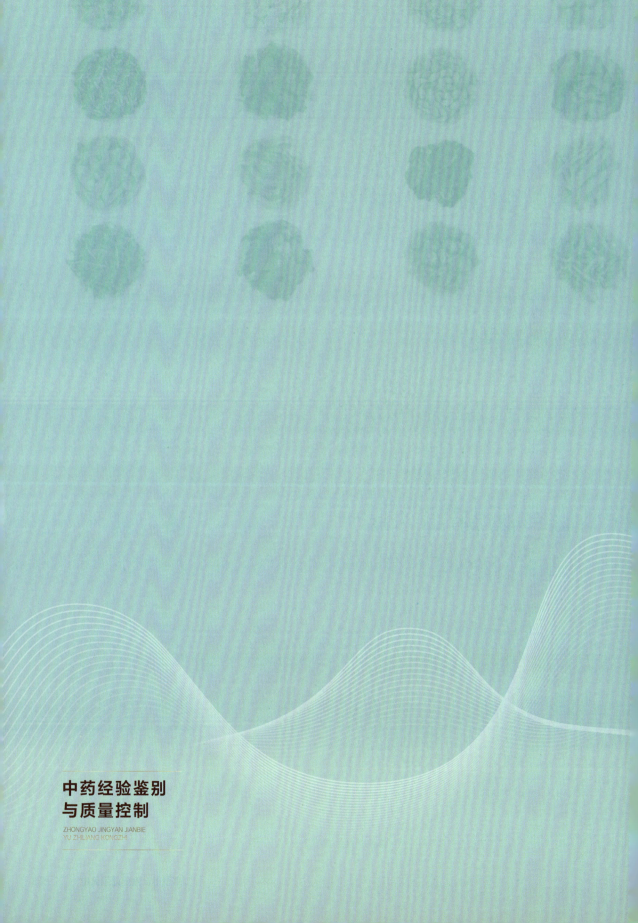

中药经验鉴别
与质量控制

ZHONGYAO JINGYAN JIANBIE
YU ZHILIANG KONGZHI

第二章

茎木类药

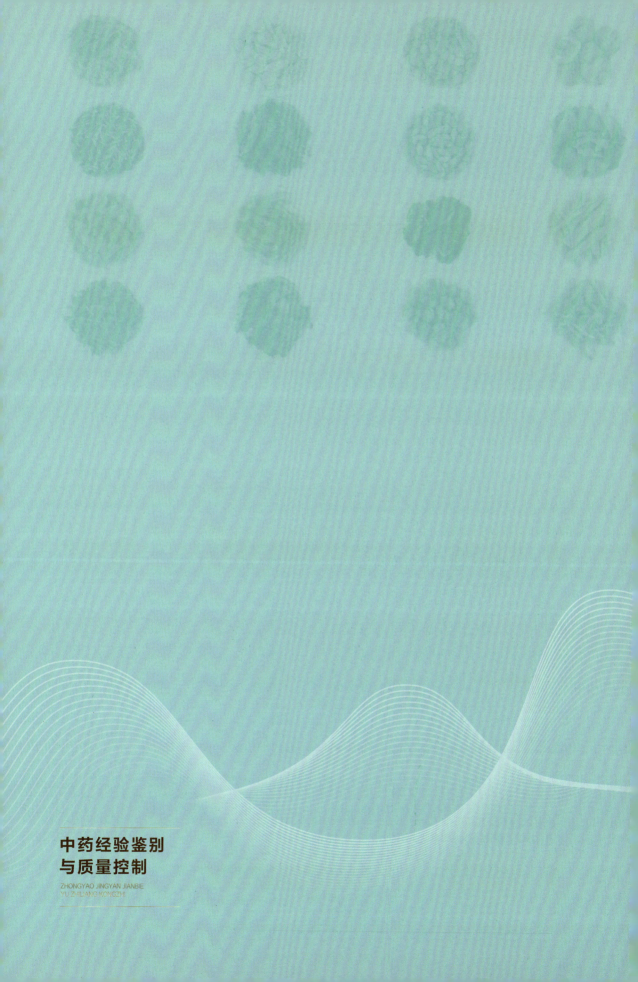

中药经验鉴别
与质量控制

ZHONGYAO JINGYAN JIANBIE
YU ZHILIANG KONGZHI

沉 香

【来源】

本品为瑞香科植物白木香 *Aquilaria sinensis* （Lour.）Gilg 含有树脂的木材。主产于广东、海南、广西、福建等省区。全年均可采收，割取含树脂的木材，除去不含树脂的部分，阴干。

【药材性状】

本品呈不规则块、片状或盔帽状，有的为小碎块。表面凹凸不平，有刀痕，偶有孔洞，可见黑褐色树脂与黄白色木部相间的斑纹，孔洞及凹窝表面多呈朽木状。质较坚实，断面刺状。气芳香，味苦。入水半沉或上浮，燃烧时有浓烟，并有强烈的香气散发及黑色油状物渗出。

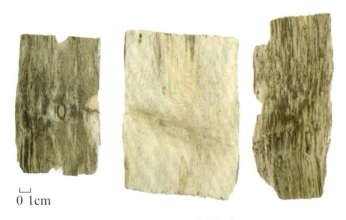

0 1cm

图2-1-1 沉香（药材）

【饮片性状】

本品为不规则的极薄片或小碎块或细粉，表面可见黑褐色与黄色交错的纹理，质较坚实。气芳香，味苦。燃烧时有油渗出，冒浓烟，香气浓烈。

【经验鉴别特征】

药材以体重、色棕黑油润、燃之有油渗出、香气浓烈者为佳。

【经验鉴别歌诀】

沉香沉水心材香，块片凹凸不等长。常见刀痕斑纹理，行气止痛温中脏。

【功能与主治】

行气止痛，温中止呕，纳气平喘。用于胸腹胀闷疼痛，胃寒呕吐呃逆，肾虚气逆喘急。

【伪品及混淆品特征】

沉香历来为珍贵中药材，价格昂贵，商品时有伪品出现。

1. 劣质白木香

本品为瑞香科植物土沉香（白木香）的木材的劣质品。呈不规则块状，表面凹凸不平，有刀痕，偶具孔洞，无或少见黑褐色树脂与黄白色相间斑纹。质坚实，断面刺状。气微香，味淡。火烧略有香气，无油状物渗出。

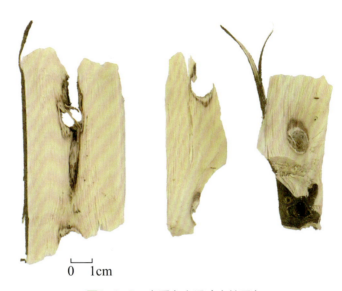

图2-1-2　劣质白木香（未结香）

2. 甲沉香

本品为樟科植物樟经多年水浸腐朽的残木。呈不规则块状或朽木状。表面粗糙，黑褐色，常有纤维散在。质轻，较易折断，断面呈枯朽状，未枯朽者断面呈淡棕黄色。微香，有腐木气，火烧有樟脑气，无油状物渗出。

3. 为杂木经药水或沉香油浸泡后制成

本品断面无黑褐色树脂与黄白色相间斑纹，火烧略有或无香气。

（陈志珍　编著）

川木通

【来源】

本品为毛茛科植物小木通 *Clematis armandii* Franch. 或绣球藤 *Clematis montana* Buch. - Ham. 的干燥藤茎。主产于四川，湖南、陕西、贵州等省亦产。春、秋二季采收，除去粗皮，晒干，或趁鲜切厚片，晒干。

【药材性状】

本品呈长圆柱形，略扭曲。表面黄棕色或黄褐色。质坚硬，不易折断，切面有"车轮纹"。气微，味淡。

【饮片性状】

本品呈类圆形厚片。切面边缘不整齐，木部浅黄棕色或浅黄色，有黄白色放射状纹理及裂隙，其间密布细孔状导管，髓部较小。气微，味淡。

【经验鉴别特征】

药材以条粗而均一、断面色黄白、质轻而坚、无老皮者为佳。

【经验鉴别歌诀】

木通全为圆柱藤，关通粗滑车轮纹。川通节膨断孔髓，清热利水乳汁通。

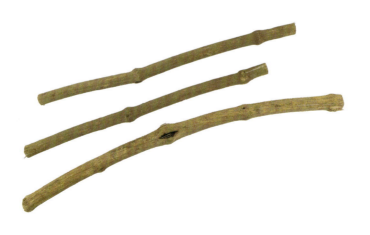

0 1cm

图2-2-1 川木通（药材）

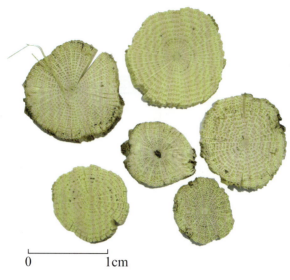

图2-2-2　川木通（饮片）

【功能与主治】

利尿通淋，清心除烦，通经下乳。用于淋证，水肿，心烦尿赤，口舌生疮，经闭乳少，湿热痹痛。

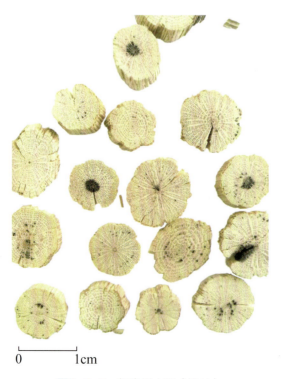

图2-2-3　粗齿川木通（饮片）

【伪品及混淆品特征】

1. 钝齿铁线莲

本品为毛茛科植物钝齿铁线莲的干燥藤茎。茎表面有 6 条纵沟和 6 条宽棱，使茎呈六棱形。表面灰黄色或黄褐色，栓皮多脱落。断面皮层棕褐色，木质部浅黄色。药材多切成厚 4～5mm 饮片，饮片略呈梅花状，表面有 6 条纵沟，将饮片分成 6 个大瓣，内有 3 条次生射线纹理。

2. 粗齿铁线莲

本品为毛茛科植物粗齿铁线莲的干燥藤茎。呈圆柱形，略扭曲，直径一般为 1.2～4.5cm，表面黄棕色或黄褐色，有多数纵向凹沟及棱线，形成 6 个明显凸出的纵棱和 6 个棱槽，每个大棱有多个细纵棱，每个槽中有 2 个细纵棱。节处多膨大，有叶痕及侧枝痕。质坚硬，不易折断。断面不整齐，残留皮部黄棕色，有 6 处内陷，木部黄白色，有放射状纹理及裂隙，其间布满导管，导管孔径较大。髓部较小，类白色或黄棕色，偶有空腔。断面常黏附有灰黑色或灰黄色胶质物。气微，味微苦。

（陈志珍　编著）

大血藤

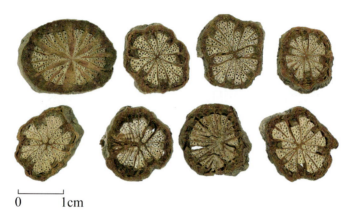

图2-3-1　大血藤（饮片）

【来源】

本品为木通科植物大血藤 *Sargentodoxa cuneata*（Oliv.）Rehd. et Wils. 的干燥藤茎。主产于湖北、四川、江西、河南，江苏、安徽、浙江、贵州等省亦产。秋、冬二季采收，除去侧枝，截段，干燥。

【药材性状】

本品呈圆柱形，略弯曲。表面灰棕色，粗糙。质硬，体轻，易折断。气微，味微涩。

【饮片性状】

本品为类椭圆形的厚片。外表皮灰棕色，粗糙。切面皮部红棕色，有数处向内嵌入木部，木部黄白色，有多数导管孔，射线呈放射状排列。气微，味微涩。

【经验鉴别特征】

药材以条均、茎粗、质坚韧、断面纹理明显、色棕红、气香者为佳。饮片以片大、厚薄均匀、纹理明显、色棕红、气香者为佳。

【经验鉴别歌诀】

大血藤呈圆柱形，外皮粗糙鳞片落，红色皮部嵌入内，断面射线特征明。

【功能与主治】

清热解毒，活血，祛风止痛。用于肠痈腹痛，热毒疮疡，经闭，痛经，跌扑肿痛，风湿痹痛。

【伪品及混淆品特征】

五味子科五味子属植物。在四川有将翼梗五味子的茎称作大血藤；在湖北、四川有将华中五味子的茎，称为大血藤；湖北、陕西有些地区将铁箍散的茎作为大血藤入药。

木通科大血藤的茎与五味子科五味子属植物的茎在外观形态有明显区别：

大血藤茎

本品为木通科植物大血藤的干燥茎，表面栓皮呈棕褐色，木质部黄白色，有淡红色菊花形放射状射线，故有五花血藤之称。

五味子属植物

本品为五味子科五味子属植物的茎，茎表面呈棕黄色，木质部淡棕色或棕黄色，有细小的略呈圈状排列的针孔（大型导管），中央有圆点形髓部。二者虽然都具有舒筋活血的功效，但其化学成分不同，不能混用。

（陈志珍　编著）

⟨ 钩 藤 ⟩

【来源】

本品为茜草科植物钩藤 *Uncaria rhynchophylla*（Miq.）Miq.ex Havil.、大叶钩藤 *Uncaria macrophylla* Wall.、毛钩藤 *Uncaria hirsuta* Havil.、华钩藤 *Uncaria sinensis*（Oliv.）Havil. 或无柄果钩藤 *Uncaria sessilifructus* Roxb. 的干燥带钩茎枝。钩藤主产于广西、广东、湖北、湖南等省区。大叶钩藤主产于广西、广东、云南等省区。毛钩藤主产于福建、广东、广西、台湾等省区。华钩藤主产于广西、贵州、湖南、湖北等省区。无柄果钩藤主产于广东、广西、云南等省区。秋、冬二季采收，去叶，切段，晒干。

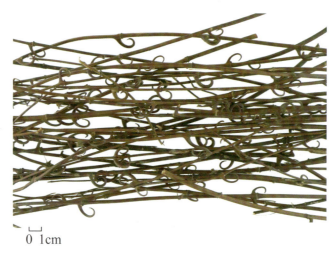

0 1cm

图2-4-1 钩藤（药材）

【药材性状】

本品茎枝呈圆柱形或类方柱形。表面红棕色至紫红色。质坚韧，断面黄棕色，皮部纤维性，髓部黄白色或中空。气微，味淡。

【饮片性状】

本品为带单钩或双钩的茎枝小段。表面黄褐色至紫红色，有细纵纹。质硬，茎断面有黄白色髓部。气微，味淡。

【经验鉴别特征】

药材以茎细、钩全、色紫棕者为佳。以双钩藤为优。饮片以段小均匀、色红、钩多、茎枝少者为佳。

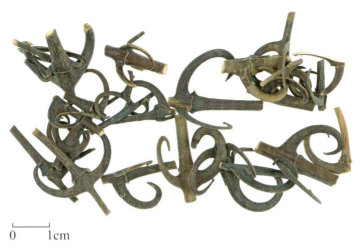

0 　1cm

图2-4-2　钩藤（饮片）

【经验鉴别歌诀】

钩藤无毛或有毛，茎节长钩状如锚，质轻坚韧髓疏松，平肝降压功效好。

【功能与主治】

息风定惊，清热平肝。用于肝风内动，惊痫抽搐，高热惊厥，感冒夹惊，小儿惊啼，妊娠子痫，头痛眩晕。

【伪品及混淆品特征】

攀茎钩藤

本品为茜草科植物攀茎钩藤的干燥带钩茎枝。呈方柱形。四面微有纵凹陷。钩渐尖，顶端微膨大。表面棕黄或棕红色，密被黄棕色或白色长柔毛。折断面髓部灰白色。

（陈志珍　编著）

❮ 桂 枝 ❯

【来源】

本品为樟科植物肉桂 *Cinnamomum cassia* Presl 的干燥嫩枝。主产于广东、广西。春、夏二季采收，除去叶，晒干，或切片晒干。

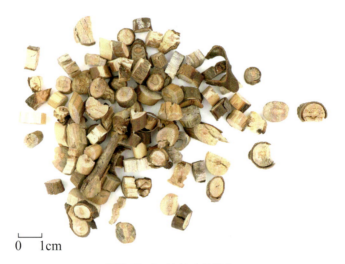

图2-5-1　桂枝（饮片）

【药材性状】

本品呈长圆柱形，多分枝。表面红棕色至棕色。质硬而脆，易折断。有特异香气，味甜、微辛，皮部味较浓。

【饮片性状】

本品为类圆形或椭圆形的厚片，或不规则的段。表面红棕色至棕色，有时可见点状皮孔或纵棱线。切面皮部红棕色，木部黄白色或淡黄棕色，髓部类圆形或略呈方形。有特殊香气，味甜、微辛。

【经验鉴别特征】

药材以幼嫩、棕红色、气香者为佳。饮片以大小均匀、色红、质嫩、气香味浓者为佳。

【经验鉴别歌诀】

解肌妙药数桂枝，樟科肉桂的嫩枝。枝圆皮棕略四棱，木部黄白髓四方。香浓味甜又微辛，发汗通阳也温经。

【功能与主治】

发汗解肌，温通经脉，助阳化气，平冲降气。用于风寒感冒，脘腹冷痛，血寒经闭，关节痹痛，痰饮，水肿，心悸，奔豚。

（陈志珍　编著）

海风藤

【来源】

本品为胡椒科植物风藤 *Piper kadsura*（Choisy）Ohwi 的干燥藤茎。主产于福建、浙江、海南、广东、台湾等省。夏、秋二季采割，除去根、叶，晒干。

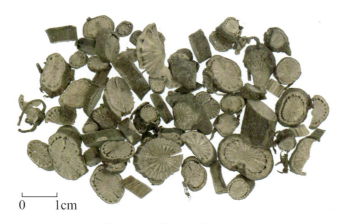

图2-6-1 海风藤（饮片）

【药材性状】

本品呈扁圆柱形，微弯曲。表面灰褐色或褐色，粗糙。体轻，质脆，易折断，断面不整齐。气香，味微苦、辛。

【饮片性状】

本品为不规则扁圆形厚片，切面有灰黄色与灰白色相间排列的放射状纹理，边缘可见小洞成环，髓部灰褐色。体轻，质脆。气香，味微苦、辛。

【经验鉴别特征】

药材以身干、质硬、体轻、气味辛香、无叶者为佳。饮片以厚薄均匀、质硬、体轻、香气浓者为佳。

【经验鉴别歌诀】

海风藤皮灰褐色，断面皮窄中间髓，夹有木部放射状，祛风除湿经络通。

【功能与主治】

祛风湿，通经络，止痹痛。用于风寒湿痹，肢节疼痛，筋脉拘挛，屈伸不利。

【伪品及混淆品特征】

1. 南藤

本品为胡椒科植物石南藤和毛蒟的干燥藤茎。表面灰褐色或灰棕色，有纵纹和膨大的节，光滑或被短毛。质轻而脆。横断面皮部窄，维管束与射线相间呈放射状排列，木部有小孔，中心有灰褐色的髓。叶互生，卵状披针形或卵形，叶片皱缩，灰绿色。气清香，味辛辣。

2. 小风藤

本品为胡椒科植物山蒟的干燥藤茎或带叶茎枝。呈圆柱形，多缠绕成团。表面灰棕色，有明显膨大的节。质轻而脆，断面中心有灰褐色的髓。叶片椭圆形，灰绿色。气清香，味辛辣。

3. 广东海风藤

本品为木兰科植物异形南五味子的干燥藤茎。呈圆柱形。多横切成片。栓皮黄棕色，柔软似棉。除去栓皮者，表面呈棕色。质坚硬，不易折断。横切面皮部占半径的1/4，棕色，显纤维状。木部黄棕色或浅棕色，密布麻点状小孔，圆形的棕褐色的髓位于中央，多呈空洞或裂隙状。有樟木香气，味微涩。

（陈志珍　编著）

槲寄生

【来源】

本品为桑寄生科植物槲寄生 *Viscum coloratum*（Komar.）Nakai 的干燥带叶茎枝。主产于东北、华北各省。陕西、甘肃、山东、河南等省亦产。冬季至次春采割，除去粗茎，切段，干燥，或蒸后干燥。

【药材性状】

本品茎枝呈圆柱形，2～5叉状分枝。表面黄绿色、金黄色或黄棕色，有纵皱纹。体轻，质脆，易折断。叶对生于枝梢，表面黄绿色，革质。气微，味微苦，嚼之有黏性。

【饮片性状】

本品为不规则的厚片，茎外皮黄绿色、黄棕色或棕褐色。切面皮部黄色，髓部常偏向一边。叶片黄绿色或黄棕色，全缘，革质。气微，味微苦，嚼之有黏性。

【经验鉴别特征】

药材以枝嫩、色黄绿、叶多者为佳。饮片以长短均匀、色黄绿、无老枝、叶多者为佳。

【经验鉴别歌诀】

槲寄生枝多分叉，顶端对叶倒披针。三脉革质均黄绿，祛风补虚兼安胎。

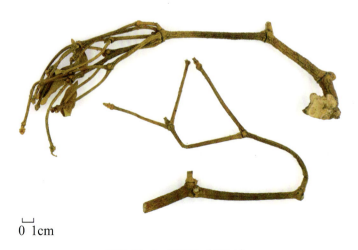

0 1cm

图2-7-1 槲寄生（药材）

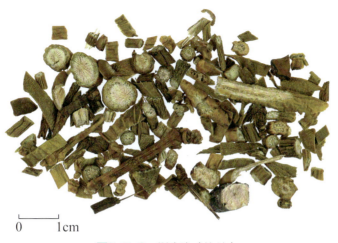

图2-7-2 槲寄生（饮片）

【功能与主治】

祛风湿，补肝肾，强筋骨，安胎元。用于风湿痹痛，腰膝酸软，筋骨无力，崩漏经多，妊娠漏血，胎动不安，头晕目眩。

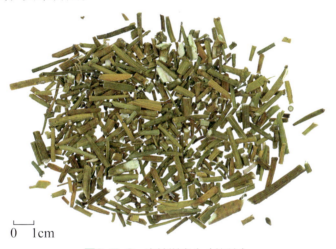

图2-7-3 扁枝槲寄生（饮片）

【伪品及混淆品特征】

扁枝槲寄生

本品为桑寄生科植物扁枝槲寄生或枫香槲寄生的干燥带叶茎枝。基部圆柱形，两侧各具一棱，常二岐或三岐叉状分枝，节膨大。小枝节间长1.5～4cm，呈扁平圆柱形，边缘薄，上端稍宽，基部渐窄，具纵肋5～7条，中肋明显。表面黄绿色或黄棕色，体轻，质韧，不易折断，断面不平坦，黄白色，髓部常呈狭缝状。叶呈鳞片状，易脱落，无柄。气微，味微苦。

（陈志珍　编著）

鸡血藤

【来源】

本品为豆科植物密花豆*Spatholobus suberectus* Dunn 的干燥藤茎。主产于广东、广西、云南等省区。秋、冬二季采收，除去枝叶，切片，晒干。

【药材性状】

本品为扁圆柱形，稍扭曲。表面灰棕色。质坚硬。气微，味涩。

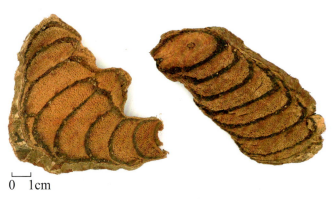

0   1cm

图2-8-1　鸡血藤（饮片）

【饮片性状】

本品为椭圆形、长矩圆形或不规则的斜切片。表面灰棕色。质坚硬。切面木部红棕色或棕色，导管孔多数；韧皮部有树脂状分泌物呈红棕色至黑棕色，与木部相间排列呈数个同心性椭圆形环或偏心性半圆形环；髓部偏向一侧。气微，味涩。

【经验鉴别特征】

药材以条均、树脂状分泌物较多者为佳。饮片以片大、厚薄均匀、质坚实、树脂状分泌物较多者为佳。

【经验鉴别歌诀】

鸡血藤茎切面认，偏心环纹红黑分。小髓居内偏一侧，补血通络活血行。

【功能与主治】

活血补血，调经止痛，舒筋活络。用于月经不调，痛经，经闭，风湿痹痛，麻木瘫痪，血虚萎黄。

【伪品及混淆品特征】

1. 山鸡血藤

本品为豆科植物香花鸡血藤（香花崖豆藤）的藤茎，藤茎呈椭圆形、类圆形或不规则的斜切片，长径3～8cm，短径1.5～3.0cm，厚3～6mm。外皮粗糙，灰褐色至棕褐色，皮孔椭圆形，纵向开裂。皮部或皮部内侧有一圈红棕色至棕褐色的树脂状物，占横切面半径的1/4～1/3。木部淡黄色，有多数细孔，髓部小。质坚硬，气微，味涩、微苦。圆柱形，表面灰棕色，粗糙。商品呈长椭圆形斜切片，外侧淡黄色，内侧有一圈渗出的黑棕色树脂状分泌物。木质部淡黄色，导管孔放射状排列呈轮状，髓小居中。

2. 滇鸡血藤

本品为木兰科植物内南五味子的干燥藤茎。秋季采收，除去枝叶，切片，晒干。本品呈圆形、椭圆形或不规则的斜切片，直径1.8～6.5cm。表面灰棕色，栓皮剥落处呈暗红紫色，栓皮较厚，粗者具多数裂隙，呈龟裂状；细者具纵沟，常附有苔类和地衣。质坚硬，不易折断。横切面皮部窄，红棕色，纤维性强。木部宽，浅棕色，有多数细孔状导管。髓部小，黑褐色，呈空洞状。具特异香气，味苦而涩。

3. 白花油麻藤

本品为豆科植物白花油麻藤的藤茎。藤茎呈扁圆柱形，稍弯曲，表面灰棕色。栓皮剥落处现红棕色，有明显纵沟，横向皮孔节处微突起，有时具分枝痕。横切面中央有偏心性的小髓，木质部淡红棕色，韧皮部呈赤褐色至棕黑色的圆环。韧皮部外方为木质部与韧皮部相间排列的同心半圆环。

4. 丰城鸡血藤

本品为豆科植物丰城鸡血藤的干燥藤茎。本品为椭圆形、长矩圆形或不规则的斜切片，厚0.1～0.5cm。表面灰褐色或棕褐色，有纵长或横长的皮孔。切断面皮部约占半径的1/4，有一圈渗出的红棕色至黑棕色树脂状物，木部淡黄色或黄色，可见细密的导管孔，髓极小。质坚硬。气微，味微苦涩。

5. 网络鸡血藤

本品为豆科植物网络夏藤的藤茎。茎藤圆柱形。表面灰黄色，粗糙，具横向环纹，横向开裂。皮部占横切面半径的1/7，分泌物深褐色，木质部黄白色，导管孔不明显，髓小居中。

6. 常春油麻藤

本品为豆科植物油麻藤的藤茎。藤茎呈圆柱形。表面灰褐色，粗糙，具纵沟和细密的横环纹，疣状凸起的皮孔，商品为椭圆形斜切片。韧皮部具棕黄色树脂状分泌物。木质部灰黄色，导管孔放射状排列。韧皮部与木质部相间排列呈数层同心性环，髓小居中。

7. 凤庆鸡血藤

本品为五味子科植物异形南五味子及中间五味子的藤茎，为云南制造鸡血藤膏的主要原料之一，商品常称"凤庆鸡血藤膏"。

（陈志珍　编著）

❮ 降香 ❯

【来源】

本品为豆科植物降香檀 *Dalbergia odorifera* T. Chen 树干和根的干燥心材。主产于广东、海南等省。福建、广西、云南等省区亦产。全年均可采收，除去边材，阴干。

【药材性状】

本品呈类圆柱形或不规则块状。表面紫红色或红褐色。质硬，有油性。气微香，味微苦。火试：燃烧时香气浓烈，有油渗出，稍后留有白灰。水浸后无染色现象，可用来区别苏木与降香。

【饮片性状】

本品为不规则的小碎片、极薄片或细粉，片表面紫红色或红褐色，有致密的纹理。质硬，富油性。粉末呈紫红色或紫褐色。气香，味微苦。

【经验鉴别特征】

药材以色紫红、坚实、不带外皮及白木、油润、香气浓者为佳。饮片以片小、紫色、无外皮及白木、富油性者为佳。

【经验鉴别歌诀】

降香色为暗红紫，体表留有刀削痕。木坚体重沉入水，活血止血又定痛。

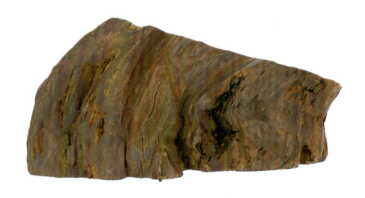

图2-9-1 降香（药材）

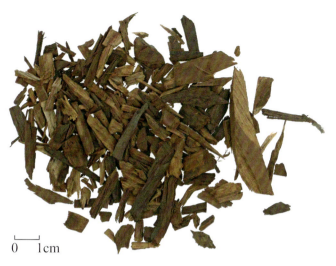

图2-9-2　降香（饮片）

【功能与主治】

化瘀止血，理气止痛。用于吐血，衄血，外伤出血，肝郁胁痛，胸痹刺痛，跌扑伤痛，呕吐腹痛。

【伪品及混淆品特征】

1. 杠香

本品为豆科植物滇黔黄檀含树脂的根、根茎及藤茎。本品呈圆柱形、扁块状或不规则块状。表面黄棕色、红棕色、紫红色或黑褐色，木纹稍粗，花纹密集凌乱、张扬，常见深浅不一树脂纹形成的平行纹、波浪纹、不规则山水纹及同心环纹，中央"黑眼珠"无或不明显，俗称"有眼无珠"或"鬼眼纹"，少而不明显，常见发亮的棕黑色树脂斑块。木质坚硬，体重，断面具同心环状或辐射状花纹，偶见黄白色木部，导管孔洞明显可见，常中空。气芳香，散发甜蜜花香味，味微辛、微苦涩，火烧冒黑烟，渗油，蹿火苗，香气浓烈，灰烬白色。

2. 紫檀

本品系豆科植物紫檀的树干和根部的干燥心材。呈条块状，长短不一，内外均呈鲜红色，久置者呈暗红色至带绿色光泽。横断面具孔点，纵剖面呈线条状纹理，并有油滴状的红色树脂样物质。质致密而重，以水煮之溶液不显赤色。气微，味淡。

（陈志珍　编著）

络石藤

【来源】

本品为夹竹桃科植物络石 *Trachelospermum jasminoides*（Lindl.）Lem. 的干燥带叶藤茎。主产于浙江、江苏、湖北、安徽。冬季至次春采割，除去杂质，晒干。

【药材性状】

本品茎呈圆柱形，弯曲，多分枝，长短不一。表面红褐色。质硬，断面淡黄白色，常中空。叶对生，全缘，革质。气微，味微苦。

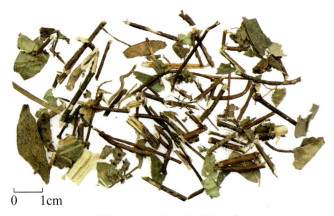

图2-10-1 络石藤（饮片）

【饮片性状】

本品呈不规则的段。茎圆柱形，表面红褐色，可见点状皮孔。切面纤维状，黄白色，中空。叶全缘，略反卷，革质，折断可见白色丝毛。气微，味微苦。

【经验鉴别特征】

药材以身干、条长、叶多、色绿者为佳。饮片以段长短均匀、叶多、色绿、无根茎者为佳。

【经验鉴别歌诀】

络石藤褐质坚韧，断面黄白叶对生。叶片革质椭圆形，祛风通络肿毒消。

【功能与主治】

祛风通络，凉血消肿。用于风湿热痹，筋脉拘挛，腰膝酸痛，喉痹，痈肿，跌扑损伤。

【伪品及混淆品特征】

1. 薜荔藤

本品为桑科植物薜荔的干燥带叶藤茎。茎枝呈圆柱形，细长而弯曲，长短不一，有分枝。质脆，易折断，断面浅黄色，可见髓部呈圆点状，偏于一侧。叶互生，多已脱落，常卷折，完整叶展开呈椭圆形，表面光滑，棕绿色，全缘，背面叶脉网状突起，形成许多小凹窝，黄褐色，革质较厚。无臭，味淡。

2. 广东络石藤

本品为茜草科植物蔓九节的地上全株。茎枝圆柱形，有分枝。商品多已加工成短段，表面黑褐色，有纵纹及节。质坚硬，断面浅红棕色，中心有深色的小髓，嫩枝多中空。叶卵形或卵状椭圆形，灰绿色至青色，全缘，革质。气微，味涩，微甘。

（陈志珍　编著）

⟨ 木 通 ⟩

【来源】

本品为木通科植物木通 *Akebia quinata*（Thunb.）Decne.、三叶木通 *Akebia trifoliata*（Thunb.）Koidz. 或白木通 *Akebia trifoliata*（Thunb.）Koidz. var. *australis*（Diels）Rehd. 的干燥藤茎。木通主产于江苏、浙江、安徽、江西等省；三叶木通主产于浙江省；白木通主产于四川省。秋季采收，截取茎部，除去细枝，阴干。

【药材性状】

本品呈圆柱形，常稍扭曲。表面灰棕色至灰褐色。体轻，质坚实，不易折断，断面不整齐，可见淡黄色颗粒状小点。气微，味微苦而涩。

【饮片性状】

本品呈圆形、椭圆形或不规则形片。外表皮灰棕色或灰褐色。切面木质部淡黄褐色或黄白色，射线呈放射状排列，习称"车轮纹"，中央髓部小或有时中空。气微，味微苦而涩。

【经验鉴别特征】

药材以条匀，无黑心者为佳。饮片以厚薄均匀、色黄白、无黑心者为佳。

【经验鉴别歌诀】

木通同名异物混，关木已清标准消，需与川木相区别，皮部较厚小点存。

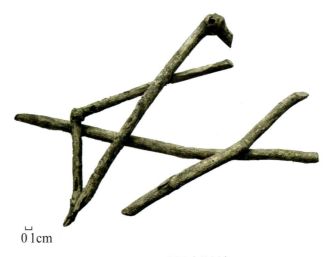

0 1cm

图2-11-1　木通（药材）

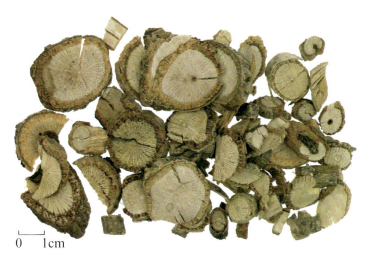

图2-11-2　木通（饮片）

【功能与主治】

利尿通淋，清心除烦，通经下乳。用于淋证，水肿，心烦尿赤，口舌生疮，经闭乳少，湿热痹痛。

【伪品及混淆品特征】

关木通

本品为马兜铃科植物木通马兜铃的干燥藤茎。藤茎呈长圆柱形，稍弯曲，长短不一。表面灰黄色或浅棕黄色，节部稍膨大，节上有枝痕。去皮较深处可见淡黄色带光泽的纵直脊纹（中柱鞘纤维束）。体轻质硬，不易折断，断面黄白色或黄色，皮部狭窄，木部宽广，与射线相间呈放射状排列，木质部有多层整齐排列的小孔（导管），形如蜘蛛网，髓部不明显。气微，味苦。摩擦其切面，有樟脑样气味。

（陈志珍　编著）

青风藤

【来源】

本品为防己科植物青藤 *Sinomenium acutum*（Thunb.）Rehd. et Wils. 和毛青藤 *Sinamenium acutum*（Thunb.）Rehd. et Wils. var. *cinereum* Rehd. et Wils. 的干燥藤茎。主产于浙江、江苏、湖北、湖南。秋末冬初采割，扎把或切长段，晒干。

【药材性状】

本品呈长圆柱形，常微弯曲。表面绿褐色至棕褐色。体轻，质硬而脆，易折断，断面不平坦。气微，味苦。

【饮片性状】

本品呈类圆形的厚片。外表面绿褐色至棕褐色。切面灰黄色至淡灰黄色，皮部窄，木部有明显的放射状纹理，习称"车轮纹"，其间具有多数小孔，髓部淡黄白色至棕黄色。气微，味苦。

【经验鉴别特征】

药材以条匀，外皮色绿褐者为佳。饮片以厚薄均匀、色绿、无朽木者为佳。

【经验鉴别歌诀】

防己青风藤棕褐，断面灰黄车轮纹，髓部色浅味微苦，褪色变味仔细辨。

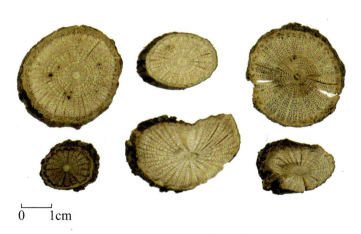

0　　1cm

图2-12-1　青风藤（饮片）

【功能与主治】

祛风湿，通经络，利小便。用于风湿痹痛，关节肿胀，麻痹瘙痒。

【伪品及混淆品特征】

1. 木防己

本品为防己科植物木防己的藤茎。藤茎常扭曲，表面稍粗糙，常密具黄绿色斑点。味微苦。

2. 秤钩风

本品为防己科植物秤钩风的藤茎。老茎表面有不规则的纵裂纹，表面灰棕色，有明显横向皮孔。体重，质坚硬。横切面的木质部有放射状纹30条左右，具细小孔，且显2～7圈清晰的环纹，偏心性。味微苦。

3. 清风藤

本品为清风藤科植物清风藤的藤茎。老藤色灰黑，光滑，外表有纵皱及叶柄残基。断面皮部薄，灰黑色，木部黄白色，射线不明显。

4. 鸡屎藤

本品为茜草科植物鸡屎藤的藤茎。呈扭曲状扁圆柱形，表面黄棕色。断面呈"C"字形。具特异致呕臭气。

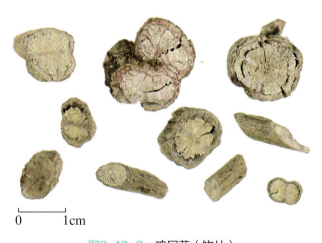

图2-12-2 鸡屎藤（饮片）

（陈志珍 编著）

‹ 桑寄生 ›

【来源】

本品为桑寄生科植物桑寄生 *Taxillus chinensis*（DC.）Danser. 的干燥带叶茎枝。主产于福建、广东等省区。冬季至次春采割，除去粗茎，切段，干燥，或蒸后干燥。

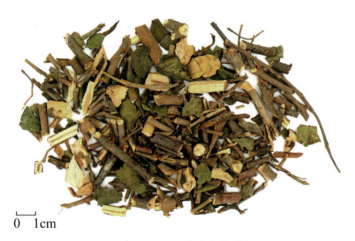

0　1cm

图2-13-1　桑寄生（饮片）

【药材性状】

本品茎枝呈圆柱形。表面红褐色或灰褐色。质坚硬。叶多卷曲，表面黄褐色，全缘，革质。气微，味涩。

【饮片性状】

本品为厚片或不规则短段。外表皮红褐色或灰褐色，具细纵纹。切面皮部红棕色，木部色较浅。叶多卷曲或破碎，革质。气微，味涩。

【经验鉴别特征】

药材以枝细质嫩、色红褐、叶未脱落者为佳。饮片以片形均匀、茎嫩、叶多者为佳。

【经验鉴别歌诀】

桑寄生枝红褐色，嫩枝间有棕茸毛。叶片卵形黄褐色，祛风除湿补肝肾。

【功能与主治】

祛风湿，补肝肾，强筋骨，安胎元。用于风湿痹痛，腰膝酸软，筋骨无力，崩漏经多，妊娠漏血，胎动不安，头晕目眩。

【伪品及混淆品特征】

槲寄生

本品为桑寄生科植物槲寄生的干燥带叶茎枝。茎枝呈圆柱形，2～5叉状分枝。表面黄绿色、金黄色或黄棕色，有纵皱纹。体轻，质脆，易折断。叶对生于枝梢。表面黄绿色，革质。气微，味微苦，嚼之有黏性。

（陈志珍　编著）

〈 苏 木 〉

【来源】

本品为豆科植物苏木 *Caesalpinia sappan* L. 的干燥心材。主产于广东、广西、台湾、云南、四川、贵州等省区。多于秋季采伐，除去白色边材，干燥。

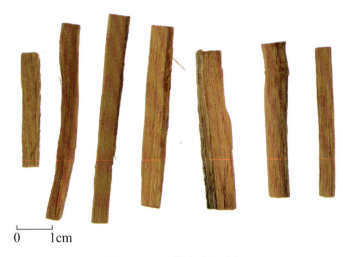

图2-14-1　苏木（饮片）

【药材性状】

本品呈长圆柱形或对剖半圆柱形。表面黄红色至棕红色。质坚硬。断面略具光泽，年轮明显。气微，味微涩。将本品浸入热水中，水染成鲜艳的桃红色，加酸则变为黄色，再加碱又变为红色。

【饮片性状】

本品呈细条状、不规则片状，或为粗粉。片、条表面黄红色至棕红色，常见纵向纹理。质坚硬。有的可见暗棕色、质松、带亮星的髓部。气微，味微涩。

【经验鉴别特征】

药材以粗壮质硬、色红黄者为佳。

【经验鉴别歌诀】

苏木黄红圆柱形，木质坚硬有削痕。截面同心环明显，活血通经祛瘀痛。

【功能与主治】

活血祛瘀，消肿止痛。用于跌打损伤，骨折筋伤，瘀滞肿痛，经闭痛经，产后瘀阻，胸腹刺痛，痈疽肿痛。

【伪品及混淆品特征】

本品为豆科植物小叶红豆的干燥心材。本品多劈成不规则块状或削成不规则的圆柱形，大小不一有裂缝，偶有洞孔。外表紫红色或棕红色，洞孔和凹窝的表面呈棕褐色。断面粗糙，无光泽，同心环年轮不明显。气微，味淡。

（陈志珍　编著）

❮ 檀 香 ❯

【来源】

本品为檀香科植物檀香 *Santalum album* L. 树干的干燥心材。国外主产于印度、澳大利亚、印度尼西亚，我国海南、广东、云南等地亦产。以夏季采收为佳。除去边材，镑片或劈碎后入药。生用。

【药材性状】

本品呈长短不一的圆柱形木段，有的略弯曲。外表面灰黄色或黄褐色，光滑细腻，有的具疤节或纵裂。质坚实，不易折断。气清香，燃烧时香气更浓。味淡，嚼之微有辛辣感。

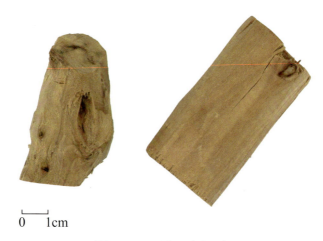

0   1cm

图2-15-1　檀香（个子）

【饮片性状】

本品为不规则的条形薄片或小碎块，淡黄棕色，表面纹理纵直整齐。质致密而韧，光滑细致。具特异香气，味微苦、辛。

【经验鉴别特征】

药材以色黄、质坚、显油迹、香气浓者为佳。饮片以片薄细致、色黄、香气浓者为佳。

【经验鉴别歌诀】

檀香心材木段状，光滑细致气异香。黄檀白檀色来分，理气调中散寒痛。

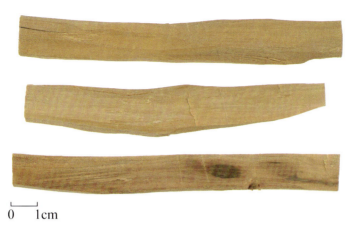

0　　1cm

图2-15-2　檀香（饮片）

【功能与主治】

行气温中，开胃止痛。用于寒凝气滞，胸膈不舒，胸痹心痛，脘腹疼痛，呕吐食少。

【伪品及混淆品特征】

1. 紫檀

本品为豆科植物紫檀的木部心材。呈长方块状或小碎块，显棕红色，久与空气接触时变暗。质坚实，不易折断。切断面有深浅相隔的层纹。本品用水煮不产生红色溶液，故可以与其他红色木材区分。

2. 扁柏木

本品为柏科植物扁柏的木材。呈不规则的段块状，有的稍弯曲，外表黄色或黄棕色，有纵沟纹和疤节，纵向劈开纹理多弯曲。横断面年轮明显，具香气，燃烧时冒浓烟，香气无明显变化，味微苦。

3. 掺伪品

本品系用檀香树干边材制成的饮片。呈纵劈的不规则短小片块，表面黄白色，纵纹细密，有的不甚顺直。质坚硬而略有韧性，劈下的细小节段横向折断时多稍有牵连而不全断离。

（陈志珍　编著）

‹ 通 草 ›

【来源】

本品为五加科植物通脱木 *Tetrapanax papyrifer*（Hook.）K. Koch 的干燥茎髓。主产于贵州、云南、广西、四川、湖北等省。秋季割取茎，截成段，趁鲜取出髓部，理直，晒干。

【药材性状】

本品呈圆柱形。表面白色或淡黄色。体轻，质松软，稍有弹性，易折断，断面平坦，显银白色光泽，中部空心或有半透明的薄膜。气微，味淡。

【饮片性状】

本品为不规则的厚片或圆柱状小段，表面白色或淡黄色。断面平坦，显银白色光泽，中部空心或有半透明的薄膜。体轻，质松软，稍有弹性。气微，味淡。

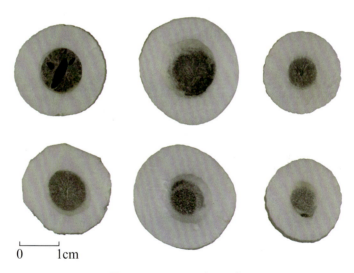

图2-16-1 通草（饮片）

【经验鉴别特征】

药材以条粗、色洁白、有弹性者为佳。饮片以片大、显银白色光泽、有弹性者为佳。

【经验鉴别歌诀】

通草圆柱面白色，中部空心有薄膜，纵剖面呈梯状排，清热利尿又下乳。

【功能与主治】

清热利尿，通气下乳。用于湿热淋证，水肿尿少，乳汁不下。

【伪品及混淆品特征】

1. 棣棠花

本品为蔷薇科植物棣棠的茎髓。茎髓外表光滑无条纹。质较硬，捏之不易变形。水浸后无黏滑感。

2. 水马桑

本品为忍冬科植物半边月的干燥茎髓。呈圆柱形或有时略带方形，长短不一。外皮白色或黄白色，有突起的纵行条纹及凹沟。质稍硬而轻，易折断，折断面白色略平坦。对光有银白色闪光。气微，味淡。遇水无滑黏感。牙咬有"沙沙"声。

3. 西南绣球

本品为绣球科植物西南绣球的干燥茎髓。呈圆柱形，长30～50cm，直径0.3～0.9cm。表面淡黄白色，无纹理。体轻，质柔韧，可卷曲成小环，捏之能变形。折断面实心，平坦，显银白色光泽。水浸后无黏滑感。气微，无味。

（陈志珍　编著）

小通草

【来源】

本品为旌节花科植物喜马山旌节花 *Stachyurus himalaicus* Hook. f. et Thoms.、中国旌节花 *Stachyurus chinensis* Franch. 或山茱萸科植物青荚叶 *Helwingia japonica*（Thunb.）Dietr. 的干燥茎髓。喜马山旌节花主产于西南地区及陕西、甘肃、湖南、福建、广西等地。中国旌节花类主产于四川、云南、贵州、陕西、广西、甘肃、湖南、福建等地；青荚叶主产于湖北、湖南、云南等地。秋季割取茎，截成段，趁鲜取出髓部，理直，晒干。

【药材性状】

旌节花

本品呈圆柱形。表面白色或淡黄色。体轻，质松软，捏之能变形，有弹性，易折断，断面平坦，无空心，显银白色光泽。水浸后有黏滑感。气微，味淡。

青荚叶

本品表面有浅纵条纹。质较硬，捏之不易变形。水浸后无黏滑感。

【饮片性状】

本品为长短不一的细圆柱形小段，表面白色或淡黄色。气微，味淡。

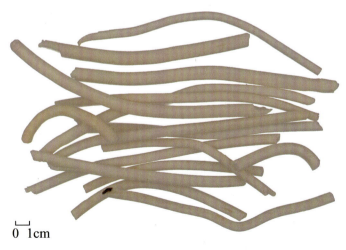

0　1cm

图2-17-1　小通草药材

【经验鉴别特征】

药材以色白、条匀、无斑点者为佳。饮片以段匀、白色光泽、有弹性者为佳。

【经验鉴别歌诀】

小通草茎髓细柱形，体轻色白捏变形，弹性弯曲有限度，柔韧弯曲需甄别。

【功能与主治】

清热，利尿，下乳。用于小便不利，淋证，乳汁不下。

【伪品及混淆品特征】

见通草条。

（陈志珍　编著）

皂角刺

【来源】

本品为豆科植物皂荚 *Gleditsia sinensis* Lam. 的干燥棘刺。主产于四川、山东、陕西、湖北、河南。全年均可采收，干燥，或趁鲜切片，干燥。

【药材性状】

本品为主刺和1～2次分枝的棘刺。表面紫棕色或棕褐色。体轻，质坚硬，不易折断。气微，味淡。

【饮片性状】

本品呈不规则的厚片，可见锐尖刺。切面木部黄白色，髓呈海绵状淡红棕色，周边棕紫色或棕褐色，质脆，易折断。气微，味淡。

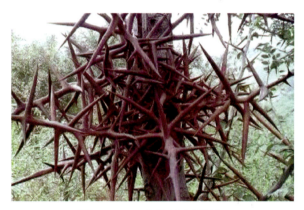

图2-18-1 皂角刺（药材）

【经验鉴别特征】

药材以无枝梗、色紫棕、切片髓部红棕色松软者为佳。

【经验鉴别歌诀】

皂角刺棘刺尖锐，表面紫棕或棕褐，尖部深红有纵纹，髓部红棕砂粒形。

【功能与主治】

消肿托毒，排脓，杀虫。用于痈疽初起或脓成不溃；外治疥癣麻风。

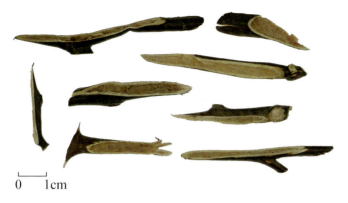

图2-18-2　皂角刺（饮片）

【伪品及混淆品特征】

1. 野皂角刺

本品为豆科植物野皂荚带枝条的棘刺。枝条表面呈灰白色或灰绿色，皮部极薄，木部宽广浅黄绿色，髓小，浅棕色。主刺较小，末端尖锐，主刺上常有一对短分枝，少数无分枝。全刺表面呈红棕色或棕褐色。质硬，体轻，易折断。气微，味淡。

2. 山皂荚刺

本品为豆科植物山皂荚的棘刺。全刺圆锥形或扁圆柱形，有主刺及分枝棘刺，由下向上渐细，末端尖锐，分枝刺大部分在主刺下部，全刺表面红棕色或紫棕色，略具光泽，有的较粗糙，暗灰色带有黑色小斑点，体轻，质硬，易折断。断面木部浅黄棕色，髓大而疏松，淡红棕色，气微，味涩。

3. 酸枣刺

本品为鼠李科植物酸枣的茎刺。多为斜切的饮片。表面铅灰色或黑色而具光泽，皮孔圆形，棕色，中央具一纵线。茎分枝处具一对黑色托叶刺，刺细长尖锐，直或弯曲。切面皮部极窄，木部木质化，髓灰褐色，气微，味淡。

4. 蔷薇属植物茎刺

本品为蔷薇科蔷薇属多种植物的茎刺。多切斜片，表面灰棕色或灰黑色，具纵向纹理，可见纵向扁长的皮刺，细致黄褐色，皮刺呈倒钩状。木部木质化，有类白色放射状纹理。髓灰褐色，疏松，具亮点。气微，味淡。

5. 柘树茎刺

本品为桑科植物柘的带棘刺的枝条。刺细，先端细而尖，断面中心髓小。

（陈志珍　编著）

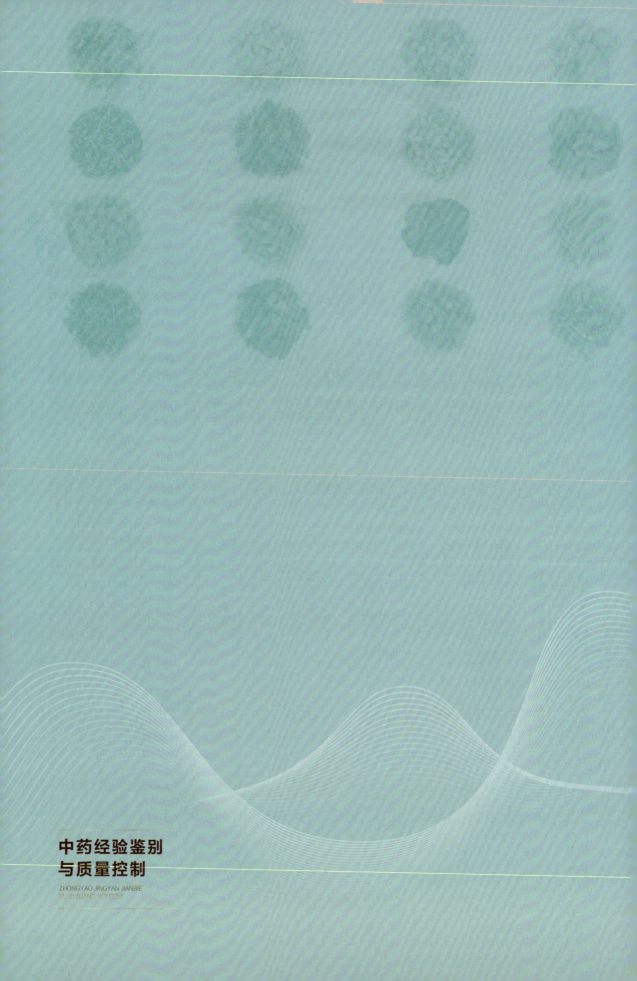

中药经验鉴别
与质量控制

ZHONGYAO JINGYAN JIANBIE
YU ZHILIANG KONGZHI

第三章

皮类中药

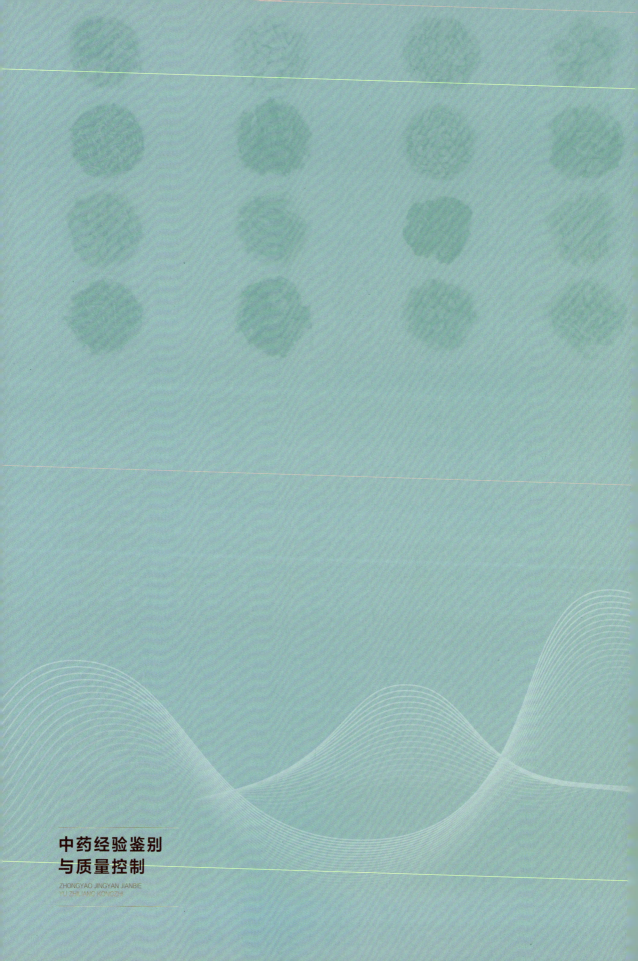

中药经验鉴别
与质量控制

ZHONGYAO JINGYAN JIANBIE
YU ZHILIANG KONGZHI

白鲜皮

【来源】

本品为芸香科植物白鲜 *Dictamnus dasycarpus* Turcz. 的干燥根皮。主产于辽宁、河北、四川、江苏、山东等省。春、秋二季采挖根部，除去泥沙和粗皮，剥取根皮，干燥。

【药材性状】

本品呈卷筒状。外表面灰白色或淡灰黄色。质脆，折断时有粉尘飞扬，断面不平坦，略呈层片状，剥去外层，迎光可见闪烁的小亮点。有羊膻气，味微苦。

【饮片性状】

本品呈不规则的厚片。外表皮灰白色或淡灰黄色，具细纵皱纹及细根痕，常有突起的颗粒状小点；内表面类白色，有细纵纹。切面类白色，略呈层片状。有羊膻气，味微苦。

【经验鉴别特征】

药材以身干、条大、肉厚、呈卷筒状、无木心、色灰白、羊膻气明显者为佳。饮片以片大、肉质肥厚、色白、无木心、羊膻气明显者为佳。

【经验鉴别歌诀】

白鲜皮呈卷筒状，表面类白有侧根。断面层状小白晶，清热解毒祛风湿。

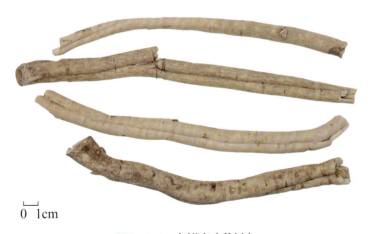

0 1cm

图3-1-1 白鲜皮（药材）

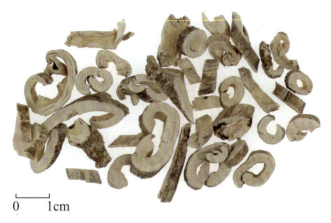

图3-1-2 白鲜皮（饮片）

【功能与主治】

清热燥湿，祛风解毒。用于湿热疮毒，黄水淋漓，湿疹，风疹，疥癣疮癞，风湿热痹，黄疸尿赤。

【伪品及混淆品特征】

锦鸡儿

本品为豆科植物锦鸡儿的干燥根皮。呈卷筒状或半卷筒状，栓皮多已除尽。外表面淡黄白色，具明显的棕褐色横向凹纹，内表面浅棕黄色，有细纵纹。质坚硬。断面纤维性，略显粉性。气微香，味苦，嚼之有豆腥气。

（陈志珍　编著）

椿 皮

【来源】

本品为苦木科植物臭椿 *Ailanthus altissima*（Mill.）Swingle 的干燥根皮或干皮。主产于浙江、江苏、湖北、河北等地。全年均可剥取，晒干，或刮去粗皮晒干。生用或麸炒用。

【药材性状】

根皮

本品呈不整齐的片状或卷片状。外表面灰黄色或黄褐色，粗糙。质硬而脆，断面外层颗粒性，内层纤维性。气微，味苦。

干皮

本品呈不规则板片状。外表面灰黑色，极粗糙，有深裂。

【饮片性状】

1. 椿皮

本品呈不规则的丝条状或段状。外表面灰黄色或黄褐色，粗糙。内表面淡黄色，较平坦，密布梭形小孔或小点。气微，味苦。

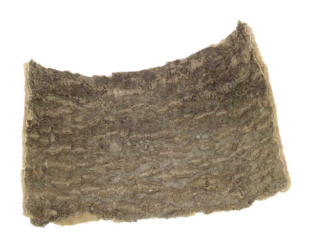

图3-2-1　椿皮干皮外表皮

图3-2-2 椿皮干皮内表皮

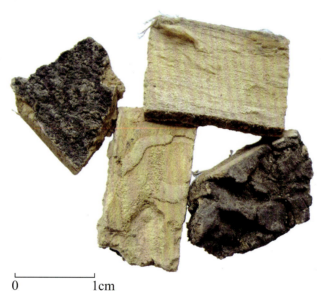

图3-2-3 椿皮（饮片）

2. 麸炒椿皮

本品形如椿皮丝（段），表面黄色或褐色，微有香气。

【经验鉴别特征】

药材以肉厚、无粗皮、色黄白者为佳。饮片以厚薄均匀、肉厚、色黄白、有香气者为佳。习惯认为以椿根皮比干皮质优。

【经验鉴别歌诀】

椿皮干皮根皮形不同，干皮色黑深裂极粗糙，根皮色浅黄白纵横裂，肉厚色黄白无粗皮者佳。

【功能与主治】

清热燥湿，收涩止带，止泻，止血。用于赤白带下，湿热泻痢，久泻久痢，便血，崩漏。

【伪品及混淆品特征】

香椿皮

本品为楝科植物香椿的干燥根皮及树皮。呈块片或长卷形，厚薄不一，外表红棕色，有纵纹及裂隙，内表面黄棕色，有细纵纹，断面呈显著的纤维性。稍有香气，味淡，嚼之有香气。

（陈志珍　编著）

‹ 地骨皮 ›

【来源】

本品为茄科植物枸杞 *Lycium chinense* Mill. 或宁夏枸杞 *Lycium barbarum* L. 的干燥根皮。全国大部分地区均产。春初或秋后采挖根部，洗净，剥取根皮，晒干。

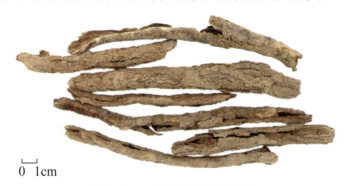

0 1cm

图3-3-1　地骨皮药材（水洗）

【药材性状】

本品呈筒状或槽状。外表面灰黄色至棕黄色，粗糙。体轻，质脆，易折断，断面外层黄棕色，内层灰白色。气微，味微甘而后苦。以"糟皮、白里、无香气"为鉴别特征。

【饮片性状】

本品呈筒状或槽状，长短不一。外表面灰黄色至棕黄色，粗糙，有不规则纵裂纹，易成鳞片状剥落。内表面黄白色至灰黄色，较平坦，有细纵纹。体轻，质脆，易折断，断面不平坦，外层黄棕色，内层灰白色。气微，味微甘而后苦。

【经验鉴别特征】

药材以块大、肉厚、无木心、"糟皮、白里、无香气"特征明显者为佳。饮片以块片匀称、肥厚、糟皮、白里、无枝皮者为佳。

【经验鉴别歌诀】

地骨根皮筒槽状，外表灰黄鳞片落，内表黄白细纵纹，凉血泻肺退骨蒸。

【功能与主治】

凉血除蒸，清肺降火。用于阴虚潮热，骨蒸盗汗，肺热咳嗽，咯血，衄血，内热消渴。

【伪品及混淆品特征】

1. 香加皮

本品为萝藦科植物杠柳的干燥根皮药材地骨皮与香加皮（杠柳皮）外形相似，但后者内表面淡黄色，香气浓郁，可资鉴别。

2. 黑果枸杞根皮

本品为茄科植物黑果枸杞的干燥根皮。外表面灰黄白色至土黄色，粗糙，有不规则裂纹。栓皮易脱落，剥落处呈黄棕色。内表面灰白色至淡黄褐色，有细纵纹。体轻，易折断，断面不平坦。气特异，味咸而后苦，无甘味。

（陈志珍　编著）

‹ 杜 仲 ›

【来源】

本品为杜仲科植物杜仲 *Eucommia ulmoides* Oliv. 的干燥树皮。主产于陕西、湖北、四川、贵州、云南等省。4～6月剥取，刮去粗皮，堆置"发汗"至内皮呈紫褐色，晒干。生用或盐水炙用。

【药材性状】

本品呈板片状或两边稍向内卷。外表面淡棕色或灰褐色，有明显的皱纹或纵裂槽纹。质脆，易折断，断面有细密、银白色、富弹性的橡胶丝相连。气微，味稍苦。

【饮片性状】

1. 杜仲

本品呈小方块或丝状。外表面淡棕色或灰褐色，有明显的皱纹。内表面暗紫色，光滑。断面有细密、银白色、富弹性的橡胶丝相连。气微，味稍苦。

2. 盐杜仲

本品形如杜仲块或丝，表面黑褐色，内表面褐色，折断时胶丝弹性较差。味微咸。

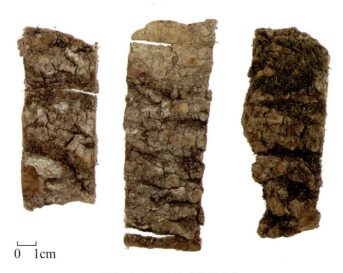

0   1cm

图3-4-1　杜仲（带栓皮）

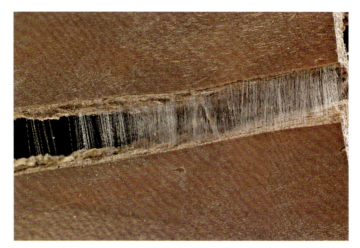

图3-4-2 杜仲拉丝特写

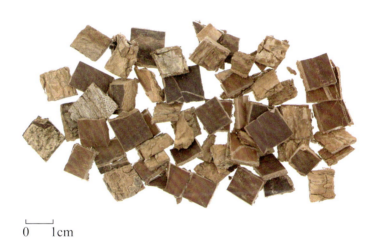

0 1cm

图3-4-3 杜仲（饮片）

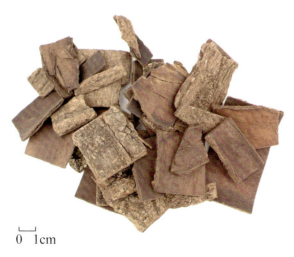

0 1cm

图3-4-4 盐杜仲（饮片）

【经验鉴别特征】

药材以身干、皮厚、无粗皮、断面白丝多、内表面暗紫色者为佳；饮片以丝块大小均匀一致、皮厚、无粗皮、断面白丝多者为佳。盐杜仲以炒至表面黑褐色，内表面褐色，胶丝断裂，味微咸者为佳。

【经验鉴别歌诀】

杜仲板片或内卷，嚼有残存韧胶物；外表灰褐槽纹多，内表光滑暗紫色；折断胶丝细而密，拉长一片银白色。

【功能与主治】

补肝肾，强筋骨，安胎。用于肝肾不足，腰膝酸痛，筋骨无力，头晕目眩，妊娠漏血，胎动不安。

【伪品及混淆品特征】

1. 红杜仲、杜仲藤

本品为夹竹桃科植物毛杜仲藤或杜仲藤的树皮。为卷筒状，长短不一，外表面灰棕色或灰褐色，可见横长皮孔。坚硬而脆，折断有白色胶丝相连，但弹性差，拉之即断，内表面红棕色，有细纵纹。味涩。

2. 土杜仲

本品为卫矛科植物白杜的树皮，其性状为板块状，外表面灰黄色，折断有白色胶丝，但拉之即断。

（陈志珍　编著）

关黄柏

【来源】

本品为芸香科植物黄檗 *Phellodendron amurense* Rupr. 的干燥树皮。主产于吉林、辽宁等省，内蒙古、河北、黑龙江等省区亦产。以辽宁产量最大。剥取树皮，除去粗皮，晒干。生用或盐水炙、炒炭用。

【药材性状】

本品呈板片状或浅槽状。外表面黄绿色或淡棕黄色，内表面黄色或黄棕色。体轻，质较硬，断面纤维性。气微，味极苦，嚼之有黏性。

【饮片性状】

1. 关黄柏

本品呈丝状。外表面黄绿色或淡棕黄色，较平坦。内表面黄色或黄棕色。切面鲜黄色或黄绿色，有的呈片状分层。气微，味极苦。嚼之有黏性。

2. 盐关黄柏

本品形如关黄柏丝，深黄色，偶有焦斑。略具咸味。

3. 关黄柏炭

本品形如关黄柏丝，表面焦黑色，断面焦褐色。质轻而脆，味微苦、涩。

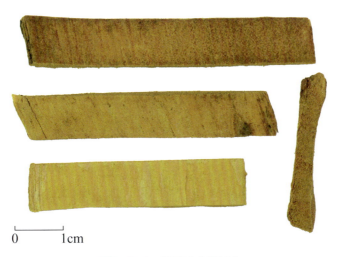

0   1cm

图3-5-1　关黄柏（药材）

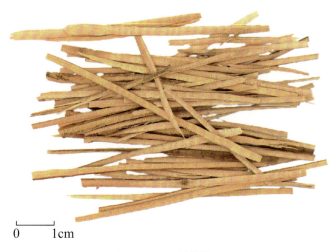

0   1cm

图3-5-2　关黄柏丝

【经验鉴别特征】

药材以皮厚、断面鲜黄、无栓皮者为佳。饮片以丝细、肉厚、色鲜黄、味苦、刮去外皮者为佳。盐关黄柏炒至外黄内酥者为佳。

【经验鉴别歌诀】

黄柏树皮板片状，内外断面色均黄。燥湿泻火退虚热，疸痢淋带疮疡荡。

【功能与主治】

清热燥湿，泻火除蒸，解毒疗疮。用于湿热泻痢，黄疸尿赤，带下阴痒，热淋涩痛，脚气痿躄，骨蒸劳热，盗汗，遗精，疮疡肿毒，湿疹湿疮。盐关黄柏滋阴降火。用于阴虚火旺，盗汗骨蒸。

（陈志珍　编著）

〈 黄 柏 〉

【来源】

本品为芸香科植物黄皮树 *Phellodendron chinense* Schneid. 的干燥树皮。习称"川黄柏"。主产于四川、贵州等地。剥取树皮后，除去粗皮，晒干。生用或盐水炙、炒炭用。

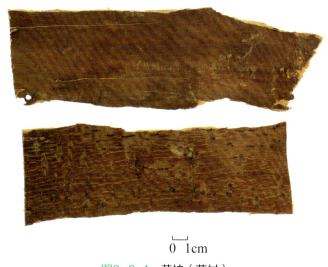

├─┤ 1cm
0

图3-6-1 黄柏（药材）

【药材性状】

本品呈板片状或浅槽状，长宽不一。外表面黄褐色或黄棕色，内表面暗黄色或淡棕色。体轻，质硬，断面纤维性，呈裂片状分层。气微，味极苦，嚼之有黏性。

【饮片性状】

1. 黄柏

本品呈丝条状。外表面黄褐色或黄棕色。内表面暗黄色或淡棕色，具纵棱纹。切面纤维性，呈裂片状分层，深黄色。味极苦。嚼之有黏性。

2. 黄柏

本品形如黄柏丝，表面深黄色，偶有焦斑。味极苦，微咸。

3. 黄柏炭

本品形如黄柏丝，表面焦黑色，内部深褐色或棕黑色。体轻，质脆，易折断。味苦涩。

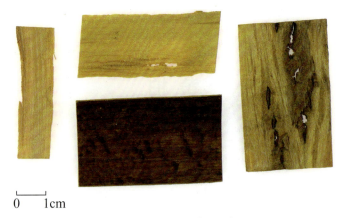

图3-6-2　黄柏（饮片）

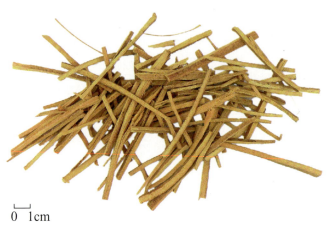

图3-6-3　黄柏丝（饮片）

【经验鉴别特征】

药材以皮厚、色鲜黄、无栓皮者为佳。饮片以丝细、色鲜黄、味苦、刮去外皮者为佳。盐黄柏炒至外黄内酥者为佳。黄柏炭形如黄柏丝，炒至外焦内脆、部分炭化者为佳。

【经验鉴别歌诀】

黄柏树皮板片状，内外断面色均黄。燥湿泻火退虚热，疝痢淋带疮疡荡。

【功能与主治】

清热燥湿，泻火除蒸，解毒疗疮。用于湿热泻痢，黄疸尿赤，带下阴痒，热淋涩痛，脚气痿躄，骨蒸劳热，盗汗，遗精，疮疡肿毒，湿疹湿疮。盐黄柏滋阴降火。用于阴虚火旺，盗汗骨蒸。

【伪品及混淆品特征】

他种树皮染色

本品为其他植物的树皮，用染料染色加工制成。内外表面的色泽无明显差异，外表面未见皮孔，内表面光滑，无明显细密的纵棱纹。嚼之无黏性。

（陈志珍　编著）

海桐皮

【来源】

本品为豆科植物刺桐 *Erythrina variegata* L. 或乔木刺桐 *Erythrina arborescens* Roxb. 的干燥树皮。初夏剥取有钉刺的树皮，晒干。

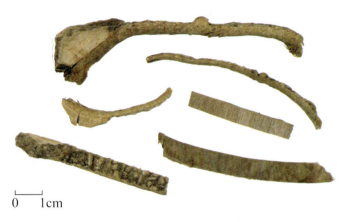

图3-7-1　海桐皮（饮片）

【药材性状】

本品呈板片状，两边略卷曲，厚 0.3～1cm，外表面淡棕色至棕黑色，常有宽窄不等的纵凹纹，栓皮有时已除去，未除去栓皮的表面粗糙，散布有钉刺或除去钉刺后的圆形瘢痕，钉刺长圆锥形，高 0.5～0.8cm，顶端锐尖，基部直径 0.5～1cm。内表面黄棕色、浅黄棕色或浅黄色，较平坦，有细密网纹。质硬而韧，断面裂片状。气微，味微苦。

【饮片性状】

本品呈丝片状，宽约 5mm。外表面淡棕色，有纵凹纹，有的丝片带有钉刺，顶锐尖。内表面黄棕色，较平坦，有细密网纹，断面裂片状。气微香，味微苦。

【经验鉴别特征】

药材以皮张大、皮薄、钉刺多者为佳。

【经验鉴别歌诀】

海桐皮呈筒板状，灰棕外皮钉刺强。内面黄棕平又滑，祛风除湿痹痛康。

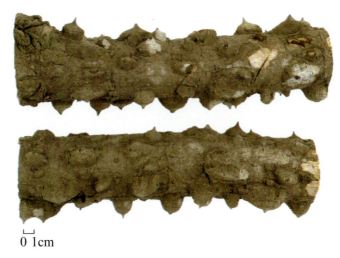

0 1cm

图3-7-2 海桐皮（刺楸）

【功能与主治】

祛风湿，通经络，杀虫。治风湿痹痛，痢疾，牙痛，疥癣。

【伪品及混淆品特征】

1. 广海桐皮（广东海桐皮）

本品为锦葵科植物木棉的干燥树皮。呈板片状或卷筒状，长宽不一，厚3～15mm。外表面灰棕色或灰棕褐色，有粗糙的纵皱纹；栓皮凹凸不平，可剥落；具多数圆锥状或稍纵向延长的类圆锥状突起钉刺，单独或数个生长，较大的基部有环纹，顶端尖锐，有的已脱落或已削去，削面砖红色。内表面黄棕色，密布纤维细丝。质坚硬，不易折断，断面富有纤维性。气微，味淡，嚼之有黏性。

2. 浙桐皮

本品为芸香科植物椿叶花椒或朵花椒的干燥树皮。春、夏季剥取，晒干。本品呈薄板状，长宽不一，厚0.8～2mm，外表面灰褐色或棕褐色，具纵皱纹及众多乳头状钉刺；钉刺单个或2～3个相连，略纵向延长，基部直径0.4～4cm。有时尖刺已除去。内表面黄棕色，具细纵纹。质坚韧，折断面纤维性，横断面黄色，略显横向纹理。气微香，味微苦。

3. 川桐皮

本品为五加科植物刺楸的干燥树皮，初夏剥取有钉刺的树皮，干燥。呈卷筒状或板片状，长宽不一，厚0.6～1.0cm。表面黑褐色或灰褐色，粗糙，粗糙，有较深的纵裂纹和梭形横向皮孔，并有分布较密的钉刺。钉刺扁圆锥形，纵向着生，稍扁长，高约1cm，基部直径1～2cm；有的附有地衣斑块；内表面棕褐色，有斜网状纹理。质脆，易折断，断面略呈片状，层间有白色粉霜，气香，味微辣而麻。

六种海桐皮的主要鉴别特征见下表：

品种	树皮形态	钉刺形态	钉刺直径 /cm
乔木刺桐	横长条形、向内卷，厚 3 ～ 6mm	粗锐硬刺，多已除去	—
刺桐	板状或半卷状，厚 0.4 ～ 1.0cm	具纵向长圆形尖刺或扁刺	0.4 ～ 0.8
木棉	厚板片或内卷，厚 1 ～ 2cm	乳头状有环纹	1 ～ 3.5
刺楸	板片状或半卷状，厚 1 ～ 2cm	纵向扁状乳头状	0.5 ～ 1.5
朵花椒	薄板片状，厚 1.5 ～ 2mm	较鼓的乳头状	0.7 ～ 2
樗叶花椒	薄片状或圈曲，厚 1.5 ～ 3mm	乳头状	0.8 ～ 2

（陈志珍　编著）

< 合欢皮 >

【来源】

本品为豆科植物合欢 *Albizia julibrissin* Durazz. 的干燥树皮。全国大部分地区均产。夏、秋二季剥取，晒干。

【药材性状】

本品呈卷曲筒状或半筒状。外表面灰棕色至灰褐色。内表面淡黄棕色或黄白色，平滑。质硬而脆，易折断，断面呈纤维性片状。气微香，味淡、微涩、稍刺舌，而后喉头有不适感。

【饮片性状】

本品呈弯曲的丝或块片状。外表面灰棕色至灰褐色，稍有纵皱纹，密生明显的椭圆形横向皮孔。内表面淡黄棕色或黄白色，平滑，具细密纵纹。切面呈纤维性片状，淡黄棕色或黄白色。气微香，味淡、微涩、稍刺舌，而后喉头有不适感。

【经验鉴别特征】

药材以身干、皮细嫩、无栓皮、皮孔明显者为佳。饮片以干燥、大小均匀、细嫩、无栓皮者为佳。

【经验鉴别歌诀】

合欢树皮槽卷筒，外表灰棕皮孔横，味涩刺舌质硬脆，纵向棱线须谨慎。

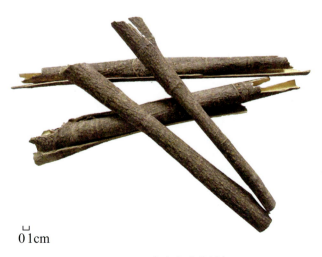

0 1cm

图3-8-1 合欢皮（药材）

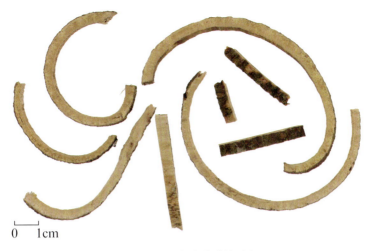

0   1cm

图3-8-2　合欢皮（饮片）

【功能与主治】

解郁安神，活血消肿。用于心神不安，忧郁失眠，肺痈，疮肿，跌扑伤痛。

【伪品及混淆品特征】

山合欢皮

本品为豆科植物山合欢的干燥树皮。呈灰褐色、棕褐色、灰黑色相间，老树皮粗糙，有纵裂隙。木栓层厚，易剥落，嫩皮有明显纵棱线，嫩树皮上有皮孔，老树皮上不易见。味淡，嚼之稍有刺舌感。

（王晓莉　编著）

厚 朴

【来源】

本品为木兰科植物厚朴 *Magnolia officinalis* Rehd. et Wils. 或凹叶厚朴 *Magnolia officinalis* Rehd. et Wils. var. *biloba* Rehd. et Wils. 的干燥干皮、根皮及枝皮。主产于四川、湖北、浙江、江西等省。陕西、甘肃、贵州、云南等省亦产，多为栽培。4～6 月剥取，根皮和枝皮直接阴干；干皮置沸水中微煮后，堆置阴湿处，"发汗"至内表面变紫褐色或棕褐色时，蒸软，取出，卷成筒状，干燥。生用或姜汁炙用。

【药材性状】

干皮

本品呈卷筒状或双卷筒状，近根部的干皮一端展开如喇叭口，习称"靴筒朴"。外表面灰棕色或灰褐色，粗糙。内表面紫棕色或深紫褐色。质坚硬，断面颗粒性，有油性。气香，味辛辣、微苦。

根皮（根朴）

本品呈单筒状或不规则块片，有的弯曲似鸡肠，习称"鸡肠朴"。质硬，较易折断，断面纤维性。

枝皮（枝朴）

本品呈单筒状。质脆，易折断，断面纤维性。

【饮片性状】

1. 厚朴

本品呈弯曲的丝条状或单、双卷筒状。外表面灰褐色，有时可见椭圆形皮孔或纵皱纹。内表面紫棕色或深紫褐色，较平滑，具细密纵纹，划之显油痕。切面颗粒性，有油性，有的可见小亮星。气香，味辛辣、微苦。

2. 姜厚朴

本品形如厚朴丝，表面灰褐色，偶见焦斑。略有姜辣气。

【经验鉴别特征】

药材以厚皮、肉细、油性大、断面紫褐色、有小亮星、气味浓厚者为佳。饮片以双卷筒、皮厚、油性足、香味浓者为佳。

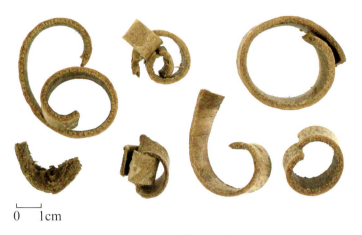

图3-9-1　厚朴（饮片）

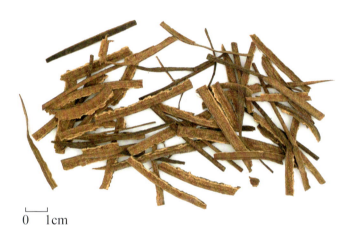

图3-9-2　厚朴丝（饮片）

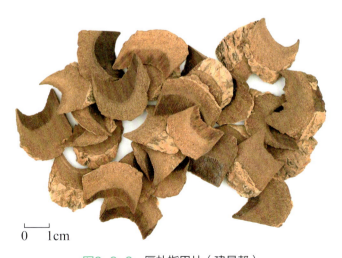

图3-9-3　厚朴指甲片（建昌帮）

【经验鉴别歌诀】

厚朴表面灰棕色，内表平滑刻油痕，气香味辣微苦辛，对光观察有亮星。

【功能与主治】

燥湿消痰，下气除满。用于湿滞伤中，脘痞吐泻，食积气滞，腹胀便秘，痰饮喘咳。

【伪品及混淆品特征】

1. 为木兰科植物的树皮

本品常见有武当木兰、四川木莲、桂南木莲、凹叶玉兰、山玉兰、望春玉兰、紫玉兰、玉兰等。

2. 为非木兰科植物的树皮

本品常见如胡桃科、大戟科、樟科、杜鹃科、五加科、蔷薇科等。以上伪品的性状特征均与正品厚朴有原则上的区别，注意区分。

（王晓莉　编著）

牡丹皮

【来源】

本品为毛茛科植物牡丹 *Paeonia suffruticosa* Andr. 的干燥根皮。主产于安徽、四川、湖南、湖北、陕西、河南、山东等省。秋季采挖根部，除去细根和泥沙，剥取根皮，晒干；或刮去粗皮，除去木心，晒干。前者习称"连丹皮"，后者习称"刮丹皮"。生用或酒炙用。

【药材性状】

本品呈筒状或半筒状，有纵剖开的裂缝，略向内卷曲或张开。外表面灰褐色或黄褐色；内表面淡灰黄色或浅棕色。质硬而脆，易折断，断面较平坦，淡粉红色，粉性。气芳香，味微苦而涩。

【饮片性状】

本品呈圆形或卷曲形的薄片。连丹皮外表面灰褐色或黄褐色，栓皮脱落处粉红色；刮丹皮外表面红棕色或淡灰黄色。内表面有时可见发亮的结晶，习称"亮银星"。切面淡粉红色，粉性。气芳香，味微苦而涩。

【经验鉴别特征】

药材以身干、无木心、无须根、条粗长、皮厚、断面粉白色、粉性足、香气浓、亮银星多者为佳。饮片以片大、肉厚、色白、粉性足、无木心、香气浓、亮银星多者为佳。

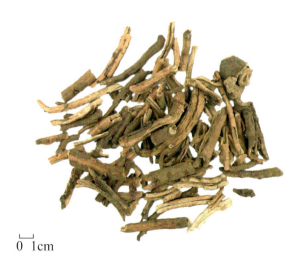

0 1cm

图3-10-1　牡丹皮（药材）

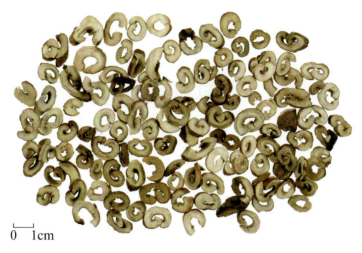

图3-10-2　牡丹皮（饮片）

0　1cm

【经验鉴别歌诀】

牡丹根皮圆筒形，外红内白有小晶。质脆粉足香气浓，凉血清热散瘀凝。

【功能与主治】

清热凉血，活血化瘀。用于热入营血，温毒发斑，吐血衄血，夜热早凉，无汗骨蒸，经闭痛经，跌扑伤痛，痈肿疮毒。

【伪品及混淆品特征】

牡丹根茎皮

本品为毛茛科植物牡丹的干燥根茎皮，呈不规则半筒状，两端多向外反卷。外表皮黑褐色，较粗糙，剥去外皮呈浅棕黄色；内表面粉白色。质较硬。

（王晓莉　编著）

秦 皮

【来源】

本品为木犀科植物苦枥白蜡树 *Fraxinus rhynchophylla* Hance、白蜡树 *Fraxinus chinensis* Roxb.、尖叶白蜡树 *Fraxinus szaboana* Lingelsh. 或宿柱白蜡树 *Fraxinus stylosa.* Lingelsh. 的干燥枝皮或干皮。苦枥白蜡树主产于东北三省。白蜡树主产于四川。尖叶白蜡树、宿柱白蜡树主产于陕西。春、秋二季剥取，晒干。

【药材性状】

枝皮

本品呈卷筒状或槽状。外表面灰白色、灰棕色至黑棕色或相间呈斑状，平坦或稍粗糙。内表面黄白色或棕色，平滑。质硬而脆，断面纤维性，黄白色。气微，味苦。

干皮

本品为长条状块片。外表面灰棕色，具龟裂状沟纹及红棕色圆形或横长的皮孔。质坚硬，断面纤维性较强。

【饮片性状】

本品为长短不一的丝条状。外表面灰白色、灰棕色或黑棕色。内表面黄白色或棕色，平滑。切面纤维性，易分层。质硬。气微，味苦。水试：取本品，加热水浸泡，浸出液在日光下可见碧蓝色荧光。

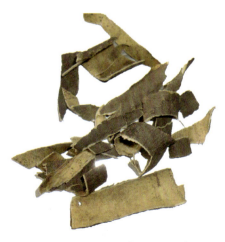

图3-11-1　秦皮（饮片枝皮）

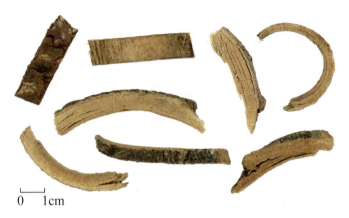

图3-11-2 秦皮（饮片干皮）

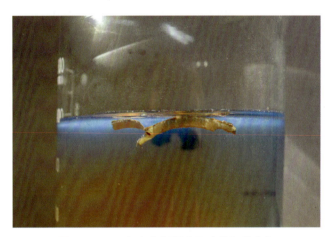

图3-11-3 秦皮（水浸液显碧蓝色荧光）

【经验鉴别特征】

药材以条长、外皮薄而光滑者为佳。饮片以丝条均匀、色灰白、斑点明显者为佳。

【经验鉴别歌诀】

秦皮表面灰棕色，内表黄白较平滑，断面纤维质硬脆，干皮枝皮差异大。

【功能与主治】

清热燥湿，收涩止痢，止带，明目。用于湿热泻痢，赤白带下，目赤肿痛，目生翳膜。

【伪品及混淆品特征】

核桃楸皮

本品为胡桃科植物胡桃楸 *Juglans mandshurica* Maxin 的干燥枝皮。本品呈扭曲的单卷或双卷状，长短不一。外表面浅灰棕色或灰棕色，有细纵纹及圆形突起的皮孔。内表面暗棕色，平滑有细纹。质坚韧，不易折断，断面纤维性。气微弱，味微苦。水浸液无蓝色荧光。

（王晓莉　编著）

〈 肉　桂 〉

【来源】

本品为樟科植物肉桂 *Cinnamomum cassia* Presl 的干燥树皮。主产于广东、广西等省区，云南、福建等省亦产。多为栽培。多于秋季剥取，阴干。

【药材性状】

本品呈槽状或卷筒状。外表面灰棕色，稍粗糙；内表面红棕色，略平坦，划之显油痕。质硬而脆，易折断，断面不平坦。气香浓烈，味甜、辣。

【饮片性状】

本品呈板片状、卷筒状，长短不一的丝条状。外表面灰棕色，稍粗糙；内表面红棕色，略平坦，划之显油痕。质硬而脆，易折断，断面不平坦，外层棕色而较粗糙，内层红棕色而油润，两层间有 1 条黄棕色的线纹。气香浓烈，味甜、辣。

【经验鉴别特征】

药材以皮厚、体重、表面细致、含油量高、香气浓、甜味重而微辛者为佳。饮片以丝条均匀、外皮细、肉厚、体重、断面色紫、油性大、气香浓烈、味甜辣，嚼之少渣者为佳。

【经验鉴别歌诀】

肉桂树皮槽卷筒，油纹线纹色棕红。气香特异味香辣，补火壮阳血脉通。

【功能与主治】

补火助阳，引火归元，散寒止痛，温通经脉。用于阳痿宫冷，腰膝冷痛，肾虚作喘，虚阳上浮，眩晕目赤，心腹冷痛，虚寒吐泻，寒疝腹痛，痛经经闭。

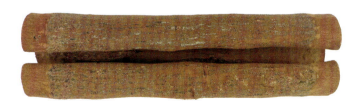

01cm

图3-12-1　肉桂（药材）

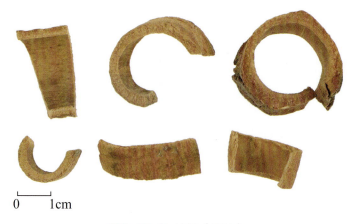

图3-12-2　肉桂（饮片）

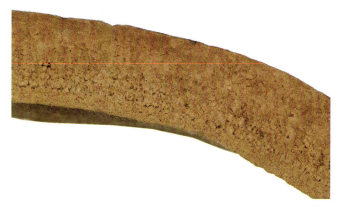

图3-12-3　肉桂（显微断面观）

【伪品及混淆品特征】

桂皮

本品为樟科植物阴香、香桂、川桂、天竺桂的干燥树皮。呈筒状或不规则的块状。外皮灰褐色，密生不明显的小皮孔或灰白色花斑，内表面红棕色或灰棕色，光滑，有不明显的细纵纹，指划之微有油痕。质硬而脆，易折断，断面不整齐，气清香，略有樟脑气，味微甜辛。

（王晓莉　编著）

桑白皮

【来源】

本品为桑科植物桑 *Morus alba* L. 的干燥根皮。主产于河南、安徽、浙江、江苏、湖南、四川等省。秋末叶落时至次春发芽前采挖根部，刮去黄棕色粗皮，纵向剖开，剥取根皮，晒干。生用或蜜炙用。

【药材性状】

本品呈扭曲的卷筒状、槽状或板片状。外表面白色或淡黄白色；内表面黄白色或灰黄色。体轻，质韧，纤维性强，难折断，易纵向撕裂，撕裂时有粉尘飞扬。气微，味微甘。

【饮片性状】

1. 桑白皮

本品呈长短不一的丝条状。外表面白色或淡黄白色，较平坦；内表面黄白色或灰黄色。切断面纤维性，折断时有粉尘飞扬。体轻，质韧。气微，味微甜。

2. 蜜桑白皮

本品呈不规则的丝条状，表面深黄色或棕黄色，质滋润，略有光泽，纤维性强，易纵向撕裂。气微，味甜。

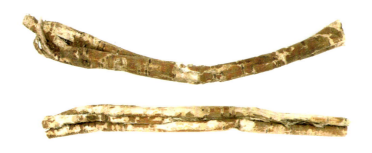

├──┤ 1cm
0

图3-13-1　桑白皮（药材）

【经验鉴别特征】

药材以纯根皮、色白、皮厚、质柔韧、无粗皮、嚼之有黏性、成丝团者为佳。饮片以丝条均匀、色白、皮厚、质柔韧、无粗皮者为佳。蜜桑白皮形似桑白皮饮片，以色深黄、质滋润、具光泽、蜜香气厚重者为佳。

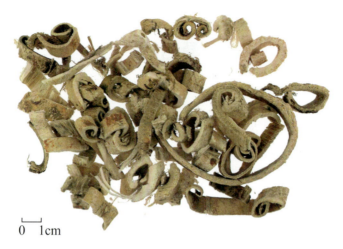

图3-13-2　桑白皮（饮片）

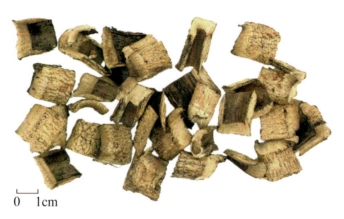

图3-13-3　蜜桑白皮（饮片）

【经验鉴别歌诀】

桑皮扭曲呈槽筒，残留栓皮色黄棕。质韧纵裂露纤维，泻肺平喘消水肿。

【功能与主治】

泻肺平喘，利水消肿。用于肺热喘咳，水肿胀满尿少，面目肌肤浮肿。

【伪品及混淆品特征】

1. 华桑

本品为桑科植物华桑的干燥根皮。本品呈槽状或板片状。形状及大小不一，厚0.3～0.5cm。表面多具暗紫褐色，可见圆形或横向皮孔样瘢痕，脱落处呈污黄色糟朽状，具颗粒状物。内表面黄褐色或浅黄棕色，有细纵纹。体轻，质硬，难折断，不易纵向撕裂，纤维性强。气微，味微咸。

2. 柘树皮

本品为桑科植物柘的干燥根皮。本品多呈扭曲片状，两边向内卷厚0.1～2.5cm。外表面淡黄白色或灰白色，粗糙，有横向皱纹及颗粒状突起，有残留橙黄色栓皮。内表面灰白色，有细纵皱及侧根痕穿孔。体轻质坚韧，难折断，断面略带纤维性，纵向撕裂时常易中途拉断，有粉尘飞出。气微，味微苦涩。

（葛新春　编著）

五加皮

【来源】

本品为五加科植物细柱五加 *Acanthopanax gracilistylus* W. W. Smith 的干燥根皮。主产于湖北、河南、四川、湖南等省。夏、秋二季采挖根部，洗净，剥取根皮，晒干。

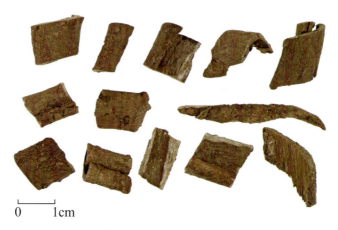

0   1cm

图3-14-1　五加皮（饮片）

【药材性状】

本品呈不规则卷筒状。外表面灰褐色；内表面淡黄色或灰黄色。体轻，质脆，易折断，断面不整齐。气微香，味微辣而苦。

【饮片性状】

本品为不规则的厚片。外表面灰褐色，有横向皮孔及纵皱纹；内表面淡黄色或灰黄色，有细纵纹。切面不整齐，灰白色。气微香，味微辣而苦。

【经验鉴别特征】

药材以粗长、皮厚、气香、无木心者为佳。饮片以大小均匀、皮层厚、气香、无木心者为佳。

【经验鉴别歌诀】

五加根皮筒片样，外表灰黄内淡黄。断面黄白味辛苦，祛风除湿筋骨壮。

【功能与主治】

祛风除湿，补益肝肾，强筋壮骨，利水消肿。用于风湿痹病，筋骨痿软，小儿行迟，体虚乏力，水肿，脚气。

【伪品及混淆品特征】

1. 红毛五加

本品为五加科植物红毛五加的干燥茎皮。呈卷筒状。外表面黄色或棕色，密被红棕色毛状针刺，倒向一端。质轻脆，易折断。

2. 无梗五加

本品为五加科植物无梗五加的干燥根皮。根皮卷筒状，表面灰褐色至灰黑色，内表面淡黄棕色。无纤维性。根茎和茎呈不规则圆柱形，表面暗灰色或灰黑色，有明显隆起的椭圆形皮孔。质硬，折断面无纤维性。气微香，味淡。

3. 刺五加（药典品种）

本品为五加科植物刺五加的干燥根及根茎。根呈圆柱形，多扭曲。根茎呈结节状不规则圆柱形。表面灰褐色至黑褐色。有细纵沟及皱纹，皮部较薄，易剥落，剥落处呈灰黄色。质硬，断面黄白色，纤维性。气香特异，味微辛，稍苦、涩。

4. 香加皮（药典品种）

本品为萝藦科植物杠柳的干燥根皮。习称"北五加皮"。呈卷筒状、槽状或块片状。外表面灰棕色或黄棕色，栓皮松软常呈鳞片状，易剥落。内表面淡黄色或淡黄棕色，较平滑。体轻，质脆，易折断，断面不整齐。有特异香气，味苦。

（葛新春　编著）

香加皮

【来源】

本品为萝藦科植物杠柳 *Periploca sepium* Bge. 的干燥根皮。主产于山西、河南、河北、山东等省。辽宁、吉林、内蒙古等省区亦产。春、秋二季采挖，剥取根皮，晒干。

【药材性状】

本品呈卷筒状、槽状或块片状。外表面灰棕色或黄棕色，栓皮松软常呈鳞片状，易剥落。内表面淡黄色或淡黄棕色，较平滑。体轻，质脆，易折断，断面不整齐。有特异香气，味苦。

【饮片性状】

本品呈不规则的卷筒状或厚片。外表面灰棕色或黄棕色，栓皮常呈鳞片状。内表面淡黄色或淡黄棕色，有细纵纹。切面黄白色。有特异香气，味苦。

【经验鉴别特征】

药材以根皮厚、色灰棕、香气浓者为佳。饮片以大小均匀、皮层厚、无碎屑、气香浓郁者为佳。

【经验鉴别歌诀】

萝藦杠柳香加皮，外表灰棕有栓皮，松软常呈鳞片状，特异香气浓者佳。

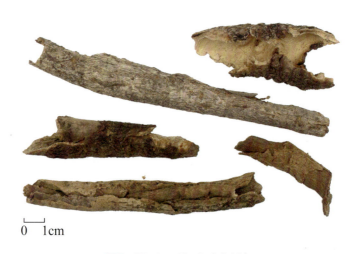

图3-15-1　香加皮（药材）

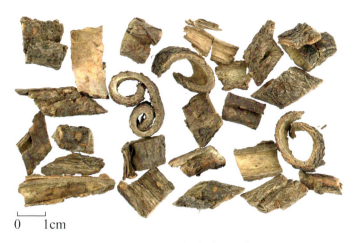

图3-15-2　香加皮（饮片）

【功能与主治】

利水消肿，祛风湿，强筋骨。用于下肢浮肿，心悸气短，风寒湿痹，腰膝酸软。

【伪品及混淆品特征】

注意与五加皮和地骨皮的混用误用，特征见五加皮、地骨皮的项下。

（葛新春　编著）

紫荆皮

【来源】

紫荆皮为少用中药材，《中国药典》历次版本均无收载。其全国使用品种各异，主要有：

1. 五味子科植物南五味子 *Kadsura Longipedunculata* Finet et Gagnep. 的干燥根皮，又名紫金皮、浙江紫荆皮。

2. 豆科植物紫荆 *Cercis chinensis* Bunge 的干燥树皮。

3. 叶下珠科植物余甘子 *Phyllanthus emblica* L. 的干燥树皮。又名广东紫荆皮。

以上三种为全国大多地区使用。此外千屈菜科植物紫薇的树皮以及豆科植物美丽胡枝子的树皮在部分地区亦作为"紫荆皮"使用。

【药材性状】

1. 浙江紫荆皮

本品根皮呈不规则卷筒状或片块。表面栓皮松软，灰棕色至灰黄色，栓皮脱落处棕褐色。内表面暗棕色，纤维样。体较轻，质松易折断，断面纤维性。气香，味苦而涩，嚼之有辛凉感。

2. 紫荆皮

本品树皮呈长筒状或槽状片块，长短不一。表面红棕色至灰棕褐色。质坚硬，纤维性，不易折断，断面不平坦，在阳光下可见细小亮星。气无，味涩。

3. 广东紫荆皮

本品树皮呈不规则筒状或槽片状。表面紫褐色，常见附有白色斑块；内表面紫棕色。质坚硬，不易折断，断面略呈颗粒性，紫棕色。气微，味淡微涩。

【饮片性状】

长梗南五味子根皮饮片：本品为卷筒状或不规则的丝或块。外表面灰棕色或灰黄色，栓皮大多易脱落而露出棕紫色的内皮。内表面暗棕色，切面棕紫色，对光照视可见细小的亮星。质坚实。气香，味苦涩而有辛凉感。

【经验鉴别特征】

木兰科紫荆皮饮片特征：①体轻，易折断，折断时几乎听不到响声。②折断面可见多数细小白色纤维。③有香气，把饮片揉搓碎了闻香气更明显。

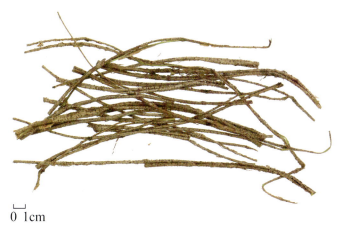

图3-16-1　紫荆皮（药材）

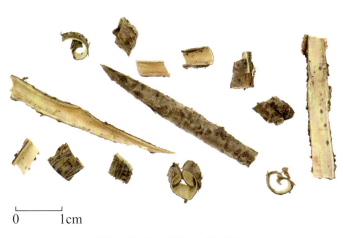

图3-16-2　紫荆皮（饮片）

【经验鉴别歌诀】

紫荆皮呈卷筒状，外表灰棕有栓皮，对光照视见亮星，活血通淋解虫毒。

【功能与主治】

活血，通淋，解毒。主妇女月经不调，瘀滞腹痛，风湿痹痛，小便淋痛，喉痹，痈肿，疥癣，跌打损伤，蛇虫咬伤。

【伪品及混淆品特征】

1. 紫荆皮［贵州省中药材质量标准（1988 年版）］

本品为千屈菜科植物紫薇的树皮。呈不规则卷筒状或半卷内卷曲筒片块状，长4～20cm，厚 0.1～0.2cm，宽 0.5～2cm；外表灰棕色，具细致纵向纹理及因外皮脱落而留下的瘢痕；断面不平坦，浅棕褐色至棕褐色；内表黄棕色，光滑质地轻泡，易破碎；气微，味苦涩。

2. 紫荆皮 [《湖北省中药材质量标准（2018 版）》]

本品为豆科植物美丽胡枝子的干燥根皮。夏、秋二季采挖根部，剥取根皮，洗净，晒干。本品呈卷筒状或双卷筒状，长 20～40cm，厚 0.1～0.4cm。外表皮灰棕色至棕褐色，粗糙，具棕色横长皮孔，栓皮较疏松，易脱落，脱落处显棕红色。内表皮黄棕色至暗棕色，具细纵纹。质韧，不易折断，断面纤维性。气微，味淡、微涩。

（葛新春　编著）

第四章

叶类中药

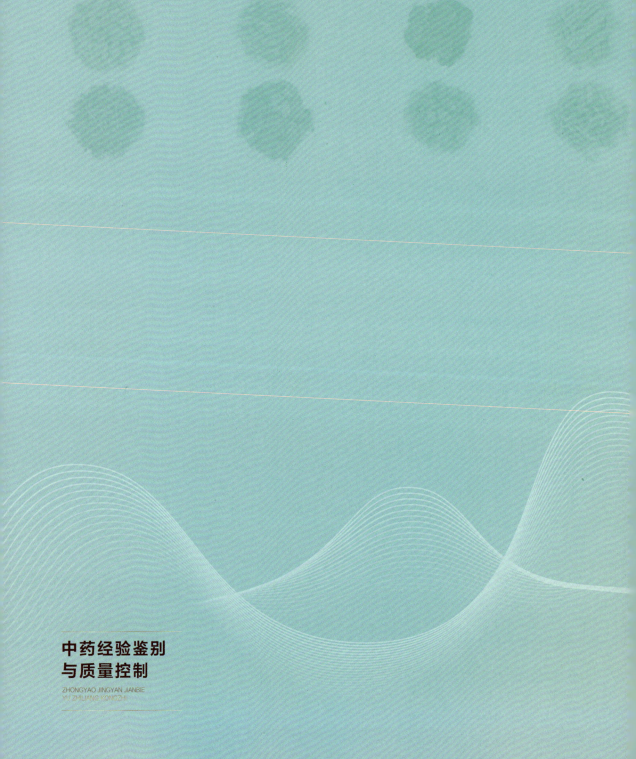

中药经验鉴别
与质量控制

ZHONGYAO JINGYAN JIANBIE
YU ZHILIANG KONGZHI

艾 叶

【来源】

本品为菊科植物艾 *Artemisia argyi* Levl. et Vant. 的干燥叶。主产于黑龙江、吉林、辽宁、河北、山东、安徽、江苏、浙江、广东、广西、江西、湖南、湖北、四川、贵州、云南、陕西、甘肃等地。夏季花未开时采摘，除去杂质，晒干。

【药材性状】

本品多皱缩、破碎，完整者呈卵状椭圆形，羽状深裂，裂片椭圆状披针形。上表面灰绿色或深黄绿色，有稀疏的柔毛和腺点，下表面密生灰白色绒毛。质柔软。气清香，味苦。

【饮片性状】

1. 艾叶

本品同药材。

2. 醋艾炭

本品呈不规则的碎片，表面黑褐色，有细条状叶柄。具醋香气。

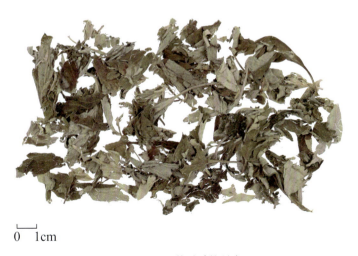

0　1cm

图4-1-1　艾叶（饮片）

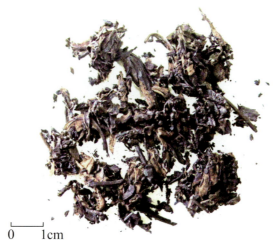

图4-1-2　醋艾炭（饮片）

【经验鉴别特征】

以色青、背面灰白色、绒毛多、叶厚、质柔软而韧、香气浓郁者为佳。醋艾炭以表面黑褐色、质酥、具醋香气者为佳。

【经验鉴别歌诀】

艾叶皱缩卷曲碎，中裂常三侧两对，叶背白绒质柔软，温经止血除寒痛。

【功能与主治】

温经止血，散寒止痛；外用祛湿止痒。用于吐血，衄血，崩漏，月经过多，胎漏下血，少腹冷痛，经寒不调，宫冷不孕；外治皮肤瘙痒。醋艾炭温经止血，用于虚寒性出血。

【伪品及混淆品特征】

1. 野艾蒿

本品为菊科植物野艾蒿的干燥叶片。叶二回羽状深裂至全裂，裂片条形或狭条状披针形，边缘常微反卷。

2. 魁蒿

本品为菊科植物魁蒿的干燥叶片。叶羽状3～5裂，或仅有不整齐缺刻，裂片卵圆形，叶上表面无白色腺点。

（葛新春　编著）

侧柏叶

【来源】

本品为柏科植物侧柏 *Platycladus orientalis*（L.）Franco 的干燥枝梢和叶。全国大部分地区均有产。多在夏、秋二季采收，阴干。

【药材性状】

本品多分枝，小枝扁平。叶细小鳞片状，交互对生。表面深绿色或黄绿色。质脆，易折断。气清香，味苦涩、微辛。

【饮片性状】

1. 侧柏叶

本品为不规则多节枝叶片。表面青绿色或黄绿色。质脆，气微清香，味苦涩。

2. 侧柏炭

本品形如侧柏叶片，表面黑褐色。质脆，易折断，断面焦黄色。气香，味微苦涩。

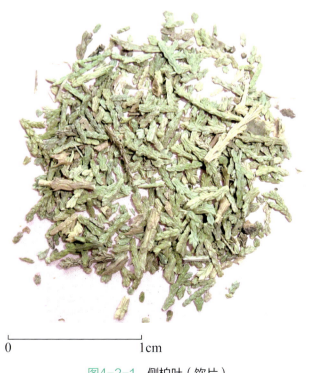

0   1cm

图4-2-1　侧柏叶（饮片）

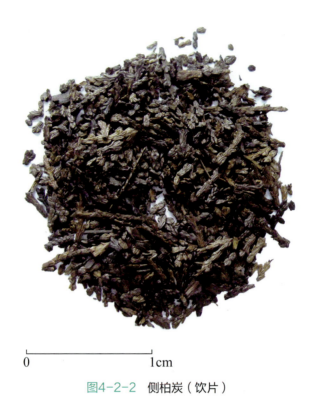

图4-2-2　侧柏炭（饮片）

【经验鉴别特征】

药材以枝嫩、色深绿者为佳。饮片以叶多、色绿、气清香者为佳。侧柏炭焦褐色、气香、仅部分炭化者为佳。

【经验鉴别歌诀】

侧柏鳞叶节节连，整碎不齐扁平摊，鲜时青绿气芳香，凉血止血祛咳痰。

【功能与主治】

凉血止血，化痰止咳，生发乌发。用于吐血，衄血，咯血，便血，崩漏下血，肺热咳嗽，血热脱发，须发早白。

【伪品及混淆品特征】

1. 柏木叶

本品系柏科植物柏木的干燥枝梢及叶。其枝梢及叶的外形极似侧柏叶，主要区别为其分枝较稀疏，鳞叶先端尖，呈刺状向外伸出，触之有刺手感，墨绿色。

2. 刺柏及短叶土杉枝叶

刺柏三叶轮生，刺形。短叶土杉则枝叶稠密，叶螺旋状排列，为条状披针形，尖端钝、长2～7cm。形态迥异，极易区别。

（葛新春　编著）

大青叶

【来源】

本品为十字花科植物菘蓝 *Isatis indigotica* Fort. 的干燥叶。主产于河北、甘肃、安徽等地。夏、秋二季分 2～3 次采收，除去杂质，晒干。

【药材性状】

本品叶片多皱缩卷曲，完整叶片展开后呈长椭圆形至长圆形倒披针形。长 5～20cm，宽 2～6cm；上表面暗灰绿色，有的可见色较深稍突起的小点；先端钝，全缘或微波状，基部狭窄下延至叶柄呈翼状；叶柄长 4～10cm，淡棕黄色。质脆。气微，味微酸、苦、涩。

【饮片性状】

本品为不规则的碎段。叶片暗灰绿色，叶上表面有的可见色较深稍突起的小点；叶柄碎片淡棕黄色。质脆。气微，味微酸、苦、涩。

【经验鉴别特征】

药材以叶大而无柄、叶片完整、色暗灰绿者为佳。饮片以干燥、段片均匀、色绿、无碎屑者为佳。

【经验鉴别歌诀】

大青菘蓝叶基生，外表暗绿倒披针，叶基狭窄柄合翼，凉血解毒透斑疹。

【功能与主治】

清热解毒，凉血消斑。用于温病高热，神昏，发斑发疹，痄腮，喉痹，丹毒，痈肿。

【伪品及混淆品特征】

1. 大青

本品为唇形科植物大青的干燥叶片。叶片微折皱，呈长椭圆形。上表面棕黄色或棕绿色，下表面色较浅，全缘。顶端渐尖，基部钝圆。质脆易碎。气微弱，味淡或微苦。

2. 板蓝

本品为爵床科植物板蓝的干燥叶片。多皱缩成不规则团块，黑绿色或暗棕黑色。完整叶片呈椭圆形或倒卵状长圆形。叶缘有细小浅钝锯齿，先端渐尖，基部渐窄。叶脉于背面稍明显。小枝呈四棱形，棕黑色。气微弱，味涩或微苦。

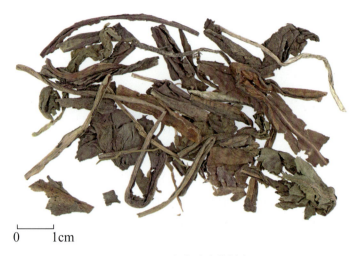

图4-3-1　大青叶（药材）

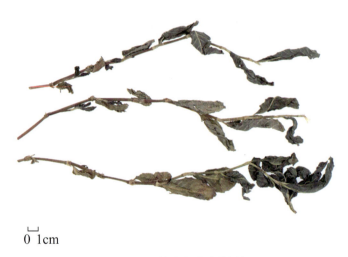

图4-3-2　蓼大青叶（药材）

（葛新春　编著）

番泻叶

【来源】

本品为豆科植物狭叶番泻 *Cassia angustifolia* Vahl 或尖叶番泻 *Cassia acutifolia* Delile 的干燥小叶。主产于印度、埃及等地，我国广东省、海南省及云南西双版纳等地均有栽培。开花前摘去叶，阴干。

【药材性状】

狭叶番泻

本品呈长卵形或卵状披针形，全缘。上表面黄绿色，下表面浅黄绿色，无毛或近无毛。革质。气微弱而特异，味微苦，稍有黏性。

尖叶番泻

本品呈披针形或长卵形，略卷曲，叶端短尖或微突，叶基不对称，两面均有细短毛茸。

【饮片性状】

本品同药材。

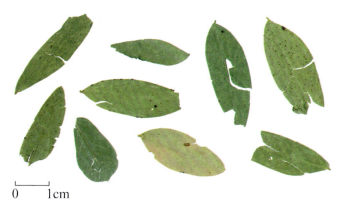

图4-4-1　番泻叶（饮片）

【经验鉴别特征】

药材以叶片大、完整、色绿者为佳。

【经验鉴别歌诀】

番泻叶小卵披针，全缘基部不对称，叶背灰绿多绒毛，泻热导滞通便神。

【功能与主治】

泻热行滞，通便，利水。用于热结积滞，便秘腹痛，水肿胀满。

【伪品及混淆品特征】

耳叶决明叶

本品为豆科植物耳叶决明的干燥小叶。呈长椭圆形或倒卵形，全缘，叶先端钝圆或微凹下并具短刺，基不对称或对称。上表面黄绿色，下表面灰绿色，密被长茸毛，多不平展，易碎。气微，味微苦，稍有黏性。

罗布麻叶

本品为夹竹桃科植物罗布麻的叶。呈长椭圆状披针形至卵状矩圆形，淡绿色或灰绿色，叶缘具细齿，叶端钝圆，有短的小突起，基部圆形，叶柄短。主脉突出，侧脉细密。气微，味淡。

（葛新春　编著）

枇杷叶

【来源】

本品为蔷薇科植物枇杷 *Eriobotrya japonica*（Thunb.）Lindl. 的干燥叶。主产于华东、中南、西南及陕西、甘肃等地。全年均可采收，晒至七、八成干时，扎成小把，再晒干。

【药材性状】

本品呈长圆形或倒卵形。上表面灰绿色、黄棕色或红棕色，较光滑；下表面密被黄色绒毛。革质而脆，易折断。气微，味微苦。

【饮片性状】

1. 枇杷叶

本品呈丝条状。表面灰绿色、黄棕色或红棕色，较光滑。下表面可见绒毛，主脉突出。革质而脆。气微，味微苦。

2. 蜜枇杷叶

本品形如枇杷叶丝，表面黄棕色或红棕色，微显光泽，略带黏性。具蜜香气，味微甜。

【经验鉴别特征】

药材以叶完整、色绿或红棕色、叶厚者为佳。饮片以丝细、均匀、色绿、光滑、革质而脆者为佳。蜜枇杷叶以色黄、显光泽、质脆、蜜香气浓者为佳。

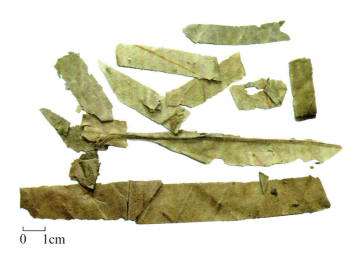

0   1cm

图4-5-1 枇杷叶（饮片）

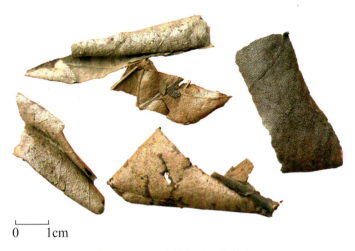

图4-5-2 蜜枇杷叶（饮片）

【经验鉴别歌诀】

杷叶背面锈毛多，羽状网纹叶革质，长倒卵形易破碎，清肺止咳降胃逆。

【功能与主治】

清肺止咳，降逆止呕。用于肺热咳嗽，气逆喘急，胃热呕逆，烦热口渴。

【伪品及混淆品特征】

大花五桠果叶

本品为五桠果科植物大花五桠果的叶，呈倒卵形或倒卵状长圆形，先端钝圆，偶有尖，基部楔形，边缘具疏小齿，上表面棕褐色，仅叶脉疏被短毛，下表面棕色，被浅棕红色短粗毛，主脉明显突起，侧脉羽状；叶柄长2～4cm，被浅棕红色粗毛；叶片革质；闻之气微，口尝味微涩。

（葛新春　编著）

桑 叶

【来源】

本品为桑科植物桑 *Morus alba* L. 的干燥叶。全国大部分地区均产。初霜后采收，除去杂质，晒干。

【药材性状】

本品多皱缩、破碎。完整者有柄，叶片展平后呈卵形或宽卵形。质脆。气微，味淡、微苦涩。

【饮片性状】

本品为不规则的碎片。表面黄绿色或浅棕色，质脆。气微，味淡、微苦涩。

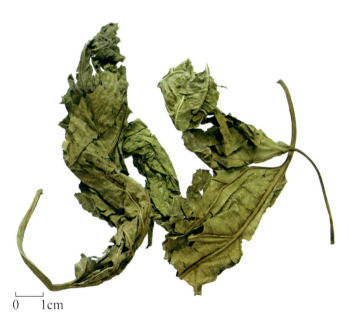

图4-6-1　桑叶（药材）

【经验鉴别特征】

历代对桑叶的采收有经霜的要求，以霜桑叶、叶大、色黄绿者为佳。此外，采摘叶大而厚的质量较好。

【经验鉴别歌诀】

桑叶卵圆叶面绿，叶背稍浅脉突起，交织网形密生毛，疏风清肝疗目疾。

【功能与主治】

疏散风热，清肺润燥，清肝明目。用于风热感冒，肺热燥咳，头晕头痛，目赤昏花。

【伪品及混淆品特征】

鸡桑叶

本品为桑科植物鸡桑的叶。产于东北、华东、中南及河北、陕西、甘肃、新疆、四川、贵州、云南等地。以上部分产区将其干燥叶作为桑叶入药。

（葛新春　编著）

〈 石 韦 〉

【来源】

本品为水龙骨科植物庐山石韦 *Pyrrosia sheareri*（Bak.）Ching、石韦 *Pyrrosia lingua*（Thunb.）Farwell 或有柄石韦 *Pyrrosia petiolosa*（Christ）Ching 的干燥叶。产于江苏、浙江、河南、河北、湖北等地。全年均可采收，除去根茎和根，晒干或阴干。

【药材性状】

庐山石韦

本品叶片略皱缩，展平后呈披针形。上表面黄绿色或灰绿色，散布有黑色圆形小凹点。下表面密生红棕色星状毛，叶柄具四棱。叶片革质。气微，味微涩苦。

石韦

本品叶片披针形或长圆披针形。基部楔形，对称。

有柄石韦

本品叶片多卷曲呈筒状，展平后呈长圆形或卵状长圆形。基部楔形，对称。下表面侧脉不明显，布满孢子囊群。

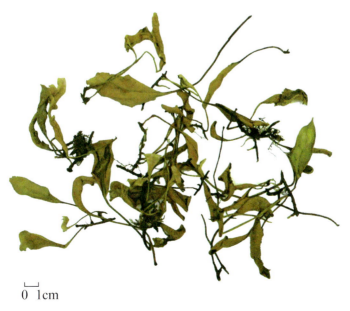

0 1cm

图4-7-1　有柄石韦（药材）

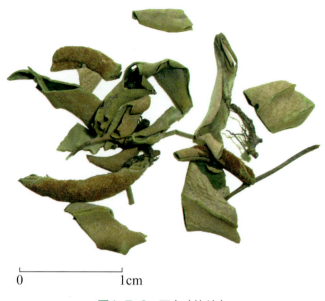

图4-7-2 石韦（饮片）

【饮片性状】

本品呈丝条状。上表面黄绿色或灰褐色。下表面密生红棕色星状毛。孢子囊群着生侧脉间或下表面布满孢子囊群。叶全缘。叶片革质。气微，味微涩苦。

【经验鉴别特征】

药材以身干、叶大、质厚、背面色发红、叶完整者为佳。饮片以丝条均匀、质厚、无杂质者为佳。习惯认为，浙江产的大叶石韦最佳。

【经验鉴别歌诀】

石韦叶片长卵形，全缘草质中脉明，叶背棕毛孢囊密，利水通淋热咳消。

【功能与主治】

利尿通淋，清肺止咳，凉血止血。用于热淋，血淋，石淋，小便不通，淋沥涩痛，肺热喘咳，吐血，衄血，尿血，崩漏。

【伪品及混淆品特征】

矩圆石韦

本品为水龙骨科石韦属植物矩圆石韦的干燥叶，其干燥叶子与真品石韦外观上相似，但不同点是，叶片呈矩圆形至卵状矩圆形，叶端圆，叶面黄绿色；闻之亦无任何气味，但口尝味淡而微涩。

（葛新春　编著）

淫羊藿

【来源】

本品为小檗科植物淫羊藿 *Epimedium brevicornu* Maxim.、箭叶淫羊藿 *Epimedium sagittatum*（Sieb. et Zucc.）Maxim.、柔毛淫羊藿 *Epimedium pubescens* Maxim. 或朝鲜淫羊藿 *Epimedium koreanum* Nakai 的干燥叶。夏、秋季茎叶茂盛时采收，晒干或阴干。

【药材性状】

淫羊藿

本品为二回三出复叶；小叶片卵圆形；小叶偏心形，外侧较大呈耳状。近革质。气微，味微苦。

箭叶淫羊藿

本品为一回三出复叶，小叶片长卵形至卵状披针形；小叶明显偏斜，外侧呈箭形。革质。

柔毛淫羊藿

本品为一回三出复叶，小叶下表面及叶柄密被绒毛状柔毛。

朝鲜淫羊藿

本品为二回三出复叶小叶较大，先端长尖。叶片较薄。

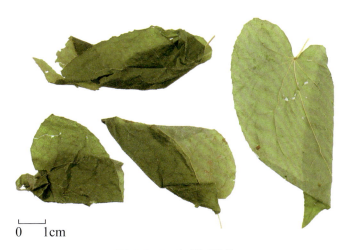

0   1cm

图4-8-1　朝鲜淫羊藿

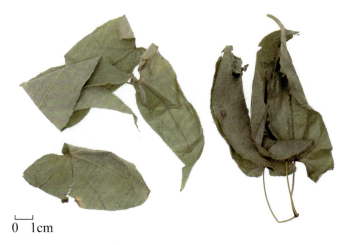

0 1cm

图4-8-2 箭叶淫羊藿

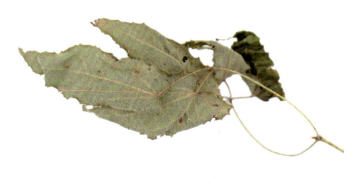

0 1cm

图4-8-3 柔毛淫羊藿

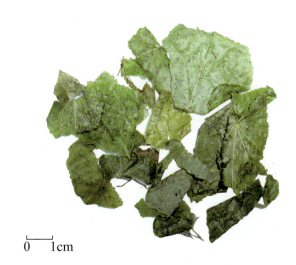

0 1cm

图4-8-4 炙淫羊藿（饮片）

【饮片性状】

1. 淫羊藿

呈丝片状。上表面绿色、黄绿色或浅黄色，下表面灰绿色，边缘具黄色刺毛状细锯齿。近革质。气微，味微苦。

2. 炙淫羊藿

本品形如淫羊藿丝。表面浅黄色显油亮光泽。微有羊脂油气。

【经验鉴别特征】

药材以叶片多、色黄绿、完整而整齐者为佳。炮制品以叶片多、色黄油亮、有羊脂气味、破碎少者为优。

【经验鉴别歌诀】

淫羊藿源自小檗科，叶片油亮见网格，刺状锯齿近革质，补肾强骨祛风湿。

【功能与主治】

补肾阳，强筋骨，祛风湿。用于肾阳虚衰，阳痿遗精，筋骨痿软，风湿痹痛，麻木拘挛。

【伪品及混淆品特征】

淫羊藿混淆品：

1. 粗毛淫羊藿

本品为小檗科植物粗毛淫羊藿的干燥地上部分，与箭叶淫羊藿相似，两者较难区分。下表面具有多数白色粗短伏毛，残存花梗上未见腺毛。

2. 湖南淫羊藿

本品为小檗科植物湖南淫羊藿的干燥地上部分。茎生叶两枚，三出复叶。小叶三枚，叶片较大，顶生小叶矩圆形，两侧小叶基部显著不等，叶表面棕褐色，下表面常被灰白细伏毛。残存花梗光滑，无腺毛。

3. 黔岭淫羊藿

本品为小檗科植物粗毛淫羊藿的干燥地上部分。叶多为一枚，三出复叶，小叶表面棕褐色，光滑，下表面红褐色。

4. 四川淫羊藿

本品为小檗科植物四川淫羊藿的干燥地上部分。外形似箭叶淫羊藿，小叶卵形或狭卵形，叶下表面疏被白色长柔毛或近无毛。

5. 川西淫羊藿

本品为小檗科植物川西淫羊藿的干燥地上部分。外形似淫羊藿，但节上，叶柄着生处、主脉基部簇生黄棕色，极长而柔软盘曲白色柔毛。

6. 单叶淫羊藿

本品为小檗科植物单叶淫羊藿的干燥地上部分。叶片为单叶，易区别。

7. 毡毛淫羊藿

本品为小檗科植物毡毛淫羊藿的干燥地上部分。外形似箭叶淫羊藿，顶生小叶矩圆形或卵形，叶片较大，叶表面油绿、光滑，下表面密生棕色毡毛，厚如毡子，叶片革质极脆，药材中几乎无完整叶片。

淫羊藿伪品为栓皮栎叶，经常在淫羊藿饮片中掺入。栓皮栎叶性状特点：长椭圆状披针形，先端渐尖，基部楔形，缘有芒状锯齿，背面被灰白色星状毛，密生细毛。二级脉为斜向平行脉，三级脉类平行脉。叶缘二级脉顶端具沟刺，尖刺顶弯。

（葛新春　编著）

第五章

花类中药

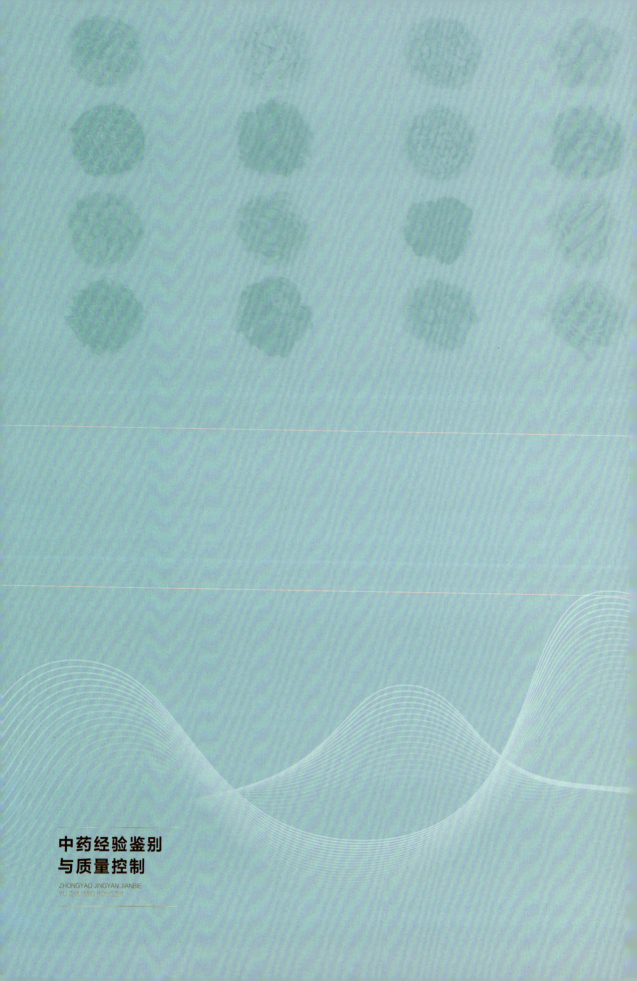

中药经验鉴别
与质量控制

ZHONGYAO JINGYAN JIANBIE
YU ZHILIANG KONGZHI

丁 香

【来源】

本品为桃金娘科植物丁香 *Eugenia caryophyllata* Thunb. 的干燥花蕾。原产于马来西亚、印度尼西亚及东非沿海等地，现我国广东、广西、海南、云南等地有栽培。当花蕾由绿色转红时采摘，晒干。

【药材性状】

本品略呈研棒状。长 1～2cm。花冠圆球形，直径 0.3～0.5cm，花瓣 4，复瓦状抱合，棕褐色或褐黄色，花瓣内为雄蕊和花柱，搓碎后可见众多黄色细粒状的花药。萼筒圆柱状，略扁，有的稍弯曲，长 0.7～1.4cm，直径 0.3～0.6cm，红棕色或棕褐色，上部有 4 枚三角状的萼片，十字状分开。红棕色或棕褐色。质坚实，富油性，入水则萼筒垂直下沉。气芳香浓烈，味辛辣、有麻舌感。

【饮片性状】

本品同药材。

【经验鉴别特征】

药材以质坚实、富油性、气芳香浓烈、入水下沉者为佳。

【经验鉴别歌诀】

丁香形状略似钉，萼部圆柱蕾球形，入水垂直油性足，胃寒呕呃用之灵。

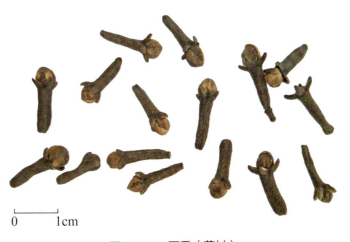

0   1cm

图5-1-1　丁香（药材）

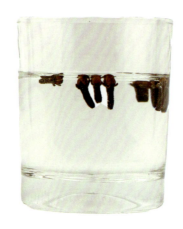

图5-1-2 丁香（入水侧面观）

【功能与主治】

温中降逆，补肾助阳。用于脾胃虚寒，呃逆呕吐，食少吐泻，心腹冷痛，肾虚阳痿。

【伪品及混淆品特征】

肉桂子

本品为樟科植物肉桂带宿萼的未成熟果实。又称桂子。略呈倒卵形。宿萼杯状，边缘具不明显的浅裂。表面暗棕色，有皱纹，下部延长成萼筒，有的具果柄。宿萼内有椭圆形幼果，黄棕色，顶端稍平截，上有微凸的花柱残基。气香，味辣。

（葛新春　编著）

合欢花

【来源】

本品为豆科植物合欢 *Albizia julibrissin* Durazz. 的干燥花序或化蕾。主产于河北、河南、陕西、浙江、江苏等地。夏季花开放时择晴天采收或花蕾形成时采收，及时晒干。前者习称"合欢花"，后者习称"合欢米"。

【药材性状】

合欢花

本品为头状花序，皱缩成团。总花梗长 3～4cm，有时与花序脱离，黄绿色，有纵纹，被稀疏毛茸。花全体密被毛茸，细长而弯曲，长 0.7～1cm，淡黄色或黄褐色，无花梗或几无花梗。花萼筒状，先端有 5 小齿；花冠筒长约为萼筒的 2 倍，先端 5 裂，裂片披针形；雄蕊多数，花丝细长，黄绿色至黄褐色，下部合生，上部分离，伸出花冠筒外。气微香，味淡。

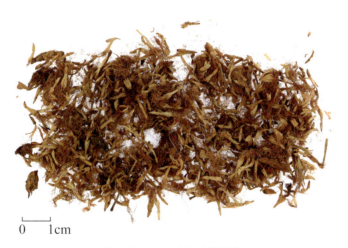

0　1cm

图5-2-1　合欢花（饮片）

合欢米

本品呈棒槌状，长 2～6mm，膨大部分直径约 2mm，淡黄色至黄褐色，全体被毛茸，花梗极短或无。花萼筒状，先端有 5 小齿；花冠未开放；雄蕊多数，细长并弯曲，基部连合，包于花冠内。气微香，味淡。

【饮片性状】

本品同药材。

【经验鉴别特征】

药材以花蕾花瓣整齐少损，色泽黄褐或绿黄、有清香气者为佳。

【经验鉴别歌诀】

豆科合欢毛茸身，头状花序成团形，色黄味淡气清香，解郁安神用之良。

【功能与主治】

解郁安神。用于心神不安，忧郁失眠。

【伪品及混淆品特征】

南蛇藤果

本品为卫矛科植物南蛇藤的果实。南蛇藤为落叶攀援状灌木，叶大互生，近圆形倒卵形或椭圆形，长 5～10cm，宽 4～8cm，聚伞花序，花小杂性，黄绿色。蒴果球形，黄色，裂为三瓣，种子 1～2 粒，被红色肉质假种皮。

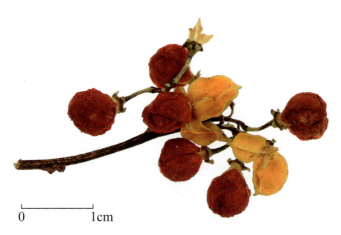

图5-2-2　南蛇藤果

（葛新春　编著）

红花

【来源】

本品为菊科植物红花 *Carthamus tinctorius* L. 的干燥花。主产于新疆、云南等地。夏季花由黄变红时采摘，阴干或晒干。

【药材性状】

本品为不带子房的管状花，长 1～2cm。表面红黄色或红色。花冠筒细长，先端 5 裂，裂片呈狭条形，长 5～8mm；雄蕊 5，花药聚合成筒状，黄白色；柱头长圆柱形，顶端微分叉。质柔软。气微香，味微苦。

【饮片性状】

本品同药材。

【经验鉴别特征】

药材以花细、色红而鲜艳、无枝刺、质柔润、手握软如毛茸者为佳。

【经验鉴别歌诀】

红花黄红细管状，先端五裂蕊伸长，聚药雄蕊圆柱头，活血通经疗打伤。

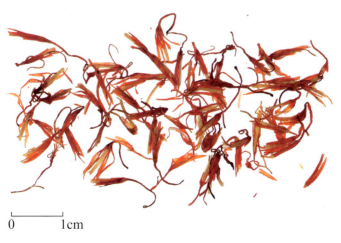

0   1cm

图5-3-1 红花（饮片）

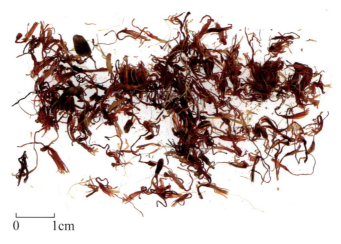

图5-3-2　红花劣品

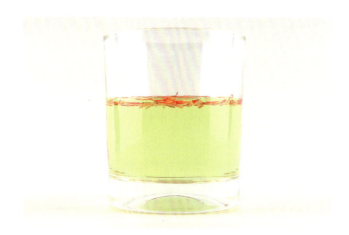

图5-3-3　红花水试

【功能与主治】

活血通经，散瘀止痛。用于经闭，痛经，恶露不行，癥瘕痞块，胸痹心痛，瘀滞腹痛，胸胁刺痛，跌扑损伤，疮疡肿痛。

【伪品及混淆品特征】

伪品

1. 将提取后的红花，用工业染料染色后，冒充红花使用。
2. 掺加入细沙、滑石粉、玉米糖稀、红色及杏黄色染料加工而成，应注意鉴别。

（葛新春　编著）

槐 花

【来源】

本品为豆科植物槐 *Sophora japonica* L. 的干燥花及花蕾。全国各地均产。夏季花开放或花蕾形成时采收，及时干燥，除去枝、梗及杂质。前者习称"槐花"，后者习称"槐米"。

【药材性状】

槐花

本品皱缩而卷曲，花瓣多散落。完整者花萼钟状，黄绿色，先端 5 浅裂；花瓣 5，黄色或黄白色，1 片较大，近圆形，先端微凹，其余 4 片长圆形。雄蕊 10，其中 9 个基部连合，花丝细长。雌蕊圆柱形，弯曲。体轻。气微，味微苦。

槐米

本品卵形或椭圆形，长 2～6mm，直径约 2mm。花萼下部有数条纵纹。萼的上方为黄白色未开放的花瓣。花梗细小。体轻，手捻即碎。气微，味微苦涩。

【饮片性状】

1. 槐花

本品同药材。

2. 炒槐花

本品形如槐花，表面深黄色。

3. 槐花炭

本品形如槐花，表面焦褐色。

【经验鉴别特征】

槐花在历史记载过程中多是以"槐花"来称呼该药物，实际使用的则是花蕾，并强调，"花蕾质优"。现代地方规范中则是记载槐米质优，槐花质次，而实际市场调查中也发现，如果购买时称呼"槐花"则付花，称呼"槐米"则付花蕾。并且无论在哪个药市购买，均认为槐米质优，而槐花质次。以色黄绿、紧缩、无枝梗杂质者为佳。

【经验鉴别歌诀】

槐花黄白呈蝶状，内包十枚雄蕊条，花瓣下部绿色萼，凉血止血潜肝阳。

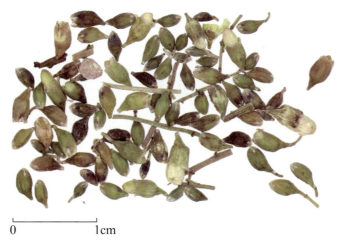

0   1cm

图5-4-1 槐米（饮片）

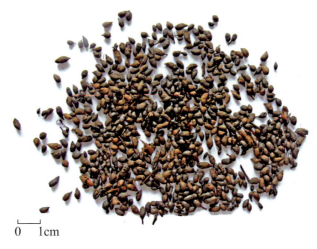

0   1cm

图5-4-2 槐花（槐米）炭

【功能与主治】

凉血止血，清肝泻火。用于便血，痔血，血痢，崩漏，吐血，衄血，肝热目赤，头痛眩晕。

【伪品及混淆品特征】

1. 刺槐花

本品为豆科植物刺槐的干燥花冒充槐花入药。花瓣近圆形，完整的花呈萼钟形，直径约2cm，花冠蝶形，浅黄色或浅棕色，皱缩、卷曲，先端缺刻较浅，具短爪，基部有一瘢痕，翼瓣、龙骨瓣近长圆三角形。花柱较长，弯曲，先端具柔毛。质轻，气弱，味苦，有小毒。

2. 茉莉花

本品为木樨科植物茉莉花的干燥花朵。呈黄棕色或棕褐色，外表面有纵行的皱缩条纹，被稀短毛，花瓣片椭圆形。气芳香，味淡微涩。

（葛新春　编著）

金银花

【来源】

本品为忍冬科植物忍冬 *Lonicera japonica* Thunb.的干燥花蕾或带初开的花。主产于河南、山东等地。夏初花开放前采收，干燥。

【药材性状】

本品呈棒状，上粗下细，略弯曲，长 2～3cm，上部直径约 3mm，下部直径约 1.5mm。表面黄白色或绿白色（贮久色渐深），密被短柔毛。偶见叶状苞片。花萼绿色，先端 5 裂，裂片有毛，长约 2mm。开放者花冠筒状，先端二唇形；雄蕊 5，附于筒壁，黄色；雌蕊 1，子房无毛。气清香，味淡、微苦。

【饮片性状】

本品同药材。

【经验鉴别特征】

药材以花蕾多、饱满不开放、色黄白、鲜艳、质柔软、气清香、无枝叶者为佳。

劣品增重金银花

在金银花中先喷洒糖水，再掺细沙以增重，应注意鉴别。

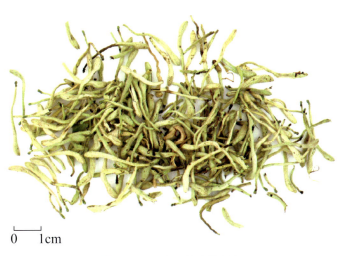

0　1cm

图5-5-1　金银花（药材）

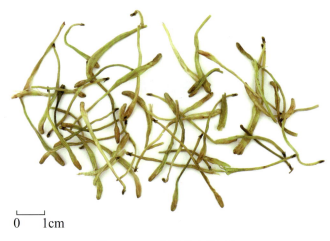

图5-5-2　山银花（药材）

【经验鉴别歌诀】

金银花蕾长棒状，色黄茸毛下有萼，气香味淡性甘寒，清热透邪又解毒。

【功能与主治】

清热解毒，疏散风热。用于痈肿疔疮，喉痹，丹毒，热毒血痢，风热感冒，温病发热。

【伪品及混淆品特征】

山银花为忍冬科植物灰毡毛忍冬、红腺忍冬、华南忍冬或黄褐毛忍冬的干燥花蕾或带初开的花。

1. 灰毡毛忍冬

本品呈棒状而稍弯曲。表面黄绿色或黄色。总花梗集结成簇，开放者花冠裂片不及全长之半。质稍硬，手捏之稍有弹性。气清香。味微苦甘。

2. 红腺忍冬

本品表面黄白至黄棕色，无毛或疏被毛，萼筒无毛，先端5裂，裂片长三角形，被毛，开放者花冠下唇反转，花柱无毛。

3. 华南忍冬

本品萼筒和花冠密被灰白色毛，子房有毛。

4. 黄褐毛忍冬

本品花冠表面淡黄棕色或黄棕色，密被黄色茸毛。

（葛新春　编著）

菊 花

【来源】

本品为菊科植物菊 *Chrysanthemum morifolium* Ramat. 的干燥头状花序。产于安徽、浙江、河南、四川、河北、山东等地。9～11月花盛开时分批采收，阴干或焙干，或熏、蒸后晒干。药材按产地和加工方法不同，分为"亳菊""滁菊""贡菊""杭菊""怀菊"。

【药材性状】

亳菊

本品呈倒圆锥形或圆筒形，有时稍压扁呈扇形，直径 1.5～3cm，离散。总苞碟状；总苞片 3～4 层，卵形或椭圆形，草质，黄绿色或褐绿色，外面被柔毛，边缘膜质。花托半球形，无托片或托毛。舌状花数层，雌性，位于外围，类白色，劲直，上举，纵向折缩，散生金黄色腺点；管状花多数，两性，位于中央，为舌状花所隐藏，黄色，顶端 5 齿裂。瘦果不发育，无冠毛。体轻，质柔润，干时松脆。气清香，味甘、微苦。

滁菊

本品呈不规则球形或扁球形，直径 1.5～2.5cm。舌状花类白色，不规则扭曲，内卷，边缘皱缩，有时可见淡褐色腺点。管状花大多隐藏。

贡菊

本品呈扁球形或不规则球形，直径 1.5～2.5cm。舌状花白色或类白色，斜升，上部反折，边缘稍内卷而皱缩，通常无腺点。管状花少，外露。

杭菊

本品呈碟形或扁球形，直径 2.5～4cm，常数个相连成片。舌状花类白色或黄色，平展或微折叠，彼此粘连，通常无腺点。管状花多数，外露。

怀菊

本品呈不规则球形或扁球形。多数为舌状花，花为类白色或黄白色。不规则扭曲、内卷。

【饮片性状】

本品同药材。

【经验鉴别特征】

各种菊花均以身干、花朵完整、颜色鲜艳、气清香、少梗叶者为佳。

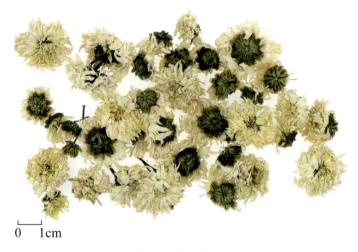

图5-6-1 贡菊

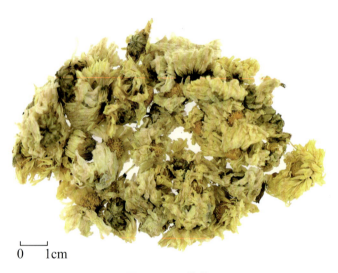

图5-6-2 杭菊

【经验鉴别歌诀】

菊分黄白并野生，头状花序呈球形，黄疏风热白平肝，野菊解毒疗疮疔。

【功能与主治】

散风清热，平肝明目，清热解毒。用于风热感冒，头痛眩晕，目赤肿痛，眼目昏花，疮痈肿毒。

（葛新春　编著）

款冬花

【来源】

本品为菊科植物款冬 *Tussilago farfara* L. 的干燥花蕾。产于陕西、山西、河南、甘肃、四川、内蒙古等地。12 月或地冻前当花尚未出土时采挖，除去花梗和泥沙，阴干。

【药材性状】

本品呈长圆棒状。单生或 2～3 个基部连生，习称"连三朵"。长 1～2.5cm，直径 0.5～1cm。上端较粗，下端渐细或带有短梗，外面被有多数鱼鳞状苞片。苞片外表面紫红色或淡红色，内表面密被白色絮状茸毛。体轻，撕开后可见白色茸毛。气香，味微苦而辛。

【饮片性状】

本品同药材。

【炮制品特征】

蜜款冬花

本品形如款冬花，表面棕黄色或棕褐色，稍带黏性。具蜜香气，味微甜。

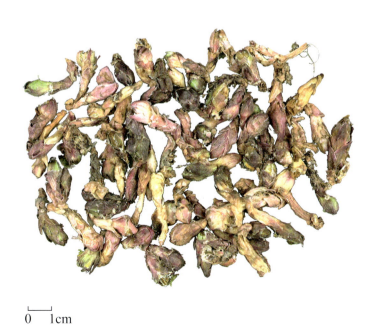

0　1cm

图5-7-1　款冬花（药材）

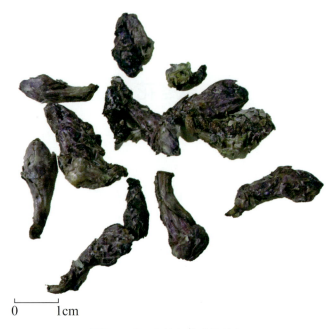

0   1cm

图5-7-2 蜜款冬花（饮片）

【经验鉴别特征】

款冬花

药材以蕾大、饱满、色紫红鲜艳、无花梗者为佳。

蜜款冬花

饮片以表面棕黄色或棕褐色，手捏稍带黏性，具蜜香气者为佳。

劣品款冬花

常掺入多数非药用部位的花梗。
木质老梗及已开花者不可供药用。

【经验鉴别歌诀】

款冬花序连三朵，紫红鳞状苞片多，断见白丝嚼棉絮，润肺止咳性平和。

【功能与主治】

润肺下气，止咳化痰。用于新久咳嗽，喘咳痰多，劳嗽咳血。

【伪品及混淆品特征】

蜂斗菜

本品为菊科植物蜂斗菜的干燥花蕾。呈黄白色，花具有长柄，不成"连三朵"。撕开花头断面呈黄色无白色絮状丝。

（葛新春 编著）

密蒙花

【来源】

本品为马钱科植物密蒙花 *Buddleja officinalis* Maxim. 的干燥花蕾和花序。主产于湖北、四川、陕西、河南等地。春季花未开放时采收，除去杂质，干燥。

【药材性状】

本品多为花蕾密聚的花序小分枝，呈不规则圆锥状。表面灰黄色或棕黄色，密被茸毛。质柔软。气微香，味微苦、辛。

【饮片性状】

本品同药材。

【经验鉴别特征】

药材以色灰黄、花蕾密集、质柔、茸毛多者为佳。

【经验鉴别歌诀】

密蒙花蕾簇生序，表面灰黄毛密被，花蕾短棒钟状萼，凉血退翳清肝目。

【功能与主治】

清热泻火，养肝明目，退翳。用于目赤肿痛，多泪羞明，目生翳膜，肝虚目暗，视物昏花。

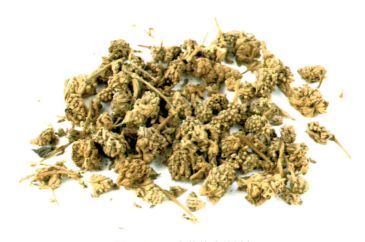

图5-8-1　密蒙花（药材）

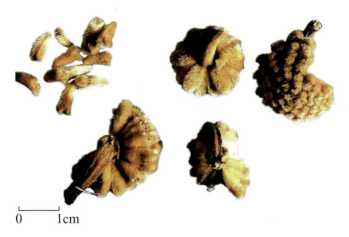

0   1cm

图5-8-2　结香花

【伪品及混淆品特征】

结香花

　　本品为瑞香科植物结香的花蕾或花序。又称"新蒙花"。干燥品，花多单独散在，但亦有数十朵一簇紧密集合而呈头状花序存在，花序半球形，略如葵花盘状，下具总苞片，多至7～8枚，做轮状排列，披针形，总花梗钩状弯曲，花序全部具黄色或浅黄色毛茸。单独散在的花蕾，外观呈短棒状，直或微弯，常上宽下窄，常见有瓣裂沟槽，基部较窄，无花梗。花蕾全部密被浅黄色或灰白色有光泽的绢状长毛茸。

（葛新春　编著）

〈 蒲 黄 〉

【来源】

本品为香蒲科植物水烛香蒲 *Typha angustifolia* L.、东方香蒲 *Typha orientalis* Presl 或同属植物的干燥花粉。全国大部分地区多有生产。夏季采收蒲棒上部的黄色雄花序，晒干后碾轧，筛取花粉。剪取雄花后，晒干，成为带有雄花的花粉，即为草蒲黄。

【药材性状】

本品为黄色粉末。体轻，放水中则漂浮水面，手捻有滑腻感，易附着手指上。气微，味淡。

【饮片性状】

本品同药材。

【炮制品特征】

蒲黄炭

本品形如蒲黄，表面棕褐色或黑褐色。具焦香气，味微苦、涩。

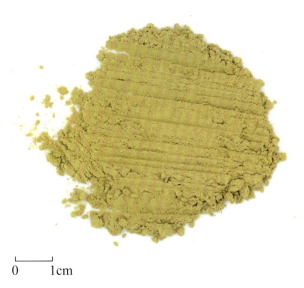

0　　1cm

图5-9-1　蒲黄（药材）

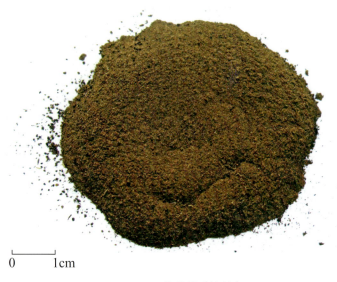

0 —— 1cm

图5-9-2　蒲黄炭（饮片）

【经验鉴别特征】

纯蒲黄质量优于草蒲黄，以纯净、粉细、体轻、色鲜黄、滑腻感强者为佳。蒲黄价格较高，常见掺入滑石粉、淀粉等，用水试法，注意鉴别。

【经验鉴别歌诀】

蒲黄花粉色鲜黄，质清滑腻易飞扬，镜下类圆疣突密，收敛止血散瘀长。

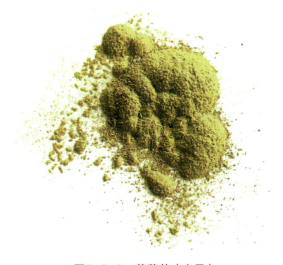

图5-9-3　草蒲黄（劣品）

【功能与主治】

止血，化瘀，通淋。用于吐血，衄血，咯血，崩漏，外伤出血，经闭痛经，胸腹刺痛，跌扑肿痛，血淋涩痛。

【伪品及混淆品特征】

掺假蒲黄

本品系将蒲绒粉碎，掺入蒲黄花粉中充蒲黄，名曰草蒲黄；用淀粉或滑石粉染色掺入蒲黄中伪充蒲黄；将松花粉掺入蒲黄中销售；掺入极细的黄沙等。

从以下几点可以鉴别。

1. 看色与形

蒲黄色鲜黄自然，粉粒细微均匀。如果颜色亮黄或灰暗，粉粒里面有纹线，则里面就有掺假或有粉碎的蒲绒。松花粉最相似，但色稍暗，微有松香气味。

2. 比手感

净蒲黄用手捻则滑腻感适中，且易附着手指上。如果有绵软感，则掺有粉碎的蒲绒，如果很滑利，则可能掺有滑石粉。

3. 用水试

取少量试品放于水（常温）中则飘浮于水面而不下沉，并有吸附黏接成球珠形小块分散于水的表面，水不变黄，表明没有掺入染色的细沙、滑石粉或淀粉等。如果水色变黄或有物质下沉，就有问题了。如果用开水冲，则水呈混悬状黄色，水变黏稠，说明掺有淀粉；如果沉淀明显，说明掺有滑石粉等；如果有松香气味，说明掺有松花粉。

4. 过筛

纯净的蒲黄可以完全通过120目的分样筛。取少量试品用120目的分样筛进行振动筛分，有黄沙或者粉碎的蒲绒者会留在筛内。颗粒的是沙子，小绒团的是蒲绒。

5. 用火试

取少量置于锡纸上燃烧，初冒白烟，后火焰呈均匀红色而无烟，燃烧后灰烬为黑色，用手指捻灰烬无顶指感，否则就有问题。

（葛新春　编著）

西红花

【来源】

本品为鸢尾科植物番红花 *Crocus sativus* L. 的干燥柱头。原产于欧洲南部及伊朗，现我国各地多有栽培。除去杂质即得。

【药材性状】

本品呈线形，三分枝，暗红色。体轻，质松软。气特异，微有刺激性，味微苦。取本品浸水中，可见橙黄色成直线下降，并逐渐扩散，水被染成黄色，无沉淀。柱头呈喇叭状，有短缝。在短时间内，用针拨之不破碎。

【饮片性状】

本品同药材。

【经验鉴别特征】

西红花的品质评价主要是基于药材颜色、味道、长短和净度性状特征评价，以颜色暗红、黄色花柱少、味道浓郁、体长且无杂质者为佳。

【经验鉴别歌诀】

柱头三裂呈线形，泡水柱头似喇叭；气香味苦色暗红，染水发黄不会假。

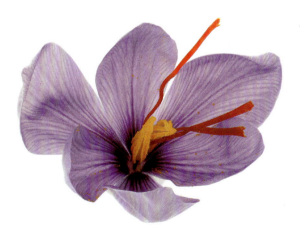

图5-10-1　西红花（鲜花）

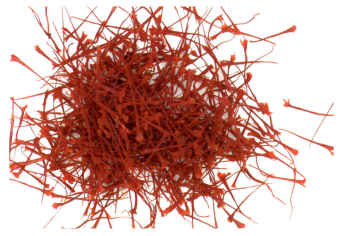

图5-10-2　西红花（国产药材）

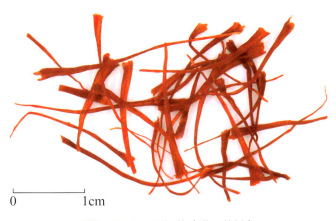

0　　　　1cm

图5-10-3　西红花（进口药材）

【功能与主治】

活血化瘀，凉血解毒，解郁安神。用于经闭癥瘕，产后瘀阻，温毒发斑，忧郁痞闷，惊悸发狂。

【伪品及混淆品特征】

伪品和掺伪

①如以其他植物花丝、花冠狭条或纸浆做成丝状物等染色后伪充，可于显微镜下检识。若掺有合成染料或其他色素，则水溶液常呈红色或橙黄色，而非黄色；②淀粉及糊精等的掺伪，可用碘试液呈现蓝色或紫红色；若有矿物油或植物油掺杂，纸上挤压后，则在纸上留有油迹；③若有甘油、硝酸铵等水溶性物质掺杂，则水溶性浸出物含量增高；④若掺杂不挥发性盐类，则灰分含量增加。所有伪品入水后，全形均显著不同于正品，很易区别。

（葛新春　编著）

〈 辛 夷 〉

【来源】

本品为木兰科植物望春花 *Magno lia biondii* Pamp.、玉兰 *Magnolia denudata* Desr. 或武当玉兰 *Magnolia sprengeri* Pamp. 的干燥花蕾。主产于河南、四川。冬末春初花未开放时采收，除去枝梗，阴干。

【药材性状】

本品呈长卵形，似毛笔头。苞片外表面密被灰白色或灰绿色茸毛。体轻，质脆。气芳香，味辛凉而稍苦。

【饮片性状】

本品同药材。

【经验鉴别特征】

药材以内瓣紧密、香气浓、无枝梗者为佳。

【经验鉴别歌诀】

辛夷花蕾毛笔头，包被柔毛花紫棕，特殊香气辛苦凉，祛风通窍治鼻渊。

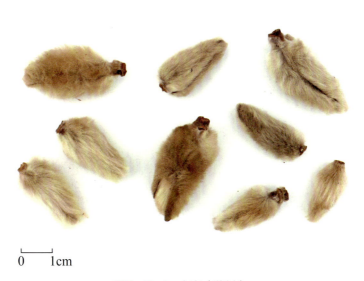

0   1cm

图5-11-1　辛夷（药材）

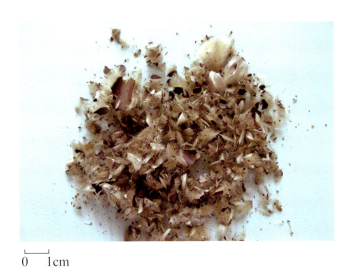

0   1cm

图5-11-2　辛夷（碎片）

【功能与主治】

散风寒，通鼻窍。用于风寒头痛，鼻塞流涕，鼻鼽，鼻渊。

【伪品及混淆品特征】

黄心夜合

本品为木兰科植物含笑属黄心夜合的花蕾。花蕾呈椭圆形，基部具短梗，梗上有棕黄色点状皮孔。苞片2～3层，每层一片，苞外表面密被灰褐色或棕色短茸毛，内表面棕色或黄绿色，无毛。花被片6～8，绿黄色，排列成二轮，外轮花被片宽，呈矩圆状匙形，绿黄色，螺旋状排列。体轻，质脆。气芳香，味辛凉而微苦，有麻舌感。

（葛新春　编著）

< 旋覆花 >

【来源】

本品为菊科植物旋覆花 *Inula japonica* Thunb. 或欧亚旋覆花 *Inula britannica* L. 的干燥头状花序。夏、秋二季花开放时采收，除去杂质，阴干或晒干。

【药材性状】

本品呈扁球形或类球形，直径1～2cm。总苞由多数苞片组成，呈覆瓦状排列，苞片披针形或条形，灰黄色，长4～11mm；总苞基部有时残留花梗，苞片及花梗表面被白色茸毛，舌状花1列，黄色，长约1cm，多卷曲，常脱落，先端3齿裂；管状花多数，棕黄色，长约5mm，先端5齿裂；子房顶端有多数白色冠毛，长5～6mm。有的可见椭圆形小瘦果。体轻，易散碎。气微，味微苦。

【饮片性状】

1. 旋覆花

本品同药材。

2. 蜜旋覆花

本品形如旋覆花，深黄色。手捻稍粘手。具蜜香气，味甜。

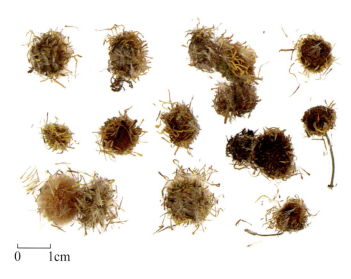

0   1cm

图5-12-1　旋覆花（药材）

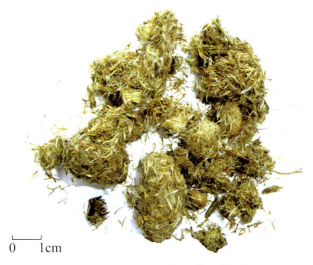

图5-12-2　蜜旋覆花（药材）

【经验鉴别特征】

旋覆花以色浅黄、朵大、花丝长、毛多、不散碎、无梗叶等杂质者为佳；蜜旋覆花以深黄色，手捻稍粘手，具蜜香气者为佳。

【经验鉴别歌诀】

旋覆花是头状花，苞四舌一管花密，手捻易散白冠花，祛痰平喘善止噫。

【功能与主治】

降气，消痰，行水，止呕。用于风寒咳嗽，痰饮蓄结，胸膈痞闷，喘咳痰多，呕吐噫气，心下痞硬。

【伪品及混淆品特征】

1. 广东旋覆花

本品为菊科植物山黄菊的头状花序。呈半圆球形。基部近于平截，总苞青绿色，其直径与整朵花序等宽，苞片较硬朗，被细毛茸。舌状花一列，金黄色，宽披针形，大多已脱落。管状花众多，组成半球形主体，暗棕黄色，质较硬脆，手握之微有刺手感。气微香，味微苦。

2. 湖北旋覆花

在湖北省，菊科植物湖北旋覆花的干燥头状花序亦作旋覆花入药。

3. 水朝阳旋覆花

在云南、贵州，菊科植物水朝阳旋覆花的干燥花序亦作旋覆花入药。以上两品性状特征相似，花序呈类球形而稍高长，花序较细，总苞近短筒状，苞片边缘膜质，有睫毛。舌状花一列，较稀疏，管状花多已发育成瘦果，冠毛灰白色，长而众多。花序极易破碎，使药材呈冠毛众多的散瓣状。

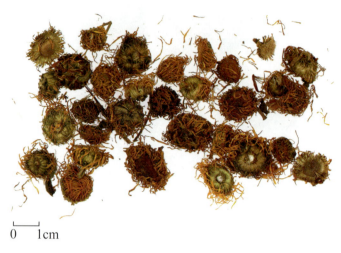

0 1cm

图5-12-3 水朝阳旋覆花

（葛新春 编著）

野菊花

【来源】

本品为菊科植物野菊 *Chrysanthemum indicum* L. 的干燥头状花序。全国各地均产。秋、冬二季花初开放时采摘，晒干，或蒸后晒干。

【药材性状】

本品呈类球形，直径 0.3～1cm，棕黄色。总苞由 4～5 层苞片组成，外层苞片卵形或条形，外表面中部灰绿色或浅棕色，通常被白毛，边缘膜质；内层苞片长椭圆形，膜质，外表面无毛。总苞基部有的残留总花梗。舌状花 1 轮，黄色至棕黄色，皱缩卷曲；管状花多数，深黄色。体轻。气芳香，味苦。

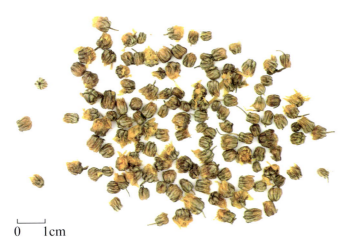

0   1cm

图5-13-1 野菊花（药材）

【饮片性状】

本品同药材。

【经验鉴别特征】

野菊花以完整、色黄、无枝梗、不碎、气香浓、花未全开者为佳。

【经验鉴别歌诀】

野菊花呈类球形，黄色花苞四五层。外被白毛体轻香，解毒平肝治疮痈。

【功能与主治】

清热解毒，泻火平肝。用于疔疮痈肿，目赤肿痛，头痛眩晕。

【伪品及混淆品特征】

1. 甘菊

本品来源于菊科植物甘菊的干燥头状花序。呈类球形，直径 0.9～1cm，棕黄色。总苞片 4～5 层，外层苞片线形或线状长圆形，中层苞片长圆形或卵状长圆形，边膜质，内苞片长圆形或倒卵状长圆形。总苞基部有残留总花梗，舌状花黄色，舌长 5～7cm。

2. 委陵菊

本品来源于菊科植物委陵菊的干燥头状花序。头状花序直径 1～1.5cm，棕黄色。总苞片 4 片，外层苞片线形或倒披针形，顶端圆形，膜质扩大，中层苞片椭圆形，内苞片卵圆形。厚膜质总苞基部有残留总花梗，全部外被稠密短柔毛，边缘有白色或褐色膜质，舌状花黄色。

（葛新春　编著）

第六章

果实及种子类中药

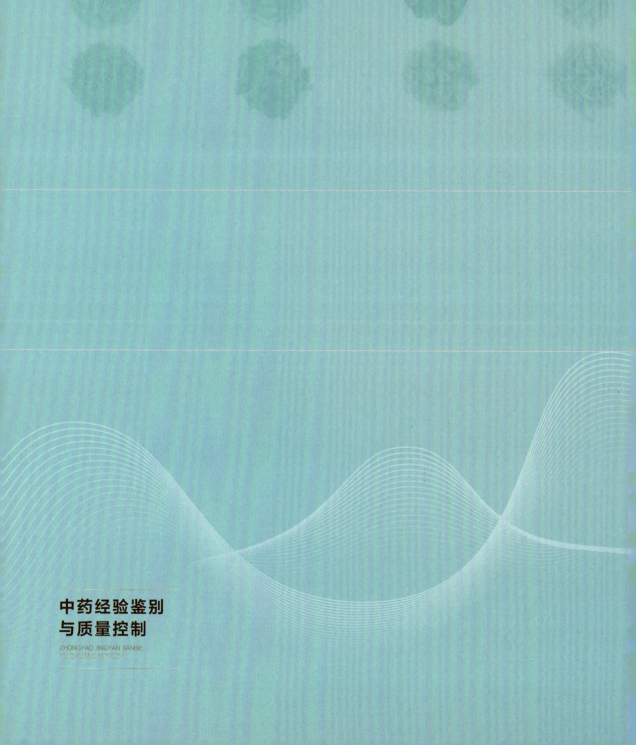

中药经验鉴别
与质量控制

ZHONGYAO JINGYAN JIANBIE
YU ZHILIANG KONGZHI

< 豆 蔻 >

【来源】

本品为姜科植物白豆蔻 *Amomum kravanh* Pierre ex Gagnep. 或爪哇白豆蔻 *Amomum compactum* Soland ex Maton 的干燥成熟果实。按产地不同分为"原豆蔻"和"印尼白蔻"。果实由绿色转为黄绿色时采收，除去枝梗，晒干即得。

【药材性状】

原豆蔻

本品呈类球形。表面黄白色至淡黄棕色，有 3 条较深的纵向槽纹。果皮体轻，质脆，易纵向裂开，内分 3 室，每室含种子约 10 粒。气芳香，味辛凉略似樟脑。

印尼白蔻

本品个略小。表面黄白色，有的微显紫棕色。果皮较薄，种子瘦瘪。气味较弱。

【饮片性状】

本品同药材。

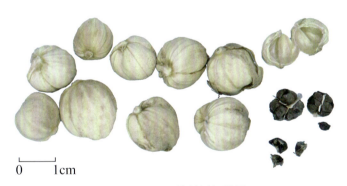

图6-1-1　豆蔻药材与种子

【经验鉴别特征】

豆蔻以个大、饱满、果皮薄、气味浓者为佳。

【经验鉴别歌诀】

豆蔻球形三纵沟，顶凸柱基柄痕凹，皮轻质脆易纵裂，种团三室气芳香。

【功能与主治】

化湿行气，温中止呕，开胃消食。用于湿浊中阻，不思饮食，湿温初起，胸闷不饥，寒湿呕逆，胸腹胀痛，食积不消。

【伪品及混淆品特征】

1. 绿豆蔻

本品为姜科植物绿豆蔻的干燥果实。呈长卵圆形，具三钝棱。表面淡棕色至灰白色，有细密的纵纹，果皮质韧，不易开裂。顶端有突起的柱基，基部有凹入的果梗痕。气芳香，味辣微苦。种子长卵形或呈3～4面形。表面淡橙色或暗红棕色，背面微凸起，腹面有沟纹，外被无色薄膜状假种皮，断面白色。气芳香而峻烈，叶辣，微苦。

2. 增重豆蔻

本品系用硫酸镁或硫酸钡溶液浸泡豆蔻后干燥，增加重量。本品质重，掰开果皮内层可见有白色盐霜析出。

（葛新春　编著）

槟 榔

【来源】

本品为棕榈科植物槟榔 Areca catechu L. 的干燥成熟种子。春末至秋初采收成熟果实，用水煮后，干燥，除去果皮，取出种子，干燥。

【药材性状】

本品呈扁球形或圆锥形。表面淡黄棕色或淡红棕色。质坚硬，不易破碎，断面可见棕色种皮与白色胚乳相间的大理石样花纹。气微，味涩、微苦。

【饮片性状】

1. 槟榔

本品呈类圆形的薄片。切面可见棕色种皮与白色胚乳相间的大理石样花纹。气微，味涩、微苦。

2. 炒槟榔

本品形如槟榔片，表面微黄色，可见大理石样花纹。

3. 焦槟榔

本品表面焦黄色，可见大理石样花纹。质脆，易碎。气微，味涩、微苦。

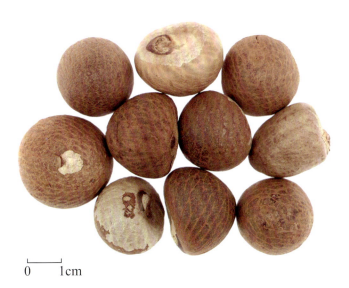

图6-2-1 槟榔（药材）

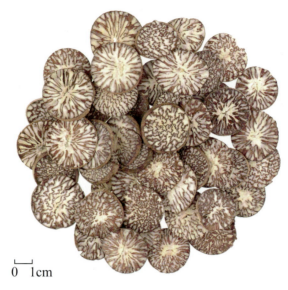

0   1cm

图6-2-2 槟榔（饮片）

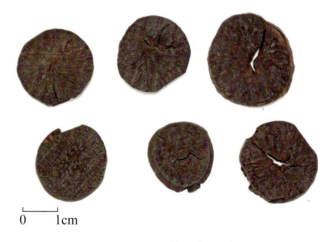

0   1cm

图6-2-3 焦槟榔（饮片）

【经验鉴别特征】

药材以个大、体重、坚实、断面色鲜艳、无破裂者为佳，饮片以片薄、完整、破片少、断面呈大理石样花纹者为佳。

【经验鉴别歌诀】

槟榔半圆凹网纹，基窝之旁新月痕，切面大理石纹理，杀虫下气功效真。

【功能与主治】

杀虫，消积，行气，利水，截疟。用于绦虫病，蛔虫病，姜片虫病，虫积腹痛，积滞泻痢，里急后重，水肿脚气，疟疾。

（葛新春 编著）

补骨脂

【来源】

本品为豆科植物补骨脂 *Psoralea corylifolia* L. 的干燥成熟果实。多系栽培，主产于河南、四川、陕西等地。秋季果实成熟时采摘果穗，晒干，搓下果实，去净杂质即得。

【药材性状】

本品呈肾形，略扁。表面黑色、黑褐色或灰褐色，具细微网状皱纹。质硬。果皮薄，与种子不易分离，种子1枚，子叶2，黄白色，有油性。气香，味辛、微苦。

【饮片性状】

1. 补骨脂

本品同药材。

2. 盐补骨脂

本品形如补骨脂。表面黑色或黑褐色，微鼓起。气微香，味微咸。

【经验鉴别特征】

药材以身干、粒大饱满、色黑者为佳。盐补骨脂以粒大饱满、表面黑色、微鼓起者为佳。

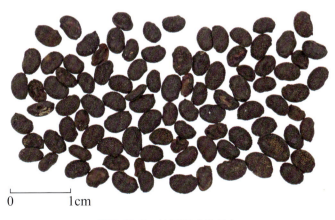

图6-3-1　补骨脂（饮片）

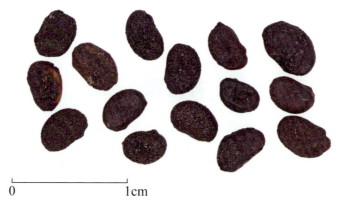

图6-3-2　盐补骨脂（饮片）

【经验鉴别歌诀】

细小肾形补骨脂，质硬色黑网纹细，切面花点放射状，补肾益精又通便。

【功能与主治】

温肾助阳，纳气平喘，温脾止泻；外用消风祛斑。用于肾阳不足，阳痿遗精，遗尿尿频，腰膝冷痛，肾虚作喘，五更泄泻；外用治白癜风，斑秃。

【伪品及混淆品特征】

曼陀罗子

本品为茄科植物曼陀罗或毛曼陀罗的种子。呈肾形或三角形，略有光泽，可见网状纹及密集的针点状凹痕，种子凹侧有明显的黄白色种脐，质硬。破开后可见胚乳中包含两片瘦长弯曲的子叶。气微，味苦。

（葛新春　编著）

苍耳子

【来源】

本品为菊科植物苍耳 *Xanthium sibiricum* Patr. 的干燥成熟带总苞的果实。秋季果实成熟时采收，干燥，除去梗、叶等杂质。

【药材性状】

本品呈纺锤形或卵圆形。表面黄棕色或黄绿色，全体有钩刺，顶端有2枚较粗的刺。质硬而韧。种皮膜质，浅灰色，子叶2，有油性。气微，味微苦。

【饮片性状】

1. 苍耳子

本品同药材。

2. 炒苍耳子

本品形如苍耳子，表面黄褐色，有刺痕。微有香气。

【经验鉴别特征】

苍耳子以粒大饱满、色棕黄者为佳。炒苍耳子以粒大饱满、表面黄褐色，具有香气者为佳。

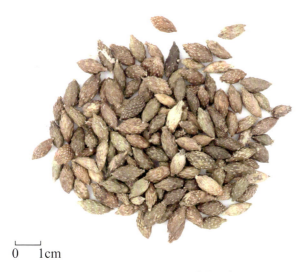

0   1cm

图6-4-1 苍耳子（药材）

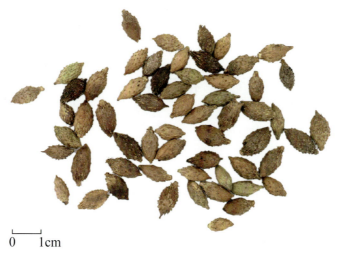

0   1cm

图6-4-2　炒苍耳子（饮片）

【经验鉴别歌诀】

苍耳总苞纺锤形，表面黄绿多钩刺，瘦果灰黑分二室，通窍止痛祛风湿。

【功能与主治】

散风寒，通鼻窍，祛风湿。用于风寒头痛，鼻塞流涕，鼻衄，鼻渊，风疹瘙痒，湿痹拘挛。

（葛新春　编著）

草豆蔻

【来源】

本品为姜科植物草豆蔻 *Alpinia katsumadai* Hayata 的干燥近成熟种子。夏、秋二季采收，晒至九成干，或用水略烫，晒至半干，除去果皮，取出种子团，晒干。

【药材性状】

本品为类球形的种子团，表面灰褐色。中间有黄白色的隔膜，将种子团分成3瓣。质硬，胚乳灰白色。气香，味辛、微苦。

【饮片性状】

本品同药材。

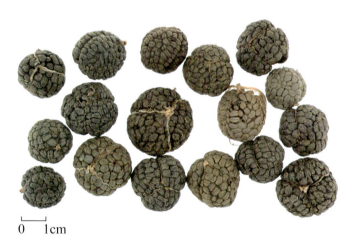

图6-5-1 草豆蔻（药材）

【经验鉴别特征】

药材以颗粒大、饱满、质坚实、香气浓者为佳。

【经验鉴别歌诀】

草蔻无壳形近圆，种团灰白膜隔三，瓣粒多数粘连紧，种脊纵沟特征显。

【功能与主治】

燥湿行气，温中止呕。用于寒湿内阻，脘腹胀满冷痛，嗳气呕逆，不思饮食。

【伪品及混淆品特征】

云南草豆蔻

本品为姜科植物云南草蔻的种子团。种子团呈类圆球形、椭圆形或长椭圆形，较正品小。表面红棕色或灰棕色，粗糙，每瓣有种子20～40粒，连接紧密。种子呈不规则多面体，外被膜质假种皮，种脐部位有膜质胎座残留物，质硬。将种子沿种脊纵破两半，纵断面观呈斜三角形。

（葛新春　编著）

车前子

【来源】

本品为车前科植物车前 *Plantago asiatica* L. 或平车前 *Plantago depressa* Willd. 的干燥成熟种子。夏、秋二季种子成熟时采收果穗，晒干，搓出种子，除去杂质。

【药材性状】

本品呈椭圆形、不规则长圆形或三角状长圆形，略扁，长约 2mm，宽约 1mm。表面黄棕色至黑褐色，有细皱纹，一面有灰白色凹点状种脐。质硬。气微，味淡，嚼之稍有黏性。

【饮片性状】

1. 车前子

本品同药材。

2. 盐车前子

本品形如车前子，表面黑褐色。气微香，味微咸。

【经验鉴别特征】

药材以籽粒饱满、个大、质坚硬、色黑棕有光泽、种脐明显者为佳。

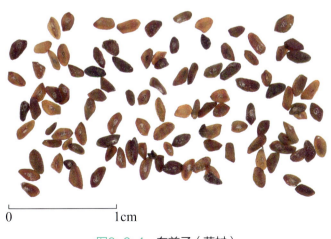

0   1cm

图6-6-1　车前子（药材）

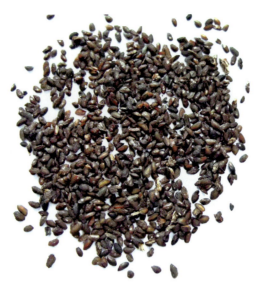

图6-6-2　盐车前子（饮片）

【经验鉴别歌诀】

车前种子扁椭圆，表面黑褐凸一面，镜下种脐白凹点，俗称开眼特征鉴。

【功能与主治】

清热利尿通淋，渗湿止泻，明目，祛痰。用于热淋涩痛，水肿胀满，暑湿泄泻，目赤肿痛，痰热咳嗽。

【伪品及混淆品特征】

1. 葶苈子

本品为十字花科植物播娘蒿或独行菜的干燥成熟种子。呈长圆形略扁。表面棕色或红棕色，具纵沟2条。气微，味微辛、苦，略带黏性。

2. 党参子

本品为桔梗科党参的几种来源品种的种子。呈卵状椭圆形。表面褐色，有光泽。在放大镜下可见密被纵向浅纹，顶端钝圆，基部具一凹窝形种脐，质硬。气微，味微苦。

3. 荆芥子

本品为唇形科植物荆芥的种子。种子呈三棱柱状椭圆形。表面黄棕色至棕黑色，略光滑，一端有细小的黄白色果柄痕，质松脆，嚼之有薄荷香气，味淡。

（葛新春　编著）

❬ 陈 皮 ❭

【来源】

本品为芸香科植物橘 *Citrus reticulata* Blanco 及其栽培变种的干燥成熟果皮。在药材中分为陈皮和广陈皮两类。均系栽培，主产于四川、福建、广东、浙江等地。冬季至翌年春季采摘，取成熟果实的果皮，晒干或低温干燥。

【药材性状】

本品常剥成数瓣，基部相连。外表面橙红色或红棕色，久贮颜色变深。内表面浅黄色，附有黄白色或黄棕色筋络状维管束。质稍硬而脆。气香，味辛、苦。

【饮片性状】

本品为不规则的条状或丝状。切面类白色或淡黄白色。外表面橙红色或红棕色，久贮色较深。内表面淡黄白色，粗糙，附有黄白色或黄棕色筋络状维管束。气香，味辛、苦。

【经验鉴别特征】

药材广陈皮品质优于陈皮。广陈皮以外表面紫红色或深红色，"大棕眼"明显、对光视之半透明、香气浓郁者为佳。陈皮以外表面深红色鲜艳、气香者为佳。饮片以丝细、均匀、色鲜艳、香气浓郁者为佳。

【经验鉴别歌诀】

橘子果皮陈久良，纵开数瓣基相连，外表橙红内黄白，气香行气化痰湿。

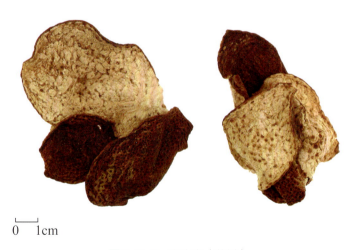

0　　1cm

图6-7-1　广陈皮（药材）

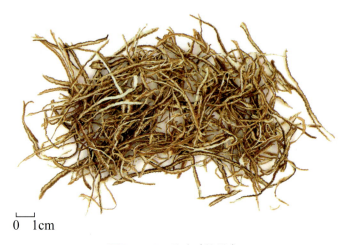

图6-7-2　陈皮（饮片）

【功能与主治】

理气健脾，燥湿化痰。用于脘腹胀满，食少吐泻，咳嗽痰多。

【附注】

1. 青皮

本品为芸香科植物橘及其栽培变种的干燥幼果或未成熟果实的果皮。5～6月收集自落的幼果，晒干，习称"个青皮"；7～8月采收未成熟的果实，在果皮上纵剖成四瓣至基部，除尽瓤瓣，晒干，习称"四花青皮"。

四花青皮

本品果皮剖成4裂片，裂片长椭圆形。外表面灰绿色或黑绿色，密生多数油室；内表面类白色或黄白色，粗糙，附黄白色或黄棕色小筋络。质稍硬，易折断，断面外缘有油室1～2列。气香，味苦、辛。

个青皮

本品呈类球形。表面灰绿色或黑绿色，微粗糙，有细密凹下的油室，顶端有稍突起的柱基，基部有圆形果梗痕。质硬，断面果皮黄白色或淡黄棕色，外缘有油室1～2列。瓤囊8～10瓣，淡棕色。气清香，味酸、苦、辛。

2. 橘核

本品为芸香科植物橘及其栽培变种的干燥成熟种子。略呈卵形。表面淡黄白色或淡灰白色，光滑，一侧有种脊棱线，一端钝圆，另端渐尖成小柄状。外种皮薄而韧，内种皮菲薄，淡棕色，子叶2，黄绿色，有油性。气微，味苦。

3. 橘络

橘络系橘的中果皮与内果皮之间的维管束群。

4. 橘叶

橘叶系多种橘类的叶。叶多卷缩，平展后呈菱状长椭圆形。表面灰绿色或黄绿色，光滑，叶缘有浅锯齿，叶有长柄。质厚而硬脆。气微香，味苦。饮片常切成宽丝。

5. 橘红

本品为芸香科植物橘及其栽培变种的干燥外层果皮。呈长条形或不规则薄片状，边缘皱缩向内卷曲，波浪状，似云头。外表面黄棕色或橙红色，存放后呈棕褐色，密布黄白色突起或凹下的油室，习称"棕眼"。内表面黄白色，密布凹下透光小圆点。质脆易碎。气芳香，味微苦、麻。

（葛新春　编著）

< 川楝子 >

【来源】

本品为楝科植物川楝 *Melia toosendan* Sieb. et Zucc. 的干燥成熟果实。冬季果实成熟时采收，除去杂质，干燥。

【药材性状】

本品呈类球形。表面金黄色至棕黄色，微有光泽。外果皮革质，与果肉间常成空隙，果肉松软，淡黄色，遇水润湿显黏性。气特异，味酸、苦。

【饮片性状】

1. 川楝子

本品呈不规则的碎块。表面金黄色至棕黄色。外果皮革质，与果肉间常成空隙，果肉松软，淡黄色，遇水润湿显黏性。气特异，味酸、苦。

2. 炒川楝子

本品呈半球状、厚片或不规则的碎块，表面焦黄色，偶见焦斑。气焦香，味酸、苦。

【经验鉴别特征】

药材以个大、饱满、外皮金黄色、果肉黄白色而厚实、有弹性者为佳。饮片以块片大小均匀、黄白色、果肉厚实、有弹性者为佳。

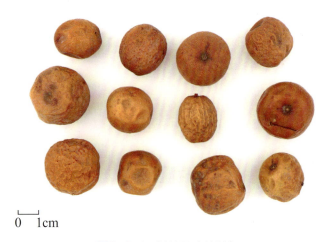

0 1cm

图6-8-1 川楝子（药材）

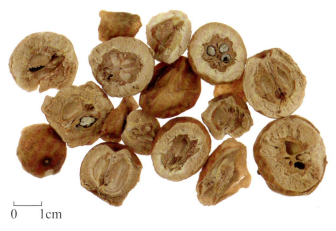

图6-8-2 川楝子（饮片）

【经验鉴别歌诀】

川楝果实如金铃，形圆色黄光泽明，皮革肉软棕色点，行气止痛驱虫净。

【功能与主治】

疏肝泄热，行气止痛，杀虫。用于肝郁化火，胸胁、脘腹胀痛，疝气疼痛，虫积腹痛。

【伪品及混淆品特征】

苦楝子

本品为楝科植物楝的干燥成熟果实。本品呈长椭圆形，长 1.5～2cm，直径 1～1.5cm。表面淡黄棕色至棕黄色，微有光泽，多皱缩，具深棕色小点。顶端钝圆，微下陷，有花柱残痕，基部凹陷，有果梗痕。外果皮草质，果肉松软，淡黄色，带黏性。果核呈圆形，质坚硬，一端平截，一端尖，有 5～6 条纵棱，内分 5～6 室，每室含黑褐色扁椭圆形种子 1 粒。气特异，味酸、苦。

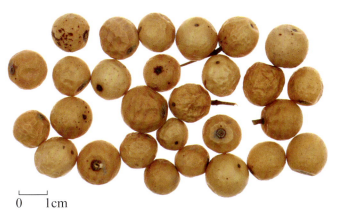

图6-8-3 苦楝子

（葛新春 编著）

< 地肤子 >

【来源】

本品为藜科植物地肤 *Kochia scoparia*（L.）Schrad. 的干燥成熟果实。主产于河北、山西、山东、河南等地。秋季果实成熟时将全株割下，晒干，打下果实，除去枝叶等杂质。

【药材性状】

本品呈扁球状五角星形。表面灰绿色或浅棕色，周围具膜质小翅 5 枚。气微，味微苦。

【饮片性状】

本品同药材。

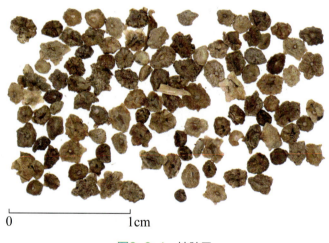

0   1cm

图6-9-1 地肤子

【经验鉴别特征】

地肤子以色灰绿、饱满、无枝叶杂质者为佳。

【经验鉴别歌诀】

地肤子扁五角星，表皮灰缘背显棱，腹面星裂含黑子，清热利尿止痒行。

【功能与主治】

清热利湿，祛风止痒。用于小便涩痛，阴痒带下，风疹，湿疹，皮肤瘙痒。

【伪品及混淆品特征】

1. 灰菜子

本品为苋科植物藜的胞果。胞果扁平五角形，花被黄绿色或褐绿色，紧包果实。顶端五裂，裂片近三角形，边缘稍向外反卷，基部中央有果梗痕，可见棱线 5 条，呈放射状排列，无翅，内有果实 1 枚，果皮薄膜状半透明，易剥离。种子半圆球形，黑色，有光泽，具放射性点状纹理。内有环状弯曲的胚，黄白色，包围着胚乳。气微弱，味稍苦。

2. 土荆芥

本品为苋科植物土荆芥的果实。果实呈扁球状五角形，表面灰绿色或灰黄色，无二角形小翅；顶面中央无柱头残留，基部不具微凸起的果柄痕及 5 条左右放射状棱线。果皮无点状花纹。种子黑褐色，扁椭圆形，表面光滑，搓之有异香气。

（葛新春　编著）

⟨ 佛 手 ⟩

【来源】

本品为芸香科植物佛手 Citrus medica L.var. *sarcodactylis* Swingle 的干燥果实。秋季果实尚未变黄或变黄时采收，纵切成薄片，晒干或低温干燥。

【药材性状】

本品为类椭圆形或卵圆形的薄片，常皱缩或卷曲。

川佛手

本品外皮多呈黄绿色，习称"绿边白肉"。

广佛手

本品多呈橙黄色，习称"金边白肉"，表面有皱纹和油点。质硬而脆，受潮后柔韧。气香，味微甜后苦。

【饮片性状】

本品同药材。

【经验鉴别特征】

药材以身干、个整、绿边白瓤、质坚、香气浓者为佳。劣品掺增重粉，外表面可见白色粉霜，体较重，质硬。

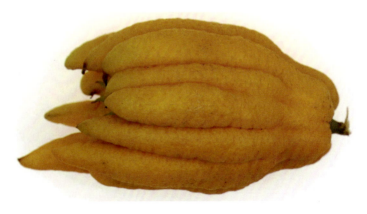

0　1cm

图6-10-1　佛手（鲜品）

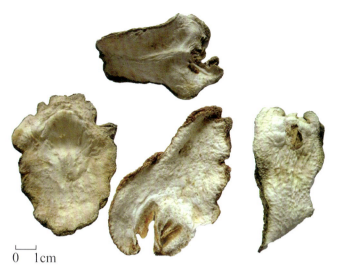

图6-10-2　川佛手（饮片）

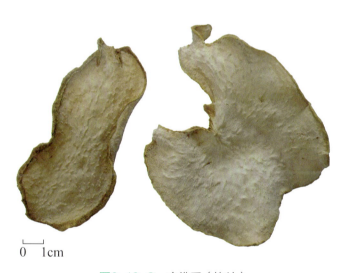

图6-10-3　广佛手（饮片）

【经验鉴别歌诀】

佛手里实真像手，常刨纵片易卷皱，推展显出黄白指，行气止痛痰咳除。

【功能与主治】

疏肝理气，和胃止痛，燥湿化痰。用于肝胃气滞，胸胁胀痛，胃脘痞满，食少呕吐，咳嗽痰多。

【伪品及混淆品特征】

1. 枸橼

本品为芸香科植物枸橼的果实，完整果实呈长椭圆形或卵圆形，表面黄色或黄绿色，商品多横切成片，切片厚 2～3mm，直径 5～10cm。切面灰黄色，中央有瓤 12～16 室，室内有时残留种子 1～2 枚。质柔软，气芳香，味初甜而后酸苦。

2. 香圆

本品为芸香科植物香圆的果实，果实呈球形。表面黄棕色或黄绿色，具黄白色斑块，顶端凹入，基部呈环状，横断面果皮呈黄白色，中央有瓤囊。气香，味酸而微苦。

3. 柚

本品为芸香科植物柚的成熟果实，用成熟果实纵切片，呈不规则的长条状。外果皮黄棕色或红棕色，皱缩有许多突起或凹陷的油室，中果皮黄白色。质嫩，有香气，味苦。

4. 佛手瓜

本品为葫芦科植物佛手瓜的果实（蔬菜）。纵切片晒干，伪充佛手。顶端浅裂，不呈指状分枝。外表面具不规则纵皱纹，无油点。质硬脆，粉性。气微，味微甘。

（葛新春　编著）

覆盆子

【来源】

本品为蔷薇科植物华东覆盆子 *Rubus chingii* Hu 的干燥果实。夏初果实由绿变绿黄时采收，除去梗、叶，置沸水中略烫或略蒸，取出，干燥。

【药材性状】

本品为聚合果，由多数小核果聚合而成，呈圆锥形或扁圆锥形。表面黄绿色或淡棕色。体轻，质硬。气微，味微酸涩。

【饮片性状】

本品同药材。

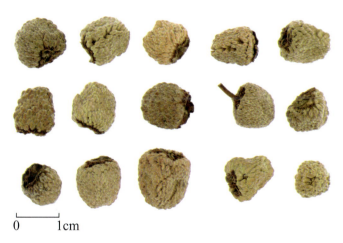

图6-11-1　覆盆子

【经验鉴别特征】

药材以颗粒完整、饱满、色黄绿、具酸味者为佳。

【经验鉴别歌诀】

覆盆圆锥底平圆，小果聚合乳头状，甘酸微温入肝肾，助阳固精并缩尿。

【功能与主治】

益肾固精缩尿，养肝明目。用于遗精滑精，遗尿尿频，阳痿早泄，目暗昏花。

（葛新春　编著）

枸杞子

【来源】

本品为茄科植物宁夏枸杞 *Lycium barbarum* L. 的干燥成熟果实。主产于宁夏、甘肃、河北等地。夏、秋二季果实成熟时将果实摘下，除去果柄，置阴凉处晾至果皮起皱纹后，再暴晒至外皮干硬、果肉柔软即得。遇阴雨可用微火烘干。

【药材性状】

本品呈类纺锤形或椭圆形。表面红色或暗红色。果皮柔韧，皱缩。果肉肉质，柔润。气微，味甜。

【饮片性状】

本品同药材。

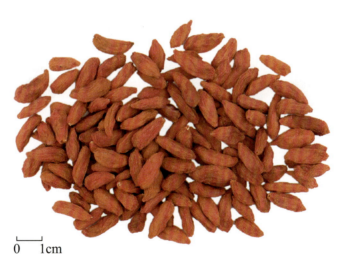

0   1cm

图6-12-1　枸杞子

【经验鉴别特征】

药材以果实鲜红、个大、油润、皮薄、肉厚、籽少、味甜者为佳。

【经验鉴别歌诀】

枸杞鲜红纺锤形，果皮柔韧皱不平，肉润味甜子肾状，滋补肝肾眼目明。

【功能与主治】

滋补肝肾，益精明目。用于虚劳精亏，腰膝酸痛，眩晕耳鸣，阳痿遗精，内热消渴，血虚萎黄，目昏不明。

【伪品及混淆品特征】

1. 土枸杞子

本品为茄科植物枸杞的果实。呈椭圆形或圆柱形，两端略尖。表面红色至暗红色，具不规则的皱纹，无光泽，质柔软而略滋润。果实内藏种子多粒。该品种质量较差，不宜作"枸杞子"入药。

2. 大枸杞

本品为茄科植物北方枸杞的果实。本品果实个大、肉薄、子多、味微甜而酸苦。

3. 甘枸杞

本品为同属植物新疆枸杞或黑果枸杞的成熟果实。果实粒小。表面暗红色，无光泽，质略柔软。味甘而酸。

（葛新春　编著）

〈 瓜蒌 〉

【来源】

本品为葫芦科植物栝楼 *Trichosanthes kirilowii* Maxim. 或双边栝楼 *Trichosanthes rosthornii* Harms 的干燥成熟果实。主产于山东、安徽、河南、四川等地。秋季果实成熟时采摘，置阴凉通风处，晾干即为瓜蒌；将初熟稍带绿色的果实摘下，晾至颜色变红，或将成熟的果实，剖开，除去果瓤及种子，洗净，晒干即为瓜蒌皮。

【药材性状】

本品呈类球形或宽椭圆形。表面橙红色或橙黄色，皱缩或较光滑。质脆，易破开，果瓤黏稠，与多数种子粘结成团。具焦糖气，味微酸、甜。

【饮片性状】

本品呈不规则的丝或块状。外表面橙红色或橙黄色，习称"螃蟹壳"。内表面黄白色，有红黄色丝络，果瓤橙黄色，与多数种子粘结成团。具焦糖气，味微酸、甜。

【经验鉴别特征】

药材以个整齐、皮厚柔韧、皱缩、色杏黄或红黄、糖性足、不破碎者为佳。饮片以块大均匀、肉厚肥大、糖性足、柔韧、具香气者为佳。

【经验鉴别歌诀】

瓜蒌类圆蟹壳皮，瓤子粘结焦糖气，种子润肠通大便，皮化热痰治胸痹。

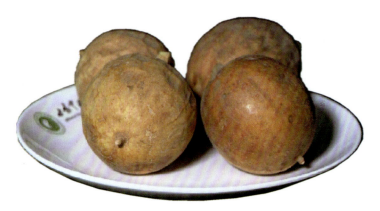

图6-13-1 瓜蒌（药材）

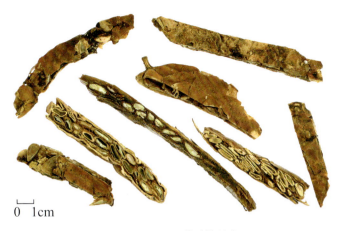

0　1cm

图6-13-2　瓜蒌（饮片）

【功能与主治】

清热涤痰，宽胸散结，润燥滑肠。用于肺热咳嗽，痰浊黄稠，胸痹心痛，结胸痞满，乳痈，肺痈，肠痈，大便秘结。

【附注】

1. 瓜蒌子

本品为葫芦科植物栝楼或双边栝楼的干燥成熟种子。卵状椭圆形，扁平。表面光滑，淡棕色或棕褐色。沿边缘有1圈不甚明显的棱线，顶端稍尖，基部钝圆或稍扁斜。种皮坚硬，富油性。气微，味淡。

2. 瓜蒌皮

本品为葫芦科植物栝楼或双边栝楼的干燥成熟果皮。果瓣呈舟状，边缘内卷曲。外表面橙红色或橙黄色，皱缩。内表面黄白色。质较脆，易折断。具焦糖气，味淡、微酸。

（葛新春　编著）

<h1>< 诃 子 ></h1>

【来源】

本品为使君子科植物诃子 *Terminalia chebula* Retz. 或绒毛诃子 *Terminalia chebula* Retz. var. *tomentella* Kurt. 的干燥成熟果实。多系栽培，主产于云南、广东、广西等地。秋、冬二季采摘成熟的果实，晒干。

【药材性状】

本品为长圆形或卵圆形。表面黄棕色或暗棕色，略具光泽，有5～6条纵棱线和不规则的皱纹。质坚实。气微，味酸涩后甜。

【饮片性状】

1. 诃子

本品呈不规则粒块状，为深褐色或黄褐色。气微，味微酸、涩后甜。

2. 炒诃子肉

本品形如诃子肉，表面深黄色。质坚脆易碎，断面黄褐色，微有香气，味涩。

【经验鉴别特征】

药材以身干、表面黄棕色、微皱、有光泽、肉厚者为佳。饮片以块大、肉厚、色黄、种

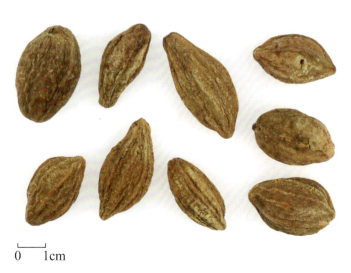

0   1cm

图6-14-1 诃子（药材）

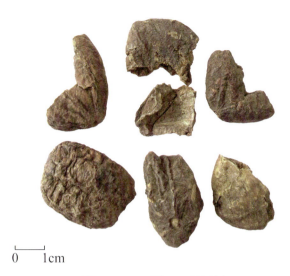

0   1cm

图6-14-2 煨诃子（饮片）

子去除干净者为佳。炒诃子肉形如诃子肉，以深黄色、质坚脆、断面黄褐色者为佳。

【经验鉴别歌诀】

诃子外形似橄榄，黄棕微皱有光泽，断面灰黄显颗粒，利咽止泻平喘咳。

【功能与主治】

涩肠止泻，敛肺止咳，降火利咽。用于久泻久痢，便血脱肛，肺虚喘咳，久嗽不止，咽痛音哑。

（葛新春　编著）

化橘红

【来源】

本品为芸香科植物化州柚 *Citrus grandis* 'Tomentosa' 或柚 *Citrus grandis*（L.）Osbeck 的未成熟或近成熟的干燥外层果皮。夏季果实未成熟时采收，置沸水中略烫后，将果皮割成 5 或 7 瓣，除去果瓤和部分中果皮，压制成形，干燥。

【药材性状】

化州柚

本品呈对折的七角或展平的五角星状，单片呈柳叶形。外表面黄绿色，密布茸毛，有皱纹及小油室。质脆，易折断，断面不整齐。气芳香，味苦、微辛。

柚

本品外表面黄绿色至黄棕色，无毛。

【饮片性状】

本品为弧形丝片或片块。外表面黄绿色或淡黄棕色，内表面黄白色或淡黄棕色。切面类白色或淡黄白色。质脆，易折断，断面不整齐，内侧稍柔而有弹性。气芳香，味苦、微辛。

【经验鉴别特征】

正毛七爪、副毛七爪以毛绒细密、色青、果皮薄者为佳。光青七爪、光黄七爪以色青或黄色、果皮厚薄均匀者为佳；光五爪次之。饮片以干燥、大小均匀、黄棕色、有弹性者为佳。

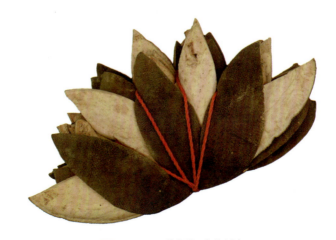

图6-15-1 化橘红（药材）

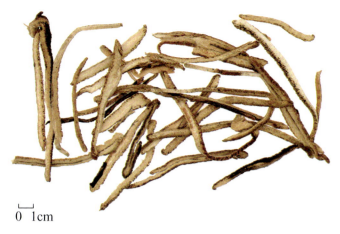

图6-15-2　化橘红丝（饮片）

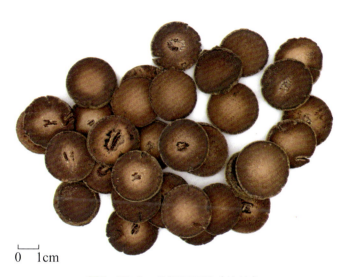

图6-15-3　化橘红圆片（饮片）

【经验鉴别歌诀】

化橘红来源分两种，性状特征需明细辨，化州柚色青绒毛密，柚子光皮色青黄。

【功能与主治】

理气宽中，燥湿化痰。用于咳嗽痰多，食积伤酒，呕恶痞闷。

（葛新春　编著）

火麻仁

【来源】

本品为桑科植物大麻 *Cannabis sativa* L. 的干燥成熟果实。秋季果实成熟时采收，除去杂质，晒干。

【药材性状】

本品呈卵圆形。表面灰绿色或灰黄色，有微细的白色或棕色网纹。果皮薄而脆，易破碎。种皮绿色，子叶 2，乳白色，富油性。气微，味淡。

【饮片性状】

1. 火麻仁

本品同药材。

2. 炒火麻仁

本品形如火麻仁，但有碎粒，表面淡黄色，偶有焦斑，具焦香气，味淡。

【经验鉴别特征】

药材以身干、色黄、颗粒饱满而均匀、种仁乳白、无杂质、无破碎者为佳。炒火麻仁以粒大均匀、焦黄色、富油性、香气浓者为佳。

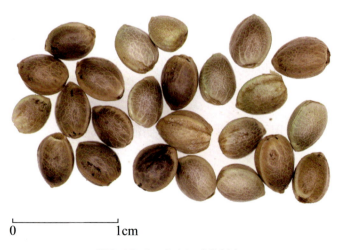

图6-16-1 火麻仁（药材）

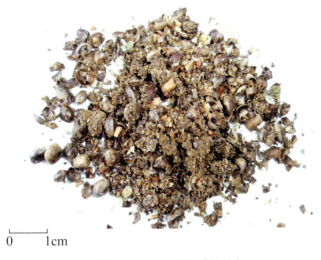

图6-16-2　火麻仁（饮片）

【经验鉴别歌诀】

火麻仁小扁卵形，皮滑灰绿伴网纹，内藏油仁黄白色，润肠通便滋阴行。

【功能与主治】

润肠通便。用于血虚津亏，肠燥便秘。

（葛新春　编著）

芥 子

【来源】

本品为十字花科植物白芥 *Sinapis alba* L. 或芥 *Brassica juncea*（L.）Czern. et Coss. 的干燥成熟种子。前者习称"白芥子"，后者习称"黄芥子"。均系栽培，主产于河北、山西等地。果实成熟时割取全株，晒干后，打下种子，除净杂质。

【药材性状】

白芥子

呈球形。表面灰白色至淡黄色。种皮薄而脆，有油性。气微，味辛辣。

黄芥子

较小，表面黄色至棕黄色，少数呈暗红棕色。研碎后加水浸湿，则产生辛烈的特异臭气。

【饮片性状】

1. 白芥子

本品呈球形。表面灰白色至淡黄色。种皮薄而脆，有油性。气微，味辛辣。

2. 黄芥子

本品较小，表面黄色至棕黄色，少数呈暗红棕色。研碎后加水浸湿，则产生辛烈的特异臭气。

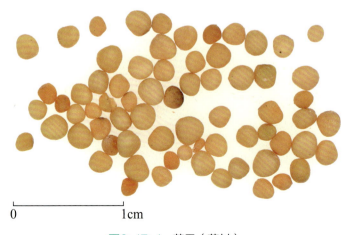

0　　　　　1cm

图6-17-1　芥子（药材）

3．炒芥子

本品形如芥子，表面淡黄色至深黄色（炒白芥子）或深黄色至棕褐色（炒黄芥子），偶有焦斑。有香辣气。

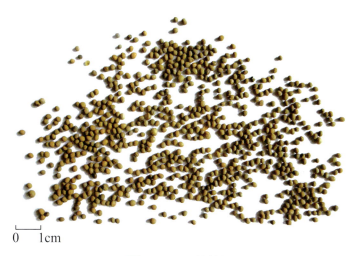

图6-17-2 炒芥子

【经验鉴别特征】

药材以籽粒饱满、均匀、色鲜黄者为佳。炒芥子以黄褐色、籽粒饱满、焦斑均匀、具香气者为佳。

【经验鉴别歌诀】

芥子药材黄白芥，黄芥色深粒较小，白芥表面微网纹，口尝辛辣品质佳。

【功能与主治】

温肺豁痰利气，散结通络止痛。用于寒痰咳嗽，胸胁胀痛，痰滞经络，关节麻木、疼痛，痰湿流注，阴疽肿毒。

（葛新春　编著）

❮ 金樱子 ❯

【来源】

本品为蔷薇科植物金樱子 *Rosa laevigata* Michx. 的干燥成熟果实。10～11月果实成熟变红时采收，干燥，除去毛刺。

【药材性状】

本品呈倒卵形。表面红黄色或红棕色，有突起的棕色小点。气微，味甘、微涩。

【饮片性状】

1. 金樱子

本品呈倒卵形纵剖瓣。表面红黄色或红棕色，有突起的棕色小点。内面淡黄色，残存淡黄色绒毛。气微，味甘、微涩。

2. 蜜金樱子

本品表面暗棕色，味甜，有蜜香气。

【经验鉴别特征】

药材以个大肉厚、色红黄、有光泽、去净毛刺者为佳。饮片以色红、瓣大肉厚、毛挖去干净者为佳。蜜金樱子以暗棕色、味甜、具蜜香气者为佳。

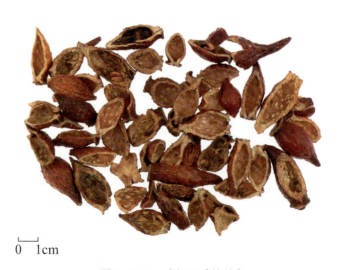

0 1cm

图6-18-1　金樱子（饮片）

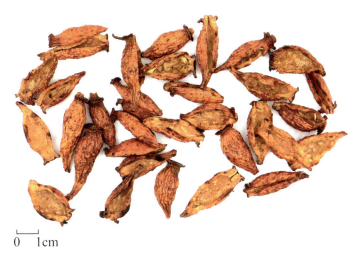

0   1cm

图6-18-2　蜜金樱子（饮片）

【经验鉴别歌诀】

金樱棕红花瓶状，上存花萼下端尖，体刺脱落留棕点，固精缩尿止泻痢。倒卵似花瓶。顶端有花萼，棕色赤小点，内有小瘦果，包有黄绒毛。

【功能与主治】

固精缩尿，固崩止带，涩肠止泻。用于遗精滑精，遗尿尿频，崩漏带下，久泻久痢。

【伪品及混淆品特征】

刺玫果

本品为蔷薇科植物山刺玫的干燥成熟果实。呈球形或卵球形，红色，表面光滑无刺，果皮薄。

（葛新春　编著）

决明子

【来源】

本品为豆科植物钝叶决明 *Cassia obtusifolia* L. 或决明（小决明）*Cassia tora* L 的干燥成熟种子。秋季采收成熟果实，晒干，打下种子，除去杂质。

【药材性状】

决明

本品略呈菱方形或短圆柱形，两端平行倾斜。表面绿棕色或暗棕色，平滑有光泽。质坚硬，不易破碎。气微，味微苦。

小决明

本品呈短圆柱形，较小。表面棱线两侧各有 1 片宽广的浅黄棕色带。

【饮片性状】

1. 决明子

本品同药材。

2. 炒决明子

本品形如决明子，微鼓起，表面绿褐色或暗棕色，偶见焦斑。微有香气。

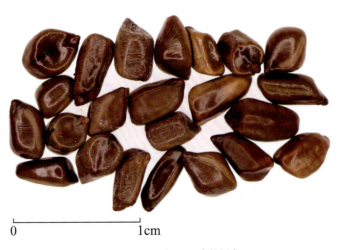

0   1cm

图6-19-1　决明子（药材）

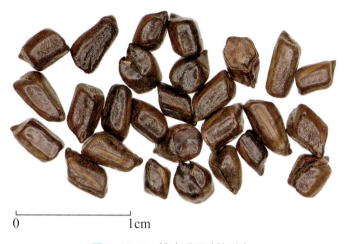

图6-19-2　炒决明子（饮片）

【经验鉴别特征】

药材以身干、颗粒均匀、饱满、绿棕色有香气者为佳。炒决明子以焦斑均匀、鼓起、表面有裂隙者为佳。

【经验鉴别歌诀】

决明菱方如马蹄，表面黄绿有光泽，子叶S形2重叠，清肝明目通便结。

【功能与主治】

清热明目，润肠通便。用于目赤涩痛，羞明多泪，头痛眩晕，目暗不明，大便秘结。

（葛新春　编著）

‹ 苦杏仁 ›

【来源】

本品为蔷薇科植物山杏 *Prunus armeniaca* L.var. *ansu* Maxim.、西伯利亚杏 *Prunus sibirica* L.、东北杏 *Prunus mandshurica*（Maxim.）Koehne 或杏 *Prunus armeniaca* L. 的干燥成熟种子。夏季采收成熟果实，除去果肉和核壳，取出种子，晒干。

【药材性状】

本品呈扁心形。表面黄棕色至深棕色，一端尖，另端钝圆，肥厚，左右不对称。种皮薄，子叶 2，乳白色，富油性。气微，味苦。取本品数粒，加水共研，发生苯甲醛的特殊香气。

【饮片性状】

1. 苦杏仁

本品同药材。

2. 焯苦杏仁

本品呈扁心形。表面乳白色或黄白色，一端尖，另端钝圆，肥厚，左右不对称，富油性。有特异的香气，味苦。

3. 炒苦杏仁

本品形如焯苦杏仁，表面黄色至棕黄色，微带焦斑。有香气，味苦。

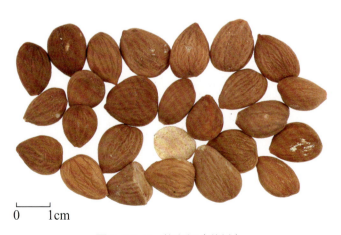

0   1cm

图6-20-1　苦杏仁（药材）

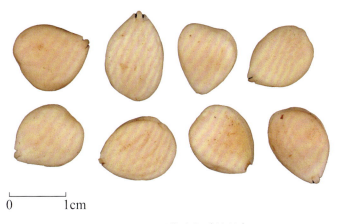

图6-20-2　燀苦杏仁（饮片）

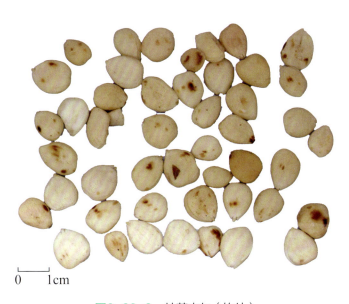

图6-20-3　炒苦杏仁（饮片）

【经验鉴别特征】

药材以身干、颗粒均匀、饱满、完整、味苦者为佳。燀苦杏仁以颗粒饱满、完整、破碎少、香气浓、种皮去干净者为佳。炒苦杏仁以棕黄色、偶有焦斑、味苦者为佳。

【经验鉴别歌诀】

杏仁形状似桃仁，但呈心形更饱满，合点凹圆味较苦，润肠降气止咳喘。

【功能与主治】

降气止咳平喘，润肠通便。用于咳嗽气喘，胸满痰多，肠燥便秘。

（葛新春　编著）

莱菔子

【来源】

本品为十字花科植物萝卜 *Raphanus sativus* L. 的干燥成熟种子。夏季果实成熟时采割植株，晒干，搓出种子，除去杂质，再晒干。

【药材性状】

本品呈类卵圆形或椭圆形，稍扁。表面黄棕色、红棕色或灰棕色，一端有深棕色圆形种脐，一侧有数条纵沟。种皮薄而脆，子叶 2，黄白色，有油性。气微，味淡、微苦辛。

【饮片性状】

1. 莱菔子

本品同药材。

2. 炒莱菔子

本品形如莱菔子，表面微鼓起，色泽加深，质酥脆，气微香。

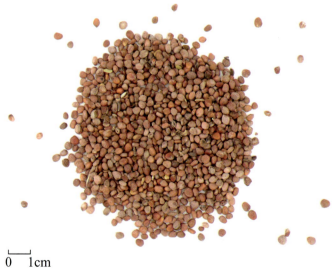

0   1cm

图6-21-1　莱菔子（药材）

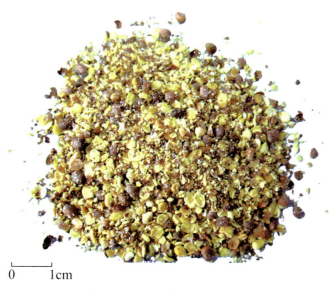

图6-21-2　炒莱菔子（饮片）

【经验鉴别特征】

药材以粒大、饱满、油性大者为佳；炒莱菔子以粒大均匀、表面鼓起、质酥脆、香气浓者为佳。

【经验鉴别歌诀】

莱菔红棕椭圆粒，侧有纵沟种脐突，种皮薄脆能搓碎，生升熟降火候宜。

【功能与主治】

消食除胀，降气化痰。用于饮食停滞，脘腹胀痛，大便秘结，积滞泻痢，痰壅喘咳。

（葛新春　编著）

‹ 连 翘 ›

【来源】

本品为木犀科植物连翘 *Forsythia suspensa*（Thunb.）Vahl 的干燥果实。秋季果实初熟尚带绿色时采收，除去杂质，蒸熟，晒干，习称"青翘"；果实熟透时采收，晒干，除去杂质，习称"老翘"。

【药材性状】

本品呈长卵形至卵形，稍扁。表面有不规则的纵皱纹和多数突起的小斑点，两面各有 1 条明显的纵沟。质脆。气微香，味苦。

【饮片性状】

本品同药材。

【经验鉴别特征】

青翘以色绿、不开壳者为佳；老翘以色较黄、瓣大、壳厚者为佳。

【经验鉴别歌诀】

连翘蒴果长卵形，顶端尖锐有纵纹，皮黄有斑内有翘，清热解毒消痈结。

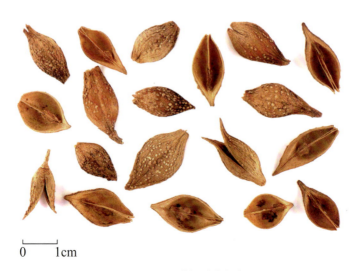

0   1cm

图6-22-1 连翘（老翘）

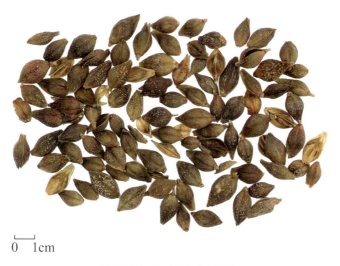

0 1cm

图6-22-2 连翘（青翘）

【功能与主治】

清热解毒，消肿散结，疏散风热。用于痈疽，瘰疬，乳痈，丹毒，风热感冒，温病初起，温热入营，高热烦渴，神昏发斑，热淋涩痛。

【伪品及混淆品特征】

1. 秦连翘

本品为木犀科植物秦连翘的干燥成熟果实。呈卵圆形，较小。外表面浅棕色至浅褐色，从底部到顶端逐渐加深，有凸起纵皱纹。种子黄色。味微苦。

2. 紫丁香

本品为木犀科植物紫丁香的干燥成熟果实。较连翘度小，为长卵形，稍扁。顶端锐尖，开裂，略向外反曲呈鸟嘴状。外表面黄棕色，有不规则纵皱纹，部分可见疣状突起。种子长线形，棕褐色，多已脱落。气微，味淡。

（葛新春　编著）

蔓荆子

【来源】

本品为马鞭草科植物单叶蔓荆 *Vitex trifolia* L. var. *simplicifolia* Cham. 或蔓荆 *Vitex trifolia* L. 的干燥成熟果实。秋季果实成熟时采收，除去杂质，晒干。

【药材性状】

本品呈球形。表面灰黑色或黑褐色，被灰白色粉霜状茸毛，有纵向浅沟 4 条。体轻，质坚韧，不易破碎。横切面可见 4 室，每室有种子 1 枚。气特异而芳香，味淡、微辛。

【饮片性状】

1. 蔓荆子

本品同药材。

2. 炒蔓荆子

本品形如蔓荆子，表面黑色或黑褐色，基部有的可见残留宿萼和短果梗。气特异而芳香，味淡、微辛。

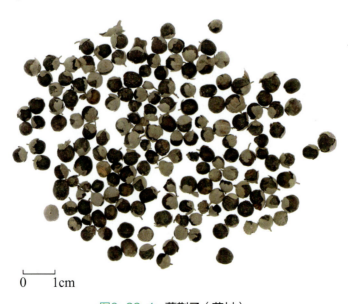

0 1cm

图6-23-1 蔓荆子（药材）

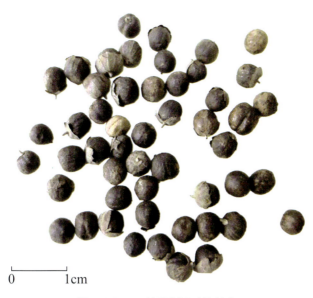

图6-23-2　炒蔓荆子（饮片）

【经验鉴别特征】

药材以粒大饱满、气香、无杂质者为佳。

【经验鉴别歌诀】

蔓荆圆球萼包果，表面灰黑粉霜漫，果分四室种仁油，疏风清热利头目。

【功能与主治】

疏散风热，清利头目。用于风热感冒头痛，齿龈肿痛，目赤多泪，目暗不明，头晕目眩。

【伪品及混淆品特征】

本品系将蔓荆子的未成熟果实混入。未成熟果侧面观呈三角形，可以立在桌上，宿萼几乎包裹整个果实，气微，味淡。

（葛新春　编著）

< 木 瓜 >

【来源】

本品为蔷薇科植物贴梗海棠 *Chaenomeles speciosa*（Sweet）Nakai 的干燥近成熟果实。夏、秋二季果实绿黄时采收，置沸水中烫至外皮灰白色，对半纵剖，晒干。

【药材性状】

本品果实呈长圆形，多纵剖成两半。外表面紫红色或红棕色，有不规则的深皱纹。剖面边缘向内卷曲，果肉红棕色。质坚硬。气微清香，味酸。

【饮片性状】

本品呈类月牙形薄片。外表紫红色或棕红色，有不规则的深皱纹。切面棕红色。气微清香，味酸。

【经验鉴别特征】

药材以外皮抽皱、肉厚、内外紫红色、质坚实、味酸者为佳。饮片以片薄、肉厚、外皮紫红色，切面棕红色，味酸者为佳。

【经验鉴别歌诀】

木瓜长圆对半剖，表皮皱缩方为正，片薄肉厚色棕红，口尝味酸品质佳。

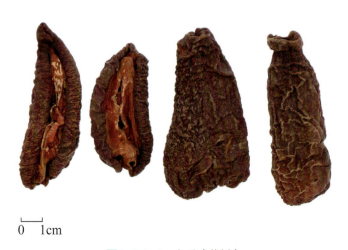

0   1cm

图6-24-1 木瓜（药材）

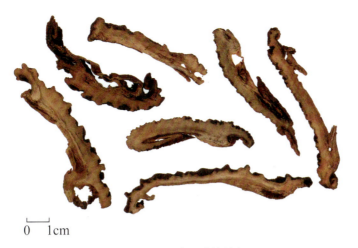

图6-24-2 木瓜（饮片）

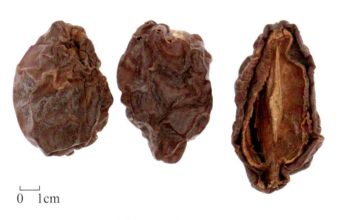

图6-24-3 光皮木瓜（药材）

【功能与主治】

舒筋活络，和胃化湿。用于湿痹拘挛，腰膝关节酸重疼痛，暑湿吐泻，转筋挛痛，脚气水肿。

【伪品及混淆品特征】

光皮木瓜

本品为蔷薇科植物木瓜的干燥果实。多呈瓣状或条状。外表面红棕色，平滑不皱。剖面平坦，果肉呈颗粒性，种子多数。

（葛新春　编著）

南五味子

【来源】

本品为木兰科植物华中五味子 *Schisandra sphenanthera* Rehd. et Wils. 的干燥成熟果实。秋季果实成熟时采摘，晒干，除去果梗和杂质。

【药材性状】

本品呈球形或扁球形。表面棕红色至暗棕色，干瘪，皱缩。种皮薄而脆。果肉气微，味微酸。

【饮片性状】

1. 南五味子

本品同药材。

2. 醋南五味子

本品形如南五味子，表面棕黑色，油润，稍有光泽。微有醋香气。

【经验鉴别特征】

药材以颗粒饱满充实、紫红色、肉厚、有油性及光泽者为佳。

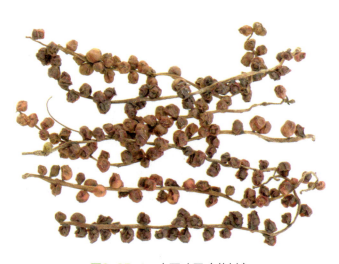

图6-25-1　南五味子（药材）

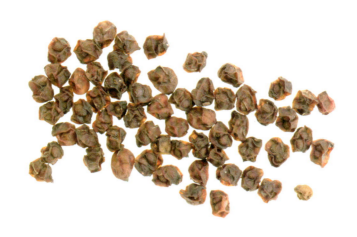

图6-25-2 南五味子（饮片）

【经验鉴别歌诀】

南五味子粒径小，干瘪皱缩肉紧贴，种子表面颗粒状，能与五味相区分。

【功能与主治】

收敛固涩，益气生津，补肾宁心。用于久嗽虚喘，梦遗滑精，遗尿尿频，久泻不止，自汗盗汗，津伤口渴，内热消渴，心悸失眠。

（葛新春　编著）

牛蒡子

【来源】

本品为菊科植物牛蒡 *Arctium lappa* L. 的干燥成熟果实。秋季果实成熟时采收果序，晒干，打下果实，除去杂质，再晒干。

【药材性状】

本品呈长倒卵形，略扁，微弯曲，长 5～7mm，宽 2～3mm。表面灰褐色，带紫黑色斑点，有数条纵棱，通常中间 1～2 条较明显。顶端钝圆，稍宽，顶面有圆环，中间具点状花柱残迹；基部略窄，着生面色较淡。果皮较硬，子叶 2，淡黄白色，富油性。气微，味苦后微辛而稍麻舌。

【饮片性状】

1. 牛蒡子

本品同药材。

2. 炒牛蒡子

本品形如牛蒡子，色泽加深，略鼓起。微有香气。

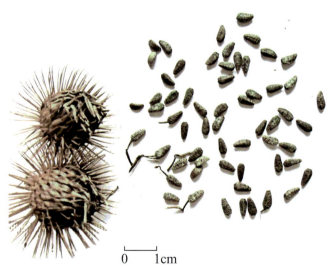

图6-26-1 牛蒡子（药材）

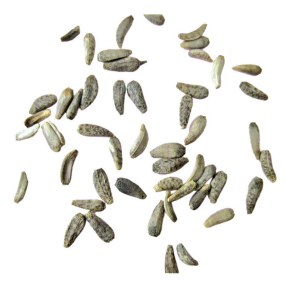

图6-26-2　炒牛蒡子（饮片）

【经验鉴别特征】

药材以粒大、饱满、色灰褐者为佳。炒牛蒡子色泽加深，以鼓起、具香气者为佳。

【经验鉴别歌诀】

牛蒡子长倒卵形，表皮灰褐纵棱突，顶有圆环身黑斑，口尝味苦稍麻舌。

【功能与主治】

疏散风热，宣肺透疹，解毒利咽。用于风热感冒，咳嗽痰多，麻疹，风疹，咽喉肿痛，痄腮，丹毒，痈肿疮毒。

【伪品及混淆品特征】

大翅蓟

本品为菊科植物大翅蓟的种子。大翅蓟的种子形态、颜色及气味与牛蒡子相似，唯表面纵纹间有明显细密的横皱纹，为主要不同点。

（葛新春　编著）

女贞子

【来源】

本品为木犀科植物女贞 *Ligustrum lucidum* Ait. 的干燥成熟果实。冬季果实成熟时采收，除去枝叶，稍蒸或置沸水中略烫后，干燥；或直接干燥。

【药材性状】

本品呈卵形、椭圆形或肾形。表面黑紫色或灰黑色，皱缩不平。体轻。外果皮薄，中果皮较松软，易剥离，内果皮木质。气微，味甘、微苦涩。

【饮片性状】

1. 女贞子

本品同药材。

2. 酒女贞子

本品形如女贞子，表面黑褐色或灰黑色，常附有白色粉霜。微有酒香气。

【经验鉴别特征】

药材以粒大、饱满、色蓝黑、质坚实者为佳。酒女贞子以灰黑色、粒大、具粉霜、有酒香气者为佳。

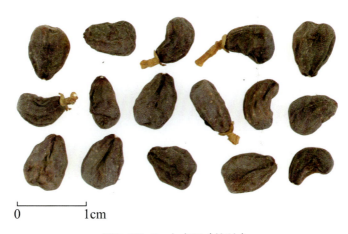

0　　　　1cm

图6-27-1　女贞子（饮片）

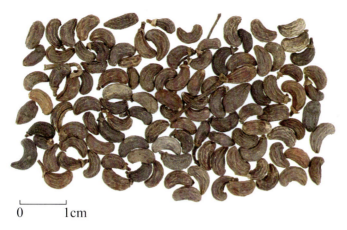

图6-27-2　女贞子（早期果）

【经验鉴别歌诀】

女贞肾形或卵形，灰黑皮皱有宿萼，体轻皮薄种1粒，混淆伪品须甄别。

【功能与主治】

滋补肝肾，明目乌发。用于肝肾阴虚，眩晕耳鸣，腰膝酸软，须发早白，目暗不明，内热消渴，骨蒸潮热。

【伪品及混淆品特征】

1. 小叶女贞子

本品为木犀科植物小叶女贞子的果实。类圆形。表面灰黑色，较平滑，基部常具宿萼及果柄。体轻。外果皮薄，中果皮松软，易剥离，果肉膜质，浅紫褐色或黄棕色，种子2粒或1粒，扁椭圆形，有皱纹，种子腹面有凹陷，两面有细纵沟纹，油性。气微，味甘微苦涩。

2. 冬青子

本品为冬青科植物冬青的干燥成熟果实。果实椭圆形，籽粒较女贞子大，表面棕褐色，上部有凹窝，种子4～5粒，外壳坚硬，背面有1条深沟，味苦涩。

3. 鸦胆子

本品为苦木科植物鸦胆子的干燥成熟果实。呈长圆形，两头尖，有网状皱纹，种子1粒，味极苦。

（葛新春　编著）

肉豆蔻

【来源】

本品为肉豆蔻科植物肉豆蔻 *Myristica fragrans* Houtt. 的干燥种仁。

【药材性状】

本品呈卵圆形或椭圆形，长2～3cm，直径1.5～2.5cm。表面灰棕色或灰黄色，有时外被白粉（石灰粉末）。全体有浅色纵行沟纹和不规则网状沟纹。种脐位于宽端，呈浅色圆形突起，合点呈暗凹陷。种脊呈纵沟状，连接两端。质坚，断面显棕黄色相杂的大理石花纹，宽端可见干燥皱缩的胚，富油性。气香浓烈，味辛。

【饮片性状】

1. 肉豆蔻

本品同药材。

2. 麸煨肉豆蔻

本品形如肉豆蔻，表面为棕褐色，有裂隙。气香，味辛。

【经验鉴别特征】

药材以个大、体重、坚实、表面光滑、油足、香气浓烈者为佳。麸煨肉豆蔻以质脆、破开后油性小者为佳。

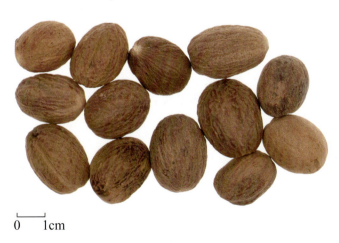

0　　1cm

图6-28-1　肉豆蔻（药材）

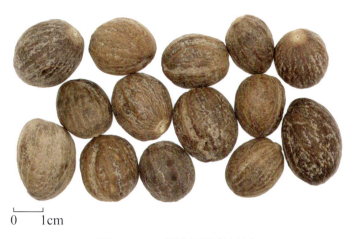

图6-28-2　煨肉豆蔻（饮片）

【经验鉴别歌诀】

肉豆蔻卵形色灰，网纹种脊种脐存，胚乳交错槟榔纹，煨炒止泻能温运。

【功能与主治】

温中行气，涩肠止泻。用于脾胃虚寒，久泻不止，脘腹胀痛，食少呕吐。

（葛新春　编著）

沙苑子

【来源】

本品为豆科植物扁茎黄芪 *Astragalus complanatus* R. Br. 的干燥成熟种子。秋末冬初果实成熟尚未开裂时采割植株，晒干，打下种子，除去杂质，晒干。

【药材性状】

本品略呈肾形而稍扁。表面光滑，褐绿色或灰褐色。质坚硬，不易破碎。气微，味淡，嚼之有豆腥味。

【饮片性状】

1. 沙苑子

本品同药材。

2. 盐沙苑子

本品形如沙苑子，表面鼓起，深褐绿色或深灰褐色。气微，味微咸，嚼之有豆腥味。

【经验鉴别特征】

药材以粒大饱满、绿褐色者为佳。盐沙苑子以粒大饱满、表面鼓起、深褐绿色者为佳。

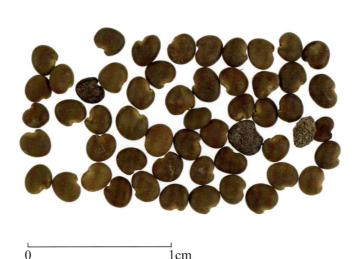

图6-29-1 沙苑子（药材）

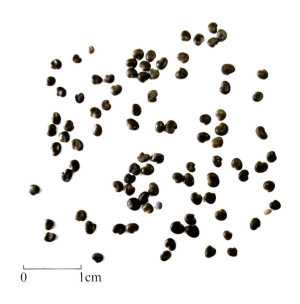

图6-29-2　盐沙苑子（饮片）

【经验鉴别歌诀】

形似扁肾面光滑，一边凹入具种脐；种皮泡水易除去，嚼之微有豆腥气。

【功能与主治】

补肾助阳，固精缩尿，养肝明目。用于肾虚腰痛，遗精早泄，遗尿尿频，白浊带下，眩晕，目暗昏花。

【伪品及混淆品特征】

1. 猪屎豆

本品为豆科植物猪屎豆的干燥种子。呈三角状肾形，略扁。表面浅褐色或黄棕色，光滑，一侧中央凹陷呈沟状，有的残存种脐带。质坚硬，不易破碎。

2. 紫云英

本品为豆科植物紫云英的干燥种子。呈扁平肾形，一端较长略呈钩状。表面黄绿色或棕色，光滑。

3. 蓝花棘豆

本品为豆科植物蓝花棘豆干燥成熟种子。较沙苑子略细长，呈椭圆状肾形，稍扁。表面绿棕色或黑褐色。放大镜下观察可见散在黑色斑点。嚼之有麻舌感。

4. 斜茎黄芪种子

本品为豆科植物斜茎黄芪的干燥成熟种子。较沙苑子小，呈不规则肾形，稍扁。表面绿棕色或褐绿色。放大镜下观察可见散在黑褐色斑点。嚼之有麻舌感。

5. 蒙古黄芪的种子

本品为豆科植物蒙古黄芪的干燥成熟种子。较沙苑子大，呈扁圆肾形，表面棕褐色或浅棕黑色。放大镜下观察可见散在黑色斑点。

6. 膜荚黄芪的种子

本品为豆科植物膜荚黄芪的干燥成熟种子。较沙苑子大，呈扁圆肾形，表面棕褐色或绿褐色。放大镜下观察可见散在黑色斑点。

（葛新春　编著）

砂 仁

【来源】

本品为姜科植物阳春砂 *Amomum villosum* Lour.、绿壳砂 *Amomum villosum* Lour. var. *xanthioides* T. L. Wu et Senjen 或海南砂 *Amomum longiligulare* T. L. Wu 的干燥成熟果实。夏、秋二季果实成熟时采收，晒干或低温干燥。

【药材性状】

阳春砂、绿壳砂

本品呈椭圆形或卵圆形，有不明显的三棱，密生刺状突起。表面棕褐色。果皮薄而软。种子质硬，集结成团，具三钝棱。胚乳灰白色。气芳香而浓烈，味辛凉、微苦。

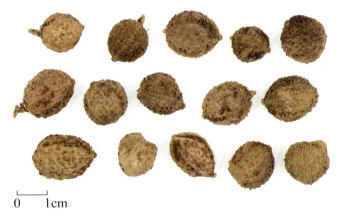

图6-30-1　砂仁（药材）

海南砂

本品呈长椭圆形或卵圆形，有明显的三棱。表面被片状、分枝的软刺。果皮厚而硬。种子团较小。气味稍淡。

【饮片性状】

本品同药材。

【经验鉴别特征】

药材以个大、坚实、种仁饱满、红棕色、香气浓者为佳。

【经验鉴别歌诀】

砂仁椭圆钝三棱，外表棕褐"刺猬身"，种团三瓣气香烈，温脾止泻滞气行。

【功能与主治】

化湿开胃，温脾止泻，理气安胎。用于湿浊中阻，脘痞不饥，脾胃虚寒，呕吐泄泻，妊娠恶阻，胎动不安。

【伪品及混淆品特征】

1. 姜科豆蔻属

（1）红壳砂仁的干燥果实。果实近球形，果皮具稀疏而较长的刺状突起，被黄色柔毛。每室种子11～15粒，种子表面具细纵条纹。气香，味微苦。

（2）香豆蔻的干燥果实。果实长卵圆形，微弯曲，上端饱满粗圆，下端干瘪扁平，无明显三棱，顶端宿存细管状花萼，基部有果梗痕。果皮硬而厚，表面浅灰色，有断续隆起的纵线。每室种子8～22粒。气微，味淡，无清凉感。

（3）海南假砂仁的干燥果实。果实卵形或长倒卵形，钝三棱明显。表面被疏而长的扁形分支软刺。种子团每室8～12～19粒。种子扁球形，红棕色，皱缩。气无，味微苦、辛、涩。

（4）长序砂仁的干燥果实。果实长圆形，柔刺细而弯曲，刺长0.2cm以上，基部增厚，果皮韧，不易纵向撕裂。表面灰棕色，有3条纵沟和明显纵棱。种子团每室5～15粒。气无，味微辛，无凉感。

（5）细砂仁的干燥果实。果实卵状球形。表面暗紫色，被疏而较长的软刺，顶端略弯。种子团每室10～30粒，种子黑色。气微香，味凉、辣。

2. 姜科山姜属

（1）山姜的干燥果实。称建砂仁或土砂仁。果实球形或椭圆形。表面橙黄色，被短柔毛。种子团卵圆形，每室5～7粒。表面深褐色，纹理不规则，常具透明边棱，外常被淡灰绿色假种皮。气微香，味微苦而辛、涩。

（2）华山姜的干燥果实。又称湘砂仁。果实类圆形。外表土黄色，平滑，无棱线。种子团球形，表面灰棕色，每室2～4粒，排列紧密，种子表面可见纵细条纹。气微香，味微辛、凉。

（3）艳山姜的干燥果实。果实卵圆形，果顶有较大的宿存萼。果皮较厚，黄棕色，被黄色长毛，具明显纵棱线。种子多散落，表面棕褐色，被灰白色假种皮。气微香，味微辛涩，无清凉感。

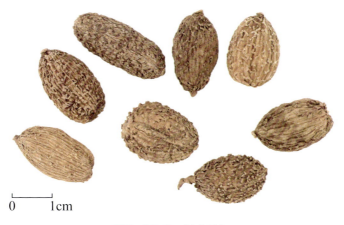

图6-30-2　长序砂仁

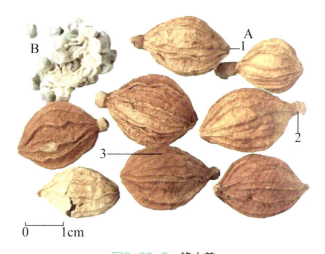

图6-30-3　艳山姜

（葛新春　编著）

〈 山 楂 〉

【来源】

本品为蔷薇科植物山里红 *Crataegus pinnatifida* Bge. var. *major* N. E. Br. 或山楂 *Crataegus pinnatifida* Bge. 的干燥成熟果实。

【药材性状】

本品近圆形或椭圆形。外皮红色，具皱纹。气微清香，味酸、微甜。

【饮片性状】

1. 山楂

本品为圆形片，皱缩不平。外皮红色，具皱纹，有灰白色小斑点。气微清香，味酸、微甜。

2. 炒山楂

本品形如山楂片，果肉黄褐色，偶见焦斑。气清香，味酸、微甜。

3. 焦山楂

本品形如山楂片，表面焦褐色，内部黄褐色。有焦香气。

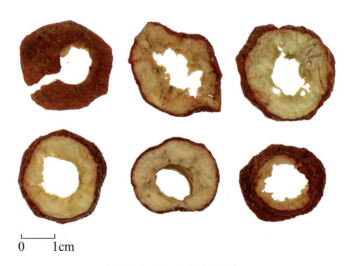

0   1cm

图6-31-1　山楂（饮片）

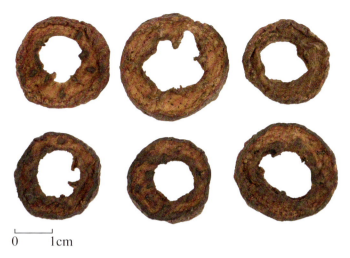

0   1cm

图6-31-2   炒山楂（饮片）

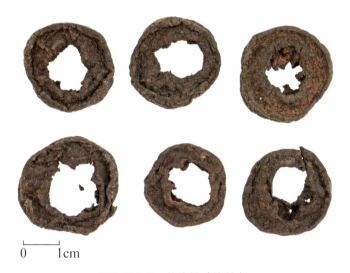

0   1cm

图6-31-3   焦山楂（饮片）

【经验鉴别特征】

北山楂以个大、皮红、肉厚者为佳；南山楂以个匀、色红、质坚者为佳。一般种子不得超过20%。炒山楂以果肉黄褐色，偶见焦斑者为佳。焦山楂以表面焦褐色、内部黄褐色、具焦香气者为佳。

【经验鉴别歌诀】

北山楂果大肉厚，南山楂核大质差，消食化积降血脂，破气化瘀除癥积。

【功能与主治】

消食健胃，行气散瘀，化浊降脂。用于肉食积滞，胃脘胀满，泻痢腹痛，瘀血经闭，产后瘀阻，心腹刺痛，胸痹心痛，疝气疼痛，高脂血症。焦山楂消食导滞作用增强。用于肉食积滞，泻痢不爽。

【伪品及混淆品特征】

杉木衣

本品为蔷薇科植物杉木衣的果实。呈椭圆形，比山楂大，多为横切片。外表紫红色或红棕色，中央 5 室，心皮在成熟时为纸质，每室种子 4～10 枚，种子较扁小而窄，多已脱落。质坚硬。味酸、涩、微甜。

（葛新春　编著）

山茱萸

【来源】

本品为山茱萸科植物山茱萸 *Cornus officinalis* Sieb.et Zucc. 的干燥成熟果肉。秋末冬初果皮变红时采收果实，用文火烘或置沸水中略烫后，及时除去果核，干燥。

【药材性状】

本品呈不规则的片状或囊状。表面紫红色至紫黑色，皱缩，有光泽。质柔软。气微，味酸、涩、微苦。

【饮片性状】

1. 山茱萸

本品同药材。

2. 酒萸肉

本品形如山茱萸，表面紫黑色或黑色，质滋润柔软。微有酒香气。放置时间长久，表面会有起白霜现象。

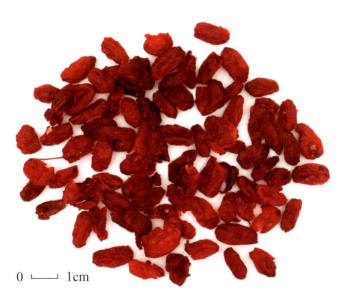

0 —— 1cm

图6-32-1　山茱萸（饮片）

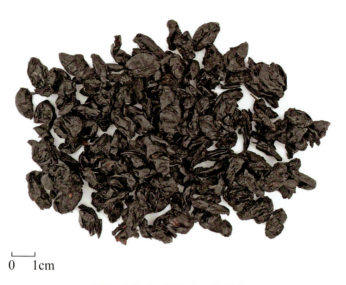

0 1cm

图6-32-2　酒萸肉（饮片）

【经验鉴别特征】

生品以块大、肉厚、质柔软、色紫红、无核者为佳，酒萸肉以色黑发亮、具酒香气者为佳。

【经验鉴别歌诀】

山萸形似小黑枣，皮肉紫红有光泽，补益肝肾涩精汗，崩漏带下均能疗。

【功能与主治】

补益肝肾，收涩固脱。用于眩晕耳鸣，腰膝酸痛，阳痿遗精，遗尿尿频，崩漏带下，大汗虚脱，内热消渴。

【伪品及混淆品特征】

1. 无刺枣皮

本品为鼠李科植物无刺枣的干燥成熟的果肉。呈不规则扁筒状或片状，果皮破裂皱缩。暗红棕色，果肉薄，质硬易碎，内面色较浅而粗糙。

2. 滇枣皮

本品为鼠李科植物滇刺枣的干燥成熟果肉。呈不规则片状或囊状，棕红色，光滑或有细皱纹。内表面平滑或具疏松果肉。质坚而脆，革质。味酸。

3. 葡萄果皮

本品为葡萄科植物葡萄的干燥果皮。呈不规则卷曲囊状，碎裂皱缩。表面红褐色，无光泽，微革质。果核似梨形，棕红色，光滑，种脊明显。气微，味酸。

（程晓华　编著）

蛇床子

【来源】

本品为伞形科植物蛇床 *Cnidium monnieri*（L.）Cuss. 的干燥成熟果实。夏、秋二季果实成熟时采收，除去杂质，晒干。

【药材性状】

本品为双悬果，呈椭圆形。表面灰黄色或灰褐色。果皮松脆，揉搓易脱落。气香，味辛凉、有麻舌感。

【饮片性状】

本品同药材。

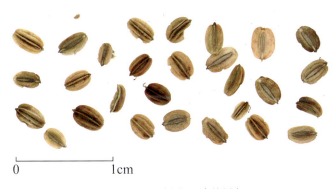

0   1cm

图6-33-1　蛇床子（药材）

【经验鉴别特征】

以颗粒饱满、灰黄色、气味浓厚、无杂质者为佳。

【经验鉴别歌诀】

蛇床椭圆两分果，果背5线合面2，燥湿杀虫疗阴痒，壮阳助孕类激素。

【功能与主治】

燥湿祛风，杀虫止痒，温肾壮阳。用于阴痒带下，湿疹瘙痒，湿痹腰痛，肾虚阳痿，宫冷不孕。

【伪品及混淆品特征】

1. 芹菜子

本品为伞形科植物旱芹的干燥成熟果实。表面灰褐色至深棕色，果棱丝状，有较多较细的沟纹，无平面，种子肾形，体形较小，比蛇床子略重，整体略显弯月形，具芹菜之芳香气，味辛凉微苦，微麻舌。

2. 土蛇床

本品为伞形科植物糙独活的干燥成熟果实。为双悬果，呈扁倒卵形或卵形。长0.7～0.8cm，宽0.5～0.6cm。表面淡棕色。分果两侧呈薄翅状，背面稍突起近平滑，脊棱5条，呈线形，其间具由花柱基一侧略呈放射状的4条黑线纹；接合面略呈浅碟状，具心皮柄，两侧有2条黑线纹，顶端具三角形花柱基。气香特异，味辛、略涩。

（程晓华　编著）

丝瓜络

【来源】

本品为葫芦科植物丝瓜 *Luffa cylindrica*（L.）Roem. 的干燥成熟果实的维管束。夏、秋二季果实成熟、果皮变黄、内部干枯时采摘，除去外皮和果肉，洗净，晒干，除去种子。

【药材性状】

本品为丝状维管束交织而成，多呈长棱形或长圆筒形，略弯曲。表面黄白色。体轻，质韧，有弹性，不能折断。气微，味淡。

【饮片性状】

本品为丝瓜络切段。丝状维管束交织而成，条状、块状，多弯曲，横切面可见子房3室，呈空洞状。体轻，质韧，有弹性，不能折断。气微，味淡。

【经验鉴别特征】

药材以身干、个大、完整、筋络清晰、色黄白、无残留果皮、无果肉及种子，质柔韧者为佳。

劣品　漂白边角料

本品系将丝瓜络用双氧水漂白后加工鞋垫剩余的边角料。为致密不规则片状，可见加工裁剪痕迹。表面白色。质较硬，无弹性，手握有刺手感。

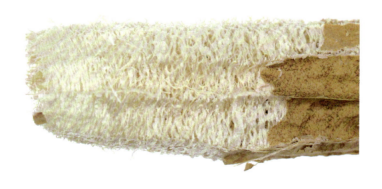

图6-34-1　丝瓜络（药材）

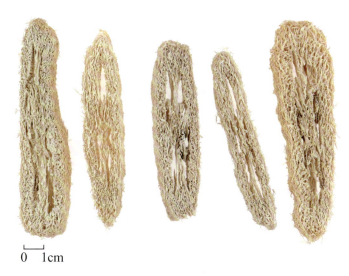

0　1cm

图6-34-2　丝瓜络（饮片）

【经验鉴别歌诀】

丝瓜络为长梭状，白色纤维织密网，体轻质韧空断面，祛风通络经血行。

【功能与主治】

祛风，通络，活血，下乳。用于痹痛拘挛，胸胁胀痛，乳汁不通，乳痈肿痛。

【伪品及混淆品特征】

广东丝瓜络

本品为葫芦科植物广东丝瓜络的干燥成熟果实的维管束。本品呈棒槌形，表面淡黄色。全体具10条纵向突出的棱线。丝状维管束交织成网状，内部维管束较粗。气微，味苦。

（程晓华　编著）

酸枣仁

【来源】

本品为鼠李科植物酸枣 *Ziziphus jujuba* Mill. var. *spinosa*（Bunge）Hu ex H. F. Chou 的干燥成熟种子。秋末冬初采收成熟果实，除去果肉和核壳，收集种子，晒干。

【药材性状】

本品呈扁圆形或扁椭圆形。表面紫红色或紫褐色，平滑有光泽。种皮较脆，子叶富油性。气微，味淡。

【饮片性状】

1. 酸枣仁

本品同药材。

2. 炒酸枣仁

本品形如酸枣仁。表面微鼓起，微具焦斑。略有焦香气，味淡。

【经验鉴别特征】

药材以粒大饱满，外皮紫红色，光滑油润，种仁黄白色，无杂质、核壳、虫蛀者为佳。炒酸枣仁以粒大饱满、焦斑均匀、有焦香气者为佳。

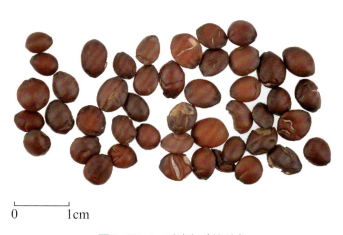

0　　　1cm

图6-35-1　酸枣仁（饮片）

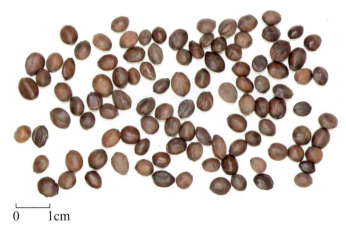

图6-35-2　炒酸枣仁（饮片）

【经验鉴别歌诀】

酸枣仁呈扁椭圆，略似瓢虫隆一面，紫红光滑油性足，养肝安神治失眠。

【功能与主治】

养心补肝，宁心安神，敛汗，生津。用于虚烦不眠，惊悸多梦，体虚多汗，津伤口渴。

【伪品及混淆品特征】

1. 理枣仁

本品为鼠李科植物滇刺枣的种子。呈扁圆形或近桃形，表面黄棕色至红棕色。放大镜下观察表面可见散在棕色花斑。一面平坦，无纵线纹。气微，味微酸。

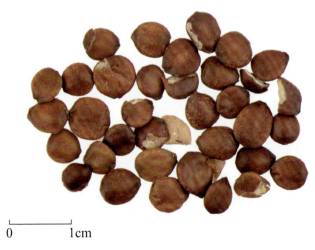

图6-35-3　理枣仁

2. 枳椇子

本品为鼠李科植物枳椇的干燥成熟种子。呈扁圆形，较酸枣仁小。表面棕黑色、棕红色或绿棕色，有光泽。放大镜下观察可见散在凹点。

3. 兵豆加工品

本品为豆科植物兵豆的干燥成熟种子用水煮数分钟后干燥而成。外表面红棕色至棕色。边缘多鼓起，可见皱起的网纹。嚼之有豆腥味。

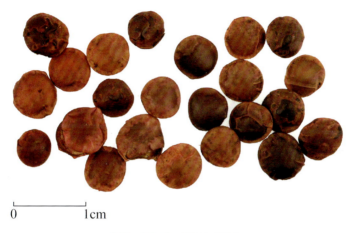

0　　　　　　1cm

图6-35-4　兵豆加工品

（程晓华　编著）

桃 仁

【来源】

本品为蔷薇科植物桃 *Prunus persica*（L.）Batsch 或山桃 *Prunus davidiana*（Carr.）Franch. 的干燥成熟种子。果实成熟后采收，除去果肉和核壳，取出种子，晒干。

【药材性状】

桃仁

本品呈扁长卵形。表面黄棕色至红棕色，密被颗粒状突起，一端尖，中部膨大，边缘较薄。种皮薄，子叶 2，类白色，富油性。气微，味微苦。

山桃仁

本品呈类卵圆形，较小而肥厚。

【饮片性状】

1. 桃仁

本品同药材。

2. 山桃仁

本品同药材。

3. 燁桃仁

本品呈扁长卵形，表面浅黄白色，一端尖，中部膨大，边缘较薄。

4. 燁山桃仁

本品呈类卵圆形，较小而肥厚。

5. 炒桃仁

炒桃仁呈扁长卵形，表面黄色至棕黄色，可见焦斑。气微香，味微苦。

6. 炒山桃仁

炒山桃仁 2 枚子叶多分离，完整者呈类卵圆形，较小而肥厚。

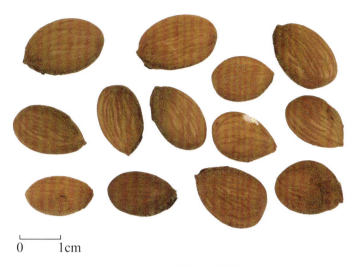

图6-36-1　桃仁（药材）

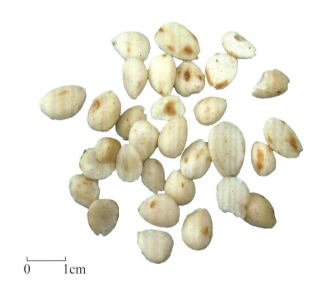

图6-36-2　炒桃仁（饮片）

【经验鉴别特征】

桃仁以颗粒饱满、外皮色棕红、种仁白者为佳。燀桃仁以颗粒肥厚、黄白色、种皮去净者为佳。炒桃仁以表面黄色至棕黄色，可见焦斑且均匀完整者为佳。

【经验鉴别歌诀】

桃仁黄棕扁长卵，中部饱满边缘薄，基部分出多纵脉，祛瘀润肠止喘咳。

【功能与主治】

活血祛瘀，润肠通便，止咳平喘。用于经闭痛经，癥瘕痞块，肺痈肠痈，跌扑损伤，肠燥便秘，咳嗽气喘。

【伪品及混淆品特征】

1. 杏仁伪充

本品为蔷薇科植物山杏、西伯利亚杏、东北杏或杏的干燥成熟种子。呈扁心形。表面黄棕色至深棕色，一端尖，另端钝圆，肥厚，左右不对称。种皮薄，子叶2，乳白色，富油性。气微，味苦。取本品数粒，加水共研，产生苯甲醛的特殊香气。

2. 桃仁的提取残渣

本品为桃仁的提取残渣伪充使用，与正品相比外表色较白，易碎，气味淡。

（程晓华　编著）

葶苈子

【来源】

本品为十字花科植物播娘蒿 *Descurainia Sophia*（L.）Webb. ex Prantl. 或独行菜 *Lepidium apetalum* Willd. 的干燥成熟种子。前者习称"南葶苈子"，后者习称"北葶苈子"。夏季果实成熟时采割植株，晒干，搓出种子，除去杂质。

【药材性状】

南葶苈子

本品呈长圆形略扁。表面棕色或红棕色，具纵沟 2 条。气微，味微辛、苦，略带黏性。

北葶苈子

本品呈扁卵形。味微辛辣，黏性较强。

【饮片性状】

本品同药材。

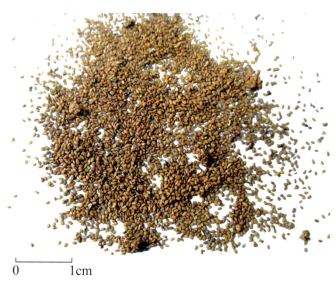

图6-37-1　炒南葶苈子（饮片）

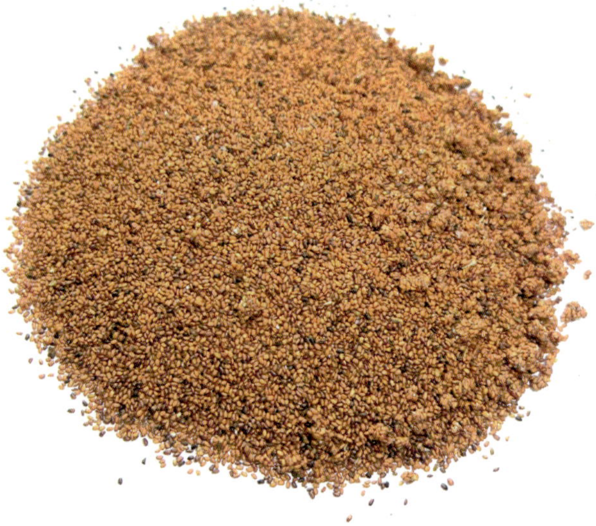

图6-37-2　炒葶苈子（饮片）

【经验鉴别特征】

药材以颗粒充实、籽粒饱满、大小均匀、浅棕色、无杂质者为佳。

【经验鉴别歌诀】

葶苈长圆扁细小，黄棕密点槽两条，湿水后见黏液层，泻肺利水喘肿消。

【功能与主治】

泻肺平喘，行水消肿。用于痰涎壅肺，喘咳痰多，胸胁胀满，不得平卧，胸腹水肿，小便不利。

【伪品及混淆品特征】

1. 桂竹糖芥子

本品为十字花科植物小花糖芥的干燥成熟种子。椭圆形，略呈三棱，顶端圆或平截，基部略尖或具微凹，有白色短小的种柄。表面黄褐色，具微细的网状瘤点样纹理及 1 条纵浅槽。种皮薄、无胚乳，2 片子叶拱叠。嚼之味苦。浸水后无黏液层。

2. 蔊菜子

本品为十字花科植物蔊菜的干燥成熟种子。种子圆形而扁，基部具小凹。表面暗褐色，有细微网状瘤点样纹理及纵槽 1 条。种皮薄，无胚乳，2 片子叶直叠。浸水后无黏液层。

3. 宽叶独行菜子

本品为十字花科植物宽叶独行菜的干燥成熟种子。种子呈椭圆形或倒卵形。顶端圆，基部略尖，具不明显的小凹。表面黄褐色，有微细的网点状纹理及纵行浅槽 1 条。种皮薄，无胚乳，2 片子叶横叠，遇水后无黏液层。

4. 芝麻菜子

本品为十字花科植物芝麻菜的干燥成熟种子。种子扁圆形，一端稍凹缺。表面具不明显颗粒状突起，子叶折叠。味微辛。

5. 菥蓂子

本品为十字花科植物菥蓂的干燥成熟种子。产于云南，主要应用于云南。又称"苦葶苈"。种子卵圆形而扁，表面紫墨色或黑色，具明显 U 形纹。

（程晓华　编著）

菟丝子

【来源】

本品为旋花科植物南方菟丝子 *Cuscuta australis* R. Br. 或菟丝子 *Cuscuta chinensis* Lam. 的干燥成熟种子。秋季果实成熟时采收植株，晒干，打下种子，除去杂质。

【药材性状】

本品呈类球形。表面灰棕色至棕褐色，粗糙。质坚实，不易以指甲压碎。气微，味淡。水试：取本品少量，加沸水浸泡后，表面有黏性；加热煮至种皮破裂时，可露出黄白色卷旋状的胚，形如吐丝。

【饮片性状】

1. 菟丝子

本品同药材。

2. 盐菟丝子

本品形如菟丝子，表面棕黄色，裂开，略有香气。

【经验鉴别特征】

药材以干燥、色黄棕、颗粒饱满、无尘土及杂质者为佳。

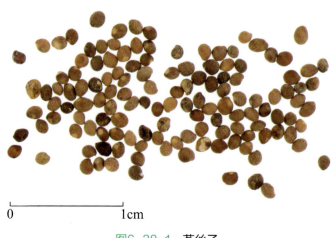

0　　　　　　　　　1cm

图6-38-1　菟丝子

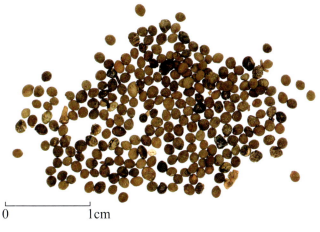

图6-38-2　盐菟丝子

【经验鉴别歌诀】

菟丝子小呈类圆，两侧凹陷色灰黄，煮沸露胚如吐丝，补肾益精又养肝。

【功能与主治】

补益肝肾，固精缩尿，安胎，明目，止泻；外用消风祛斑。用于肝肾不足，腰膝酸软，阳痿遗精，遗尿尿频，肾虚胎漏，胎动不安，目昏耳鸣，脾肾虚泻；外治白癜风。

【伪品及混淆品特征】

1. 欧洲菟丝子

本品为旋花科植物欧洲菟丝子的种子。两粒黏结在一起，呈类半球形，表面绿褐色。单粒种子呈三角状卵圆形。水浸液为草绿色，沸水煮之不易破裂，味微苦，与正品菟丝子显著不同。

2. 他种植物种子裹泥

近年来发现用其他植物种子如油菜子、紫苏子、粟米等裹上泥土，伪充菟丝子。可用水试法甄别。

（程晓华　编著）

王不留行

【来源】

本品为石竹科植物麦蓝菜 *Vaccaria segetalis*（Neck.）Garcke 的干燥成熟种子。夏季果实成熟、果皮尚未开裂时采割植株，晒干，打下种子，除去杂质，再晒干。

【药材性状】

本品呈球形，表面黑色，少数红棕色，有细密颗粒状突起。质硬。胚乳白色，胚弯曲成环，子叶 2。气微，味微涩、苦。

【饮片性状】

1. 王不留行

本品同药材。

2. 炒王不留行

本品呈类球形爆花状，表面白色，质松脆。

【经验鉴别特征】

王不留行以干燥、籽粒均匀、充实饱满、色乌黑、无杂质者为佳。炒王不留行以类球形爆花状，爆花率达 80% 以上者为佳。

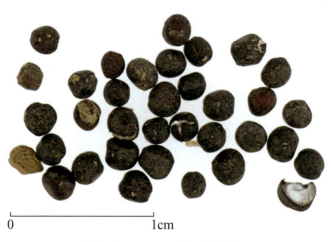

0　　　　　　　　　　1cm

图6-39-1　王不留行（饮片）

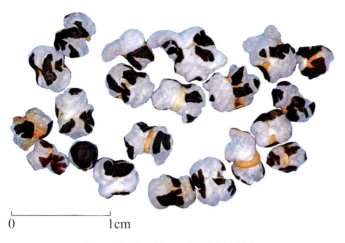

图6-39-2 炒王不留行（饮片）

【经验鉴别歌诀】

王不留行黑又圆，放大镜下仔细观，颗粒突起沟一行，活血通经利乳尿。

【功能与主治】

活血通经，下乳消肿，利尿通淋。用于经闭，痛经，乳汁不下，乳痈肿痛，淋证涩痛。

【伪品及混淆品特征】

1. 芸苔子

本品为十字花科植物芸薹（油菜、芸苔）的干燥成熟种子，习称"芸苔子"。形状与王不留行近似，略小，表面灰黑或暗棕红色，具网状细纹和点状种脐，一侧有浅沟，中央有一条状突起，嚼之有油样感。

2. 豆科蚕豆属的四种野豌豆的种子

本品为豆科植物救荒野豌豆、四籽野豌豆、窄叶野豌豆、或硬毛果野豌豆（小巢菜）的干燥成熟种子。王不留行与四种野豌豆的主要区别为前者种脐生于极端，内陷，种子表面有明显的细密颗粒状突起，而后者种脐侧生，突起，种子表面无明显突起。

（程晓华　编著）

〈 乌 梅 〉

【来源】

本品为蔷薇科植物梅 *Prunus mume*（Sieb.）Sieb. et Zucc. 的干燥近成熟果实。夏季果实近成熟时采收，低温烘干后闷至色变黑。

【药材性状】

本品呈类球形或扁球形，直径 1.5～3cm。表面乌黑色或棕黑色，皱缩不平，基部有圆形果梗痕。果核坚硬，椭圆形，棕黄色，表面有凹点；种子扁卵形，淡黄色。气微，味极酸。

【饮片性状】

1. 乌梅肉

本品为不规则扁卵形块状，呈乌黑色或棕黑色，质柔软，气特异，味极酸。

2. 乌梅炭

本品形如乌梅，以皮肉鼓起、表面焦黑色。味酸略有苦味。

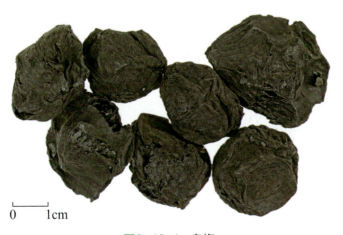

0   1cm

图6-40-1　乌梅

【经验鉴别特征】

药材以肉厚、乌黑、味极酸者为佳。乌梅肉以块大、肉肥厚、乌黑、质柔软、味极酸者为佳。乌梅炭形如乌梅，以皮肉鼓起、表面焦黑色、未炭化者为佳。

【经验鉴别歌诀】

青梅焙烤炙乌梅，表面乌黑果肉柔，特异酸味烟熏气，针鼻子眼特征显。

【功能与主治】

敛肺，涩肠，生津，安蛔。用于肺虚久咳，久泻久痢，虚热消渴，蛔厥呕吐腹痛。

【伪品及混淆品特征】

与梅同科属植物的果实如杏、山杏、桃及李在许多地区混淆使用情况比较普遍。杏及山杏果核表面光滑，边缘锋利。李子果核表面具网状纹理，但无凹点。桃果核个较乌梅大，表面呈麻点，边缘沟状。

（程晓华　编著）

吴茱萸

【来源】

本品为芸香科植物吴茱萸 *Euodia rutaecarpa*（Juss.）Benth.、石虎 *Euodia rutaecarpa*（Juss.）Benth. var. *officinalis*（Dode）Huang 或疏毛吴茱萸 *Euodia rutaecarpa*（Juss.）Benth. var. *bodinieri*（Dode）Huang 的干燥近成熟果实。8～11 月果实尚未开裂时，剪下果枝，晒干或低温干燥，除去枝、叶、果梗等杂质。

【药材性状】

本品球形或略呈五角状扁球形。表面暗黄绿色至褐色，粗糙，有多数点状突起或凹下的油点。顶端有五角星状的裂隙。质硬而脆。气芳香浓郁，味辛辣而苦。

【饮片性状】

1. 吴茱萸

本品同药材。

2. 制吴茱萸

本品形如吴茱萸，表面棕褐色至暗褐色。

【经验鉴别特征】

药材以饱满、色绿、香气浓郁者为佳。制吴茱萸以粒饱满、均匀而不开口、暗褐色、枝

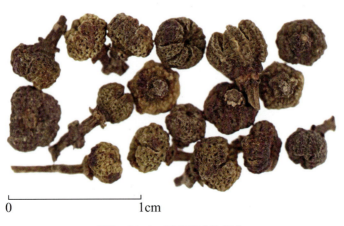

0   1cm

图6-41-1　吴茱萸（饮片）

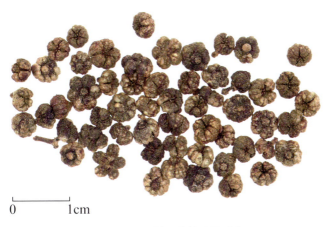

0　　　　1cm

图6-41-2　制吴茱萸（饮片）

梗杂质少、具甘草香气者为佳。

【经验鉴别歌诀】

吴萸五角扁球形，饱满色绿形未开，子宫五室辛辣苦，温肝散寒降逆气。

【功能与主治】

散寒止痛，降逆止呕，助阳止泻。用于厥阴头痛，寒疝腹痛，寒湿脚气，经行腹痛，脘腹胀痛，呕吐吞酸，五更泄泻。

【伪品及混淆品特征】

1. 臭辣子

本品为芸香科植物棟叶吴萸（臭辣树）的果实。蓇葖果4～5个上部离生，常单个脱落。外表面红棕色至暗棕色，具众多突起的油点，内表面类白色，密被细毛。内果皮常与果皮分离脱出，呈翼状，黄白色。种子卵形，直径1～2mm，黑色有光泽。具不适臭气，味辛而麻。

2. 马桑子

本品为马桑科植物马桑的近成熟果实。果实略呈球形或扁球形，棱角较明显，微皱缩。表面暗棕色、黄色或黑褐色，粗糙，有多数不规则条状突起或凹陷的纵沟。顶端有五角形星状的裂隙。基部残留黄绿色至黑褐色花萼和被有黄绿色细茸毛的果梗。质硬而脆，种仁黄色，富油性。气微或微有香气，味微甘辛。有毒。

3. 劣品掺蚕砂吴茱萸

本品为蚕蛾科昆虫家蚕的干燥粪便。为短圆柱状的小颗粒。表面灰黑色或灰绿色。有六条纵棱及横向环纹，两端钝，呈六棱形。有青草气，味淡。

（程晓华　编著）

<h1 style="text-align:center">⟨ 五味子 ⟩</h1>

【来源】

本品为木兰科植物五味子 *Schisandra chinensis*（Turcz.）Baill. 的干燥成熟果实。习称"北五味子"。秋季果实成熟时采摘，晒干或蒸后晒干，除去果梗和杂质。

【药材特征】

本品呈不规则的球形或扁球形，直径 5～8mm。表面红色、紫红色或暗红色，皱缩，显油润；有的表面呈黑红色或出现"白霜"。果肉柔软、油润，气微，味酸。种子 1～2 枚，肾形，表面棕黄色，有光泽，种皮薄而脆。种子破碎后，有香气，味辛、微苦。

【饮片特征】

1. 五味子

本品同药材，除去杂质，用时捣碎。

2. 醋五味子

本品形如五味子，表面乌黑色，油润，稍有光泽。有醋香气。种子表面棕红色，有光泽。

【经验鉴别特征】

药材以紫红色、粒大肉厚、有油性及光泽者为佳。醋五味子以表面乌黑色、油润光泽、有醋香气者为佳。

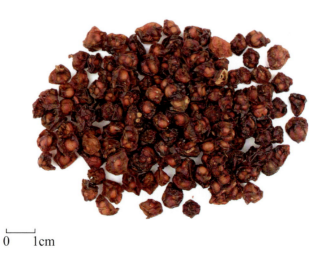

0　　1cm

图6-42-1　五味子（饮片）

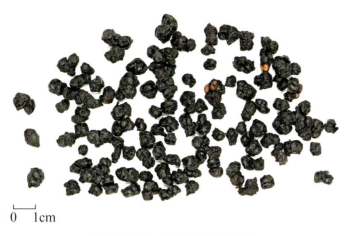

0   1cm

图6-42-2 醋五味子（饮片）

【经验鉴别歌诀】

北五味子小球形，外皮紫红黑油润，肉厚柔黏其味酸，敛肺滋肾涩汗津。

【功能与主治】

收敛固涩，益气生津，补肾宁心。用于久嗽虚喘，梦遗滑精，遗尿尿频，久泻不止，自汗盗汗，津伤口渴，内热消渴，心悸失眠。

（程晓华　编著）

＜ 香 橼 ＞

【来源】

本品为芸香科植物枸橼 *Citrus medica* L. 或香圆 *Citrus wilsonii* Tanaka 的干燥成熟果实。秋季果实成熟时采收，趁鲜切片，晒干或低温干燥。香圆亦可整个或对剖两半后，晒干或低温干燥。

【药材特征】

枸橼

本品呈圆形或长圆形片。横切片外果皮黄色或黄绿色，边缘呈波状，散有凹入的油点。中果皮黄白色。瓢囊 10～17 室。纵切片中心柱较粗壮。质柔韧。气清香，味微甜而苦辛。

香圆

本品呈类球形，半球形或圆片。表面黑绿色或黄棕色，密被凹陷的小油点及网状隆起的粗皱纹。质坚硬。剖面或横切薄片，瓢囊 9～11 室。气香，味酸而苦。

【饮片特征】

1. 枸橼

本品呈不规则块状或丝条状，厚 0.2～0.5cm。外果皮黄色或黄绿色，边缘呈波状，散有凹入的油点；中果皮黄白色或淡棕黄色，有不规则的网状突起的维管束；瓢囊偶见。质柔韧，气清香，味微甜而苦辛。

2. 香圆

本品呈不规则块状或丝条状。表面黑绿色或黄棕色，密被凹陷的小油点及网状隆起的粗皱纹，质坚硬。边缘油点明显；瓢囊棕色或淡红棕色，间或有黄白色种子。气香，味酸而苦。

【经验鉴别特征】

枸橼以片色黄白、香气浓者为佳。香圆以个大、皮粗、色黑绿、香气浓者为佳。

【经验鉴别歌诀】

香橼药材多切片，瓢囊较多波状边，柔韧清香皮黄绿，理气宽中又消痰。

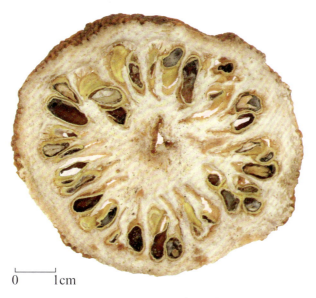

0   1cm

图6-43-1 香橼（药材）

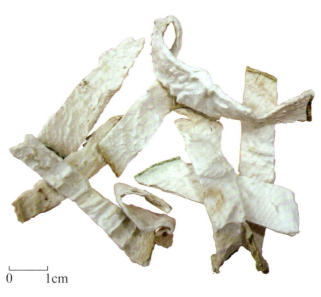

0   1cm

图6-43-2 香橼（饮片）

【功能与主治】

疏肝理气，宽中，化痰。用于肝胃气滞，胸胁胀痛，脘腹痞满，呕吐噫气，痰多咳嗽。

（程晓华　编著）

小茴香

【来源】

本品为伞形科植物茴香 *Foeniculum vulgare* Mill. 的干燥成熟果实。秋季果实初熟时采割植株，晒干，打下果实，除去杂质。

【药材特征】

本品为双悬果，呈圆柱形，有的稍弯曲。表面黄绿色或淡黄色，两端略尖，顶端残留有黄棕色突起的柱基，基部有时有细小的果梗。分果呈长椭圆形，背面有纵棱 5 条。横切面略呈五边形，背面的四边约等长。有特异香气，味微甜、辛。

【饮片特征】

1. 小茴香

本品同药材。

2. 盐小茴香

本品形如小茴香，微鼓起，色泽加深，偶有焦斑。味微咸。

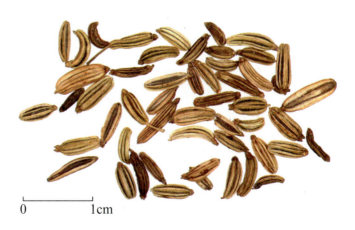

图6-44-1 盐小茴香

【经验鉴别特征】

小茴香以颗粒均匀、色黄绿、香气浓郁者为佳。盐小茴香以微鼓起、偶有焦斑、香气浓者为佳。劣品常见掺增重粉，在日光下观察可见有金属样光泽。

【经验鉴别歌诀】

小茴香具特异香，圆柱形状两端尖，分果背面五棱线，理气止痛祛里寒。

【功能与主治】

散寒止痛，理气和胃。用于寒疝腹痛，睾丸偏坠，痛经，少腹冷痛，脘腹胀痛，食少吐泻。盐小茴香暖肾散寒止痛。用于寒疝腹痛，睾丸偏坠，经寒腹痛。

【伪品及混淆品特征】

1. 莳萝子

本品为伞形科植物莳萝的干燥成熟果实。内蒙古、甘肃、广西、安徽、北京等地曾将其充作小茴香药用。其原植物与小茴香主要区别特征：一年至二年生草本。茎单一，直立。叶片轮廓宽卵形，三至四回羽状全裂，末回裂片丝状，长 4～20mm，宽不及 0.5mm。花瓣长圆形或近方形。双悬果卵状椭圆形，长 3～5mm，宽 2～3mm。本植物原产于欧洲南部，现我国东北及甘肃、四川、广东、广西等地有栽培。其药材性状特征：果实呈扁平卵状椭圆形，顶端具微突起的柱头残基。长 3～5mm，宽 2～3mm，中间褐绿色，两侧淡褐色，背面有明显的 3 条纵棱（小茴香则有明显的 5 条纵棱），两侧有宽翅。气微香，味辛。本品与小茴香来源、功效不同，应视为小茴香的误用品。

2. 葛缕子

本品为伞形科植物葛缕子（野茴香）的干燥成熟果实。常充作小茴香。双悬果多分离成分果，呈小圆柱形，稍弯曲，两端略尖。表面棕褐色，有明显纵肋线 5 条，肋线色较浅。用手揉搓有特异而浓烈的香气，味凉而麻舌。

此外，曾发现有将同科植物孜然芹、防风和毒芹的干燥成熟果实误作小茴香药用，应注意区别。

（程晓华　编著）

◁ 益 智 ▷

【来源】

本品为姜科植物益智 *Alpinia oxyphylla* Miq. 的干燥成熟果实。夏、秋间果实由绿变红时采收，晒干或低温干燥。

【药材特征】

本品呈椭圆形，两端略尖。表面棕色或灰棕色，有纵向凹凸不平的突起棱线 13～20 条。果皮薄而稍韧，种子质硬。有特异香气，味辛、微苦。

【饮片特征】

1. 益智仁

本品为集结成团的种子，呈椭圆形，种子呈不规则的扁圆形，略有钝棱。表面灰黄色至灰褐色。质硬，胚乳白色。有特异香气，味辛、微苦。

2. 盐益智仁

本品形如益智仁，表面棕褐色至黑褐色。有特异香气，味辛、微咸、苦。

【经验鉴别特征】

益智仁以颗粒大而均匀、饱满、色棕红、干燥无杂质者为佳。

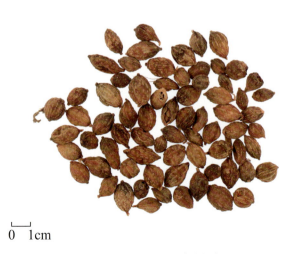

0   1cm

图6-45-1 益智（药材）

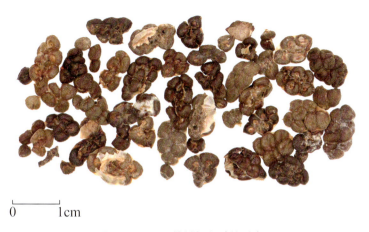

0   1cm

图6-45-2　盐益智仁（饮片）

【经验鉴别歌诀】

益智纺锤两端尖，皮韧棕红多纵线，种子多角粘三团，补肾温脾缩尿涩。

【功能与主治】

暖肾固精缩尿，温脾止泻摄唾。用于肾虚遗尿，小便频数，遗精白浊，脾寒泄泻，腹中冷痛，口多唾涎。

【伪品及混淆品特征】

姜科山姜属植物山姜、华山姜的成熟果实。

（1）山姜的干燥果实。称建砂仁或土砂仁。果实球形或椭圆形。表面橙黄色，被短柔毛。种子团卵圆形，每室5～7粒。表面深褐色，纹理不规则，常具透明边棱，外常被淡灰绿色假种皮。气微香，味微苦而辛、涩。

（2）华山姜的干燥果实。又称湘砂仁。果实类圆形。外表土黄色，平滑，无棱线。种子团球形，表面灰棕色，每室2～4粒，排列紧密，种子表面可见纵细条纹。气微香，味微辛、凉。

（程晓华　编著）

薏苡仁

【来源】

本品为禾本科植物薏米 *Coix lacryma-jobi* L.var.*mayuen*（Roman.）Stapf 的干燥成熟种仁。秋季果实成熟时采割植株，晒干，打下果实，再晒干，除去外壳、黄褐色种皮和杂质，收集种仁。

【药材特征】

本品呈宽卵形或长椭圆形。表面乳白色，光滑。质坚实，断面白色，粉性。气微，味微甜。

【饮片特征】

1. 薏苡仁

本品同药材。

2. 麸炒薏苡仁

本品形如薏苡仁，微鼓起，表面微黄色，微有麸香气。

【经验鉴别特征】

薏苡仁以粒大饱满、色青白、未走油、无破碎者为佳。麸炒薏苡仁形如薏苡仁，以微鼓起、色黄均匀、具清香气者为佳。

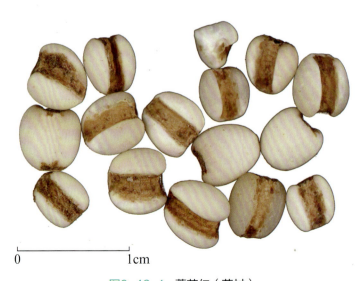

0   1cm

图6-46-1 薏苡仁（药材）

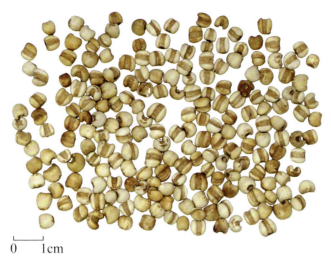

0 　1cm

图6-46-2　麸炒薏苡仁（饮片）

【经验鉴别歌诀】

薏苡乳白椭卵形，腹有纵沟脐点黑，口尝微甜能粘牙，宽大于高草珠防。

【功能与主治】

利水渗湿，健脾止泻，除痹，排脓，解毒散结。用于水肿，脚气，小便不利，脾虚泄泻，湿痹拘挛，肺痈，肠痈，赘疣，癌肿。

【伪品及混淆品特征】

1. 草珠子

本品为禾本科植物薏苡的干燥种仁。呈宽卵形。表面乳白色，略透明，光滑，偶有残存的红棕色种皮，两端平截，一端有棕黑色点状种脐，背面圆凸，腹面有一条宽而深的纵沟，质坚实，断面白色或半透明角质样。气微，味微甜。

2. 禾本科他种植物的种仁

市场曾发现混入小麦、大麦及高粱的种仁伪充薏苡仁。小麦及大麦呈扁长椭圆形或长卵形；高粱呈扁心形或球形。三者腹面沟窄而浅，可与薏苡仁区别。

（程晓华　编著）

郁李仁

【来源】

本品为蔷薇科植物欧李 *Prunus humilis* Bge.、郁李 *Prunus japonica* Thunb. 或长柄扁桃 *Prunus pedunculata* Maxim. 的干燥成熟种子。前两种习称"小李仁",后一种习称"大李仁"。夏、秋二季采收成熟果实,除去果肉和核壳,取出种子,干燥。

【药材特征】

小李仁

本品呈卵形。表面黄白色或浅棕色,一端尖,另端钝圆。尖端一侧有线形种脐,圆端中央有深色合点,自合点处向上具多条纵向维管束脉纹。种皮薄,子叶 2,乳白色,富油性。气微,味微苦。

大李仁

本品呈卵形,较大。长 6～10mm,直径 5～7mm。表面黄棕色。

【饮片特征】

同药材。

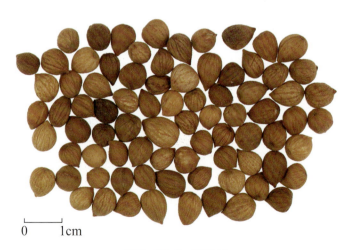

0   1cm

图6-47-1　郁李仁

【经验鉴别特征】

药材以淡黄白色、饱满充实、整齐不碎、不泛油者为佳。

【经验鉴别歌诀】

郁李仁呈卵圆形，顶尖基钝纵脉纹，浅棕皮包白油仁，润肠通便利水肿。

【功能与主治】

润肠通便，下气利水。用于津枯肠燥，食积气滞，腹胀便秘，水肿，脚气，小便不利。

（程晓华　编著）

栀 子

【来源】

本品为茜草科植物栀子 *Gardenia jasminoides* Ellis 的干燥成熟果实。9～11 月果实成熟呈红黄色时采收，除去果梗和杂质，蒸至上气或置沸水中略烫，取出，干燥。

【药材特征】

本品呈长卵圆形或椭圆形。长 1.5～3.5cm，直径 1～1.5cm。表面红黄色或棕红色，有 6 条翅状纵棱，棱间常有 1 条明显的纵脉纹，并有分枝。顶端残存萼片，基部稍尖，有残留果梗。果皮薄而脆，略有光泽；内表面色较浅，有光泽，具 2～3 条隆起的假隔膜。种子多数，扁卵圆形，集结成团，深红色或红黄色，表面密具细小疣状突起。气微，味微酸而苦。

【饮片特征】

1. 生栀子

本品呈不规则的碎块。果皮表面红黄色或棕红色，有的可见翅状纵横。种子多数，扁卵圆形，深红色或红黄色。气微，味微酸而苦。

2. 炒栀子

本品形如栀子，碎块，黄褐色。

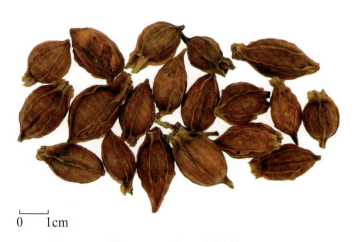

0   1cm

图6-48-1 栀子（药材）

3. 焦栀子

本品形状同栀子或为不规则的碎块，表面焦褐色或焦黑色。果皮内表面棕色，种子表面为黄棕色或棕褐色。气微，味微酸而苦。

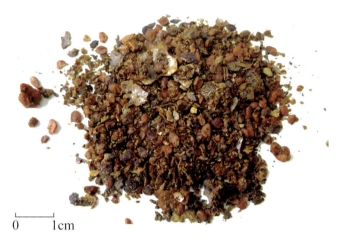

图6-48-2　焦栀子（饮片）

【经验鉴别特征】

药材以皮薄、饱满、色红黄者为佳。饮片以碎块大小均匀、色红黄、无碎屑及梗叶者为佳。炒栀子以黄褐色均匀、无焦斑者为佳。焦栀子以焦斑均匀、无炭化者为佳。

【经验鉴别歌诀】

栀子六棱顶有翅，皮薄果满色黄红，种子扁圆黏成团，长个翅高水栀辨。

【功能与主治】

泻火除烦，清热利湿，凉血解毒；外用消肿止痛。用于热病心烦，湿热黄疸，淋证涩痛，血热吐衄，目赤肿痛，火毒疮疡；外治扭挫伤痛。

【伪品及混淆品特征】

水栀子

本品为茜草科植物大花栀子的果实。果实与栀子相似，唯个较长大。翅状纵棱较高，且多卷褶，顶端宿萼较大，果皮较厚，内仁深黄带红色。

（程晓华　编著）

枳 壳

【来源】

本品为芸香科植物酸橙 *Citrus aurantium* L. 及其栽培变种的干燥未成熟果实。7 月果皮尚绿时采收，自中部横切为两半，晒干或低温干燥。

【药材特征】

本品呈半球形，直径 3～5cm。外果皮棕褐色至褐色，有颗粒状突起，突起的顶端有凹点状油室；有明显的花柱残迹或果梗痕。切面中果皮黄白色，光滑而稍隆起，厚 0.4～1.3cm，边缘散有 1～2 列油室，瓤囊 7～12 瓣，少数至 15 瓣，汁囊干缩呈棕色至棕褐色，内藏种子。质坚硬，不易折断。气清香，味苦、微酸。

【饮片特征】

1. 枳壳

本品呈不规则弧状条形薄片。切面外果皮棕褐色至褐色，中果皮黄白色至黄棕色，近外缘有 1～2 列点状油室，内侧有的有少量紫褐色瓤囊。

2. 麸炒枳壳

本品形如枳壳片，色较深，偶有焦斑。

【经验鉴别特征】

药材以外果皮色绿褐、果肉厚、质坚色白、香气浓者为佳。饮片以果瓤少者为佳。麸炒

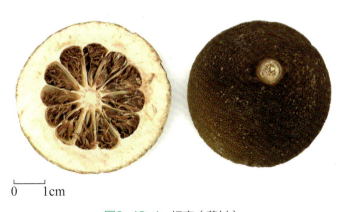

0   1cm

图6-49-1　枳壳（药材）

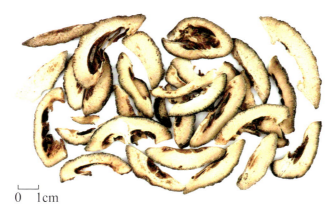

0   1cm

图6-49-2　枳壳（饮片）

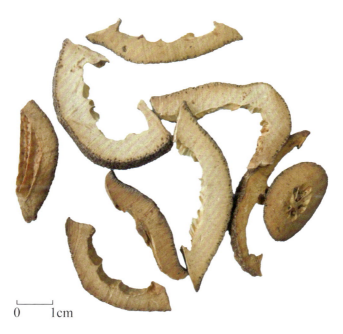

0   1cm

图6-49-3　麸炒枳壳（饮片）

枳壳以焦黄色、偶有焦斑者为佳。

【经验鉴别歌诀】

枳壳果壳均球型，与实相似壳径大，绿衣壳与金钱环，颗粒突起火山口。

【功能与主治】

理气宽中，行滞消胀。用于胸胁气滞，胀满疼痛，食积不化，痰饮内停，脏器下垂。

【伪品及混淆品特征】

1. 香圆

本品为芸香科植物香圆的未成熟果实。果实亦切成半球形。外果皮黄棕色或棕褐色，略粗糙，散有多数小油点。果顶花柱基痕周围有 1 个圆圈式环纹，俗称"金钱环"，基部有果柄痕。切面果肉黄白色，瓤囊 10～12 瓣，中心柱坚实。气香，味酸而后苦。

2. 枸橘

本品系芸香科植物枳的未成熟果实，又名"绿衣枳壳"。果实较小，外果皮淡黄色或绿黄色，被有白色茸毛。切面果肉薄，黄白色。瓤 6～8 瓣，棕褐色。气香，味淡微酸苦。

（程晓华　编著）

枳 实

【来源】

本品为芸香科植物酸橙 *Citrus aurantium* L. 及其栽培变种或甜橙 *Citrus sinensis Osbeck* 的干燥幼果。5～6月收集自落的果实，除去杂质，自中部横切为两半，晒干或低温干燥，较小者直接晒干或低温干燥。

【药材特征】

本品呈半球形，少数为球形，直径0.5～2.5cm。外果皮黑绿色或棕褐色，具颗粒状突起和皱纹，有明显的花柱残迹或果梗痕。切面中果皮略隆起，厚0.3～1.2cm，黄白色或黄褐色，边缘有1～2列油室，瓤囊棕褐色。质坚硬。气清香，味苦、微酸。

【饮片特征】

1. 枳实

本品呈不规则弧状条形或圆形薄片。外果皮、黑绿色或棕褐色，较粗糙，散有众多小油点。切面黄白色或黄褐色，中果皮略隆起，边缘有1～2列油室，瓤囊棕褐色。质坚硬。气清香，味苦微酸。

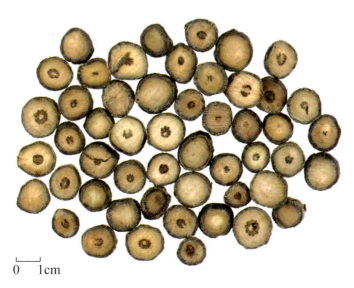

0　1cm

图6-50-1　枳实（饮片）

2. 麸炒枳实

本品形如枳实片，色较深，有的有焦斑。气焦香，味微苦、微酸。

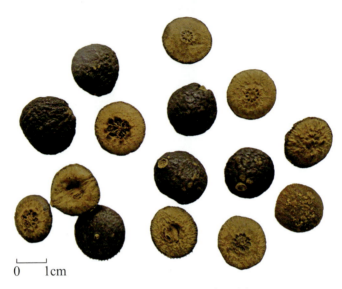

图6-50-2　麸炒枳实（饮片）

【经验鉴别特征】

药材以外果皮绿褐色、果肉厚、色白、瓤小、质坚实、香气浓者为佳。饮片以片薄均匀、棕绿色、瓤小、质坚实、清香者为佳。麸炒枳实形以焦斑均匀、深黄色、具焦香气者为佳。

【经验鉴别歌诀】

枳实幼果半球形，表面绿黑或褐棕，横剖瓤囊约十瓣，行气消痰散痞结。

【功能与主治】

破气消积，化痰散痞。用于积滞内停，痞满胀痛，泻痢后重，大便不通，痰滞气阻，胸痹，结胸，脏器下垂。

【伪品及混淆品特征】

1. 香圆枳实

本品为芸香科植物香圆的干燥幼果，呈半球形而扁或扁平状，果顶可见"金钱环"。切面果肉浅棕色，稍皱缩，瓤囊向外隆起。

2. 罗汉橙枳实

本品为芸香科植物罗汉橙枳实的干燥幼果，外表面棕褐色，用放大镜观察，果柄外密被白色茸毛。

3. 绿衣枳实（枸橘）

本品为芸香科植物枸橘的干燥幼果，呈半球形而扁或皿形。果皮外密被白色茸毛。

4. 橘的幼小落果

本品为芸香科植物橘的干燥幼小落果，本品实为青皮，但在一些地区混作枳实入药，与枳实相似不易区分，唯果肉较枳实薄。

5. 柚的幼果

本品为芸香科植物柚的干燥幼果，亦常切为二瓣晒干后混入枳实中，但其形状较正品长，肉（中果皮）较厚，瓤囊甚小，易于区分。

（程晓华　编著）

〈 紫苏子 〉

【来源】

本品为唇形科植物紫苏 *Perilla frutescens*（L.）Britt. 的干燥成熟果实。秋季果实成熟时采收，除去杂质，晒干。

【药材特征】

本品呈卵圆形或类球形。表面灰棕色或灰褐色，有微隆起的暗紫色网纹。果皮薄而脆，易压碎。种子黄白色，子叶 2，类白色，有油性。压碎有香气，味微辛。

【饮片特征】

1. 紫苏子

本品同药材。

2. 炒紫苏子

本品形如紫苏子，表面灰褐色，有细裂口，有焦香气。

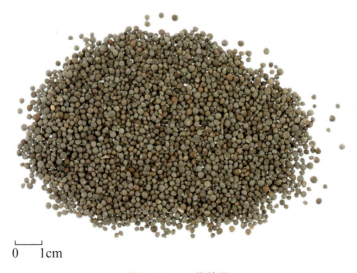

0   1cm

图6-51-1　紫苏子

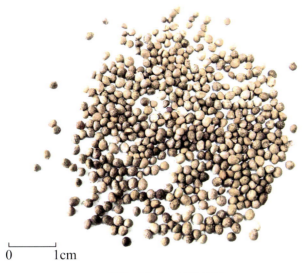

图6-51-2　炒紫苏子

【经验鉴别特征】

紫苏子以颗粒饱满、表面颜色灰棕、油性足者为佳。炒紫苏子形如紫苏子，以色泽均匀、有焦香气者为佳。

【经验鉴别歌诀】

苏子细小呈卵状，表面网纹灰棕黄，捻之香气有油状，降气祛痰消咳喘。

【功能与主治】

降气化痰，止咳平喘，润肠通便。用于痰壅气逆，咳嗽气喘，肠燥便秘。

【伪品及混淆品特征】

1. 石荠苧

本品为唇形科植物石荠苧（石荠苧）的干燥成熟果实。呈卵圆形或类球形，较小。表面灰褐色，具细网纹，无深穴状雕纹，网间隙浅凹，果皮薄。果柄脐扇形，褐色，其上有白色晶状物（解剖镜下）。

2. 小花荠苧

本品为唇形科植物小花荠苧干燥果实。果实直径 0.5～0.7mm。表面黄褐色或褐色。果皮薄，外覆波状角质层纹。

3. 石香薷

本品为唇形科植物石香薷的干燥果实。近球形，直径 1.2～1.25mm。表面棕色，有粗网纹和深穴状雕纹，果皮厚。果柄痕明显，略呈扇形，顶端有 5 齿，每齿中央有凹穴，果柄痕上有白色晶状物。

4. 疏花荠宁（小鱼仙草子）

本品为唇形科植物小鱼仙草的干燥果实。呈类圆形，较紫苏子小。表面黄褐色或褐色，具细网纹。果皮薄，角质层纹隐现。果柄脐扇形，其上有少量白色晶状物（解剖镜下）。

5. 菟丝子

本品为旋花科植物南方菟丝子或菟丝子的干燥成熟种子。呈类球形，表面灰棕色至棕褐色，粗糙。质坚实，不易以指甲压碎。气微，味淡。

（程晓华　编著）

第七章

全草类中药

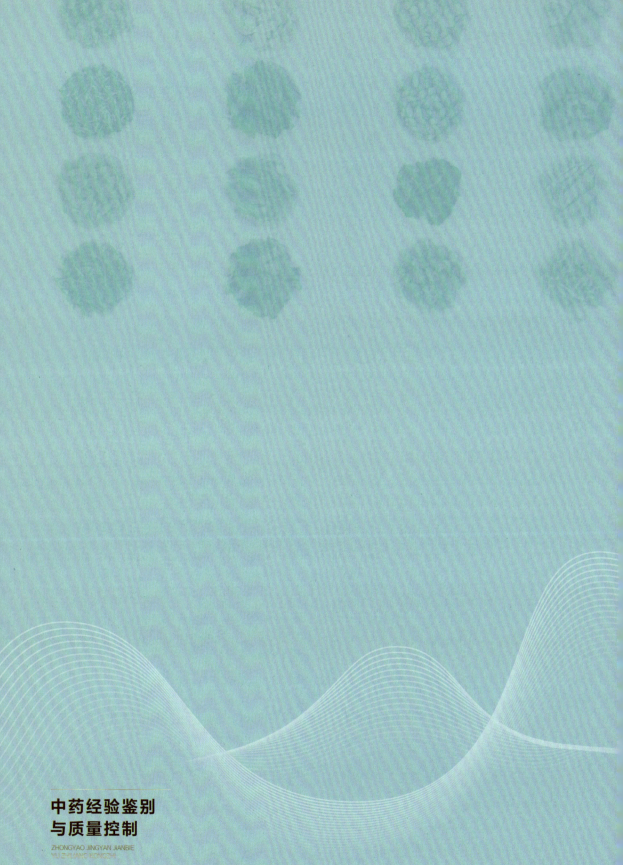

中药经验鉴别
与质量控制

白花蛇舌草

【来源】

本品为茜草科植物白花蛇舌草 *Hedyotis diffusa* Willd. 的干燥全草。夏、秋二季采收，除去杂质，晒干。

【药材性状】

本品全草缠绕交错成团状。表面灰绿色、灰褐色或灰棕色。茎质脆，易折断，断面中央有白色髓，叶对生，多破碎。气微，味微苦。

【饮片性状】

白花蛇舌草段

本品为不规则的小段，根、茎、叶、花混合。茎枝纤细，圆柱形微扁，茎质脆易折断，中央有白色髓部。叶多破碎，极皱缩，易脱落。气微，味淡。

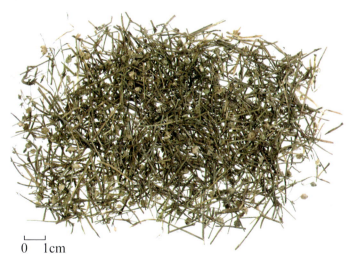

0   1cm

图7-1-1　白花蛇舌草（饮片）

【经验鉴别特征】

本品为不规则小段。茎纤细，具有纵棱，灰绿色或灰棕色。叶片线性，灰棕色，多破碎。花腋生，蒴果扁球形。药材以质柔软、叶片多、绿褐色者为佳。饮片以小段均匀、灰绿色、果梗多、无杂质、无霉变者为佳。

【经验鉴别歌诀】

白花蛇舌草纤细，线叶对生灰绿枝，叶腋小花扁果球，清热解毒利水湿。

【功能与主治】

清热解毒，消痈散结，利尿除湿。用于肠痈，肺痈，疮疖肿痛，毒蛇咬伤；各种肿瘤；湿热水肿，热淋，黄疸。

【伪品及混淆品特征】

1. 水线草

本品为茜草科植物伞房花耳草（水线草）的全草。茎枝较粗长，略呈四棱形；腋间花和果为2～5个。

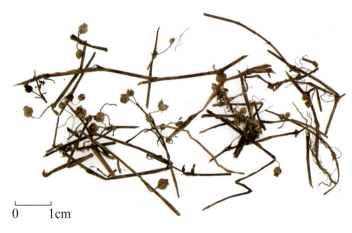

图7-1-2　水线草（饮片）

2. 纤花耳草

本品为茜草科植物纤花耳草的干燥全草，全草晒干不成团，长短不一，为墨绿色至黑褐色，质地较硬；茎上部四棱形，少有分枝，叶对生，无柄条形；花2～3朵腋生，无梗（近似于簇生）；蒴果明显卵形。气微，味淡。

3. 松叶耳草

本品为白花蛇舌草同属植物松叶耳草的干燥全草，主要区别点是叶丛生，罕有对生；叶片坚硬而挺直，边缘背卷呈针状，两面均粗糙。

（程晓华　编著）

败酱草

【来源】

败酱草为败酱科植物黄花败酱 *Patrinia scabiosaefolia* Fisch ex Link.、或白花败酱 *P. villosa* Juss. 的干燥全草。夏季花开前采挖。晒至半干，扎成束，再阴干。

北败酱草为菊科植物全叶苦苣菜 *Sonchus transcaspicus* Nevski. 或苦苣菜 *Sonchus oleroceus* L. 的干燥幼苗或全草。

【药材性状】

黄花败酱

本品根茎圆柱形，黄绿色至黄棕色，节明显，常有倒生粗毛，质脆，断面中部有髓或呈小空洞。叶片薄，多卷缩或破碎，绿色或黄棕色。气特异，味微苦。

白花败酱

本品根茎节间长3～6cm，着生数条粗壮的根。茎不分枝，有倒生的白色长毛及纵沟纹，断面中空。茎生叶多不分裂，叶柄长1～4cm，有翼。

北败酱草

本品根茎呈圆柱形，叶卷曲或破碎，边缘有小尖齿，上面灰绿色，幼叶表面有毛。气微，味微苦。

【饮片性状】

本品为不规则的小段，根、茎、叶、花混合。茎圆柱形，常有倒生粗毛，叶对生，叶片薄，多卷缩或破碎，质脆，断面中部有髓，味微苦。

【经验鉴别特征】

黄花败酱和白花败酱均以根长、叶多而色绿、气浓者为佳；北败酱以色绿、叶多者为佳。饮片以段小均匀、色绿、叶多者为佳。

【经验鉴别歌诀】

黄花败酱圆柱茎，茎节膨大有细根，叶羽花黄败酱臭，解毒破瘀肠痈清。

【功能与主治】

清热解毒，消痈排脓，祛瘀止痛。用于肠痈，肺痈，痈肿疮毒；血滞胸痛腹痛，产后瘀阻腹痛。

【伪品及混淆品特征】

败酱草在我国大部分地区有产，目前药材市场供应品种混乱。全国各地用作败酱的原植物达 28 个品种之多。据考证，我国古代本草中最早记载的是黄花败酱，而白花败酱是李时珍记载的。北方多用败酱科植物黄花败酱和白花败酱以及菊科植物苣荬菜，南方多用败酱科植物黄花败酱和白花败酱及十字花科的菥蓂，有明显的南北地方差异。各地用作败酱草的混伪品有：岩败酱（黑龙江、吉林）；菊科植物苣荬菜（北京、天津、陕西、辽宁、甘肃、内蒙古）、苦荬菜（陕西、新疆）、山莴苣和十字花科植物菥蓂（江苏、浙江、甘肃）等。

败酱草的主要混伪品是苣荬菜（北败酱）和菥蓂（苏败酱），在全国应用较广。

苏败酱

本品为十字花科植物菥蓂带果穗的地上部分，高 20～40cm。全体光滑无毛，茎直立，圆柱形，有分枝，表面粉绿色。叶片椭圆形，单叶互生，根生叶有短柄，茎生叶无柄。以绿黄色果实完整者为佳。

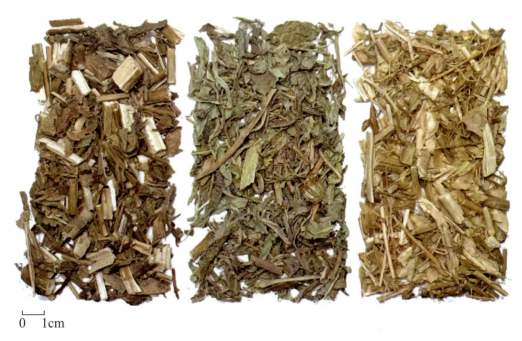

0   1cm

图7-2-1 三种败酱草对比图（从左至右，败酱草、北败酱草、南败酱草）（孙朝奎老师图）

（程晓华 编著）

半边莲

【来源】

本品为桔梗科植物半边莲 Lobelia chinensis Lour. 的干燥全草。夏季采收，除去泥沙，洗净，晒干。

【药材性状】

本品常缠结成团。根茎极短，表面淡棕黄色。气微特异，味微甘而辛。

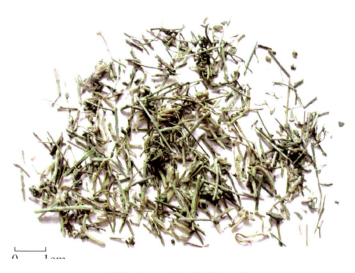

图7-3-1　半边莲（饮片）

【饮片性状】

本品呈不规则的段。根及根茎细小，表面淡棕黄色或黄色，茎细，灰绿色，节明显。气味特异，味微甘而辛。

【经验鉴别特征】

药材以茎叶色绿、根黄者为佳。饮片以长短一致、色黄、无碎屑及杂质者为佳。

【经验鉴别歌诀】

半边莲草皱成团，茎节留须叶互生，生于水边阴湿处，利水消肿解毒热。

【功能与主治】

清热解毒,利尿消肿。用于痈肿疔疮,蛇虫咬伤,臌胀水肿,湿热黄疸,湿疹湿疮。

【伪品及混淆品特征】

通泉草

本品为通泉草科植物通泉草的全草。别名:脓泡药、汤湿草、猪胡椒、野田菜、鹅肠草、绿蓝花、五瓣梅、猫脚迹、尖板猫儿草、黄瓜香。高 3～30cm,无毛或疏生短柔毛。总状花序生于茎、枝顶端,常在近基部即生花,伸长或上部成束状,通常 3～20 朵,花稀疏;花萼钟状;花冠白色、紫色或蓝色。蒴果球形;种子小而多数,黄色。花果期 4～10月。遍布全国。

（程晓华　编著）

半枝莲

【来源】

本品为唇形科植物半枝莲 *Scutellaria barbata* D. Don 的干燥全草。夏、秋二季茎叶茂盛时采挖，洗净，晒干。

【药材性状】

本品根纤细。茎方柱形，表面暗紫色或棕绿色。叶上表面暗绿色，下表面灰绿色。气微，味微苦。

【饮片性状】

本品呈不规则的段。茎方柱形，中空，表面暗紫色或棕绿色。叶对生，多破碎，上表面暗绿色，下表面灰绿色。花萼下唇裂片钝或较圆；花冠唇形，棕黄色或浅蓝紫色，被毛。果实扁球形，浅棕色。气微，味微苦。

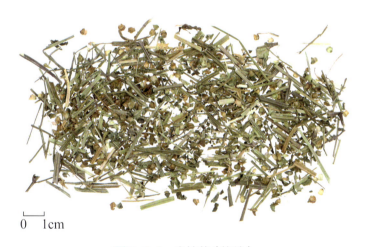

0　1cm

图7-4-1　半枝莲（饮片）

【经验鉴别特征】

药材以茎方柱形、色绿、干燥、无杂质者为佳。饮片以段小均匀、色绿者为佳。

【经验鉴别歌诀】

半枝莲茎方且光滑，花偏一侧呈半枝。清热解毒兼利尿，蛇虫咬伤之要药。

【功能与主治】

清热解毒，化瘀利尿。用于疔疮肿毒，咽喉肿痛，跌扑伤痛，水肿，黄疸，蛇虫咬伤。

【伪品及混淆品特征】

其常见混伪品为半边莲、韩信草和荔枝草，常与其混用。

1. 半边莲

本品为桔梗科植物半边莲的干燥全草，呈不规则的段。根及根茎细小，表面淡棕黄色或黄色，茎细，灰绿色，节明显。气微特异，味微甘而辛。

2. 韩信草

本品为唇形科黄芩属植物韩信草的干燥全草，呈不规则的段。根茎短，茎四棱形，通常带暗紫色，叶片草质至近坚纸质，心状卵圆形或圆状卵圆形至椭圆形，先端钝或圆，边缘密生整齐圆齿，两面被微柔毛或糙伏毛，叶柄腹平背凸，密被微柔毛。总状花序；花对生，花梗与序轴均被微柔毛；卵圆形，边缘具圆齿，全缘，无柄，花萼被硬毛及微柔毛，盾片果时竖起，花冠蓝紫色，冠檐唇形，上唇盔状，下唇中裂片圆状卵圆形，花盘肥厚，子房柄短，光滑；花柱细长。成熟小坚果栗色或暗褐色。

3. 荔枝草

本品为唇形科鼠尾草属植物荔枝草的干燥全草，呈不规则的段。茎多分枝，叶片椭圆状卵圆形或椭圆状披针形，边缘具圆齿、牙齿或尖锯齿，草质，叶柄腹凹背凸，密被疏柔毛。轮伞花序，多数，苞片披针形，长于或短于花萼；全缘，两面被疏柔毛。花萼钟形，散布黄褐色腺点，二唇形，上唇全缘，花冠淡红、淡紫、紫、蓝紫至蓝色，稀白色，冠檐二唇形，上唇长圆形，下唇外面被微柔毛，中裂片最大，阔倒心形，能育雄蕊着生于下唇基部，药隔弯成弧形，上臂和下臂等长，花柱和花冠等长，前裂片较长。花盘前方微隆起。

（程晓华　编著）

薄 荷

【来源】

本品为唇形科植物薄荷 *Mentha haplocalyx* Briq. 的干燥地上部分。主要产地是江苏、安徽、江西、浙江、河南、台湾等省。夏、秋二季茎叶茂盛或花开至三轮时，选晴天，分次采割，晒干或阴干。

【药材性状】

本品茎呈方柱形。表面紫棕色或淡绿色，棱角处具茸毛。质脆，断面白色，髓部中空。叶对生，叶片皱缩卷曲，上表面深绿色，下表面灰绿色，稀被茸毛。揉搓后有特殊清凉香气，味辛凉。

【饮片性状】

本品呈不规则的段。茎方柱形，表面紫棕色或淡绿色。切面白色，中空。叶多破碎，上表面深绿色，下表面灰绿色，稀被茸毛。揉搓后有特殊清凉香气，味辛凉。

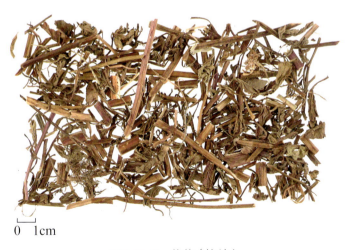

0   1cm

图7-5-1　薄荷（饮片）

【经验鉴别特征】

薄荷茎方形，颜色紫中带红，气味浓郁，口尝清凉。总之，薄荷以杂质少、叶多、色绿、气浓者为优。

【经验鉴别歌诀】

薄荷茎方色紫红，叶似荏而略尖长，疏散风热利咽嗓，气味清凉口气香。

【功能与主治】

疏散风热，清利头目，利咽，透疹，疏肝行气。用于风热感冒，风温初起，头痛，目赤，喉痹，口疮，风疹，麻疹，胸胁胀闷。

【伪品及混淆品特征】

伪品分别有：唇形科植物紫苏、留兰香、白花益母草和石荠苎的干燥地上部分以及菊科植物鳢肠（墨旱莲）的干燥地上部分。

1. 留兰香

本品为唇形科植物留兰香的干燥地上部分，为不规则的段，茎呈方柱形，表面淡棕色，近根处茎棕红色，棱角处具有白色茸毛。质脆，断面淡黄白色，髓部中空。有短柄或近无柄；叶片呈椭圆形或卵形，先端渐尖，叶缘具稀疏的锯齿，上表面棕色，下表面灰棕色，两面均密被白色茸毛，放大镜下可见凹腺点，有特异的浓郁留兰香气，味辛。

2. 紫苏

本品为唇形科植物紫苏的干燥地上部分，为不规则的段，茎呈方柱形，有四棱且钝圆，表面棕紫色至紫绿色，有稀疏白色毛茸。质脆，断面白色，叶柄明显，较长，紫色或棕色；叶片卵圆形，先端锐尖，叶缘有圆锯齿，上下面均为绿色或暗绿色，放大镜下可见凹腺点，气芳香，味辛苦。

3. 白花益母草

本品为唇形科植物白花益母草的干燥地上部分，为不规则的段，茎呈方柱形，四面凹下成纵沟，表面灰绿色或黄绿色，密被糙伏毛。质脆，断面中部有白色髓。叶柄长2～3cm，完整者下部叶掌状3裂，中部叶分裂成多个长圆形线状裂片，上部叶羽状深裂或浅裂成3片，裂片全缘或具少数锯齿，叶片大多灰绿色。偶见有白色花，气微，味微苦。

4. 石荠苎

本品为唇形科植物石荠苎的干燥地上部分，为不规则的段，茎呈方柱形，表面棕紫色至紫绿色，密被向下的柔毛。质脆，断面部有髓。叶柄较明显，最长约达2cm；叶片长椭圆形，先端尖，基部楔形，叶缘有尖锯齿，叶片呈紫色，有细茸毛，放大镜下可见两面均有金黄色腺点，气微，味微苦。

5. 墨旱莲

本品为菊科植物鳢肠的干燥地上部分，为不规则的段，茎呈圆柱形，有纵棱，表面绿褐色或棕紫色，被白色毛茸。质脆，断面黄白色，中央有白色疏松的髓或中空近无柄；叶片长披针形，全缘或具浅齿，叶片呈墨绿色，放大镜下可见两面均有白色较粗毛，气微，味微咸涩。

（程晓华　编著）

〈 萹 蓄 〉

【来源】

本品为蓼科植物萹蓄 *Polygonum aviculare* L. 的干燥地上部分。夏季叶茂盛时采收，除去根和杂质，晒干。

【药材性状】

本品茎呈圆柱形而略扁，有分枝。表面灰绿色或棕红色，有细密微突起的纵纹；节部稍膨大；质硬，易折断，断面髓部白色。叶互生，两面均呈棕绿色或灰绿色。气微，味微苦。

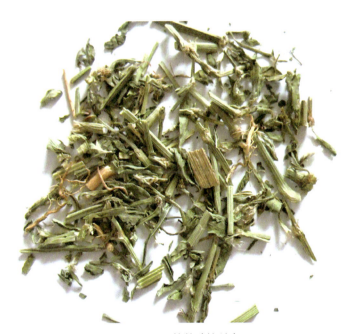

图7-6-1　萹蓄（饮片）

【饮片性状】

本品呈不规则的段。茎呈圆柱形而略扁。表面灰绿色或棕红色，有细密微突起的纵纹；节部稍膨大；质硬，易折断，断面髓部白色。叶片多破碎，完整者展平后呈披针形，全缘。气微，味微苦。

【经验鉴别特征】

萹蓄圆柱有分枝，节部膨大，断面有髓部。以叶多、色绿、质嫩、无根茎无杂质者为佳。

【经验鉴别歌诀】

萹蓄草茎基分叉，叶片狭椭或披针，托叶鞘状花腋生，利水通淋疗虫痒。

【功能与主治】

利尿通淋，杀虫，止痒。用于热淋涩痛，小便短赤，虫积腹痛，皮肤湿疹，阴痒带下。

【伪品及混淆品特征】

1. 鸡眼草

本品为豆科植物鸡眼草的干燥地上部分。茎及枝上有向下倒生的白色细毛，茎圆柱形而略扁，无纵纹，节部无托叶鞘。三出羽状复叶，小叶先端有小尖头，断面灰绿色，质薄而脆，气微，味淡。

2. 长萼鸡眼草

本品为豆科植物长萼鸡眼草的干燥地上部分。茎及枝上有向上直生的白色细毛，茎圆柱形而略扁，无纵纹，三出羽状复叶，小叶先端微凹，断面灰绿色，质薄而脆，气微，味淡。

（程晓华　编著）

大 蓟

【来源】

本品为菊科植物蓟 *Cirsium japonicum* Fisch. ex DC. 的干燥地上部分。夏、秋二季花开时采割地上部分，除去杂质，晒干。

【药材性状】

本品茎呈圆柱形。表面绿褐色或棕褐色，被丝状毛。断面灰白色，髓部疏松或中空。叶皱缩，上表面灰绿色或黄棕色，下表面色较浅，两面均具灰白色丝状毛。气微，味淡。

【饮片性状】

1. 大蓟

本品呈不规则的段。茎短圆柱形，表面绿褐色。切面灰白色，髓部疏松或中空。叶皱缩，多破碎，边缘具不等长的针刺，两面均具灰白色丝状毛。头状花序多破碎。气微，味淡。

2. 大蓟炭

本品呈不规则的段。表面黑褐色。质地疏脆，断面棕黑色。气焦香。

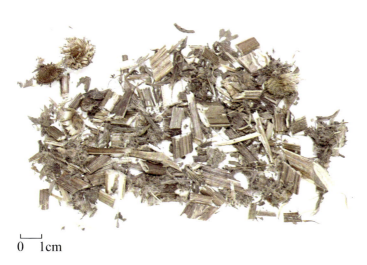

0 1cm

图7-7-1　大蓟（饮片）

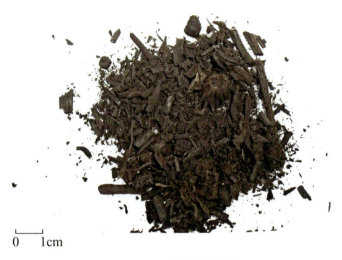

0　　1cm

图7-7-2　大蓟炭（饮片）

【经验鉴别特征】

大蓟高于小蓟，手握有明显刺手感。其髓部疏松或中空，叶皱缩常破碎，边缘有不等长的针刺，两面均具灰白色丝状毛。头状花序多破碎。综上所述，全草以色绿、叶完整、条粗、芦头短者为佳。饮片以段小均匀、色绿、叶多无根茎者为佳。大蓟炭以表面黑褐色、断面棕黑色、仅部分炭化、具焦香气者为佳。

【经验鉴别歌诀】

大蓟扎手髓中空，叶常皱缩被丝毛。凉血止血功能好，各科止血少不了。

【功能与主治】

凉血止血，散瘀解毒消痈。用于衄血，吐血，尿血，便血，崩漏，外伤出血，痈肿疮毒。

【伪品及混淆品特征】

菊科苦苣菜属植物续断菊（花叶滇苦菜）及蓟属植物刺儿菜是大蓟的主要伪品。

1. 花叶滇苦菜

本品为菊科植物的花叶滇苦菜的干燥地上部分，为不规则的段。茎无毛，断面可见多数黄色导管丛间隔排列，内壁光滑，具残存白色髓。叶无毛，叶刺由叶缘微卷而成，只在末端具硬化的短刺而无内延现象。苞片无毛，或仅外层苞片外面近缘处具少量短毛。小花黄色，中部具多数长毛，压扁，扭曲。花丝光滑无毛，花药顶端呈黑色。花柱被毛，具黑斑，柱头二裂。冠毛白色，短而柔软，具极短的分枝。瘦果棕色，压扁状，具明显的三条纵棱，边缘具齿。

2. 刺儿菜

本品为菊科植物刺儿菜的干燥地上部分，为不规则的段。茎仅被少量蛛丝毛。叶两面被稀疏的蛛丝毛，蛛丝毛基部有时为细小的长节毛，叶脉偶见长节毛，叶缘针刺较少，有时内延。苞片外面（除黏腺及周围）具微糙毛，近缘处及苞片上部较长，中线处及下部短，多呈凸点状；苞片内面无毛或有时可见数根蛛丝毛；边缘具蛛丝毛而少见缘毛。花丝极短，花药顶端呈箭头状，分离部分呈削尖状。柱头分裂部分贴合，被毛，分裂基部具毛环。冠毛长羽状，顶端渐细或仅呈不明显的纺锤状扩大。瘦果楔形，浅黄色。

正品蓟的茎及叶脉上均着生蛛丝毛及长节毛，而刺儿菜茎及叶上仅着生少量蛛丝毛，花叶滇苦菜茎、叶无毛，且叶刺无内延。蓟的苞片边缘具缘毛，花丝具短毛，花药顶端分离部分呈长三角形；刺儿菜苞片边缘则多具蛛丝毛，花丝近无，花药顶端分离部分呈削尖状；花叶滇苦菜苞片边缘近无毛，花丝光滑，花药顶端黑色。蓟的冠毛刚毛顶端可呈纺锤状扩大，刺儿菜则是渐细，花叶滇苦菜冠毛仅具极短分枝。

（程晓华　编著）

< 淡竹叶 >

【来源】

本品为禾本科植物淡竹叶 *Lophatherum gracile* Brongn. 的干燥茎叶。夏季未抽花穗前采割，晒干。

【药材性状】

本品茎呈圆柱形，有节，表面淡黄绿色。断面中空。叶鞘开裂，表面浅绿色或黄绿色。体轻，质柔韧。气微，味淡。

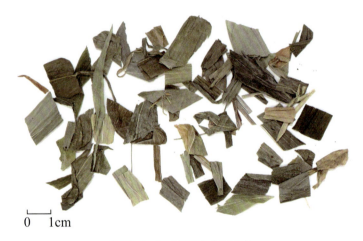

0   1cm

图7-8-1 淡竹叶（饮片）

【饮片性状】

本品呈不规则的段、片，可见茎碎片、节和开裂的叶鞘。叶碎片浅绿色或黄绿色，有的皱缩卷曲，叶脉平行，具横行小脉，形成长方形的网格状，下表面尤为明显。体轻，质柔韧。气微，味淡。

【经验鉴别特征】

淡竹叶对光明显可见平行的叶脉，并具横行小脉，形成长方形的网格状；叶背面尤为明显；体轻，质柔软，气微，味淡。总之淡竹叶以色青绿、叶大、梗少、无杂质者为佳。

【经验鉴别歌诀】

淡竹叶片披针形，叶脉平行对光甚。尤见叶背网状格，清热利尿治湿热。

【功能与主治】

清热泻火，除烦止渴，利尿通淋。用于热病烦渴，小便短赤涩痛，口舌生疮。

（程晓华　编著）

广藿香

【来源】

本品为唇形科植物广藿香 *Pogostemon cablin* （Blanco）Benth. 的干燥地上部分。枝叶茂盛时采割，日晒夜闷，反复至干。

【药材性状】

本品茎略呈方柱形，多分枝，枝条稍曲折。表面被柔毛。叶对生，两面均被灰白色绒毛。质脆，易折断，断面中部有髓。气香特异，味微苦。

【饮片性状】

本品呈不规则的段。茎略呈方柱形，表面灰褐色、灰黄色或带红棕色，被柔毛。切面有白色髓。叶破碎或皱缩成团，两面均被灰白色绒毛。气香特异，味微苦。

【经验鉴别特征】

广藿香茎方柱形，切面有白色髓。以茎粗、结实、断面发绿、叶肥厚柔软、气味浓郁为佳。无杂质、霉变和虫蛀。

【经验鉴别歌诀】

藿香草茎四棱形，广藿圆梗有茸毛，对叶卵形髓白色，芳香运脾散表湿。

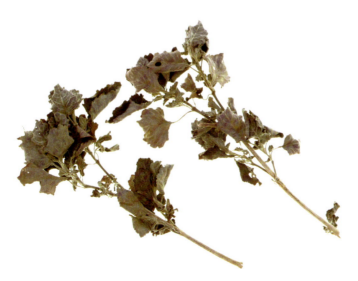

图7-9-1　广藿香（药材）

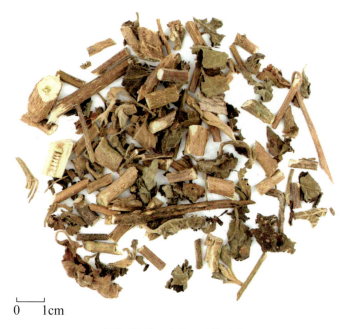

0   1cm

图7-9-2 广藿香（饮片）

【功能与主治】

芳香化浊，和中止呕，发表解暑。用于湿浊中阻，脘痞呕吐，暑湿表证，湿温初起，发热倦怠，胸闷不舒，寒湿闭暑，腹痛吐泻，鼻渊头痛。

【伪品及混淆品特征】

本品常见伪品为广防风，是唇形科广防风（防风草）的干燥地上部分。全长70～120cm，分枝对生，直径5～15mm，茎四棱形，被白色茸毛，尤以棱角处为多，基部老茎则成四角钝圆的方柱形；表面灰绿、灰棕色，质稍脆，易折断，断面纤维性，中央有白色髓部，叶对生，皱缩或破碎，展开后呈卵形，灰棕至灰绿色，两面均被白色毛茸，边缘具锯齿，有时可见轮伞花序，花冠多脱落，残存灰绿色花萼，内有1～4枚小坚果，气微香，味微辛、苦。

（程晓华　编著）

金钱草

【来源】

本品为报春花科植物过路黄 *Lysimachia christinae* Hance 的干燥全草。夏、秋二季采收，除去杂质，晒干。

【药材性状】

本品常缠结成团，无毛或被疏柔毛。茎扭曲，表面棕色或暗棕色，断面实心。叶宽卵形或心形。叶片用水浸后对光透视可见黑色或褐色条纹。气微，味淡。

【饮片性状】

本品为不规则的段。全草多皱缩成团，下部茎节上有时着生纤细须根。茎扭曲，直径约1mm；表面红棕色，具纵直纹理；断面实心，灰白色。叶对生，多皱缩破碎，完整叶宽卵形或心形，全缘，上面暗绿色至棕绿色，下面色较浅，用水浸后，透光可见黑色短条纹；叶柄细长，叶腋有时可见花或果实。气微、味淡。

【经验鉴别特征】

金钱草整叶片展平后呈宽卵形或心形，长 1～4cm，宽 1～5cm，无毛，叶片背面主脉明显，侧脉不明显，水浸、对光透视可见密布的黑色或褐色条纹。药材以叶大、色绿者为佳。饮片以段长均匀、叶多、碎片少、杂质少者为佳。

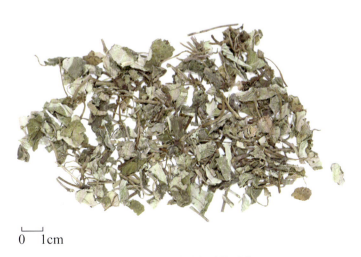

0   1cm

图7-10-1　金钱草（饮片）

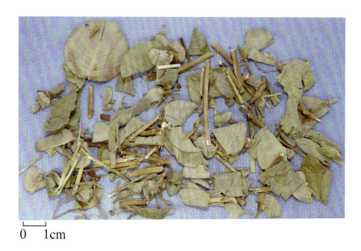

图7-10-2　广金钱草（饮片）

【经验鉴别歌诀】

金钱草为过路黄，茎细对叶宽等长，主脉一条背面突，利水通淋除湿黄。

【功能与主治】

利湿退黄，利尿通淋，解毒消肿。用于湿热黄疸，胆胀胁痛，石淋，热淋，小便涩痛，痈肿疔疮，蛇虫咬伤。

【伪品及混淆品特征】

1. 广金钱草

本品为豆科植物广东金钱草的干燥全草。别名落地金钱、假花生、山地豆、马蹄香等。分布于广东、广西、福建、湖南等地，广东为药材主产区，两广一带作为金钱草使用。茎较粗，圆柱形，实心，质稍脆，断面淡黄色，中心具白色髓，密被黄色短茸毛。叶对生，主脉1条，侧脉羽状、平行排列。主侧脉均明显凸出。气微香，味微甘。

2. 连钱草

本品为唇形科活血丹属植物活血丹的干燥全草。别名江苏金钱草、破铜钱、马蹄草、透骨消等。主产于江苏、浙江、广东、四川等地，为江苏浙江一带所习用。茎细长方柱形，黄绿色或紫红色，具纵棱线，质脆，断面中空，疏被短茸毛。单叶对生，肾形或近心形，边缘具圆钝齿，灰绿色或绿褐色，叶柄纤细，掌状网脉，分枝较少。搓之气芳香，味微苦。

3. 小金钱草

本品为旋花科植物马蹄金的全草。别名荷包草、蒲包草、黄疸草、小马蹄草等。主产于四川、浙江、福建、江西等地，为四川部分地区习用。茎纤细，灰棕色，圆柱，质脆，易折，中有小孔。茎被稀疏白色或灰黄色绒毛。叶互生，先端圆形有时微凹基部深心形，形似马蹄，叶掌状网脉7～9条。叶背面被稀疏白色或灰黄色绒毛。气微，味香。

4. 天胡荽

本品为五加科天胡荽属植物天胡荽的全草。又名鸡肠菜、破铜钱、满天星、江西小金钱草等，分布于江苏、浙江、安徽、江西等地。茎纤细，黄棕色，圆柱实心，断面淡黄色，可见棕色点状的维管束，近无毛。单叶互生，圆形或肾形，不分裂或5～7掌状浅裂，直径0.5～3.5cm掌状网脉，无毛，背面较淡，被少许柔毛，下面可见稀白毛。气微香，味淡微辛。

5. 积雪草

本品为伞形科积雪草属植物积雪草的全草，又名马蹄草、地棠草、崩大碗、落得打等。主茎细长弯曲，黄棕色，有细纵皱纹，无毛或稍有毛。叶互生，圆形、肾形或马蹄形，边缘钝锯齿，长1.8～2.8cm，宽1.5～5cm，掌状网脉，无毛或背面疏被柔毛。气微，味淡。

6. 聚花过路黄

本品为报春花科植物临时救（聚花过路黄）的全草。花生于茎端的叶腋，叶片卵形至宽卵形，叶背主脉及侧脉均明显突出，用水浸后，对光照无黑色或褐色条纹，具红色或黑色颗粒状的腺点。茎细小，断面中空。

7. 点腺过路黄

本品为报春花科植物点腺过路黄的干燥全草。又名少花排草、对座草，浙江等地作金钱草用。茎细长，弯曲圆柱形，棕红色或黄绿色，有纵纹，断面多为中空，黄棕色，短柔毛。叶对生，长卵形，全缘，基部截形或宽楔形，长1～4.8 cm，宽0.8～3.8cm。叶柄长0.5～1.8 cm，叶缘具棕黑色小腺点，羽状脉，3～4对。气微，味淡。

（程晓华　编著）

荆 芥

【来源】

本品为唇形科植物荆芥 *Schizonepeta tenuifolia* Briq. 的干燥地上部分。夏、秋二季花开到顶、穗绿时采割，除去杂质，晒干。

【药材性状】

本品茎呈方柱形。表面淡黄绿色或淡紫红色，被短柔毛。体轻，质脆。断面类白色。气芳香，味微涩而辛凉。

【饮片性状】

1. 荆芥

本品为长约 1cm 的茎枝小段，方柱形。表面淡黄绿色或淡紫红色，被短柔毛。断面类白色。叶多已脱落。气芳香，味微涩而辛凉。

2. 荆芥炭

本品为不规则的小段。全体黑褐色。茎方柱形，体轻，质脆，断面焦褐色。略具焦香气，味苦而辛。

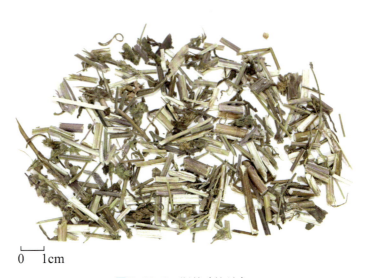

0   1cm

图7-11-1 荆芥（饮片）

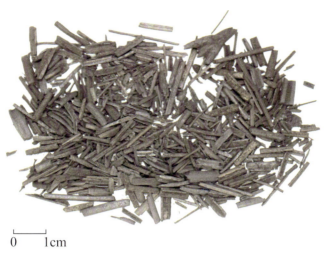

0   1cm

图7-11-2 荆芥炭（饮片）

【经验鉴别特征】

药材以色淡黄绿、含荆芥穗较多、穗长而密、香气浓者为佳。

【经验鉴别歌诀】

荆芥茎方紫有气，全株芳香坚果小，穗状花序钟宿萼，祛风解表止血妙。

【功能与主治】

解表散风，透疹，消疮。用于感冒，头痛，麻疹，风疹，疮疡初起。荆芥炭收敛止血。用于便血，崩漏，产后血晕。

【伪品及混淆品特征】

荆芥药材混伪品主要为唇形科多裂叶荆芥及苋科土荆芥。

1. 裂叶荆芥

本品为唇形科植物裂叶荆芥的干燥地上部分，为不规则的段。茎四棱形，多分枝，被灰白色疏短柔毛，茎下部的节及小枝基部通常微红色。叶通常为指状三裂，大小不等，长1～3.5cm，宽1.5～2.5cm，先端锐尖，基部楔状渐狭并下延至叶柄，裂片披针形，宽1.5～4mm，中间的较大，两侧的较小，全缘，草质，上面暗橄榄绿色，被微柔毛，下面带灰绿色，被短柔毛，脉上及边缘较密，有腺点。

2. 土荆芥

本品为苋科植物土荆芥的干燥地上部分，为不规则的段。茎直立，多分枝，有色条及钝条棱；枝通常细瘦，有短柔毛并兼有具节的长柔毛，有时近于无毛。叶片矩圆状披针形至披针形，先端急尖或渐尖，边缘具稀疏不整齐的大锯齿，基部渐狭具短柄，上面平滑无毛，下面有散生油点并沿叶脉稍有毛，下部的叶长达15cm，宽达5cm，上部叶逐渐狭小而近全缘。

（程晓华　编著）

< 麻 黄 >

【来源】

本品为麻黄科植物草麻黄 *Ephedra sinica* Stapf.、木贼麻黄 *Ephedra equisetina* Bge. 或中麻黄 *Ephedra intermedia* Schrenk et C. A. Mey. 的干燥草质茎。秋季采割绿色的草质茎，晒干。

【药材性状】

草麻黄

本品呈细长圆柱形，少分枝。表面淡绿色至黄绿色，微有粗糙感。体轻，质脆，易折断。气微香，味涩、微苦。

中麻黄

本品多分枝，有粗糙感。断面髓部呈三角状圆形。

木贼麻黄

本品较多分枝，无粗糙感。

【饮片性状】

1. 麻黄

本品呈圆柱形的段，表面淡绿色至黄绿色，粗糙。有细纵脊线。断面略呈纤维性，周边绿黄色，髓部红棕色。气微香，味涩、微苦。

2. 蜜麻黄

本品与麻黄段相似，表面深黄色，微有光泽，微显黏性，具密香气，味甜。

【经验鉴别特征】

麻黄为细长圆柱形，髓部红棕色。气微香，味涩、微苦。以表面色淡绿或黄绿、内心色红棕、手拉不脱节、味苦涩者为佳。

【经验鉴别歌诀】

朱芯麻黄色黄绿，膜质鳞叶分来源。2 裂反卷草麻黄，木贼麻黄不反卷。上端 3 裂中麻黄，暴晒霜冻难入仓。发汗平喘又利水，凭证采集保四方。

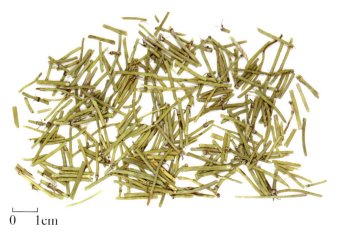

图7-12-1 麻黄（饮片）

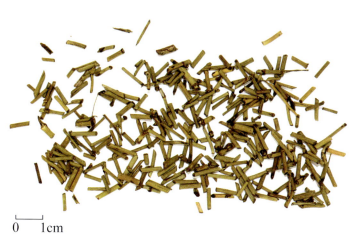

图7-12-2 蜜麻黄（饮片）

【功能与主治】

发汗散寒，宣肺平喘，利水消肿。用于风寒感冒，胸闷喘咳，风水浮肿。蜜麻黄润肺止咳。多用于表证已解，气喘咳嗽。

（程晓华　编著）

⟨ 佩 兰 ⟩

【来源】

本品为菊科植物佩兰 *Eupatorium fortunei* Turcz. 的干燥地上部分。夏、秋二季分两次采割，除去杂质，晒干。

【药材性状】

本品茎呈圆柱形，表面黄棕色或黄绿色，有的带紫色。叶片多皱缩、破碎，绿褐色。气芳香，味微苦。

【饮片性状】

本品呈不规则的段。茎圆柱形，表面黄棕色或黄绿色，有的带紫色，有明显的节和纵棱线。切面髓部白色或中空。叶片多皱缩、破碎，绿褐色。气芳香，味微苦。揉之香气明显。

【经验鉴别特征】

佩兰茎圆形黄绿色，有的带紫色，断面有髓部类白色或中空，口尝有明显冰凉感。以质嫩、叶多、色绿、未开花、香气浓者为佳。总之，药材以质嫩、叶多、色绿、香气浓者为佳。饮片以段长均匀、质嫩、叶多、色绿、香气浓者为佳。

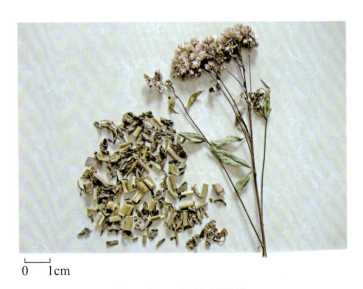

0   1cm

图7-13-1 佩兰（药材）

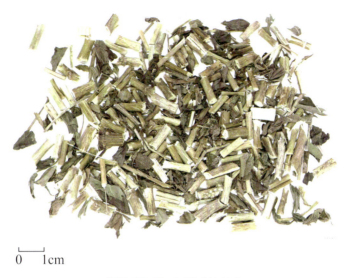

0　　1cm

图7-13-2　佩兰（饮片）

【经验鉴别歌诀】

佩兰茎圆绿带紫，断面类白髓或空。对叶皱碎呈暗绿，芳香化湿解表用。

【功能与主治】

芳香化湿，醒脾开胃，发表解暑。用于湿浊中阻，脘痞呕恶，口中甜腻，口臭，多涎，暑湿表证，湿温初起，发热倦怠，胸闷不舒。

【伪品及混淆品特征】

1. 异叶佩兰

本品为菊科植物异叶佩兰的干燥地上部分。茎呈圆柱形，有分枝，直径 0.2～0.7cm。表面黄棕色或黄绿色，有细纵棱纹，密被白色或污白色短柔毛；节明显，节间长 0.3～0.7cm；质脆、易折断，髓部白色。叶呈长椭圆形，先端渐尖，基部楔形，边缘有圆锯齿，叶长 3～5cm，宽 1～2cm，两面密被腺点，上表面被白色短柔毛。花冠多已脱落，仅剩总苞片及瘦果。苞片长椭圆形，黄色，背面有多数黄褐色腺点。瘦果黑色，5 棱，散布黄色腺点。气微，味稍苦。

2. 矮糠

本品为唇形科植物罗勒疏柔毛变种的干燥地上部分。茎方柱形，茎多分枝，叶对生，较小，长圆形，叶柄及轮伞花序极多疏柔毛，花序顶生，延长。

（程晓华　编著）

蒲公英

【来源】

本品为菊科植物蒲公英 *Taraxacum mongolicum* Hand. Mazz.、碱地蒲公英 *Taraxacum borealisinense* Kitam. 或同属种植物的干燥全草。春至秋季花初开时采挖，除去杂质，洗净，晒干。

【药材性状】

本品呈皱缩卷曲的团块。根呈圆锥状，多弯曲。表面棕褐色。叶多皱缩破碎，完整的叶呈倒披针形，绿褐色或暗灰绿色。气微，味微苦。

【饮片性状】

本品为不规则的段。根表面棕褐色。叶多皱缩破碎，绿褐色或暗灰绿色。总苞片多层，花冠黄褐色或淡黄白色。气微，味微苦。

【经验鉴别特征】

蒲公英叶片倒卵披针形，根为棕褐色，花为黄色头状花序。以叶多、色灰绿、根完整、无杂质者为佳。

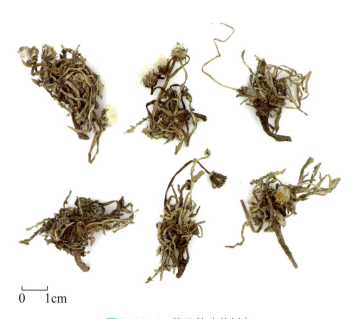

图7-14-1　蒲公英（药材）

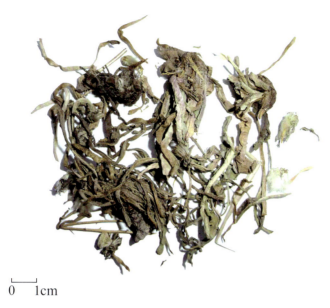

0　　1cm

图7-14-2　蒲公英（饮片）

【经验鉴别歌诀】

公英圆柱棕褐根，根头有毛基生叶，头状花序冠毛果，解毒利湿疮痈觅。

【功能与主治】

清热解毒，消肿散结，利尿通淋。用于疔疮肿毒，乳痈，瘰疬，目赤，咽痛，肺痈，肠痈，湿热黄疸，热淋涩痛。

【伪品及混淆品特征】

市面上常见的蒲公英伪品有苕干叶、苣荬菜、莱菔叶、苦地胆、一点红、滇苦菜。

1. 苕干叶

本品为菊科植物莴笋的干燥地上部分。完整叶呈披针形。表面淡黄绿色或黄绿色。先端急尖，全缘。基部心形，似耳状。

2. 苣荬菜

本品为菊科植物苣荬菜的干燥地上部分，为不规则的段。根圆柱形，表面淡黄棕色，根头部表面色不黑；叶皱缩或破碎，上面深绿色，下面灰绿色，完整叶片展平后呈宽披针形或长圆状披针形，边缘无裂，先端有小尖刺，基部呈耳状抱茎；偶见茎，稍硬，不等宽，有叶痕；闻之亦气微，但口尝味淡微咸。

3. 莱菔叶

本品为十字花科植物萝卜的根出叶。本品多已切碎，皱缩卷曲，可见完整叶片展平后呈大头羽状分裂，长15～40cm，宽6～10cm；顶端裂片最大，先端钝，两侧裂片4～6对，沿叶轴对生或互生，向基部逐渐缩小，先端钝，边缘钝齿状或牙齿状；疏生粗毛，黄绿色或浅棕绿色。叶柄呈紫红色或淡绿色。质脆。气异，味微苦。

4. 苦地胆

本品为菊科地胆草属植物地胆草或白花地胆草的全草。本种在《本草纲目》中就有混称蒲公英的记载，根茎具环节，密被紧贴的灰白色茸毛，质坚，不易折断，断面黄白色，根茎下簇生多数皱缩须根，棕褐色，具不规则的纵皱纹。茎圆柱形，常二歧分枝，密被紧贴的灰白色粗毛。叶多基生，展平后完整叶呈匙形或倒披针形，黄绿色至绿褐色，具较多腺点，先端钝或急尖，基部渐狭，边缘稍具钝齿；两面均被紧贴的灰白色粗毛，幼叶尤甚，叶柄短，稍呈鞘状，抱茎；茎生叶少而小。气微，味微苦。

5. 一点红

本品在福建称叶下红、叶底红、红花乳草。叶质较厚，下部叶密集，大头羽状分裂，长5～10cm，宽2.5～6.5cm，顶生裂片大，宽卵状三角形，顶端钝或近圆形，具不规则的齿，侧生裂片通常1对，长圆形或长圆状披针形，顶端钝或尖，具波状齿，上面深绿色，下面常变紫色，两面被短卷毛；中部茎叶疏生，较小，卵状披针形或长圆状披针形，无柄，基部箭状抱茎，顶端急尖，全缘或有不规则细齿；上部叶少数，线形。头状花序，小花粉红色或紫色，长约9mm，管部细长，檐部渐扩大，具5深裂瘦果圆柱形，长3～4mm，具5棱，肋间被微毛；冠毛丰富，白色，细软。

6. 滇苦菜

叶几全基生，倒披针状长椭圆形或线状长椭圆形，长3～10cm，基部楔形渐窄成翼柄，长达4cm，两面被硬毛及钩状硬毛，沿中脉及叶缘较密，边缘浅波状微尖齿、浅波状或全缘；茎生叶少或几无，线状披针形，无柄，半抱茎。头状花序多数或少数，单生于二叉分枝顶端。总苞钟状，长1cm；总苞片3层，中外层小，线形、长三角形或披针形，长2～4mm，宽约0.4mm，顶端急尖，内层线状披针形，长1cm，宽约2mm，顶端急尖，全部总苞片外面沿中脉有1行短硬毛。舌状小花多数，黄色，舌片顶端5齿裂。瘦果长椭圆形，红褐色，长4.5～4.8mm，弯曲，有14条稍高起的纵肋，向顶收窄，肋上有横皱纹。冠毛2层，外层短、糙毛状，内层长，长6～7mm，羽毛状，白色。

（程晓华　编著）

◀ 青 蒿 ▶

【来源】

本品为菊科植物黄花蒿 *Artemisia annua* L. 的干燥地上部分。秋季花盛开时采割，除去老茎，阴干。

【药材性状】

本品茎呈圆柱形，上部多分枝。表面黄绿色或棕黄色，具纵棱线。叶互生，暗绿色或棕绿色，卷缩易碎，完整者展平后为三回羽状深裂，两面被短毛。气香特异，味微苦。

【饮片性状】

本品为不规则的小段，茎、叶、花蕾混合。茎呈圆柱形，表面黄绿色或棕黄色。质硬，切面黄白色，中央有髓，叶多皱缩、破碎，暗绿色或棕绿色。气香特异，味微苦。

【经验鉴别特征】

青蒿茎圆柱形，叶片多数羽状分裂，多破碎；带花穗或果穗的枝，叶片稀少或脱落，总状花序，具特异香气，味苦。以干燥、色绿、香气浓、无杂质者为佳。

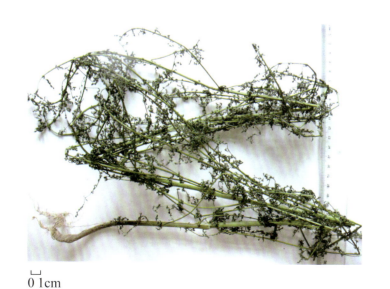

0 1cm

图7-15-1　青蒿（药材）

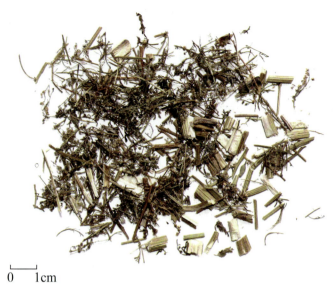

0   1cm

图7-15-2　青蒿（饮片）

【经验鉴别歌诀】

青蒿味苦香气浓，叶片羽状茎圆柱，断面中央有白髓，解暑除热治疟疾。

【功能与主治】

清虚热，除骨蒸，解暑热，截疟，退黄。用于温邪伤阴，夜热早凉，阴虚发热，骨蒸劳热，暑邪发热，疟疾寒热，湿热黄疸。

【伪品及混淆品特征】

1. 茵陈蒿

本品为菊科植物茵陈蒿的干燥全草。茎呈圆柱形，多分枝，表面淡紫色或紫色，被短柔毛。断面类白色。叶密集，两面密被白色柔毛。茎质脆，易折断。气芳香，味微苦。

2. 牡蒿

本品为菊科植物牡蒿的干燥全草。茎圆柱形。表面黑棕色或棕色。质坚硬，断面呈纤维性，中心有白色髓部。残留的叶片黄绿色至棕黑色，多破碎不全。花序黄绿色，苞片内可见长椭圆形褐色种子数枚。气香，味微苦。

3. 盐蒿

本品为菊科植物盐蒿的干燥地上部分。茎枝呈圆柱形，下部多分枝，表面褐色或暗褐色，具纵棱，坚硬不易折断，断面皮部棕褐色，易剥成条状，木部坚硬，中央髓部小而中空，多偏向一侧。无香气，味微辛。

4. 猪毛蒿

本品为菊科植物猪毛蒿的干燥地上部分。茎呈圆柱形，有分枝，粗细不等。表面褐紫色、绿褐色或灰绿色，有细的纵棱，有的有毛，断面黄白或类白色，有的髓部中空。叶脱落或密集，完整者回羽状全裂，最终裂片呈倒披针形或线形，顶端尖。茎生叶基部抱茎。残存的头状花序具梗，有的则排列成复总状花序。总苞片一层，卵形，苞片裂。可见管状花。外层雌花一个，内层雄花2～9个。气香而特异，味苦。

（程晓华　编著）

肉苁蓉

【来源】

本品为列当科植物肉苁蓉 *Cistanche deserticola* Y. C. Ma 或管花肉苁蓉 *Cistanche tubulosa*（Schrenk）Wight 的干燥带鳞叶的肉质茎。春季苗刚出土时或秋季冻土之前采挖，除去茎尖。切段，晒干。

【药材性状】

肉苁蓉

本品呈扁圆柱形，稍弯曲。表面棕褐色或灰棕色，密被覆瓦状排列的肉质鳞叶。体重，质硬，微有柔性。气微，味甜、微苦。

管花肉苁蓉

本品呈类纺锤形、扁纺锤形或扁柱形，稍弯曲。表面棕褐色至黑褐色。断面颗粒状，散生点状维管束。

【饮片性状】

1. 肉苁蓉片

本品呈不规则形的厚片。表面棕褐色或灰棕色。有的可见密被覆瓦状排列的肉质鳞叶。切面有淡棕色或棕黄色点状维管束，排列成波状环纹。气微，味甜、微苦。

2. 管花肉苁蓉片

本品呈不规则形的厚片。表面棕褐色至黑褐色。断面颗粒状，灰棕色至灰褐色，散生点状维管束。

3. 酒苁蓉

酒苁蓉形如肉苁蓉片。表面黑棕色，切面点状维管束，排列成波状环纹。质柔润。略有酒香气，味甜，微苦。

4. 酒管花苁蓉

切面散生点状维管束。略有酒气。

【经验鉴别特征】

肉苁蓉以肉质、肥大、色棕褐色、柔软滋润者为佳。

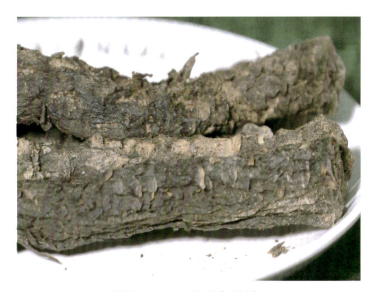

图7-16-1　肉苁蓉（药材）

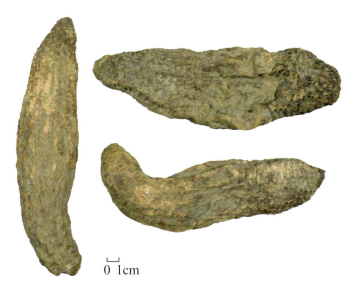

0　1cm

图7-16-2　管花肉苁蓉（药材）

【经验鉴别歌诀】

苁蓉肉质呈扁圆，表面密被厚鳞片，切面花点放射状，补肾益精又通便。

【功能与主治】

补肾阳，益精血，润肠通便。用于肾阳不足，精血亏虚，阳痿不孕，腰膝酸软，筋骨无力，肠燥便秘。

【伪品及混淆品特征】

常见的肉苁蓉伪品有沙苁蓉、草苁蓉、锁阳。

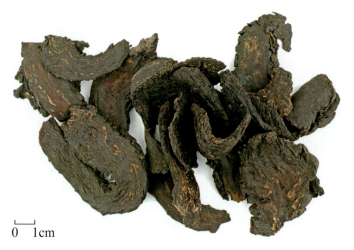

图7-16-3　肉苁蓉（饮片）

1. 沙苁蓉

本品为列当科植物沙苁蓉带鳞叶的干燥肉质茎。圆柱形或扁圆柱形。表面密生鳞叶，鳞叶窄短，每环鳞叶4～6片，有明显光泽。断面维管束呈星状圆环。

2. 草苁蓉

本品为列当科植物列当的干燥全草。茎呈圆柱形。表面棕褐色或褐色，具纵向沟纹，疏被白色绒毛，肥壮，肉质。鳞叶互生，卵状披针形，呈黄棕色。花序黄褐色，花淡紫色或蓝紫色。质硬而脆或柔韧，气微，味微苦。

3. 锁阳

本品为锁阳科植物锁阳的干燥肉质茎。本品经酒蒸后用来冒充酒苁蓉片。呈扁圆柱形，微弯曲。表面棕色或棕褐色，粗糙。体重，质硬，难折断，气微，味甘而涩。

（程晓华　编著）

伸筋草

【来源】

本品为石松科植物石松 *Lycopodium japonicum* Thunb. 的干燥全草。夏、秋二季茎叶茂盛时采收，除去杂质，晒干。

【药材性状】

本品匍匐茎呈细圆柱形，略弯曲。叶密生茎上，黄绿色至淡黄棕色，质柔软，不易折断。气微，味淡。

【饮片性状】

本品呈不规则的段，茎呈圆柱形，略弯曲。叶密生茎上，黄绿色至淡黄棕色，先端芒状，全缘。切面皮部浅黄色，木部类白色。气微，味淡。

【经验鉴别特征】

药材以身干、茎长、黄绿色、无杂质者为佳。饮片以段小、色绿、无碎末者为佳。

【经验鉴别歌诀】

伸筋草茎二歧状，小叶条钻尖如芒，质柔黄绿中木心，祛风除湿舒经络。

【功能与主治】

祛风除湿，舒筋活络。用于关节酸痛，屈伸不利。

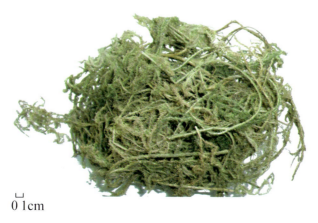

0 1cm

图7-17-1　伸筋草（药材）

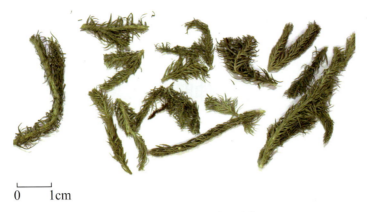

```
0      1cm
```

图7-17-2　伸筋草（饮片）

【伪品及混淆品特征】

1. 垂穗石松

本品为松科植物垂穗石松（铺地蜈蚣）的全草。茎高 30～50cm，叶稀疏，通常向下弯曲，侧枝叶密生，条状钻形，向上弯曲。孢子囊穗小，无柄，单生于小枝顶端，常下垂。

2. 多穗石松

本品为松科植物多穗石松（杉叶蔓石松）的干燥全草。根茎呈圆柱形，弯曲。表面黄色或黄绿色，质柔韧，断面近白色，内有一木心。茎细长弯曲，有分枝。鳞叶皱而弯曲，螺旋状排列，紧密，无柄。展开后呈线状披针形。黄绿色或黄色，叶基部略变狭，顶部渐尖，有芒刺，边缘有疏细齿。孢子囊有时可见，横生，孢子球圆四面体形，表面有网纹。气微，味淡。

（程晓华　编著）

石 斛

【来源】

本品为兰科植物金钗石斛 *Dendrobium nobile* Lindl.、霍山石斛 *Dendrobium huoshanense* C.Z.Tang et S.J.Cheng、鼓槌石斛 *Dendrobium chrysotoxum* Lindl. 或流苏石斛 *Dendrobium imbriatum* Hook. 的栽培品及其同属植物近似种的新鲜或干燥茎。全年均可采收，鲜用者除去根和泥沙；干用者采收后，除去杂质，用开水略烫或烘软，再边搓边烘晒，至叶鞘搓净，干燥。霍山石斛11月至翌年3月采收，除去叶、根须及泥沙等杂质，洗净，鲜用，或加热除去叶鞘制成干条；或边加热边扭成螺旋状或弹簧状，干燥，称霍山石斛枫斗。

【药材性状】

鲜石斛

本品呈圆柱形或扁圆柱形。表面黄绿色。肉质多汁，易折断。气微，味微苦而回甜，嚼之有黏性。

金钗石斛

本品呈扁圆柱形。表面金黄色或黄中带绿色，有深纵沟。质硬而脆，断面较平坦而疏松。气微，味苦。

霍山石斛

本品干条呈直条状或不规则弯曲形。表面淡黄绿色至黄绿色，偶有黄褐色斑块，有细纵纹，节明显，节上有的可见残留的灰白色膜质叶鞘；一端可见茎基部残留的短须根或须根痕，另一端为茎尖，较细。质硬而脆，易折断，断面平坦，灰黄色至灰绿色，略角质状。气微，味淡，嚼之有黏性。鲜品稍肥大。肉质，易折断，断面淡黄绿色至深绿色。气微，味淡，嚼之有黏性且少有渣。枫斗呈螺旋形或弹簧状，通常为2～5个旋纹，茎拉直后性状同干条。

鼓槌石斛

本品呈粗纺锤形。表面光滑，金黄色，有明显凸起的棱。质轻而松脆，断面海绵状。气微，味淡，嚼之有黏性。

流苏石斛

本品呈长圆柱形。表面黄色至暗黄色，有深纵槽。质疏松，断面平坦或呈纤维性。味淡或微苦，嚼之有黏性。

【饮片性状】

本品呈扁圆柱形或圆柱形的段。表面金黄色、绿黄色或棕黄色，有光泽。切面黄白色至黄褐色，有多数散在的筋脉点。气微，味淡或微苦，嚼之有黏性。

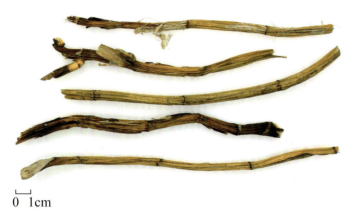

图7-18-1 石斛（药材）

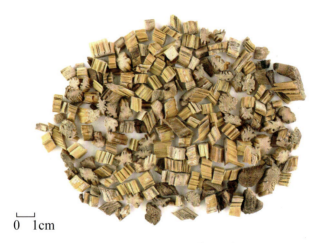

图7-18-2 石斛（饮片）

【经验鉴别特征】

鲜石斛以色黄绿、饱满多汁、嚼之发黏者为佳。干石斛以色金黄、有光泽、质柔软者为佳。

【经验鉴别歌诀】

石斛茎扁圆柱形，表面金黄显纵棱，指掐质地显柔韧，口尝微苦黏性强。

【功能与主治】

益胃生津，滋阴清热。用于热病津伤，口干烦渴，胃阴不足，食少干呕，病后虚热不退，阴虚火旺，骨蒸劳热，目暗不明，筋骨痿软。

【伪品及混淆品特征】

铁皮石斛是我国名贵的传统中药材，再加上铁皮石斛药材正品与混伪品的形态相似，以伪品（石仙桃、金石斛等）或其他药用价值较低的石斛产品（聚石斛等）冒充铁皮石斛流入市场较为普遍。

1. 石仙桃

本品为兰科植物石仙桃属植物石仙桃的干燥幼嫩根茎。根状茎圆柱形，直径约 3mm，节间 0.2～1cm，被膜质鳞片，下侧有须根，假鳞茎短圆柱形或长卵形，长 2～5cm，直径 3～8mm。外表皱缩，污黄色或黄棕色，顶端有叶痕，中央常有锥尖状干枯的芽，基部有鞘状鳞叶，质坚稍韧，断面白色，气微、味甘淡。

2. 金石斛

本品为兰科植物金石斛的干燥幼嫩根茎。根状茎匍匐，粗壮，通常具 3 个节，每 3～4 个节间发出 1 个茎。茎斜立，淡黄色，多分枝。假鳞茎梭形，顶生 1 枚叶。叶革质，卵形至长圆形。

3. 聚石斛

本品为兰科植物聚石斛的干燥幼嫩根茎。茎假鳞茎状，密集或丛生，多数两侧压扁状，纺锤形或卵状长圆形，长 1～5cm，粗 5～15mm，顶生 1 枚叶，基部收狭，具 4 个棱和 2～5 个节，干后淡黄褐色并且具光泽。叶革质，长圆形。

（程晓华　编著）

＜ 锁 阳 ＞

【来源】

本品为锁阳科植物锁阳 *Cynomorium songaricum* Rupr. 的干燥肉质茎。春季采挖，除去花序，切段，晒干。

【药材性状】

本品呈扁圆柱形，微弯曲。表面棕色或棕褐色，粗糙。体重，质硬，难折断，气微，味甘而涩。

【饮片性状】

本品为不规则形或类圆形片，表面棕色或棕褐色，粗糙，具明显纵沟及不规则凹陷。切面浅棕色或棕褐色，散有黄色三角形筋脉点。质坚实。气微，味甘而涩。

【经验鉴别特征】

锁阳断面红棕色或棕褐色，有的可见黄色三角状或不规则状的维管束。气微，味微甘而后涩。总之，锁阳以色红、体肥大、坚实、断面油润者为上品。

【经验鉴别歌诀】

锁阳扁圆皱纵沟，三角鳞片偶残留，色棕质硬内粉性，益精壮阳润肠优。

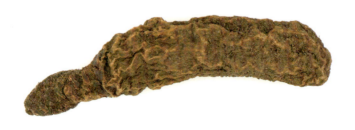

0 1cm

图7-19-1 锁阳（药材）

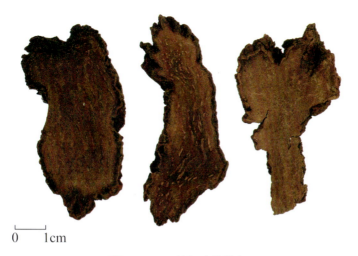

图7-19-2 锁阳（饮片）

0　1cm

【功能与主治】

补肾阳，益精血，润肠通便。用于肾阳不足，精血亏虚，腰膝痿软，阳痿滑精，肠燥便秘。

（程晓华　编著）

透骨草

【来源】

珍珠透骨草为大戟科植物地构叶 *Speranskia tuberculata*（Bunge）Bail. 的干燥地上部分。7～8 月采收，晒干。

【药材性状】

本品茎呈圆柱形，长 10～30cm，直径 0.1～0.4cm；表面淡绿色至灰绿色，茎多分枝状，被白色柔毛，微有棱。叶呈灰绿色，常破碎，完整者呈披针、椭圆状披针形，叶上部全缘、下部多具缺刻状钝齿，两面均被白色柔毛，下表面叶脉凸起。枝梢有时可见总状花序或残存果序，带有小花或三棱状果实，蒴果三棱状扁圆形，被疏毛及疣状小突。茎质脆，易折断，断面黄白色，中空，疏松呈纤维状。气微，味淡而后微苦。

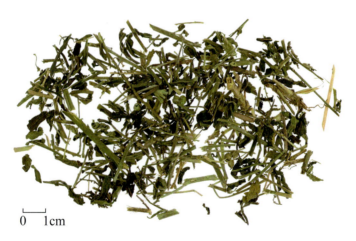

图7-20-1　珍珠透骨草（饮片）

【饮片性状】

本品呈不规则的段。茎呈圆柱形，表面淡绿色至灰绿色，质脆，易折断，具珍珠形的蒴果。气微，味淡而后苦。

【经验鉴别特征】

药材以色绿、枝嫩、不带叶、带"珍珠"（果实）者为佳。饮片以大小均匀、色绿、枝嫩、"珍珠"（果实）多者为佳。

【经验鉴别歌诀】

透骨草有叶有花为全草，茎面一层灰白毛，祛风止痛能散瘀，珍珠果实不能少。

【功能与主治】

祛风除湿，舒筋活血，散瘀消肿，解毒止痛。用于风湿痹痛，筋骨挛缩，寒湿脚气，腰部扭伤，瘫痪，闭经，阴囊湿疹，疮疖肿毒。

【伪品及混淆品特征】

在我国作透骨草入药或有透骨草称谓者，原植物涉及 14 科 27 种。现列举常见的混用品凤仙透骨草、羊角透骨草、铁线透骨草、东北透骨草。

1. 凤仙透骨草

本品为凤仙花科植物凤仙花的茎经过炮制加工后的药材。茎圆柱形，多分枝，表面淡绿色，节间膨大如牛膝状，质轻脆易折断，断面中空或有白膜质状髓。气微味微酸。一般以白凤仙花的茎叶作透骨草用。行销于江苏、安徽一带。

2. 羊角透骨草

本品为紫葳科植物角蒿的干燥全草入药。茎圆柱形多分枝。表面淡绿色或黄绿色，略见小棱，光滑。茎上部常有蒴果，如羊角状，多开裂，种子扁平，具膜翅。茎脆，断面黄白色。气微，味淡。

3. 铁线透骨草

本品为毛茛种植物黄花铁线莲的干燥全草入药。蔓茎瘦长，质硬，叶对生全绿或有缺刻。花顶生，一般少见结果。本品行销于湖北、浙江等。

4. 东北透骨草

本品为透骨草科植物透骨草的干燥全草入药。茎四棱形，质脆，易折断。叶为羽状复叶。有卷须，残留枝上的小花，呈蓝色或紫色。果棕色，种子黑色。气微，味淡。

（程晓华　编著）

豨莶草

【来源】

本品为菊科植物豨莶 *Siegesbeckia orientalis* L. 腺梗豨莶 *Siegesbeckia pubescens* Makino 或毛梗豨莶 *Siegesbeckia glabrescens* Makino 的干燥地上部分。夏、秋二季花开前和花期均可采割，除去杂质，晒干。

【药材性状】

本品茎略呈方柱形，多分枝。表面灰绿色、黄棕色或紫棕色。叶对生，叶片多皱缩、卷曲。茎质脆，易折断。气微，味微苦。

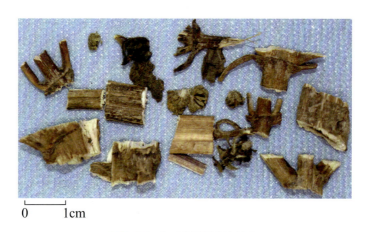

0　1cm

图7-21-1　豨莶草（饮片）

【饮片性状】

1. 豨莶草

本品呈不规则的段。茎略呈方柱形，表面灰绿色、黄棕色或紫棕色，被灰色柔毛。切面髓部类白色。叶多破碎。灰绿色，边缘有钝锯齿，两面皆具白色柔毛。气微，味微苦。

2. 酒豨莶草

本品形如豨莶草段，表面褐绿色或黑绿色。微具酒香气。

【经验鉴别特征】

豨莶草茎方柱形，被灰色柔毛。切面髓部类白色。叶多破碎。灰绿色，边缘有钝锯齿，两面皆具白色柔毛，味微苦。以叶多、茎枝嫩、色深绿者为优。酒豨莶草以酥脆、表面黑绿色、具酒香气者为佳。

【经验鉴别歌诀】

豨莶草为地上物，茎方叶绿味微苦，祛风解毒利关节，风湿痹痛无影踪。

【功能与主治】

祛风湿，利关节，解毒。用于风湿痹痛，筋骨无力，腰膝酸软，四肢麻痹，半身不遂，风疹湿疮。

【伪品及混淆品特征】

本品常见伪品为苍耳草，为菊科植物苍耳的干燥全草。茎呈黄绿色，直立有分枝，圆柱形，直径 0.5～1.3cm，有紫色斑点，叶片黄绿色，皱缩易破碎，完整者水浸展平后呈三角状卵形或心形，长 4～14cm，宽 4～13cm，基出三脉，两面均被短毛，头状花序顶生或腋生，花单性雌雄同株；雄花序球状，总苞片 1 列。

（程晓华　编著）

仙鹤草

【来源】

本品为蔷薇科植物龙芽草 *Agrimonia pilosa* Ledeb. 的干燥地上部分。夏、秋二季茎叶茂盛时采割，除去杂质，干燥。

【药材性状】

全体被白色柔毛。茎下部圆柱形，红棕色，上部方柱形，绿褐色。叶片缘有锯齿，凸起的叶脉，带钩刺的菱形果实。气微，味微苦。

【饮片性状】

本品为不规则的段，茎多数方柱形，有纵沟和棱线，有节。切面中空。叶多破碎，暗绿色，边缘有锯齿，托叶抱茎。有带钩刺的菱形果实。气微，味微苦。

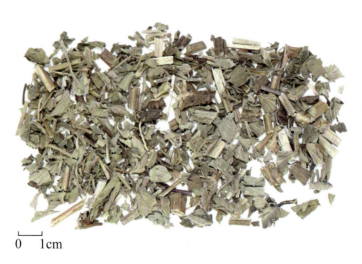

0　1cm

图7-22-1　仙鹤草（饮片）

【经验鉴别特征】

仙鹤草茎上部方柱形，绿褐色；下部圆柱形，红棕色。饮片多为方柱形茎，有带钩刺的菱形果实。总之，药材以茎红棕色、质嫩、叶多者为优。

【经验鉴别歌诀】

仙鹤全草茎直长，顶片小叶大过旁，带钩瘦果成长序，收敛止血疗毒疮。

【功能与主治】

收敛止血，截疟，止痢，解毒，补虚。用于咯血，吐血，崩漏下血，疟疾，血痢，痈肿疮毒，阴痒带下，脱力劳伤。

【伪品及混淆品特征】

1. 黄龙尾

本品为蔷薇科植物龙牙草变种黄龙尾的干燥全草。区别：其小叶片下面脉上被长硬毛或微硬毛，脉间密被柔毛或毛状柔毛。龙牙草仅脉上伏生柔毛。

2. 小花龙牙草

本品为蔷薇科植物龙牙草变种小花龙牙草的干燥全草。区别：本品小叶片菱状椭圆形或椭圆形，通常中部宽下面脉上疏被横展的长硬毛。

3. 托叶龙牙草

本品为蔷薇科植物龙牙草变种托叶龙牙草的干燥全草。区别：本品托叶呈扇形或卵圆形，边缘有圆钝牙齿。而龙牙草的托叶镰形或半圆形，边缘锯齿急尖。

4. 大花龙牙草

本品为蔷薇科植物龙牙草变种大花龙牙草的干燥全草。区别：其花较大，直径 12cm～13cm。

5. 老鹳草

本品为牻牛儿苗科植物牻牛儿苗、老鹳草或野老鹳草的干燥地上部分。区别：其茎表面灰褐色或灰绿色，质坚硬，切面黄白色。叶卷曲皱缩，灰褐色，掌状分裂。常可见带喙的果。

（程晓华　编著）

⟨ 香薷 ⟩

【来源】

本品为唇形科植物石香薷 *Mosla chinensis* Maxim. 或江香薷 *Mosla chinensis* 'Jiangxiangru' 的干燥地上部分。前者习称"青香薷"，后者习称"江香薷"。夏季茎叶茂盛、花盛时择晴天采割，除去杂质，阴干。

【药材性状】

青香薷

本品长 30～50cm，基部紫红色，上部黄绿色或淡黄色，全体密被白色茸毛。叶对生，多皱缩或脱落。穗状花序顶生及腋生。茎质脆，易折断。气清香而浓，味微辛而凉。

江香薷

本品长 55～66cm。表面黄绿色，质较柔软。边缘有 5～9 疏浅锯齿。表面具疏网纹。

【饮片性状】

本品为不规则段状，茎、叶、花、穗混合。茎方柱形，黄绿色或紫红色。叶多皱缩，暗绿色，全体密被白色茸毛，花絮穗状。气香，味辛而微凉。

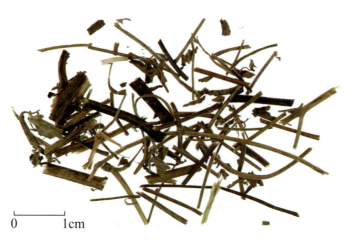

图7-23-1　香薷（饮片）

【经验鉴别特征】

香薷的茎呈四柱形，全株密被茸毛；叶长卵圆形至披针形，边缘具疏齿；穗状花序顶生或腋生；气清香，味凉而微辛。药材以质嫩、穗多、香气浓者为佳。饮片均匀、质嫩、色绿、穗多、香气浓者为优。

【经验鉴别歌诀】

香薷茎方节明显，茎紫叶绿被白茸，穗状花序顶腋生，发卷解暑散水湿。

【功能与主治】

发汗解表，化湿和中。用于暑湿感冒，恶寒发热，头痛无汗，腹痛吐泻，水肿，小便不利。

【伪品及混淆品特征】

1. 海州香薷

本品为唇形科植物海州香薷的干燥地上部分。以江西产量大，质量好，又称"西香薷"。植株较粗长，多在 40cm 以上；白色茸毛较密，叶片较大，呈长卵形或披针形，穗状花序顶生或腋生，偏向一侧。

2. 牛至

本品为唇形科植物牛至干燥全草。曾在四川、云南、贵州、甘肃等省部分地区作香薷药用。

3. 土香薷

本品为唇形科植物香薷的干燥全草。叶较大，卵状椭圆形或披针状椭圆形，穗状花序较大，花偏向一侧。

（程晓华　编著）

< 小 蓟 >

【来源】

本品为菊科植物刺儿菜 *Cirsium setosum*（Willd.）MB. 的干燥地上部分。夏、秋二季花开时采割，除去杂质，晒干。

【药材性状】

本品茎呈圆柱形。表面灰绿色或带紫色，具纵棱及白色柔毛。质脆，易折断，断面中空。叶片皱缩或破碎，上表面绿褐色，下表面灰绿色，两面均具白色柔毛。气微，味微苦。

【饮片性状】

1. 小蓟

本品呈不规则的段。茎呈圆柱形，表面灰绿色或带紫色，具纵棱和白色柔毛。切面中空。叶片多皱缩或破碎，叶齿尖具针刺；两面均具白色柔毛。头状花序，总苞钟状；花紫红色。气微，味苦。

2. 小蓟炭

本品形如小蓟段。表面黑褐色，内部焦褐色。质松脆，略有焦香气，味苦、涩。

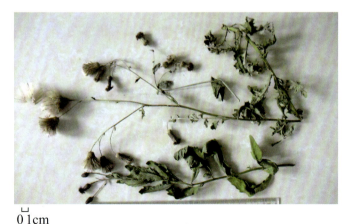

0 1cm

图7-24-1　小蓟（药材）

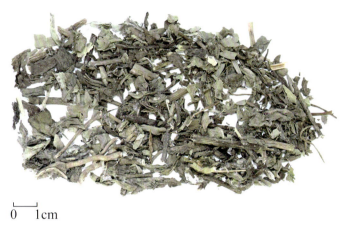

图7-24-2 小蓟（饮片）

【经验鉴别特征】

药材以叶多、色绿者为佳。饮片以段小均匀、叶多者、色绿者为佳。小蓟炭以酥脆、焦褐色、仅部分炭化者为佳。

【经验鉴别歌诀】

小蓟身高一尺许，叶齿尖刺扎手指，清热解毒利湿热，不如大蓟疗消肿。

【功能与主治】

凉血止血，散瘀解毒消痈。用于衄血，吐血，尿血，血淋，便血，崩漏，外伤出血，痈肿疮毒。

【伪品及混淆品特征】

药材市场上流通大蓟及其伪品作为小蓟药材的混淆品。

1. 大蓟

本品茎呈圆柱形。表面绿褐色或棕褐色，绿褐色。切面灰白色，髓部疏松或中空。叶皱缩，多破碎，边缘具不等长的针刺，两面均具灰白色丝状毛。头状花序多破碎。气微，味淡。

2. 续断菊（花叶滇苦菜）

本品茎无毛，断面可见多数黄色导管丛间隔排列，内壁光滑，具残存白色髓。叶无毛，叶刺由叶缘微卷而成，只在末端具硬化的短刺而无内延现象。苞片无毛，或仅外层苞片外面近缘处具少量短毛。小花黄色，中部具多数长毛，压扁，扭曲。花丝光滑无毛，花药顶端呈黑色。花柱被毛，具黑斑，柱头二裂。冠毛白色，短而柔软，具极短的分枝。瘦果棕色，压扁状，具明显的三条纵棱，边缘具齿。

3. 刺儿菜

本品茎仅被少量蛛丝毛。叶两面被稀疏的蛛丝毛，蛛丝毛基部有时为细小的长节毛，叶脉偶见长节毛，叶缘针刺较少，有时内延。苞片外面具微糙毛，近缘处及苞片上部较长，中线处及下部短，多呈凸点状；苞片内面无毛或有时可见数根蛛丝毛；边缘具蛛丝毛而少见缘毛。花丝极短，花药顶端呈箭头状，分离部分呈削尖状。柱头分裂部分贴合，被毛，分裂基部具毛环。冠毛长羽状，顶端渐细或仅呈不明显的纺锤状扩大。瘦果楔形，浅黄色。

正品蓟的茎及叶脉上均着生蛛丝毛及长节毛，而刺儿菜茎及叶上仅着生少量蛛丝毛，花叶滇苦菜茎、叶无毛，且叶刺无内延。蓟的苞片边缘具缘毛，花丝具短毛，花药顶端分离部分呈长三角形；刺儿菜苞片边缘则多具蛛丝毛，花丝近无，花药顶端分离部分呈削尖状；花叶滇苦菜苞片边缘近无毛，花丝光滑，花药顶端黑色。蓟的冠毛刚毛顶端可呈纺锤状扩大，刺儿菜则是渐细，花叶滇苦菜冠毛仅具极短分枝。

（程晓华　编著）

益母草

【来源】

本品为唇形科植物益母草 *Leonurus japonicus* Houtt. 的新鲜或干燥地上部分。鲜品春季幼苗期至初夏花前期采割；干品夏季茎叶茂盛、花未开或初开时采割，晒干，或切段晒干。

【药材性状】

本品茎呈方柱形，上部多分枝。茎表面灰绿色或黄绿色。叶交互对生，灰绿色，多皱缩、破碎。体轻，质韧。气微，味微苦。

【饮片性状】

1. 益母草

本品呈不规则的段。茎方形，四面凹下成纵沟，灰绿色或黄绿色。切面中部有白髓。叶片灰绿色，多皱缩、破碎。体轻，质韧。气微，味微苦。

2. 益母草炭

本品表面黑褐色，茎方柱形，四面凹下成纵沟。体轻，质脆，断面中央髓部呈焦褐色。略具焦香气，味微苦。

3. 酒益母草

本品呈不规则的段，茎方形，四面凹下成纵沟，表面黄绿色或黄棕色，切面中部有白色的髓。叶深绿或黄褐色，多皱缩、破碎。轮伞花序腋生，花黄棕色，花萼筒状，微具酒香气，味微苦。

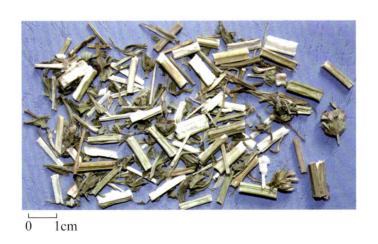

0   1cm

图7-25-1　益母草（饮片）

【经验鉴别特征】

益母草茎方形，四面凹下成纵沟，灰绿色或黄绿色。切面中部有白髓。叶片灰绿色，味微苦。益母草以质嫩、叶多、灰绿色者为佳。益母草炭表面黑褐色，略具焦香气，味微苦。酒益母草略具酒香气，味微苦。

【经验鉴别歌诀】

益母草全草茎四方，对叶掌裂和条状，轮伞花序粉红花，活血调经妇科长。

【功能与主治】

活血调经，利尿消肿，清热解毒。用于月经不调，痛经经闭，恶露不尽，水肿尿少，疮疡肿毒。

【伪品及混淆品特征】

本品常见的伪品为小藜，别名灰菜、黎、灰灰菜、灰条菜，我国各地均有分布。全草黄绿色，茎具条棱和绿色的条纹。叶互生，叶片皱缩、破碎，完整者展平，呈菱状卵形至宽披针形，叶上表面黄绿色，下表面灰黄绿色，被粉粒，边缘有不整齐锯齿。伪品灰菜饮片近圆柱形，有棱，外皮有明显深浅相间的绿条纹，其断面髓部呈圆形，饮片中可见圆球形胞果，种子小，亮黑色。

（程晓华　编著）

‹ 茵 陈 ›

【来源】

本品为菊科植物滨蒿 *Artemisia scoparza* Waldst. et Kit. 或茵陈蒿 *Artemisia capillaris* Thunb. 的干燥地上部分。春季幼苗高 6～10cm 时采收或秋季花蕾长成至花初开时采割，除去杂质和老茎，晒干。春季采收的习称"绵茵陈"，秋季采割的称"花茵陈"。

【药材性状】

绵茵陈

本品多卷曲成团状，灰白色或灰绿色，全体密被白色茸毛，绵软如绒。茎质脆，易折断。气清香，味微苦。

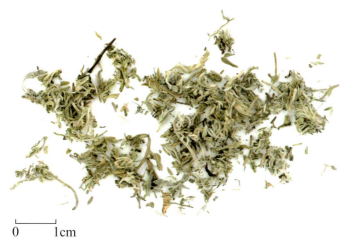

图7-26-1　茵陈（饮片）

花茵陈

本品茎呈圆柱形，多分枝。表面淡紫色或紫色，被短柔毛。断面类白色。叶密集，两面密被白色柔毛。茎质脆，易折断。气芳香，味微苦。

【饮片性状】

绵茵陈呈松散之团状，灰绿色至黄绿色，全体密披白色茸毛，质绵软如绒。茵陈蒿为类圆形片或块，茎、叶、花序、果实混杂。断面类白色，周边淡紫色或紫色，体轻，质脆，气芳香，味微苦。

【经验鉴别特征】

绵茵陈多卷曲成团状，灰白色或灰绿色，全体密被白色茸毛，绵软如绒。茎细小，除去表面白色茸毛后可见明显纵纹。叶具柄，展平后叶片呈一至三回羽状分裂。茵陈蒿表面则为淡紫色或紫色，有纵条纹，被短柔毛；体轻，质脆，断面类白色。叶密集，或多脱落。下部叶二至三回羽状深裂，裂片条形或细条形，两面密被白色柔毛；茎生叶一至二回羽状全裂，基部抱茎，裂片细丝状；头状花序卵形。气芳香，味微苦。总之茵陈以色灰白、质嫩、绵软、香气浓者为佳。

【经验鉴别歌诀】

茵陈产于春三月，色淡而白如青蒿，绵软如绒香气浓，清利湿热黄疸宜。

【功能与主治】

清利湿热，利胆退黄。用于黄疸尿少，湿温暑湿，湿疮瘙痒。

【伪品及混淆品特征】

1. 白莲蒿

本品为菊科植物白莲蒿的干燥幼苗。分布于我国北部地区。黑龙江和青海部分地区以其幼苗作茵陈入药。茎具纵棱，下部木质，皮常剥裂或脱落，分枝多而长；茎、枝初时被微柔毛，后下部脱落无毛，上部宿存或无毛，上面绿色，初时微有灰白色短柔毛，后渐脱落，幼时有白色腺点，后腺点脱落，留有小凹穴，背面初时密被灰白色平贴的短柔毛，后无毛。茎下部与中部叶长卵形、三角状卵形或长椭圆状卵形，长2～10cm，宽2～8cm，二至三回栉齿状羽状分裂。头状花序近球形，瘦果狭椭圆状卵形或狭圆锥形。

2. 莳萝蒿

本品为菊科植物莳萝蒿的干燥幼苗。其幼苗在西北、山东、天津曾作茵陈药用。茎、枝均被灰白色短柔毛，叶两面密被白色绒毛。基生叶与茎下部叶长卵形或卵形，宽2～4cm，三至四回羽状全裂，小裂片狭线形或狭线状披针形，叶柄长，头状花序近球形。瘦果倒卵形，上端平整或略偏斜，微有不对称的冠状附属物。

3. 海州蒿

本品为菊科植物海州蒿的干燥幼苗。山东滨海地区和浙江宁波及天津等地以其幼苗作茵陈入药。茎有纵棱；分枝多，斜上展；茎、枝初时被灰白色蛛丝状绒毛，后脱落。叶稍肉质，初时被蛛丝状绒毛，后无毛，基生叶密集着生，卵形或宽卵形，头状花序卵球形或卵球状倒圆锥形。瘦果倒卵形，稍压扁。

4. 阴行草

本品为列当科植物阴行草的干燥全草。本品在江西、广西部分地区作土茵陈使用，在云南、贵州称金钟茵陈。在北方地区作刘寄奴入药。茎中空，基部常有膜质鳞片。叶对生，全部为茎出，无柄或有短柄，叶片基部下延，扁平，密被短毛；厚纸质，广卵形，两面皆密被短毛，小裂片外侧者较长，线形或线状披针形，花对生于茎枝上部，或有时假对生，构成总状花序；苞片叶状，较萼短，羽状深裂或全裂，花梗短，纤细，密被短毛，花萼管部很长，厚膜质，密被短毛，花冠上唇红紫色，下唇黄色，花管伸直，纤细，稍伸出于萼管外，上唇镰状弓曲，顶端截形，额稍圆，花药长椭圆形，背着，纵裂，子房长卵形，柱头头状，常伸出于盔外。蒴果被包于宿存的萼内，黑褐色，稍具光泽，种子多数，黑色，长卵圆形。

（程晓华　编著）

鱼腥草

【来源】

本品为三白草科植物蕺菜 *Houttuynia cordata* Thunb. 的新鲜全草或干燥地上部分。鱼腥草最早的产地记载为浙江、江西地区。在历代本草的记载中，长江以南地区如浙江、江苏、湖北、陕西、重庆、四川、安徽、福建、广东、广西、湖南、贵州、云南均为鱼腥草的产地。鲜品全年均可采割；干品夏季茎叶茂盛花穗多时采割，除去杂质，晒干。

【药材性状】

1. 鲜鱼腥草

本品茎呈圆柱形。上部绿色或紫红色，下部白色。叶互生，叶片心形，全缘。具鱼腥气，味涩。

2. 干鱼腥草

本品茎呈扁圆柱形，扭曲。表面黄棕色，有纵棱数条。质脆，易折断。叶片卷折皱缩，展平后呈心形。

【饮片性状】

本品为不规则的段。茎呈扁圆柱形，表面淡红棕色至黄棕色。叶片多破碎，黄棕色至暗棕色。穗状花序黄棕色。搓碎具鱼腥气，味涩。

【经验鉴别特征】

一般茎叶完整，有花穗、鱼腥气浓的鱼腥草品质较好，为规格等级划分提供依据。总之鱼腥草药材以茎叶多、淡红褐色、整齐有花穗、鱼腥气浓者为佳。

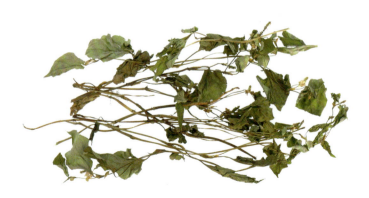

图7-27-1 鱼腥草（药材）

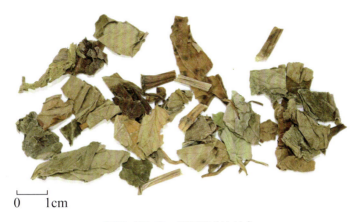

图7-27-2　鱼腥草（饮片）

【经验鉴别歌诀】

鱼腥草茎扁圆柱，表面暗棕环节生，叶绿背紫揉之解，解毒消肿肺痈寻。

【功能与主治】

清热解毒，消痈排脓，利尿通淋。用于肺痈吐脓，痰热喘咳，热痢，热淋，痈肿疮毒。

【伪品及混淆品特征】

鱼腥草伪品有：

1. 穿叶眼子菜

本品干燥皱缩，茎呈圆柱形，扭曲，长20～50cm，直径约1mm，表面灰绿色至黄棕色，具纵皱纹，节明显，根状茎之节上有须根残存，质脆，易折断，有些折之皮层呈环形断开，露出柔韧不易折断的木质部。叶互生，无叶柄，叶片卷曲皱缩，基部心形抱茎，浅绿色至浅紫色，透明，常附着一层易脱落的灰褐色水垢，完整者润湿后展平，呈卵状披针形或卵圆形，长2～7cm，宽1～3cm，先端渐尖或钝圆，全缘叶脉弧形，上部叶腋常可见灰黄色花序或果序。气微，味微苦、辛。

2. 水苦荬

本品干燥皱缩，茎圆柱形，扭曲，长约10cm，直径1～3mm，表面灰绿色至紫黑色，具纵皱纹，节明显，靠下部节上有须根残存，质脆，易折断，中空。叶对生，无叶柄，叶片卷折皱缩，上表面绿色，下表面灰白色，有些两面均为紫黑色。完整者润湿后展平，呈长圆状卵形或长圆状披针形，长2～8cm，宽1～3cm，先端钝圆，基部呈耳郭状，微抱茎，全缘或具波状齿，叶脉羽状。气微，味微苦、辛。

（程晓华　编著）

紫花地丁

【来源】

本品为堇菜科植物紫花地丁 *Viola yedoensis* Makino 的干燥全草。春、秋二季采收，除去杂质，晒干。

【药材性状】

本品多皱缩成团。主根长圆锥形，淡黄棕色。叶基生，灰绿色，边缘具钝锯齿，两面有毛。茎质脆，易折断。气微，味微苦而稍黏。

【饮片性状】

本品为根、茎、叶混合的不规则碎段。全体多皱缩成团。主根淡黄棕色，有细纵纹。叶灰绿色，展平后披针形或卵状披针形。花茎纤细，花淡紫色。蒴果椭圆形。气微，味微苦而稍黏。

【经验鉴别特征】

紫花地丁以开紫花的全草入药，根长圆锥形，淡黄棕色，有细纵皱纹。叶基生，灰绿色，叶片呈披针形或卵状披针形，味微苦而稍黏。药材以色绿、整齐、无杂质者为佳。饮片以色黄绿、无杂质者质量优良。

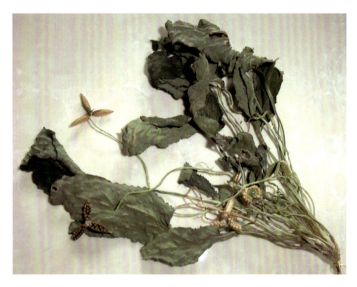

0   1cm

图7-28-1 紫花地丁（药材）

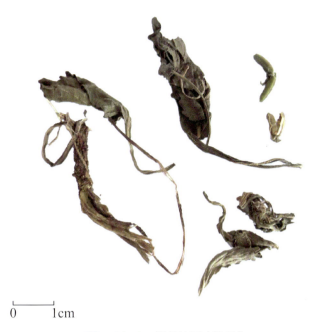

0   1cm

图7-28-2　紫花地丁（饮片）

【经验鉴别歌诀】

地丁根圆叶梨头，花紫蒴果裂如丁，清热解毒疗疔疮，乳痈蛇伤用之灵。

【功能与主治】

清热解毒，凉血消肿。用于疔疮肿毒，痈疽发背，丹毒，毒蛇咬伤。

【伪品及混淆品特征】

1. 甜地丁

本品为豆科植物米口袋的干燥全草。根茎簇生或单一，圆柱形。根长圆锥形，有的略扭曲。表面红棕色或灰黄色，有纵皱纹、横向皮孔及细长的侧根。质硬，断面黄白色，边缘绵毛状。茎短而细，灰绿色，有茸毛。单数羽状复叶，丛生，具托叶，叶多皱缩、破碎，完整小叶片展平后呈椭圆形或长椭圆形，灰绿色，有茸毛。蝶形花冠紫色。荚果圆柱形，棕色，有茸毛。种子黑色，细小。味微甜，嚼之有豆腥味。以根粗长、叶色灰绿者为佳。

2. 地丁草

本品为罂粟科植物地丁草的干燥全草。皱缩成团。主根圆锥形，表面棕黄色。茎细，多分枝，表面灰绿色或黄绿色，具5纵棱，质软，断面中空。叶多皱缩破碎，暗绿色或灰绿色，完整叶片二至三回羽状全裂。花少见，花冠唇形，有距，淡紫色。蒴果扁长椭圆形，呈荚果状。种子扁心形，黑色，有光泽。气微，味苦。

（程晓华　编著）

‹ 泽兰 ›

【来源】

本品为唇形科植物毛叶地瓜儿苗 *Lycopus lucidus* Turcz. Vat. *hirtus* Regel 的干燥地上部分。夏、秋二季茎叶茂盛时采割，晒干。

【药材性状】

本品茎呈方柱形，少分枝，四面均有浅纵沟。表面黄绿色或带紫色。叶片多皱缩，上表面黑绿色或暗绿色，下表面灰绿色。茎质脆，切面黄白色，中空。气微，味淡。

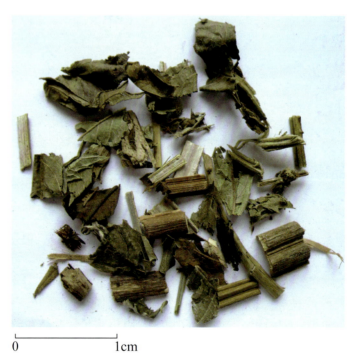

图7-29-1　泽兰（饮片）

【饮片性状】

本品呈不规则的段。茎方柱形，四面均有浅纵沟，表面黄绿色或带紫色，有白色茸毛。切面黄白色，中空。叶多破碎，边缘有锯齿。气微，味淡。

【经验鉴别特征】

药材以身干、茎短、叶多、色绿者为佳。饮片以长短一致、色绿、茎脆、叶多者为佳。

【经验鉴别歌诀】

单叶对生叶柄短，叶腋开花茎四方；叶背密生小腺点，莫与佩兰相混乱。

【功能与主治】

活血调经，祛瘀消痛，利水消肿。用于月经不调，经闭，痛经，产后瘀血腹痛，疮痈肿毒，水肿腹水。

（程晓华　编著）

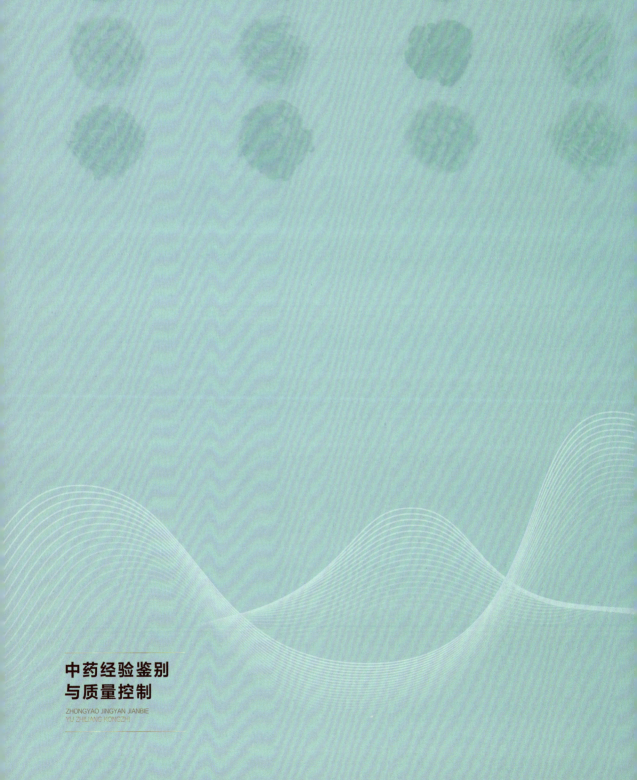

中药经验鉴别
与质量控制

ZHONGYAO JINGYAN JIANBIE
YU ZHILIANG KONGZHI

第八章

藻菌类中药

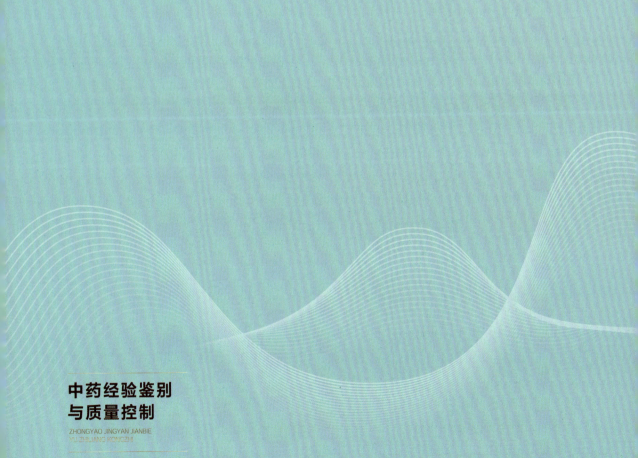

中药经验鉴别
与质量控制

ZHONGYAO JINGYAN JIANBIE
YU ZHILIANG KONGZHI

冬虫夏草

【来源】

本品为麦角菌科真菌冬虫夏草菌 *Cordyceps sinensis*（BerK.）Sacc. 寄生在蝙蝠蛾科昆虫幼虫上的子座和幼虫尸体的干燥复合体。主产于四川、青海，云南、贵州，西藏、甘肃亦产。夏初子座出土、孢子未发散时挖取，晒至六七成干，除去似纤维状的附着物及杂质，晒干或低温干燥。生用。

【药材性状】

本品由虫体与从虫头部长出的真菌子座相连而成。虫体似蚕，表面深黄色至黄棕色，有环纹 20～30 个。子座细长圆柱形，表面深棕色至棕褐色，上部稍膨大。虫体质脆，断面略平坦，可见"V"字形结构。气微腥，味微苦。

【饮片性状】

本品同药材。

【经验鉴别特征】

药材以身干、条粗、虫体色黄亮、丰满肥壮、断面黄白色、子座短小、气香者为佳。

【经验鉴别歌诀】

虫草黄棕似蚕形，头部红棕身环纹；八对肉足两边行，虫脆草韧气味腥。

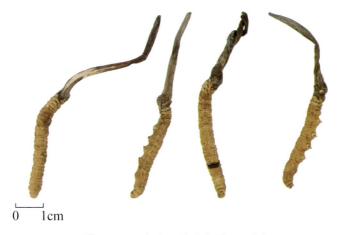

图8-1-1　冬虫夏草（药材，野生）

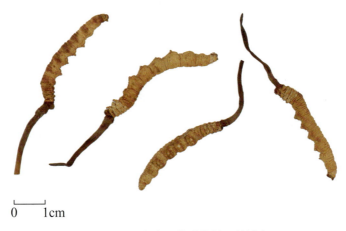

0   1cm

图8-1-2   冬虫夏草（药材，栽培）

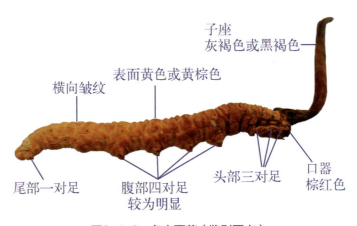

子座
灰褐色或黑褐色

表面黄色或黄棕色

横向皱纹

头部三对足

口器
棕红色

尾部一对足

腹部四对足
较为明显

图8-1-3   冬虫夏草（鉴别要点）

【功能与主治】

补肾益肺，止血化痰。用于肾虚精亏，阳痿遗精，腰膝酸痛，久咳虚喘，劳嗽咯血。

【伪品及混淆品特征】

1. 蛹虫草

本品为蛹虫草寄生在多种昆虫蛹及幼虫体上的子座及幼虫尸体的复合体。习称"北虫草"。其子座头部椭圆形，顶端钝圆，色橙黄或橙红，柄细长，圆柱形。寄主为夜蛾科幼虫，常能发育成蛹后才死亡，所以虫体为椭圆形的蛹。

2. 凉山虫草

本品为凉山虫草寄生在鳞翅目夜蛾科昆虫幼虫上的子座及幼虫尸体的复合体。与正品冬虫夏草较相似，但虫体较粗，表面环纹较少，足不明显。

3. 亚香棒虫草

本品为亚香棒虫草寄生在蝙蝠蛾科湖南棒蝙蛾等昆虫幼虫上的子座及幼虫尸体的复合体。颜色偏灰，在虫体上可见一些白斑，亚香棒虫草中部4对足没有冬虫夏草明显。断面亦无"V"字形结构。

4. 新疆虫草

本品为新疆虫草寄生在鳞翅目昆虫阿尔泰蝙蛾幼虫上的子座及幼虫尸体的复合体。其子座细长，圆柱形，稍弯曲。表面棕褐色，有细皱纹。子座上部膨大呈圆珠状，深棕色。虫体似蚕。表面土黄色，棕褐色至深棕色，环纹20～40个，明显，头部红棕色，腹部有足8对，以中部4对较明显，质脆易断，断面黄白色。气微腥，味较苦。

5. 分枝虫草

分枝虫草子座自头部1～3节颈间长出，逐渐延伸至头面部，呈1～3～5分枝。柄细长，多弯曲，稍扁，黑褐色。子座顶部稍膨大，断面外层黑色，中心黄白色，周边子囊壳埋于子座内，排列紧密，有时两层重叠。湿润后子座易与虫体剥离。虫体似蚕，表面黄绿色、黄褐色或黑褐色，体表粗糙，有环纹25～35个，腹部有足8对，以中部4对明显。质脆易断，断面淡黄白色。气微腥，味淡。

6. 地蚕

本品为地蚕和草石蚕的块茎。根茎呈纺锤形或长棱形，两端稍尖，略弯曲，形似虫体，有3～15个环节。外表淡黄色。质脆，断面类白色，可见淡棕色的形成层环。用水浸泡易膨胀，呈明显结节状。气微，味微甜，有黏性。

7. 伪制品压模"虫草"

在有些地区曾发现用面粉、玉米粉、石膏等经加工压模而成的伪充品，其外表面黄白色，虫体光滑，环纹明显，质坚实，断面整齐，粉白色，体重。

8. 增重虫草

本品系人为在虫草中心插入牙签、铁丝或铅丝等物增重。

（程晓华　编著）

⟨ 茯苓 ⟩

【来源】

本品为多孔菌科真菌茯苓 *Poria cocos*（Schw.）Wolf 的干燥菌核。主产于安徽、云南、湖北等地。栽培茯苓以安徽大别山区产者最佳，习称"安茯苓"；野生茯苓以云南产者最优，习称"云茯苓"。多于7~9月采挖，挖出后除去泥沙，堆置"发汗"后，摊开晾至表面干燥，再"发汗"，反复数次至现皱纹、内部水分大部散失后，阴干，称为"茯苓个"；或将鲜茯苓按不同部位切制，阴干，分别称为"茯苓块"和"茯苓片"。

【药材性状】

本品呈类球形、椭圆形、扁圆形或不规则团块。外皮薄而粗糙，棕褐色至黑褐色。体重，质坚实，断面颗粒性。气微，味淡，嚼之粘牙。

【饮片性状】

1. 茯苓块

本品为去皮后切制的茯苓，呈立方块状或方块状厚片，大小不一。白色、淡红色或淡棕色。

2. 茯苓片

本品为去皮后切制的茯苓，呈不规则厚片，厚薄不一。白色、淡红色或淡棕色。

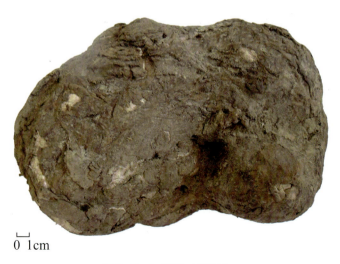

0 1cm

图8-2-1 茯苓（药材）

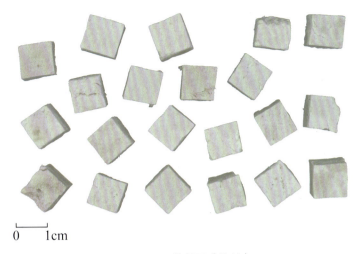

图8-2-2 茯苓丁（饮片）

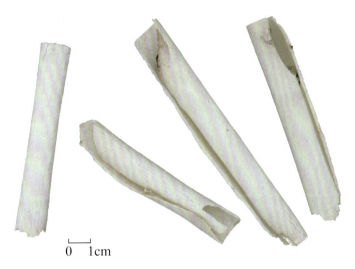

图8-2-3 茯苓卷（饮片）

【经验鉴别特征】

药材以体重坚实、外皮黑褐色而稍带光泽、皱纹深无裂隙、断面白色细腻、粘牙力强者为佳。饮片以片厚、大小均匀、色白细腻、粘牙力强者为佳。

【经验鉴别歌诀】

茯苓类球形或球形，皮薄棕糙显皱纹，剖面白粉成粒状，健脾渗湿又安神。

【功能与主治】

利水渗湿，健脾，宁心。用于水肿尿少，痰饮眩悸，脾虚食少，便溏泄泻，心神不安，惊悸失眠。

【附注】

1. 茯苓皮

本品为多孔菌科真菌茯苓 *Poria cocos*（Schw.）Wolf 菌核的干燥外皮。多于 7～9 月采挖，加工"茯苓片""茯苓块"时，收集削下的外皮，阴干。

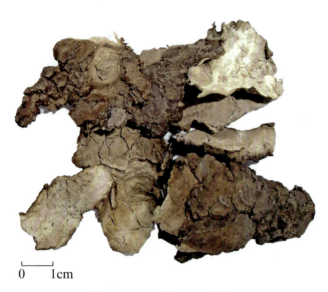

图8-2-4　茯苓皮（饮片）

2. 茯神

本品为多孔菌科真菌茯苓 *Poria cocos*（Schw.）Wolf 带松根的菌核。呈方块状厚片，大小约 2cm。菌核灰白色，中间或一侧有灰黄色松根，质地坚硬而脆，断面可见圈状纹理（年轮）。气微，味淡。甘、淡，平。生于松树根上。分布于吉林、安徽、浙江、福建等地。

药材性状

本品干燥的菌核形态与茯苓相同，唯中间有一松树根贯穿。商品多已切成方形的薄片，质坚实，具粉质，切断的松根棕黄色，表面有圈状纹理（年轮）。以内厚实、松根小者为佳。

（禚君　编著）

海 藻

【来源】

本品为马尾藻科植物海蒿子 *Sargassum pallidum*（Turn.）C.Ag. 或羊栖菜 *Sargassum fusiforme*（Harv.）Setch. 的干燥藻体。前者习称"大叶海藻"，后者习称"小叶海藻"。主产于辽宁、山东、福建、浙江、广东等沿海地区。夏、秋二季采捞，除去杂质，淡水洗净，切段晒干用。

【药材性状】

大叶海藻

本品皱缩卷曲，黑褐色，有的被白霜。质脆，潮润时柔软。水浸后膨胀，肉质，黏滑。气腥，味微咸。

小叶海藻

本品较小。分枝互生，无刺状突起。叶条形或细匙形，先端稍膨大，中空。质较硬。

【饮片性状】

大叶海藻为不规则的小段，卷曲状。表面黑褐色，幼枝和主干可见短小的刺状突起，叶缘偶见锯齿，气囊黑褐色，球形或卵圆形，质脆。气腥，味微咸。小叶海藻亦为不规则的小段，卷曲状。表面棕黑色或黑褐色，主干圆柱形粗糙，无刺状突起，叶呈线形，中空成囊。气腥，味微咸。

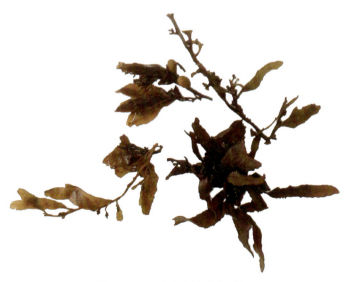

图8-3-1 大叶海藻（药材）

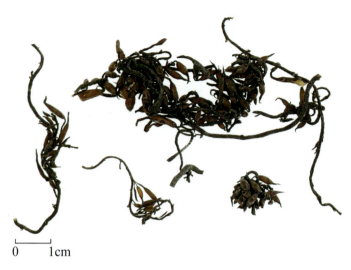

图8-3-2 小叶海藻（药材）

【经验鉴别特征】

药材以身干、色黑褐、盐霜少、枝嫩无砂石者为佳。饮片以均匀、质嫩、无碎末者为佳。

【经验鉴别歌诀】

海藻黑褐被盐霜，叶状分枝有气囊，肉质黏滑且柔韧，功同昆布化坚痰。

【功能与主治】

消痰软坚散结，利水消肿。用于瘿瘤，瘰疬，睾丸肿痛，痰饮水肿。

（禚君　编著）

‹ 昆 布 ›

【来源】

本品为海带科植物海带 *Laminaria japonica* Aresch. 或翅藻科植物昆布 *Ecklonia kurome* Okam. 的干燥叶状体。主产于山东、辽宁、浙江等地。夏、秋两季采捞，除去杂质，漂净，切宽丝，晒干。

【药材性状】

海带

本品卷曲折叠成团状，或缠结成把。全体呈黑褐色或绿褐色，表面附有白霜。水浸软则膨胀。气腥，味咸。

昆布

本品卷曲皱缩成不规则团状。全体呈黑色，较薄。水浸软则膨胀呈扁平的叶状。质柔滑。
鉴别：体厚，以水浸泡即膨胀，表面黏滑，附着透明黏液质。手捻不分层者为海带，分层者为昆布。

【饮片性状】

本品呈宽丝状，表面黑褐色，较薄。质柔滑，气腥，味微咸。

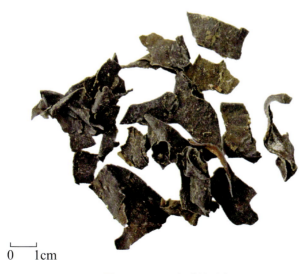

0   1cm

图8-4-1　昆布（饮片）

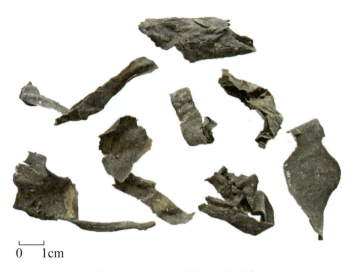

图8-4-2　昆布（饮片，海带）

【经验鉴别特征】

药材以色黑棕、身干整齐、无杂质者为佳。饮片以大小均匀、干燥、质柔无砂石者为佳。

【经验鉴别歌诀】

昆布带状卷成团，全体绿褐附盐霜，气腥味咸质黏滑，瘿瘤痰核漂煎尝。

【功能与主治】

消痰软坚散结，利水消肿。用于瘿瘤，瘰疬，睾丸肿痛，痰饮水肿。

（禚君　编著）

‹ 灵 芝 ›

【来源】

本品为多孔菌科真菌赤芝 *Ganoderma lucidum*（Leyss.ex Fr.）Karst. 或紫芝 *Ganoderma sinense* Zhao，Xu et Zhang 的干燥子实体。全年采收，除去杂质，剪除附有朽木、泥沙或培养基的下端菌柄，阴干或在 40～50℃烘干。

【药材性状】

赤芝

本品外形呈伞状，菌盖肾形、半圆形或近圆形。皮壳坚硬，黄褐色至红褐色。菌肉白色至淡棕色。气微香，味苦涩。

紫芝

本品皮壳紫黑色，有漆样光泽。菌肉锈褐色。

栽培品

本品子实体较粗壮、肥厚。皮壳外常被有大量粉尘样的黄褐色孢子。

【饮片性状】

本品呈半圆形或不规则的薄片。外表皮黄褐色至红褐色，有光泽，具环状棱纹和辐射状皱纹，菌肉白色至淡棕色。气微香，味苦涩。

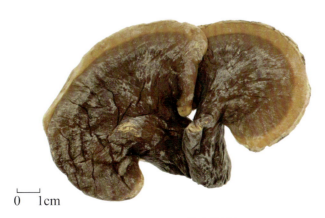

0 1cm

图8-5-1 灵芝（药材）

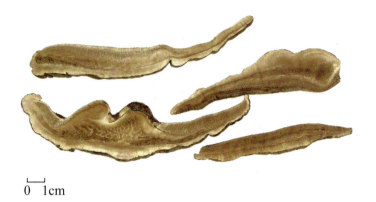

0 1cm

图8-5-2 灵芝（饮片）

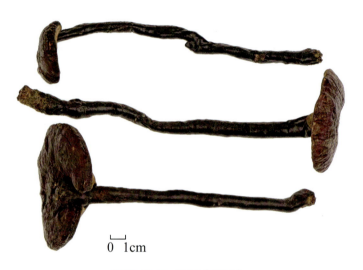

0 1cm

图8-5-3 紫芝（药材）

【经验鉴别特征】

赤芝与紫芝外形较相似，紫芝表面紫黑色，有漆样光泽，传统认为质好。赤芝表面红褐色，漆样光泽不明显，质稍逊于紫芝。药材以个大、完整、光亮、无泥沙、无菌柄者为佳。饮片以片薄宽大、光泽、无杂质者为佳。

【经验鉴别歌诀】

灵芝菌盖半圆形，盖下侧生长菌柄，赤褐如漆质坚硬，益气安神喘咳宁。

【功能与主治】

补气安神，止咳平喘。用于心神不宁，失眠心悸，肺虚咳喘，虚劳短气，不思饮食。

【伪品及混淆品特征】

树舌

本品为灵芝科植物树舌灵芝的干燥子实体。夏、秋季子实体成熟时采收，除去杂质、晒干或切片、晒干。本品菌盖半圆形、新月形、肾形或缓山丘样形成半圆盘形。无柄，长径10～40cm，短径8～30cm，大者可达80cm×30cm，厚达15cm；边缘钝，圆滑或呈云朵状；上表面呈灰褐色、褐色或灰色，无漆样光泽，有同心环状棱纹，高低不平或具大小不等的瘤突，皮壳脆，角质，厚约1～2mm。菌肉浅栗色，近皮壳处有时显白色，软木栓质，厚0.5～1.5cm。菌管显著，多层，浅褐色，有的上部菌管呈白色，层间易脱离，每层厚约1cm，有的层间夹栗色薄层菌肉。管口孔面近白色至淡黄色或暗褐色，口径极为微小，每1mm有菌管5～6个。质硬而韧，气微，味微苦。

（禤君　编著）

‹ 马 勃 ›

【来源】

本品为灰包科真菌脱皮马勃 Lasiosphaera fenzlii Reich.、大马勃 Calvatia gigantea（Batsch ex Pers.）Lloyd 或紫色马勃 Calvatia lilacina（Mont.et Berk.）Lloyd 的干燥子实体。脱皮马勃主产于辽宁、甘肃、湖北、江苏、湖南、广西、安徽；大马勃主产于内蒙古、河北、青海、吉林、湖北；紫色马勃主产于广东、广西、湖北、江苏、安徽。夏、秋二季子实体成熟时及时采收，除去泥沙，干燥。除去外层硬皮，切成方块，或研成粉，生用。

【药材性状】

脱皮马勃

本品呈扁球形或类球形，无不孕基部。包被灰棕色至黄褐色，纸质。孢体灰褐色或浅褐色，触之则孢子呈尘土样飞扬，手捻有细腻感。臭似尘土，无味。

大马勃

本品不孕基部小或无。包被光滑，质硬而脆，成块脱落。孢体浅青褐色，手捻有润滑感。

紫色马勃

本品呈陀螺形，或已压扁呈扁圆形。包被薄，两层，紫褐色，粗皱。孢体紫色。
火试：取本品置火焰上，轻轻抖动，即可见微细的火星飞扬，熄灭后，产生大量白色浓烟。

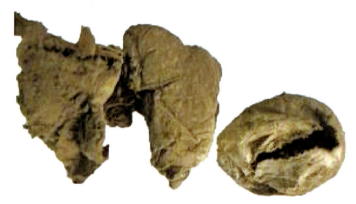

图8-6-1 脱皮马勃

【饮片性状】

本品呈不规则的小块。外表皮灰棕色至黄褐色，纸质，孢体灰褐色或浅褐色，紧密，有弹性，用手撕之，内有灰褐色棉絮状的丝状物。触之则孢子呈尘土样飞扬，手捻有细腻感。臭似尘土，无味。

【经验鉴别特征】

药材以个大、松泡、质轻、完整、灰褐色、按之如棉絮、有粉尘飞出者为佳。

【经验鉴别歌诀】

马勃紫褐子实体，包皮灰棕质如纸，质轻弹之孢子飞，清肺解毒利咽使。

【功能与主治】

清肺利咽，止血。用于风热郁肺咽痛，音哑，咳嗽；外治鼻衄，创伤出血。

【伪品及混淆品特征】

白马勃

本品为灰包科真菌大口静灰球或长根静灰球的干燥孢体。夏、秋二季采收，除去泥沙及杂质，晒干。本品子实体呈类球形或扁球形。表面灰白色、黄白色或浅茶褐色；不育基部小或较长；残留的包被由淡蓝灰色的薄膜状外包被和稍厚的灰黄色、茶褐色内包被所组成，外包被表面有颗粒状突起。包被质脆，较硬或柔软；顶端开裂成不规则口或上部成块脱落。孢体浅烟色或浅青褐色，粉末状，手捻有滑腻感。有特殊气味。（该品种《四川省中药材标准（2010 年版）》以川西马勃之名收载。）

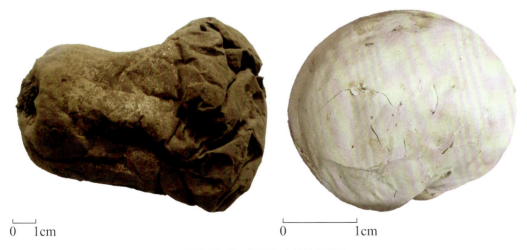

图8-6-2　白马勃（甘地标品）

（禤君　编著）

〈 猪 苓 〉

【来源】

本品为多孔菌科真菌猪苓 *Polyporus umbellatus*（Pers.）Fries 的干燥菌核。春、秋二季采挖，除去泥沙，干燥。

【药材性状】

本品呈条形、类圆形或扁块状。表面黑色、灰黑色或棕黑色，皱缩或有瘤状突起。体轻，质硬，断面类白色或黄白色，略呈颗粒状，按之较软。气微，味淡。

【饮片性状】

本品呈类圆形或不规则的厚片。外表皮黑色或棕黑色，皱缩。切面类白色或黄白色，略呈颗粒状。气微，味淡。

【经验鉴别特征】

药材以个大、外皮黑色、断面色白、体较重者为佳。饮片以片大肥厚、断面色白、质重者为佳。

【经验鉴别歌诀】

猪苓块状如猪粪，皮黑瘤突显皱缩，断面类白且细腻，利尿消肿通诸淋。

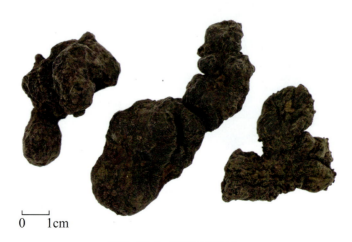

0　　1cm

图8-7-1　猪苓（药材）

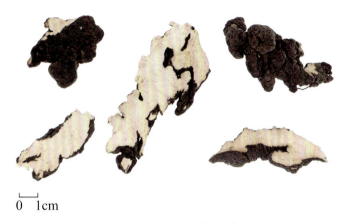

图8-7-2 猪苓（饮片）

【功能与主治】

利水渗湿。用于小便不利，水肿，泄泻，淋浊，带下。

【伪品及混淆品特征】

1. 金荞麦

本品为蓼科植物金荞麦的干燥根茎。呈不规则团块。表面棕褐色，有横向环节及纵皱纹，密布点状皮孔。质坚硬，断面淡黄白色或淡红棕色，有放射状纹理，中央髓部色较深。气微，味微涩。

2. 黑三棱

本品为香蒲科植物黑三棱的干燥块茎。饮片为类圆形横切薄片。外表面有点状须根痕或疣状突起，黑棕色或棕色，切面平坦，粉性，多见散在筋脉小点，质坚硬，味苦而微麻舌。

3. 香菇菌柄染色

本品为白蘑科真菌香菇的干燥菌柄下端经染色切片加工而成。呈圆柱形，稍扁，平直或弯曲。原本白色，表面较平，可见少量纵皱纹。用黑色染料染色后，表面呈黑褐色，切面边缘呈灰黑色或灰褐色，中部淡黄白色至淡棕黄色。气微香，味淡。

（禚君　编著）

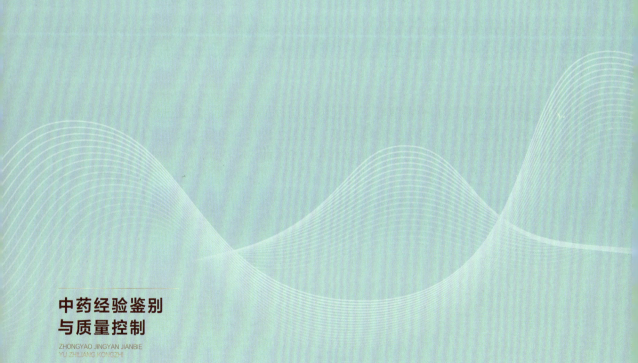

中药经验鉴别
与质量控制

ZHONGYAO JINGYAN JIANBIE
YU ZHILIANG KONGZHI

第九章

树脂类中药

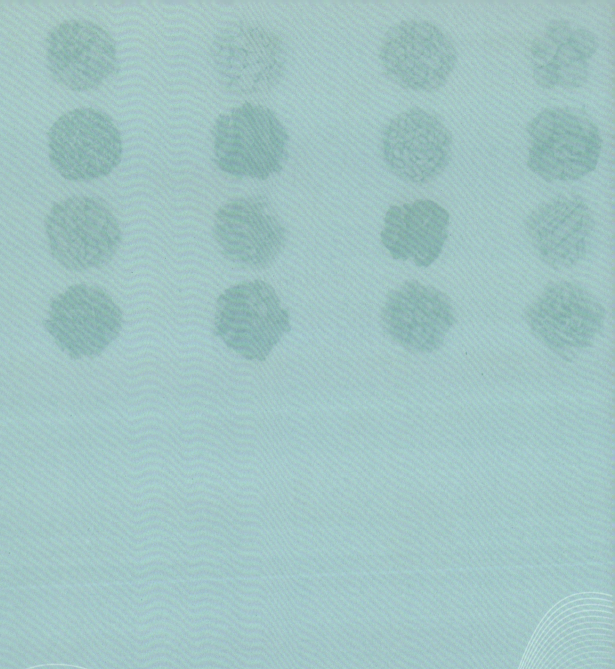

中药经验鉴别
与质量控制

ZHONGYAO JINGYAN JIANBIE
YU ZHILIANG KONGZHI

琥 珀

【来源】

本品为古代松科植物渗出的浓稠树脂，经久埋于地下转化成的树脂化石。

【药材性状】

本品呈不规则多角形块状、颗粒状，体轻。血红色（习称"血珀"）或黄棕色，有光泽。质硬而脆，摩擦带电。断面光亮，透明至微透明。气无，味淡，嚼之声响，无沙粒感。

煤珀（黑琥珀）

本品呈不规则多角形块状、颗粒状，少数呈乳滴状。表面黄棕色至乌黑色，略有光泽，呈透明或半透明玻璃样体。体较轻，质坚硬，不易碎。气无，味淡，嚼之坚硬，摩擦带电。

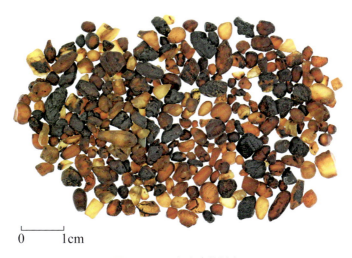

图9-1-1　琥珀（药材）

【饮片性状】

本品同药材。

【经验鉴别特征】

琥珀以深红透明质松脆者为血珀，最佳，煤珀则以色黄棕、断面有玻璃样光泽者为佳。

【经验鉴别歌诀】

琥珀块状质松脆，水煮不熔捏易碎，烧时烟黑熄时白，安神化瘀利小水。

【功能与主治】

定惊安神，活血散瘀，利尿通淋。用于惊风癫痫，惊悸失眠；血滞经闭，癥瘕；小便不利，癃闭。

【伪品及混淆品特征】

琥珀及其伪品鉴别比较表

鉴别方法	琥珀	松香或土埋松香
口尝法	嚼之有沙沙之声，味淡，无沙粒感	嚼之有沙沙之声，味淡，有或无沙粒感，但有松香气，味苦，久嚼发黏
火试法	冒黑烟，刚熄火时冒白烟，微有松香气或煤油臭气	冒浓黑烟，火刚灭时仍冒黑烟，松香气浓
水试法	加水煮沸，不溶化亦不变软	变软或溶化

（禚君　编著）

‹ 没 药 ›

【来源】

本品为橄榄科植物地丁树 *Commiphora myrrha* Engl. 或哈地丁树 *Commiphora molmol* Engl. 的干燥树脂。

【药材性状】

天然没药

本品呈不规则颗粒性团块状，大小不等。表面黄棕色或红棕色，近半透明，部分呈棕黑色。质坚脆，破碎面不整齐，无光泽。有特异香气，味苦而微辛。

胶质没药

本品呈不规则块状和颗粒，多黏结成大小不等的团块。表面棕黄色至棕褐色，不透明。有特异香气，味苦而有黏性。本品与水共研形成黄棕色乳状液。

【饮片性状】

1. 没药

本品呈不规则小块状或类圆形颗粒状，表面黄棕色或红棕色，质坚脆，破碎面不整齐。有特异香气，味苦而微辛。

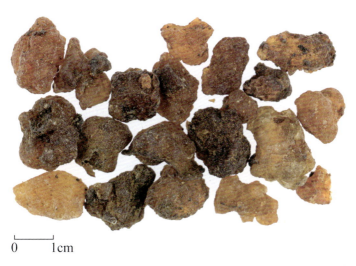

0   1cm

图9-2-1 没药（药材）

2. 醋没药

本品呈不规则小块状或类圆形颗粒状，表面棕褐色或黑褐色，有光泽。具特异香气，略有醋香气，味苦而微辛。

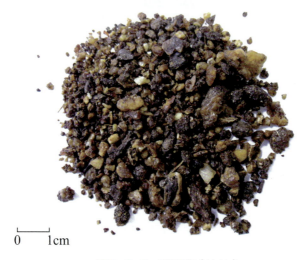

图9-2-2　醋没药（饮片）

【经验鉴别特征】

没药以块大、色红棕、半透明、微粘手、香气浓而持久、杂质少者为佳。醋没药以颗粒状、褐色、光泽、具醋香气者为佳。

【经验鉴别歌诀】

没药颗粒或黏块，表面粗糙色红棕，裂面粒状香又苦，活血祛瘀止疼痛。

【功能与主治】

散瘀定痛，消肿生肌。用于胸痹心痛，胃脘疼痛，痛经经闭，产后瘀阻，癥瘕腹痛，风湿痹痛，跌打损伤，痈肿疮疡。

【伪品及混淆品特征】

伪制品：为松香的加工品。呈不规则团块，色灰黑，具松节油气。

（禚君　编著）

＜ 乳 香 ＞

【来源】

本品为橄榄科植物乳香树 *Boswellia carterii* Birdw. 及同属植物 *Boswellia bhaw-dajiana* Birdw. 树皮渗出的树脂。主产于非洲索马里、埃塞俄比亚等地。野生或栽培。春夏季采收。将树干的皮部由下向上顺序切伤，使树脂渗出，数天后凝成固体，即可采收。可打碎生用，内服多炒用。

【药材性状】

本品呈长卵形滴乳状、类圆形颗粒或粘合成大小不等的不规则块状物。表面黄白色，半透明，被有黄白色粉末。质脆，遇热软化。破碎面有玻璃样或蜡样光泽。具特异香气，味微苦。遇热变软，烧之微有香气（掺松香者则有松香气），冒黑烟，并残留黑色残渣。与少量水共研，能形成白色或黄白色乳状液。

【饮片性状】

1. 乳香

本品呈长卵形滴乳状、类圆形颗粒或圆粒状，表面黄白色，半透明，被有黄白色粉末，破碎面有玻璃样或蜡样光泽。具特异香气，味微苦。

2. 醋乳香

本品呈小圆珠或圆粒状，表面淡黄色，显油亮。质坚脆，稍具醋气。

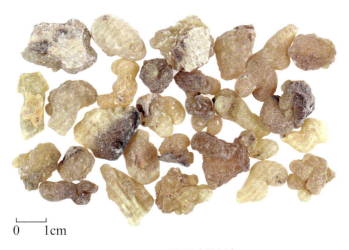

0   1cm

图9-3-1 乳香（药材）

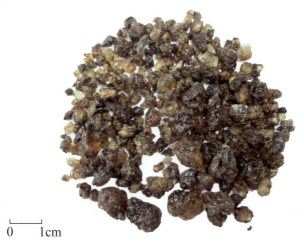

0 1cm

图9-3-2 醋乳香（饮片）

【经验鉴别特征】

乳香以色淡黄白、断面半透明、质硬而脆、香气浓厚者为佳。醋乳香以圆珠状、色黄、油亮、质坚脆者为佳。

【经验鉴别歌诀】

乳香色黄或棕红，形似乳头或泪珠，质脆蜡样透明状，活血止痛敛疮疡。

【功能与主治】

活血定痛，消肿生肌。用于胸痹心痛，胃脘疼痛，痛经经闭，产后瘀阻，癥瘕腹痛，风湿痹痛，筋脉拘挛，跌打损伤，痈肿疮疡。

（禚君　编著）

血 竭

【来源】

本品为棕榈科植物麒麟竭 Daemonorops draco Bl. 果实渗出的树脂经加工制成。主产于印度尼西亚、马来西亚、伊朗等国，我国的广东、台湾等地也有种植。多为栽培。秋季采收。采集果实，置蒸笼内蒸煮，使树脂渗出；或将树干砍破或钻以若干小孔，使树脂自然渗出，凝固而成。打碎研末用。

【药材性状】

本品略呈类圆四方形或方砖形，表面暗红。质硬而脆，破碎面红色，研粉为砖红色。气微，味淡。在水中不溶，在热水中软化。

取本品粉末，置白纸上，用火隔纸烘烤即熔化，但无扩散的油迹，对光照视呈鲜艳的红色。以火燃烧则产生呛鼻的烟气。

【饮片性状】

本品同药材。

【经验鉴别特征】

以外色黑似铁、研粉红似血、用火隔纸烘烤即熔化，但无扩散的油迹为正品。

【经验鉴别歌诀】

药材外色黑似铁，研粉红似血。火燃呛鼻腔，苯甲酸香气。

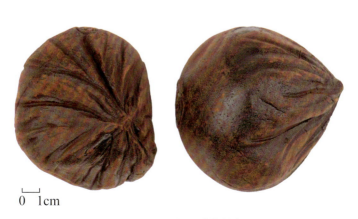

0 1cm

图9-4-1　血竭（药材）

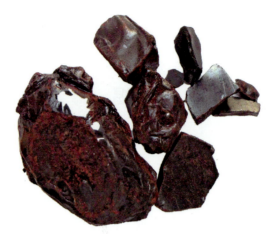

图9-4-2　龙血竭（药材）

【功能与主治】

活血定痛，化瘀止血，生肌敛疮。用于跌打损伤，心腹瘀痛，外伤出血，疮疡不敛。

【伪品及混淆品特征】

1. 人工伪制品

本品为松香、泥土、颜料等物质加工制成血竭状物。表面暗红色，质坚硬而重，断面棕红色，研成粉末不呈血红色，火烧冒黑烟，有松香气。用火隔纸烘烤可见明显扩散的油迹。

2. 龙血竭《贵州省中药材、民族药材质量标准（2003 年版）》

本品为天门冬科植物剑叶龙血树的含脂木材提取得到的树脂。本品呈不规则块片，红棕色至黑棕色，有光泽，有少量红棕色粉末，质脆，断面有空隙，气特异、清香，味淡苦涩，嚼之有炭粒感并微粘齿。本品在甲醇、乙醇或稀碱溶液中溶解，在水、乙醚和稀酸溶液中不溶。

（禚君　编著）

第十章

动物类中药

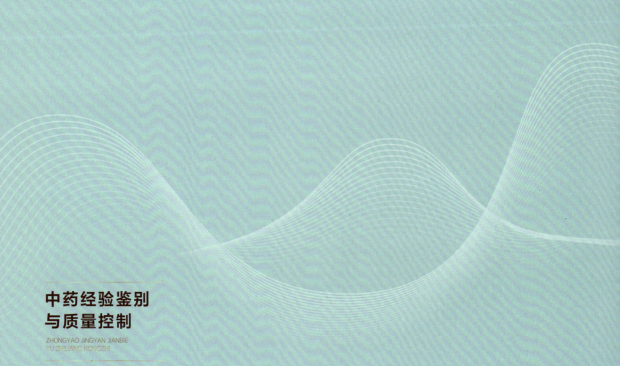

中药经验鉴别
与质量控制

ZHONGYAO JINGYAN JIANBIE
YU ZHILIANG KONGZHI

鳖 甲

【来源】

本品为鳖科动物鳖 Trionyx sinensis Wiegmann 的背甲。全年均可捕捉，以秋、冬二季为多，捕捉后杀死，置沸水中烫至背甲上的硬皮能剥落时，取出，剥取背甲，除去残肉，晒干。

【药材性状】

本品呈椭圆形或卵圆形，背面隆起。外表面黑褐色或墨绿色，内表面类白色。质坚硬。气微腥，味淡。

【饮片性状】

1. 鳖甲

本品同药材。

2. 醋鳖甲

本品呈不规则的小块，表面深黄色，质酥脆，略具醋气。

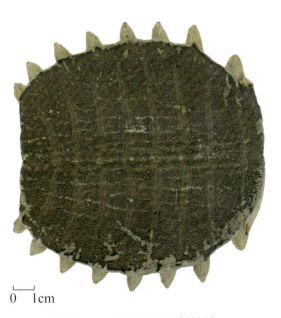

0   1cm

图10-1-1　鳖甲外表面（药材）

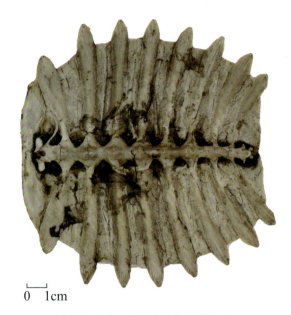

图10-1-2 鳖甲内表面（药材）

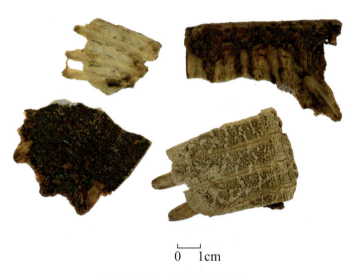

图10-1-3 醋鳖甲（饮片）

【经验鉴别特征】

鳖甲以颜色绿、九肋、多裙、重七两者为优，一般来说将鳖生剔去肉取甲为好，不用煮脱者。均以块大、无残肉、无明显腥臭味者为佳。醋鳖甲以片块大小均匀、色深黄、质酥脆、具醋香气者为佳。

【经验鉴别歌诀】

鳖甲坚硬是背甲，椎旁肋骨各有八，背棱两侧缝八条，滋阴退热软坚佳。

【功能与主治】

滋阴潜阳，退热除蒸，软坚散结。用于阴虚发热，骨蒸劳热，阴虚阳亢，头晕目眩，虚风内动，手足瘈疭，经闭，癥瘕，久疟疟母。

【伪劣品及混淆品特征】

劣药为鳖科动物鳖食用后的背甲。本品经长时间煎煮，背面黑色物煮掉，呈灰白色或灰绿色，皱褶有或无，无油性，腹面灰白色，无残留肉痕，边缘无残留裙边，腥气淡。

目前鳖甲的混淆品较多，一般常见的有以下几种，应注意鉴别。

1. 鼋背甲

本品为鳖科动物鼋的背甲。本品呈类圆形，长 15～25cm，宽 15～25cm。外表面白色或黑色，有不规则较粗大的蠕虫状凹坑纹理，椎板、肋板、颈板粗大，无缘板。内表面类白色，可见较大的椎骨、颈骨、肋骨。

2. 缅甸缘板鳖背甲

本品为鳖科动物缅甸缘板鳖的背甲。本品呈长卵圆形，明显上宽下窄，长 13～20cm，宽 12～18cm。外表面浅灰褐色，密布颗粒状的点状突起。颈板 1 块，宽翼状。内表面灰白色，颈骨略呈宽翼状，完整者可见前缘板和后缘板，其第一后缘板明显小于第二后缘板。

3. 印度缘板鳖背甲

本品为鳖科动物印度缘板鳖的背甲。本品呈长倒卵圆形，长 12～19cm，宽 11～15cm。外表面棕绿色，具黄色圆斑，密布颗粒状的点状突起。颈板 1 块，宽翼状。内表面灰白色，颈骨略呈宽翼状，完整者可见前缘板和后缘板，其第一后缘板明显大于第二后缘板。

4. 山瑞鳖背甲

本品为鳖科动物山瑞鳖的背甲。本品呈椭圆形，长 7～36cm，宽 6～21cm。脊背中部具一条纵向浅凹沟，颈板拱形突起，第一对肋板间具一枚椎板。

（禚君　编著）

⟨ 蝉 蜕 ⟩

【来源】

本品为蝉科昆虫黑蚱 Cryptotympana pustulata Fabricius 的若虫羽化时脱落的皮壳。夏、秋二季收集，除去泥沙，晒干。

【药材性状】

本品略呈椭圆形而弯曲，似蝉中空。体轻，膜质，中空，易碎。气微，味淡。

【饮片性状】

本品同药材。

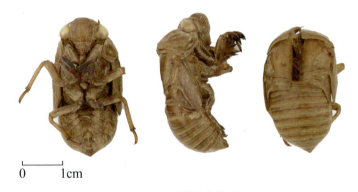

0　　1cm

图10-2-1　蝉蜕（药材）

【经验鉴别特征】

古人既用蝉蜕身又用皮壳，以身形大者入药效果好。药材以体大、身干、色黄亮、体轻、完整、无泥土杂质者为佳。

【经验鉴别歌诀】

蝉蜕似蝉而中空，表面茶棕透光泽，体轻膜质疏风热，明目退翳定惊厥。

【功能与主治】

疏散风热，利咽，透疹，明目退翳，解痉。用于风热感冒，咽痛音哑，麻疹不透，风疹瘙痒，目赤翳障，惊风抽搐，破伤风。

【伪品及混淆品特征】

1. 金蝉蜕

本品为蝉科昆虫山蝉的蜕壳。全形似蝉，金黄色，体较瘦，腹部上端较细，至尾端共 7 节，每节在近下缘处有 1 条显著或不显著的黑棕色横纹，尾部有尖锐针状凸起。

2. 蟪蛄壳

本品为蝉科昆虫蟪蛄（褐斑蝉）的若虫羽化时脱落的皮壳。本品略呈椭圆形而弯曲，长约 1.7cm，宽约 1cm。表面黄棕色，半透明，微有光泽。头部有丝状触角 1 对，多已断落，复眼突出，口吻发达，上唇宽短，下唇伸长成管状。胸部背面呈十字形裂开，裂口不向内卷曲，脊背两旁具小翅 2 对；腹面有足 3 对，被黄棕色细毛。腹部钝圆，共 9 节，体轻、中空，易碎。无臭，味淡。

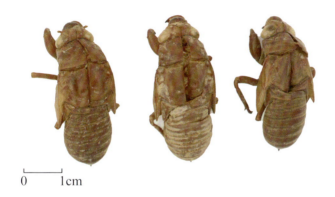

图10-2-2　金蝉蜕

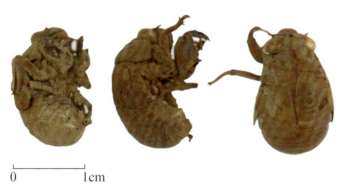

图10-2-3　蟪蛄壳

（祥君　编著）

〈 地 龙 〉

【来源】

本品为钜蚓科动物参环毛蚓 Pheretima aspergillum（E.Perrier）、通俗环毛蚓 Pheretima vulgaris Chen、威廉环毛蚓 Pheretima guillelmi（Michaelsen）或栉盲环毛蚓 Pheretima pectinifera Michaelsen 的干燥体。前一种习称"广地龙"，后三种习称"沪地龙"。广地龙春季至秋季捕捉，沪地龙夏季捕捉，及时剖开腹部，除去内脏和泥沙，洗净，晒干或低温干燥。

【药材性状】

广地龙

本品呈长条状薄片，弯曲，边缘略卷。全体具环节，背部棕褐色至紫灰色，腹部浅黄棕色，第14～16环节为生殖带，习称"白颈"，较光亮。体轻，略呈革质，不易折断。气腥，味微咸。

沪地龙

本品全体具环节，背部棕褐色至黄褐色，腹部浅黄棕色。第14～16环节为生殖带，较光亮。

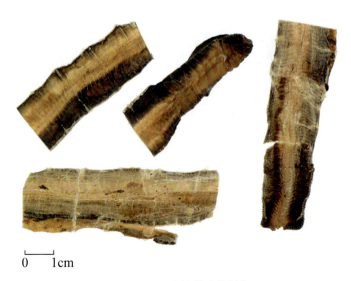

图10-3-1 广地龙（药材）

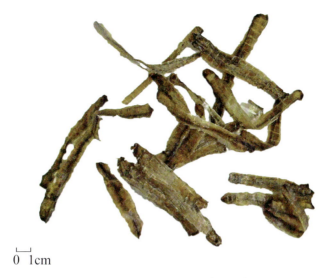

0　1cm

图10-3-2　沪地龙（药材）

【饮片性状】

广地龙为薄片状小段，边缘卷曲，背部棕褐色至紫灰色，腹部浅黄棕色，生殖环节较光亮。体前端稍尖，尾端钝圆，刚毛圈粗糙而硬。色较浅，体轻，略呈革质，不易折断。气腥，味微咸。沪地龙为不规则碎段，表面灰褐色或灰棕色，多皱缩不平，生殖环带多不明显。体轻脆，易折断，肉薄。

【经验鉴别特征】

广地龙雄性生殖孔在第 18 节腹侧，受精囊孔 2 对，位于 7/8～8/9 节间。沪地龙体型较小，受精囊孔 3 对，在 6/7～8/9 节间。地龙以虫体肥大，去净泥土者为佳，一般认为广地龙优于沪地龙。药材以条大、肉厚者为佳。饮片以均匀、光亮、肉厚、无杂质者品质优。

【经验鉴别歌诀】

地龙正品产两广，片长扭曲无内脏，气腥质脆有白颈，息风通络又平喘。

【功能与主治】

清热定惊，通络，平喘，利尿。用于高热神昏，惊痫抽搐，关节痹痛，肢体麻木，半身不遂，肺热喘咳，水肿尿少。

【伪品及混淆品特征】

伪品通常是以牛羊或其他动物肠子为主，将其切成条状，并加入黑色泥浆进行搅拌，之后晒干。伪品与正品的鉴别需要注意，先用水进行浸泡，并对其进行铺平，观察环节，伪品无刚毛，相对光滑，无生殖孔以及生殖带。掺杂则是选择地龙正品，向地龙体内注射泥浆，晒干。掺杂与正品的鉴别需要注意：掺杂之后多呈圆柱形状或扁圆柱形，部分为结节状扁条形，中心有泥沙，断面为粉性，用水稍浸泡之后可将其外皮去除，得到泥芯。

（祺君　编著）

❮ 蜂 房 ❯

【来源】

本品为胡蜂科昆虫果马蜂 *Polistes olivaceous*（DeGeer）、日本长脚胡蜂 *Polistes japonicus* Saussure 或异腹胡蜂 *Parapolybia varia* Fabricius 的巢。秋、冬二季采收，晒干，或略蒸，除去死蜂死蛹，晒干。

【药材性状】

本品呈圆盘状或不规则的扁块状，有的似莲房状，大小不一。表面灰白色或灰褐色。体轻，质韧，略有弹性。气微，味辛淡。质酥脆或坚硬者不可供药用。

【饮片性状】

本品呈不规则的团块状，表面灰白色或灰褐色。切面有多数整齐的六角形房孔。体轻，质韧，略有弹性。气微，味辛淡。

【经验鉴别特征】

药材以体轻、质韧、有弹性者为佳。

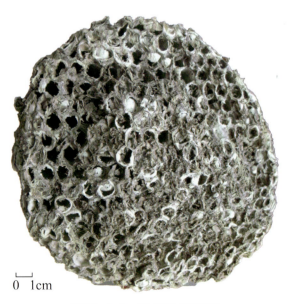

0 1cm

图10-4-1 蜂房药材正面观

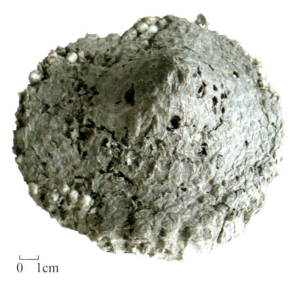

〇━━〇━━〇
0　1cm

图10-4-2　蜂房药材背面观

【经验鉴别歌诀】

蜂房本是马蜂窝，圆盘扁平色灰褐，腹多小孔背硬柱，攻毒消肿祛风痛。

【功能与主治】

攻毒杀虫，祛风止痛。用于疮疡肿毒，乳痈，瘰疬，皮肤顽癣，鹅掌风，牙痛，风湿痹痛。

【伪品及混淆品特征】

1. 家蜂房

别名蜂房、蜂巢或巢脾，来源于人工饲养蜂蜜科昆虫中华蜜蜂或意大利蜂的巢。采收饲养蜜蜂两年半以上的蜂巢，除去死蜂、死蛹等杂质，晾干。本品多呈长方形，长41.5～42.5cm，宽18.5～19.5cm，或破碎为不规则形。呈棕色或深褐色，每张巢脾又由呈双面连续排列的 正六棱柱形与正六棱锥形组成的几何体（即蜜蜂的巢）排列组成，六棱柱边长 4.3～5.3mm，柱高 12～16mm，柱底为正六棱锥，锥体底边与柱体相连，锥体底边与柱体夹角为 155°。

2. 硬蜂房

本品为胡蜂科昆虫金环胡蜂或马蜂科昆虫梨长足黄蜂的巢。呈长球形，由多层圆盘状巢房构成，大小不一。外表棕褐色，常黏附有树叶。房较粗大，孔口六角形，常有白色的薄膜。体轻泡，质松脆，碎末可见纤维状物、泥沙及昆虫残翅。微具蜂蜡气，味微辛。

（禤君　编著）

◀ 蛤 蚧 ▶

【来源】

本品为壁虎科动物蛤蚧 *Gekko gecko* Linnaeus 的干燥体。全年均可捕捉，除去内脏，拭净，用竹片撑开，使全体扁平顺直，低温干燥。

【药材性状】

本品呈扁片状。头略呈扁三角状，两眼多凹陷成窟窿，口内有细齿。尾细而坚实。全身密被圆形或多角形微有光泽的细鳞，有的具橙黄色至橙红色的斑点散在。气腥，味微咸。

【饮片性状】

1. 蛤蚧

本品呈不规则的片状小块，表面灰黑色或银灰白色，有黄白色的斑点及鳞甲脱落的痕迹。质韧，脊椎骨及肋骨突起。气腥，味微咸。

2. 酒蛤蚧

本品形如蛤蚧块，微有酒香气，味微咸。

【经验鉴别特征】

蛤蚧的鉴别应注意以下五点：一是成品多为类圆方形扁平状，长 13～18cm，尾长 6～

雌蛤蚧尾上无"横骨"。

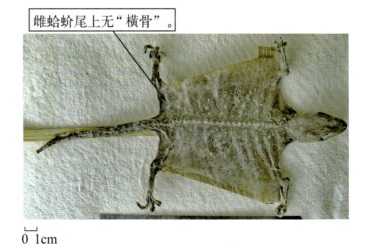

0 1cm

图10-5-1　蛤蚧（雌性）

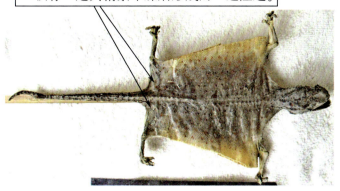

老药工经验："雄蛤蚧长有横骨"。
"横骨"是其精索干燥后形成的一道隆起。

0 1cm

图10-5-2　蛤蚧（雄性）

14cm；二是全体密披圆形或多角形微具光泽鳞片，背部可见散在橙红色斑点；三是头略呈三角形，两眼凹陷成窟窿，头颈部占约三分之一；四是足均具5趾有"吸盘"；五是尾有数条深浅相间银灰色环纹。

历代本草均强调蛤蚧药力集中在尾，故以尾巴完整者药效好。现代认为蛤蚧以体大、尾粗长、无虫蛀者为佳。酒蛤蚧形如蛤蚧块，微有酒香气，味微咸。

【经验鉴别歌诀】

头大扁长三角形，眼大下陷成窟窿。满口密齿无大牙，脚趾带爪长吸盘。脊背银灰带花点，尾巴七个银色环。

【功能与主治】

补肺益肾，纳气定喘，助阳益精。用于肺肾不足，虚喘气促，劳嗽咳血，阳痿，遗精。

【伪品及混淆品特征】

壁虎

本品为壁虎科动物多疣壁虎或中国壁虎除去内脏的干燥体。本品用竹片撑开，呈扁片状，头颈及躯干长5～9cm，腹背宽3～4cm。头部呈扁椭圆形，无眼睑，吻鳞切鼻孔，鳞片细小，背部褐色，散有细小黑褐色不规则疣鳞，腹部灰白色，具类圆形小鳞片，复瓦状排列，趾间均具蹼迹，足趾底面具吸盘，尾细长。

（禤君　编著）

龟 甲

【来源】

本品为龟科动物乌龟 Chinemys reevesii（Gray）的背甲及腹甲。全年均可捕捉，以秋、冬二季为多，捕捉后杀死，或用沸水烫死，剥取背甲和腹甲，除去残肉，晒干。

【药材性状】

背甲及腹甲由甲桥相连，背甲稍长于腹甲，与腹甲常分离。背甲长椭圆形拱状，外表面棕褐色或黑褐色。腹甲呈板片状，近长方椭圆形，表面淡黄色至棕黑色，质坚硬。气微腥，味微咸。

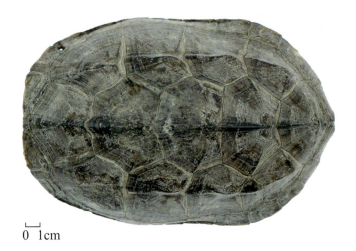

0 1cm

图10-6-1　龟甲背甲（药材）

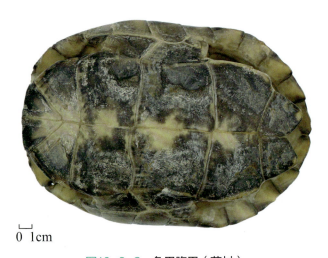

0 1cm

图10-6-2　龟甲腹甲（药材）

【饮片性状】

1. 龟甲

本品同药材。

2. 醋龟甲

本品呈不规则的块状。背甲盾片略呈拱状隆起，腹甲盾片呈平板状，表面黄色或棕褐色。内表面棕黄色或棕褐色，边缘有的呈锯齿状。断面不平整，有的有蜂窝状小孔。质松脆。气微腥，味微咸，微有醋香气。

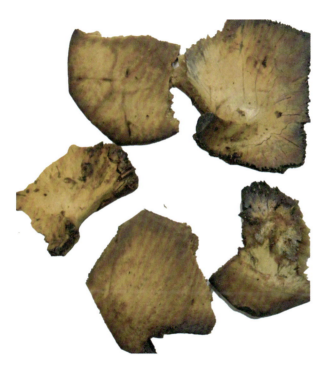

图10-6-3　醋龟甲（饮片）

【经验鉴别特征】

龟甲鉴别应注意前端钝圆或截形，后端具三角形缺刻，两侧均有翼状向斜上方弯曲的甲桥。历代本草中介绍龟的上下甲皆用之，以龟自然死亡且龟甲个头大者药效良好。现代认为药材以块大完整、无残肉、板有血迹者为佳。醋龟甲以片块大小均匀、色深黄、质酥脆、具醋香气者为佳。

【经验鉴别歌诀】

龟甲长方椭圆片，肋板如翼镶两边，花心裂隙质轻泡，养阴清肺祛痰好。

【功能与主治】

滋阴潜阳，益肾强骨，养血补心，固经止崩。用于阴虚热，骨蒸盗汗，头晕目眩，虚风内动，筋骨痿软，心虚健忘，崩漏经多。

【伪品及混淆品特征】

1. 缅甸陆龟

本品为龟科动物缅甸陆龟的腹甲，腹甲肱胸沟呈波状弯曲，内表面前端角质覆盖面宽，腹盾沟最长，肛盾沟最短，肛盾缺刻可分开肛盾成两片。背甲有颈盾，每一椎盾与肋盾较平滑过渡，绿黄色有黑斑，臀盾呈舌片状下延。

2. 凹甲陆龟

本品为龟科动物凹甲陆龟的腹甲，腹甲胸内缘狭窄，两侧渐宽。背甲颈三角状，宽大于长，每一椎盾和肋盾向内凹陷，无棱脊。

3. 锯缘摄龟

本品为龟科动物锯缘摄龟的腹甲，腹甲后端有缺刻，胸腹沟向前弯，与具有不明显韧带的舌下缝不完全重合，肱后沟和喉盾沟最短，每块盾片常具黑褐色放射状条纹。背部圆拱状，棱脊一条，黑褐色或棕褐色，可见放射状条纹。

4. 安布闭壳龟

本品为龟科动物安布闭壳龟的腹甲，腹甲后端圆形，胸腹沟平直，与具有明显韧带的舌下缝重合，肱盾沟或股盾沟最短，每块后片外缘常见一黑色斑点。背甲隆起高，顶面看不见中部缘盾，灰褐色，内面边缘角质黄白色，有黑圆点。

5. 马来龟

本品为龟科动物马来龟的腹甲，腹甲顶端一侧宽大于喉盾沟，两旁有骨状小结节，腹盾沟大于胸盾沟，喉后沟小于股盾沟，外表面黄色，具有对称的黑褐色的斑块。背甲隆起低，顶面可见全部缘盾，棕褐色，内面边缘角质黄棕色，有黑斑。

6. 眼斑沼龟

本品为龟科动物眼斑沼龟的腹甲，腹甲顶端一侧宽大于喉盾沟，腹后沟约等于胸后沟，喉盾沟约等于股盾沟，外表面黄色无斑点。背甲椎和肋盾上有大眼斑，外圈淡黄色，中央黑褐色，盾片薄，虫纹状。

（祥君　编著）

海 龙

【来源】

本品为海龙科动物刁海龙 *Solenognathus hardwickii*（Gray）、拟海龙 *Synghathoides biaculeatus*（Bloch）或尖海龙 *Syngnathus acus* Linnaeus 的干燥体。多于夏、秋二季捕捞，刁海龙、拟海龙除去皮膜，洗净，晒干；尖海龙直接洗净，晒干。

【药材性状】

刁海龙

本品体狭长侧扁。表面黄白色或灰褐色，头部具管状长吻，头部与体轴略呈钝角。全体被以具花纹的骨环和细横纹，习称"菠萝纹"。骨质，坚硬。气微腥，味微咸。

拟海龙

本品体长平扁，躯干部略呈四棱形。表面灰黄色。头部常与体轴成一直线。

尖海龙

本品体细长，呈鞭状。表面黄褐色。质较脆弱，易撕裂。

【饮片性状】

1. 海龙

本品同药材，用时捣碎。

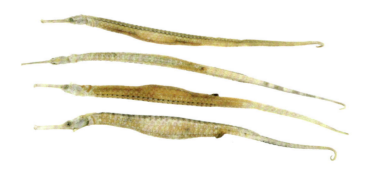

0 1cm

图10-7-1 刁海龙（药材）

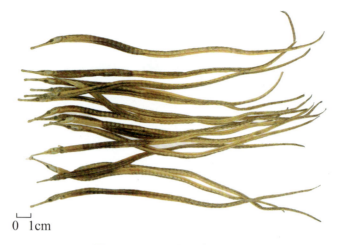

图10-7-2 尖海龙（药材）

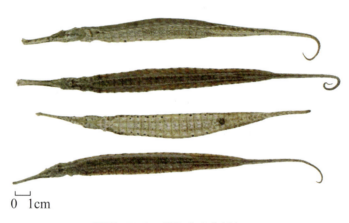

图10-7-3 拟海龙（药材）

2. 制海龙

本品为横段，微鼓起，色微黄，质较松脆。

【经验鉴别特征】

拟海龙与刁海龙主要区别特征：体长200～220mm。躯干部略呈四棱形，头与体轴成一直线。体无鳞，全体被包在骨质环中。背鳍较长，鳍条40～41。臀鳍很小，鳍条5～6，无尾鳍。尖海龙与刁海龙主要区别特征：体细长，呈鞭状，长100～300mm。躯干部骨环七棱形，尾部四棱形。背鳍条39～45，臀鳍极小，鳍条4。有扇形小尾鳍。海龙以体长、饱满、头尾齐全、色黄白、坚实、洁净者为佳。

【经验鉴别歌诀】

海龙黄白长条形，体有骨环与纵棱，质轻坚硬嘴管状，共同海马效更灵。

【功能与主治】

温肾壮阳，散结消肿。用于肾阳不足，阳痿遗精，癥瘕积聚，瘰疬痰核，跌扑损伤；外治痈肿疔疮。

【伪品及混淆品特征】

1. 粗吻海龙

[《湖南省中药材标准（2009年版）》] 本品为海龙科动物粗吻海龙的干燥体。多于夏、秋两季捕捞，洗净，干燥。本品略呈圆柱状，躯干呈七棱形，体长20～32cm。躯干中部直径0.5～1cm，表面呈灰褐色或黄棕色，光滑、无棘，全体有9～14个颜色较深的横带。头短且大，头棘顶向上隆起，吻呈管状较短，微向下弯曲，吻管背面有一行细小锯齿，吻长约等于眶后头长。眼大而深陷，眶突出。肛门前的躯干部有骨环23节。尾部四棱形，渐细，不卷曲，有骨环47～49节。体中侧棱与尾下棱相连续。胸鳍短宽，呈扇形，有时脱落，背鳍较长，起于躯干末三环，止于第三尾环，有尾鳍，有时脱落。骨质硬。气腥，味微咸。

2. 宝珈腹囊海龙

本品来源于海龙科动物宝珈腹囊海龙的干燥全体。体狭长侧扁，全长23～27cm，头部较长，与体轴呈一条线，吻扁管状，灰白色，有稀疏棕黑色斑，全体每一骨环上有条纹和不规则灰白色"U"形斑组成的图案状花纹。躯干部具7条纵棱，有骨环22个，除腹下棱外，环棱呈透明翅状，尾部前段具6条纵棱，后段4条纵棱，有骨环34个，有尾鳍。

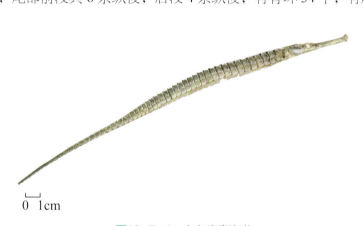

0 1cm

图10-7-4　宝珈腹囊海龙

（禇君　编著）

〈 海 马 〉

【来源】

本品为海龙科动物线纹海马 *Hippocampus kelloggi* Jordan et Snyder、刺海马 *Hippocampus histrix* Kaup、大海马 *Hippocampus kuda* Bleeker、三斑海马 *Hippocampus trimaculatus* Leach 或小海马（海蛆）Hippocampus japonicus Kaup 的干燥体。夏、秋二季捕捞，洗净，晒干；或除去皮膜和内脏，晒干。

【药材性状】

线纹海马

本品呈扁长形而弯曲，体长约 30cm。表面黄白色。以"马头、蛇尾、瓦楞身"为鉴别要点。体轻，骨质，坚硬。气微腥，味微咸。

刺海马

本品体长 15～20cm。头部及体上环节间的棘细而尖。

大海马

本品体长 20～30cm。黑褐色。

三斑海马

本品体侧背部第 1、4、7 节的短棘基部各有 1 黑斑。

小海马（海蛆）

本品体形小，长 7～10cm。黑褐色。节纹和短棘均较细小。

【饮片性状】

同药材，用时捣碎。

【经验鉴别特征】

线纹海马体呈长棱方形，弯曲，体长约 30cm。头似马头，吻长，呈管状，腹扁，尾四方形，盘卷。全体有坚硬、骨质棱。故有"马头蛇尾瓦楞身"的说法。大海马体长 20～30cm。体黑褐色，头部及体侧有细暗黑色斑点。刺海马体上及头部的刺棘明显，故名刺海马。三斑海马体侧背部第 1、4、7 节小棘基部有三个大黑斑，为三斑海马的明显特征。海蛆（即小海马）形似海马而小。

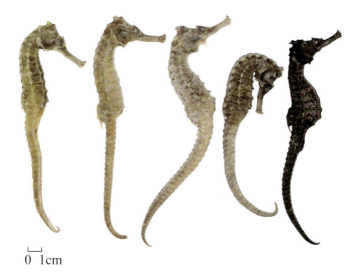

0 1cm

图10-8-1 线纹海马

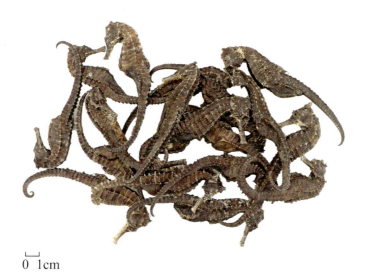

0 1cm

图10-8-2 大海马

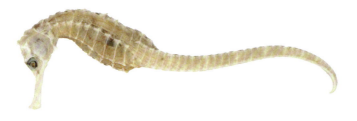

0 1cm

图10-8-3 三斑海马

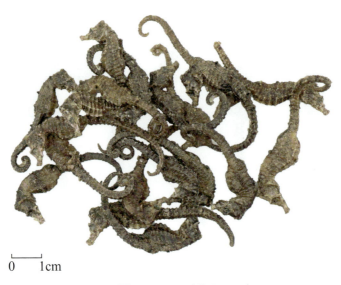

图10-8-4　小海马

　　古时海马体长不足寸者不入药，以个大、体方、起竹节纹、通身有玉样光泽的为佳品。目前以体大、头尾齐全者为优。

【经验鉴别歌诀】

　　海马外形易辨认，马头蛇尾瓦楞身，体轻骨质气微腥，壮阳活血功效神。

【功能与主治】

　　温肾壮阳，散结消肿。用于阳痿，遗尿，肾虚作喘，癥瘕积聚，跌扑损伤；外治痈肿疔疮。

【伪品及混淆品特征】

掺伪海马

　　本品多是挑选体形较大的海马，将腹腔内填入水泥、铁屑等杂物，从外观上看未有任何变化，但手掂明显感到质重，掰开后，腹内可见掺伪物。

（禚君　编著）

海螵蛸

【来源】

本品为乌贼科动物无针乌贼 *Sepiella maindroni* de Rochebrune 或金乌贼 *Sepia esculenta* Hoyle 的干燥内壳。收集乌贼鱼的骨状内壳，洗净，干燥。

【药材性状】

无针乌贼

本品呈扁长椭圆形，中间厚，边缘薄。背面有瓷白色脊状隆起，尾部较宽，无骨针。体轻，质松，易折断，断面粉质，显疏松层纹。气微腥，味微咸。

金乌贼

本品背面疣点明显，略呈层状排列。腹面的细密波状横层纹占全体大部分，中间有纵向浅槽。尾部角质缘渐宽，向腹面翘起，末端有 1 骨针，多已断落。

【饮片性状】

1. 海螵蛸

本品多为不规则形或类方形小块，类白色或微黄色，气微腥，味微咸。

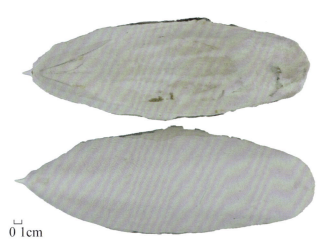

0 1cm

图10-9-1 海螵蛸（药材）

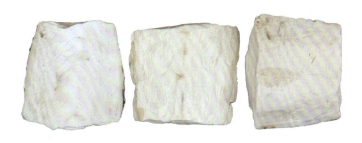

0 1cm

图10-9-2　海螵蛸（饮片）

2. 炒海螵蛸

本品形如海螵蛸，表面微黄色，略有焦斑。

3. 醋海螵蛸

本品形如炒海螵蛸，略有醋气。

【经验鉴别特征】

药材以身干块大、色白洁净、完整无杂质者为佳。饮片以块小均匀、体轻、色白、无碎屑者为佳。

【经验鉴别歌诀】

海螵蛸系乌贼骨，长圆扁平背角质，腹面波纹擦白粉，制酸敛涩并止血。

【功能与主治】

收敛止血，涩精止带，制酸止痛，收湿敛疮。用于吐血衄血，崩漏便血，遗精滑精，赤白带下，胃痛吞酸；外治损伤出血，湿疹湿疮，溃疡不敛。

【伪品及混淆品特征】

1. 白斑乌贼

本品为乌贼科动物白斑乌贼的内壳，长 17.4～38.3cm，宽 7.3～17.5cm，厚达 1.5cm。背面纵肋不明显，四周有黄棕色角质缘。腹面前部至中部略微隆起，中央自尾端向上有一沟槽，可见细密波纹状横层纹，略呈单峰形，峰顶略圆。

2. 目乌贼

本品为乌贼科动物目乌贼的内壳，长 8.5～18.0cm，宽 3.0～6.7cm。背部中央有 3 条纵肋。腹面可见细密波纹状横层纹，略呈双峰形，峰顶微圆，峰底甚广，尾端有两条不甚明显的浅槽。

（禇君　编著）

鸡内金

【来源】

本品为雉科动物家鸡 *Gallus gallus domesticus* Brisson 的干燥沙囊内壁。杀鸡后，取出鸡肫，立即剥下内壁，洗净，干燥。

【药材性状】

本品为不规则卷片。表面黄色、黄绿色或黄褐色，薄而半透明，具明显的条状皱纹。质脆，易碎，断面角质样。气微腥，味微苦。

【饮片性状】

1. 鸡内金

本品同药材。

2. 炒鸡内金

本品表面暗黄褐色或焦黄色，用放大镜观察，显颗粒状或微细泡状。轻折即断，断面有光泽。

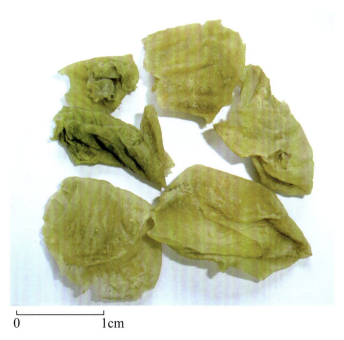

图10-10-1 鸡内金（药材）

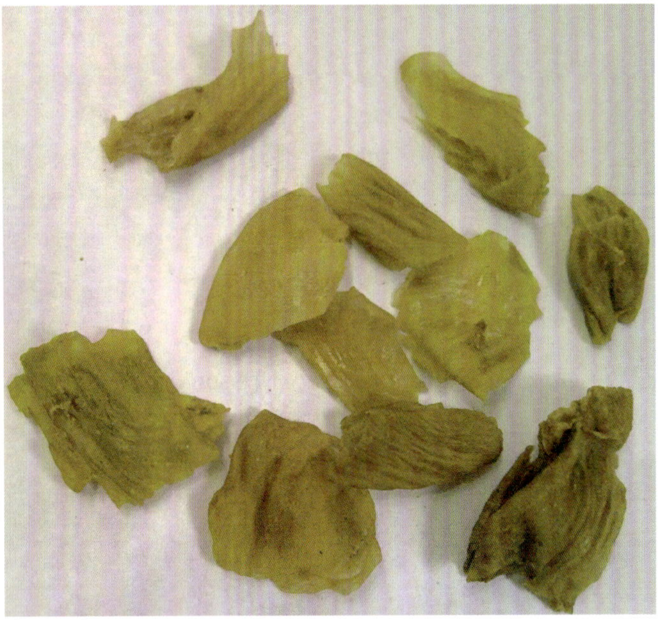

0 1cm

图10-10-2 鸡内金（饮片）

3. 焦鸡内金

本品形如炒鸡内金，焦黄色，有醋味。

【经验鉴别特征】

鸡内金呈长椭圆形卷曲状，颜色越黄质量越好，而且有波状的皱纹，非常薄，略透明，断面呈胶质状。以个头大、颜色黄、少破碎者为佳。

【经验鉴别歌诀】

鸡内金超薄色金黄，断面胶质光泽好，上有波纹半透明，消食通淋化石灵。

【功能与主治】

健胃消食，涩精止遗，通淋化石。用于食积不消，呕吐泻痢，小儿疳积，遗尿，遗精，石淋涩痛，胆胀胁痛。

【伪品及混淆品特征】

1. 鸭内金

本品为鸭科动物家鸭干燥沙囊内壁。鸭内金片厚而大，多为破碎碟形，表面暗绿色或黄棕色，皱纹少，质硬，断面角质。气腥，味微苦。

2. 鹅内金

本品为鸭科动物家鹅的干燥沙囊内壁。为圆片状或破碎的块片，表面黄白色或灰黄色，平滑，边缘略向内卷，边上有齿状短裂纹，质坚而脆。

（禚君　编著）

僵蚕

【来源】

本品为蚕蛾科昆虫家蚕 *Bombyx mori* Linnaeus4～5 龄的幼虫感染（或人工接种）白僵菌 *Beauveria bassiana*（Bals.）Vuillant 而致死的干燥体。多于春、秋季生产，将感染白僵菌病死的蚕干燥。

【药材性状】

本品略呈圆柱形，多弯曲皱缩。表面灰黄色，被有白色粉霜状的气生菌丝和分生孢子。质硬而脆，易折断，断面平坦，外层白色，显粉性，中间有亮棕色或亮黑色的丝腺环 4 个，习称"胶口镜面"。气微腥，味微咸。

【饮片性状】

1. 僵蚕

本品同药材。

2. 麸炒僵蚕

麸炒僵蚕表面黄棕色或黄白色，气微腥，有焦麸气，味微咸。

【经验鉴别特征】

僵蚕头部较圆，足 8 对，体节明显，尾部略呈二分歧状。断面中间有亮棕色或亮黑色的

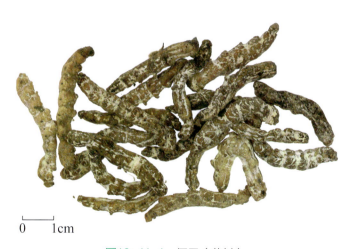

图10-11-1　僵蚕（药材）

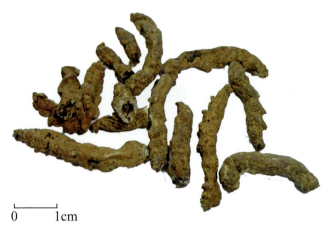

丝腺环4个。气微腥。味微咸。以直条肥壮、质硬色白、断面明亮者为佳。麸炒僵蚕以色黄、腥气弱者为佳。表面无白色粉霜，中空者、丝腺环不明亮者不可入药。

【经验鉴别歌诀】

僵蚕似蚕白粉霜，胶口镜面四亮圈，质地硬脆气微腥，息风祛风又化痰。

【功能与主治】

息风止痉，祛风止痛，化痰散结。用于肝风夹痰，惊痫抽搐，小儿急惊，破伤风，中风口㖞，风热头痛，目赤咽痛，风疹瘙痒，发颐疔腮。

【伪品及混淆品特征】

1. 地蚕

本品为唇形科植物甘露子的地下干燥块茎。呈梭形或长梭形，有的弯曲，长1～5cm，直径0.4～0.8cm，表面呈灰白色，淡黄色或灰黑色。质脆，易折断。断面类白色，颗粒状，有棕色形成层环。粉末呈类白色或黄白色，气味，味甜，有黏液。

2. 以蚯蚓段包裹橡皮筋或其他杂质伪品

本品因其具有动物药的腥味，形状颜色与炮制后的僵蚕很相似，混入僵蚕饮片中，应使用显微鉴别。其粉末黄褐色，颗粒性较强，不易粉碎为细粉。不规则颗粒状物多见，肌纤维散在或相互交结成片状。表皮细胞界限不明显，内有暗棕色色素颗粒散在，与地龙粉末特征相似。

3. 死蚕掺增重粉

本品为蚕蛾科昆虫家蚕4龄前的干燥死蚕，掺增重粉喷糖水制成。形似僵蚕，较瘦，外被一层较厚的附着物，表面棕色至棕褐色。质重，断面黑色，无丝线环。炒制品：表面黄白色，其他特征同上。

（禇君　编著）

金钱白花蛇

【来源】

本品为眼镜蛇科动物银环蛇 *Bungarus multicinctus* Blyth 的幼蛇干燥体。夏、秋二季捕捉，剖开腹部，除去内脏，擦净血迹，用乙醇浸泡处理后，盘成圆形，用竹签固定，干燥。

【药材性状】

本品呈圆盘状，盘径 3～6cm。头盘在中间，尾细，背正中明显突起一条脊棱。脊鳞扩大呈六角形，尾下鳞单行。气微腥，味微咸。

【饮片性状】

本品同药材。

【功能与主治】

祛风，通络，止痉。用于风湿顽痹，麻木拘挛，中风口眼㖞斜，半身不遂，抽搐痉挛，破伤风，麻风，疥癣。

【经验鉴别特征】

金钱白花蛇的鉴别要点，一是头圆形似龟头；二是全体间隔有序的白色环纹 27 个以上；三是尾下鳞单行排列。药材以头尾齐全、色泽明亮、盘径小者为佳。

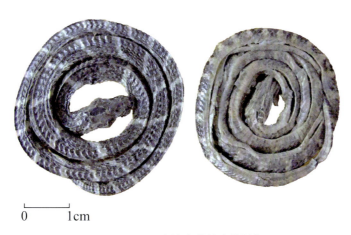

0　　　1cm

图10-12-1　金钱白花蛇（药材）

【经验鉴别歌诀】

蛇身缠卷成圆盘，蛇背黑环间白环；黑白宽度三比一，闻之气腥味微咸。

【伪品及混淆品特征】

1. 银环蛇

本品为银环蛇的成蛇切制若干小条，形成小蛇身，再装上水蛇或其他小蛇的蛇头，盘成圆盘状，冒充金钱白花蛇。主要区别点：蛇身不完整，蛇头颈部与蛇身有拼接痕。

2. 其他幼蛇

本品系用褪色药水、油漆等将蛇身涂成白色环纹。主要区别点：白环纹的宽窄间距不规则，背部脊鳞不呈六角形。

（禚君　编著）

羚羊角

【来源】

本品为牛科动物赛加羚羊 *Saiga tatarica* Linnaeus 的角。猎取后锯取其角，晒干。

【药材性状】

本品呈长圆锥形，略呈弓形弯曲。嫩枝对光透视有"血丝"或紫黑色斑纹，光润如玉，无裂纹，老枝则有细纵裂纹。具有"合把、骨塞、通天眼"术语之鉴别特征。质坚硬。气微，味淡。

【饮片性状】

1. 羚羊角镑片

本品为类圆形薄片。类白色或黄白色半透明，外表可见纹丝，微呈波状，中央可见空洞，质坚韧，不易拉断。气微，味淡。

2. 羚羊角粉

本品为类白色的细粉，气微，味淡。

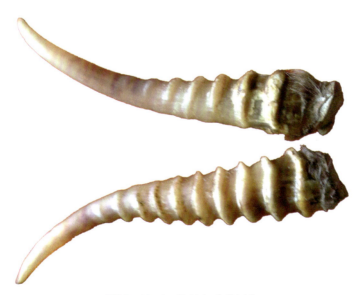

图10-13-1　羚羊角（药材）

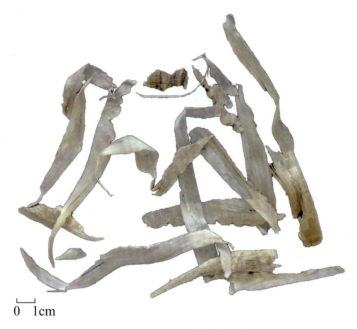

0 1cm

图10-13-2 羚羊角镑片

【经验鉴别特征】

羚羊角鉴别以有血丝、合把、骨塞、通天眼为主要鉴别特征。以质地坚硬而嫩、光润、有血丝、通天眼透光明显、无裂纹者为佳。

【经验鉴别歌诀】

长圆锥形色偏白，对光透视通天眼；血槽骨塞齿相咬，手握环嵴正合把；质坚透明气味淡，透见血丝质最好。

【功能与主治】

平肝息风，清肝明目，散血解毒。用于肝风内动，惊痫抽搐，妊娠子痫，高热痉厥，癫痫发狂，头痛眩晕，目赤翳障，温毒发斑，痈肿疮毒。

【伪品及混淆品特征】

劣品将铅粒或铁块灌入角内增重。有的外观检查即可发现；有的隐约在角内，外表角鞘微有裂隙，经 X 线可发现。

常见伪品有黄羊角、藏羚羊角、青羊角，还有人造伪品伪充羚羊角，与正品比较无"通天眼"等特征，应注意鉴别。

1. 黄羊角

本品为牛科动物黄羊的角，药材呈长圆锥形而侧扁，较粗短，略向后弯曲，表面灰黄色，较粗糙，不透明，尖端无环嵴，基部断面呈椭圆形，骨塞呈污白色至蜡白色。

2. 藏羚羊角

本品为牛科动物藏羚羊的角，药材长而侧扁，几直上伸，弯度很小，近角尖处稍向前内弯。长50～70cm，基部直径4～5cm，表面黑色，较平滑而有光泽，可见微细的纵裂纹及浅色纹理，自基部向上有横向等距的环嵴，前方较明显而突出，基部骨塞白色，质沉重。无臭，无味。

3. 青羊角

本品为牛科动物青羊的角，药材呈扁平而扭曲的长锥形，向后弯曲，一面较平或略向后内凹，一面凸起，表面棕色至棕黑色，尖端无环嵴，具纵纹或纵裂纹，基部断面呈类三角形，骨塞中空，呈污白色至黄色，质坚硬，气微腥。

4. 绵羊角

本品为牛科动物绵羊的角，药材呈弓形弯曲的扁圆形，长20～30cm，基部直径5～7cm，黄白色，表面粗糙，不光润，不透明，无血丝，曲节较密且不成环状。骨塞扁圆形。无通天眼特征。有腥臭气，味淡。

5. 人工铸造加工制成的伪品羚羊角

本品在外观上与正品羚羊角极为相似，但人工伪制的羚羊角无"通天眼"，"骨塞"占角长的1/20，亦无齿状沟与所谓"角鞘"呈锯齿状嵌合，同时角的表面可见细小气泡和人工打磨的痕迹。羚羊角的粉末呈不规则片状淡黄色或灰白色，微透明。较大者均匀布有多数近于平行的髓腔，双凸透镜形、椭圆形，或三角形，隐约可见长梭形，基本角质细胞纹理交织成网状。而人工伪制羚羊角无此特征，均为不规则的透明团块，加热后熔融。正品羚羊角加热时不熔融。

（祥君　编著）

⟨ 鹿茸 ⟩

【来源】

本品为鹿科动物梅花鹿 *Cervus nippon* Temminck 或马鹿 *Cervus elaphus* Linnaeus 的雄鹿未骨化密生茸毛的幼角。前者习称"花鹿茸"，后者习称"马鹿茸"。夏、秋二季锯取鹿茸，经加工后，阴干或烘干。

【药材性状】

花鹿茸

本品呈圆柱状分枝，具一个分枝者习称"二杠"，主枝习称"大挺"，具二个分枝者，习称"三岔"。皮红黄色，茸毛较稀而粗。体轻。气微腥，味微咸。二茬茸与头茬茸相似，但挺长而不圆或下粗上细，下部有纵棱筋。皮灰黄色，茸毛较粗糙，锯口外围多已骨化。体较重。无腥气。

马鹿茸

本品较花鹿茸粗大，分枝较多，侧枝一个者习称"单门"，二个者习称"莲花"，三个者习称"三岔"，四个者习称"四岔"或更多。

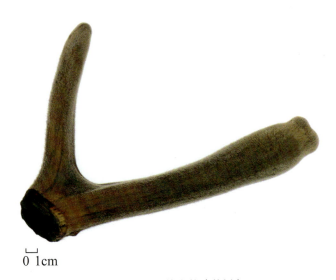

0 1cm

图10-14-1 花鹿茸（药材）

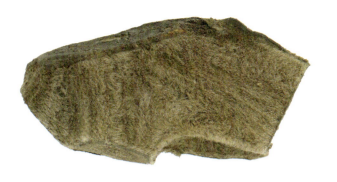

图10-14-2　马鹿茸（药材）

【饮片性状】

1. 花鹿茸片

① 蜡片（血片）：为花鹿茸顶端一段切制而成。切片平滑，角质样，有蜡样光泽，淡黄棕色，外周皮层较厚，棕红色，体较重。

② 粉片（细砂片）：为二杠鹿茸上中段切制而成。切面白色或黄白色，显粉性，密布海绵状细空隙，外周皮层较厚，棕红色，无骨质。体轻松。

③ 粗砂片：为花鹿茸中下段切片而成。切面黄白色或淡棕色，海绵样空隙稍大，外围皮层深红色，无骨质。体亦轻松。

④ 骨砂片：为花鹿茸最下段切制而成。切面黄棕色或带血污色，海绵样空隙大，呈纱网状，已显骨质化，外周皮层薄，棕红色，质较硬。

2. 马鹿茸片

大致与花鹿茸片类似，唯外围皮层色泽较黑，切面红褐色。

3. 鹿茸粉

为乳白色、浅黄色或红棕色粉末，气微腥，味微咸。

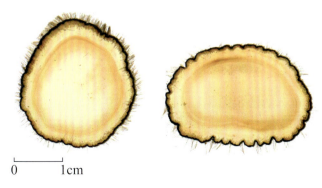

图10-14-3　鹿茸蜡片

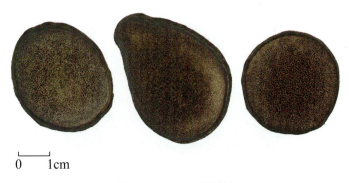

图10-14-4 鹿茸粉片

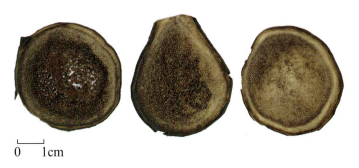

图10-14-5 鹿茸砂片

【经验鉴别特征】

花鹿茸、马鹿茸均以茸形粗壮、饱满、皮毛完整、质嫩、油润、茸毛细、无骨棱骨钉者为佳。

【经验鉴别歌诀】

鹿茸片薄显透明，中间多孔蜂窝形；色近黄白或焦黄，体轻质韧气微腥。

【功能与主治】

壮肾阳，益精血，强筋骨，调冲任，托疮毒。用于肾阳不足，精血亏虚，阳痿滑精，宫冷不孕，羸瘦，神疲，畏寒，眩晕，耳鸣，耳聋，腰脊冷痛，筋骨痿软，崩漏带下，阴疽不敛。

【伪品及混淆品特征】

1. 鹿角提取残渣

本品为鹿科动物雄鹿已骨化的角经提取加工而成。外皮多无茸毛，质坚硬。断面外圈骨质，灰白色或淡棕褐色，中部多呈灰褐色或青灰色，具蜂窝状孔。气微，味淡。

2. 伪制鹿茸蜡片

本品为鸡蛋清、动物皮毛等加工的伪制品。本品为类圆形极薄片，类白色半透明状，易碎。无蜂窝状小孔。

3. 人工仿造的假蜡片

本品也可以叫人工合成。因为其他的茸片，不管是鹿茸半蜡片、鹿茸粉片、鹿茸血片，还是骨片，中间都有小孔洞，很好鉴别；只有鹿茸全蜡片，它的中间没有细孔，特别是干制品粗看起来有点像胶片。所以就有制假高手以假乱真，假的蜡片有点像皮糖，不管是片的色泽还是片的边有毛，有些常识的一眼就能看出来。这种假蜡片，有的称为肉皮假蜡片，因它泡后的形状而得名。在泡完之后，拉扯起来像牛皮筋一样有扯头。而真的鹿茸蜡片，不管是梅花鹿的还是新西兰鹿的，质地嫩而软，一扯就能扯开，入嘴后软嫩，当然有一点点腥味。

4. 驼鹿茸

本品为鹿科动物驼鹿雄鹿的幼角。分布于黑龙江。较鹿茸粗壮，有分枝。刚生长出的是单枝，呈苞状，习称"老虎眼"。长成分杈者，习称"人字角"。分出眉枝和主枝者，习称"巴掌茸"。分杈者较粗壮，长约30cm，直径约4cm；前杈长15cm，直径约4cm。后杈扁宽，长约11cm，直径约6cm，顶端分出有2个长约5cm的小杈。皮灰黑色，毛长厚，较粗硬，手摸有粗糙感，灰棕色或灰黄色，断面皮较厚，灰黑色。骨质白色，具有蜂窝状小孔。"巴掌茸"分出眉枝和主枝，主枝呈掌状，眉枝有的又分两小枝，主枝多分数小杈，质较老，皮色深。气微腥，味微咸。

5. 水鹿茸（春茸）

本品为鹿科动物水鹿的雄鹿未骨化的嫩角。分布于四川、云南、广东、台湾。外形为类圆柱体，茸体较细瘦，多有二岔，少有三岔。主枝长50～70cm，从近磨盘处发出斜向上伸的单附角，顶端细尖，与主体之间成一锐角，磨盘直径为4～6cm。主枝较直，尖端弯曲，向上方伸出。第2分枝较短或呈一凸起状不伸出。外表毛稀而粗长，黑褐色或深灰褐色。茸表面有纵棱筋及凸起疙瘩（习称"苦瓜棱"或"苦瓜丁"），茸老时这种特征更明显。横切面有细密蜂窝状小孔。茸上段呈淡黄色或灰黄色，中段以下色渐淡并见骨质。气腥臭，味咸。

6. 驯鹿茸

本品为鹿科动物驯鹿雄鹿的幼角。分布于黑龙江。呈圆柱形，较粗大，多具分枝，分枝上的分杈较多。单枝长约20cm，直径约2cm。皮灰黑色，毛灰棕色，毛厚致密，较长而软，手摸柔和。断面外皮棕色或灰黑色，中央淡棕红色，具有蜂窝状小孔。分杈者较粗壮，长30～60cm，直径3～5cm。分有眉枝（第1枝）、第2枝和主枝。眉枝和第2枝长20～30cm，眉枝顶端一般分两个小杈，第2枝顶端分出几个小杈。主枝稍向后倾斜，上部稍向前弯曲，略似弓形。后部常有数个分杈（背杈），少数前部有分杈，顶端多有数个小分杈。皮灰褐色，毛灰褐色或灰棕色，少数为白色，断面颜色较深，有蜂窝状小孔。气微腥，味微咸。

7. 白鹿茸

本品为鹿科动物白臀鹿雄鹿未骨化的嫩角。分布于四川，习称"草茸"。多呈圆柱状分枝，每枝茸多为3～6杈，主枝长50～100cm。双附角平伸，与主体略呈直角，各侧枝口端向上翘。磨盘直径5～8cm。边缘常有一圈骨质瘤状凸起，离磨盘1.5～4cm处分出侧枝，各侧枝直径均较主枝略细，且上部侧枝顶端浑圆，外表毛细密柔顺，色灰白，间有灰褐色，立秋后灰中带黑色。茸嫩时，茸体表面苦瓜棱及苦瓜丁不明显，茸老时变得较为凸出。横切面有细密蜂窝状小孔。茸上段呈紫红色，中段灰红色，下部灰白色，常见骨质。气腥臭，味咸。

8. 狍茸

本品为鹿科动物狍的雄狍未骨化的嫩角。主要产于我国北部、东北、西北地区。呈分枝的类圆柱形，常有分枝，无眉杈，中下部具骨丁。毛长而密生，表面灰棕色或棕黄色。

9. 白唇鹿茸（岩茸）

本品为鹿科动物白唇鹿的雄鹿未骨化的嫩角。分布于四川、青海、西藏。呈扁圆柱状分枝，每枝茸多为 3～5 个杈，主枝长 50～100cm。下端为圆柱形，愈近上段愈扁圆。单附角平伸，顶端微弯，磨盘直径 4～7cm，在距磨盘 3～6cm 处分出侧枝，茸体上部侧枝顶端扁阔。第 2 侧枝与眉枝的距离较大，第 3 侧枝最长，且主干在第 3 侧枝上分成两小枝。外表皮毛一面为灰色、短而粗，另一面和近根毛处黑褐色、较长、排列杂乱而密。茸嫩时苦瓜棱及苦瓜丁不明显，茸老时苦瓜棱及苦瓜丁明显。横断面有细密蜂窝状小孔，茸上段呈紫红色，中段以下逐渐色淡，微骨化。气腥臭，味咸。

10. 麂茸

本品为鹿科动物赤麂、小麂中雄麂鹿未骨化的嫩角。分布于广东、海南等地。呈角尖向后、向下或向内弯曲的短角。

11. 海南坡鹿茸

本品为鹿科动物海南坡鹿的雄鹿未骨化的嫩角。分部于海南。主要特征为主干分权，弯曲向前。

12. 麋茸

本品为鹿科动物麋鹿中雄麋鹿未骨化的嫩角。为两叉分枝，后枝长而直。

【附注】

1. 鹿角

本品为鹿科动物马鹿 *Cervus elaphus* Linnaeus 或梅花鹿 *Cervus nippon* Temminck 已骨化的角或锯茸后翌年春季脱落的角基，分别习称"马鹿角""梅花鹿角""鹿角脱盘"。

马鹿角

本品呈分枝状，通常分成 4～6 枝。主枝弯曲，直径 3～6cm。基部盘状，上具不规则瘤状突起，习称"珍珠盘"，周边常有稀疏细小的孔洞。侧枝多向一面伸展，第一枝与珍珠盘相距较近，与主干几成直角或钝角伸出，第二枝靠近第一枝伸出，习称"坐地分枝"；第二枝与第三枝相距较远。表面灰褐色或灰黄色，有光泽，角尖平滑，中、下部常具疣状突起，习称"骨钉"，并具长短不等的断续纵棱，习称"苦瓜棱"。质坚硬，断面外圈骨质，灰白色或微带淡褐色，中部多呈灰褐色或青灰色，具蜂窝状孔。气微，味微咸。

梅花鹿角

本品通常分成 3～4 枝，全长 30～60cm，直径 2.5～5cm。侧枝多向两旁伸展，第一枝与珍珠盘相距较近，第二枝与第一枝相距较远，主枝末端分成两小枝。表面黄棕色或灰棕色，枝端灰白色。枝端以下具明显骨钉，纵向排成"苦瓜棱"，顶部灰白色或灰黄色，有光泽。

鹿角脱盘

本品呈盔状或扁盔状，直径 3～6cm（珍珠盘直径 4.5～6.5cm），高 1.5～4cm。表面灰褐色或灰黄色，有光泽。底面平，蜂窝状，多呈黄白色或黄棕色。珍珠盘周边常有稀疏细小的孔洞。上面略平或呈不规则的半球形。质坚硬，断面外圈骨质，灰白色或类白色。

2. 鹿角胶

本品为鹿角经水煎煮、浓缩制成的固体胶。将鹿角锯段，漂泡洗净，分次水煎，滤过，合并滤液（或加入白矾细粉少量），静置，滤取胶液，浓缩（可加适量黄酒、冰糖和豆油）至稠膏状，冷凝，切块，晾干，即得。呈扁方形块。黄棕色或红棕色，半透明，有的上部有黄白色泡沫层。质脆，易碎，断面光亮。气微，味微甜。

3. 鹿角霜

本品为鹿角去胶质的角块。呈长圆柱形或不规则的块状，大小不一。表面灰白色，显粉性，常具纵棱，偶见灰色或灰棕色斑点。体轻，质酥，断面外层较致密，白色或灰白色，内层有蜂窝状小孔，灰褐色或灰黄色。有吸湿性。气微，味淡，嚼之有粘牙感。

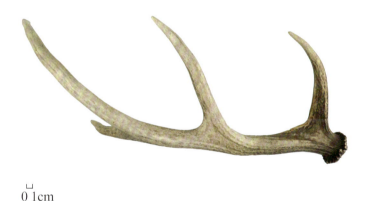

图10-14-6　梅花鹿角

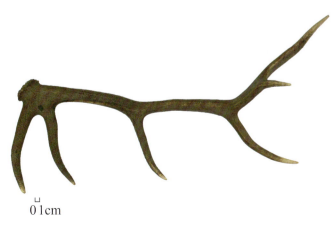

图10-14-7　马鹿角

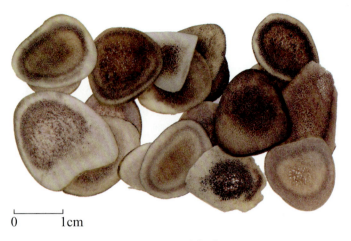

0   1cm

图10-14-8　鹿角片

（禟君　编著）

< 牡 蛎 >

【来源】

本品为牡蛎科动物长牡蛎 *Ostrea gigas* Thunberg、大连湾牡蛎 *Ostrea talienwhanensis* Crosse 或近江牡蛎 *Ostrea rivularis* Gould 的贝壳。全年均可捕捞，去肉，洗净，晒干。

【药材性状】

长牡蛎

本品呈长片状，背腹缘几乎平行。右壳较小，鳞片坚实，层状或层纹状排列。左壳凹陷深，鳞片较右壳粗大。质硬，断面层状，洁白。气微，味微咸。

大连湾牡蛎

本品呈类三角形，背腹缘呈八字形。右壳外面淡黄色，具疏松的同心鳞片，成波浪状。左壳同心鳞片坚厚，自壳顶部放射肋数个。

近江牡蛎

本品呈圆形、卵圆形或三角形等，右壳外面稍不平，有灰、紫、棕、黄等色，环生同心鳞片。

【饮片性状】

1. 牡蛎

本品为不规则的碎块。白色。质硬，断面层状或层纹状排列，洁白。气微腥，味微咸。

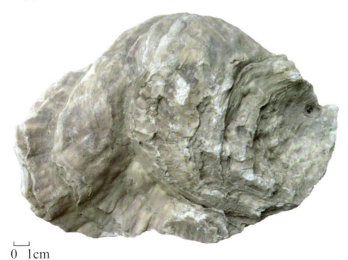

0 1cm

图10-15-1　近江牡蛎药材（外）

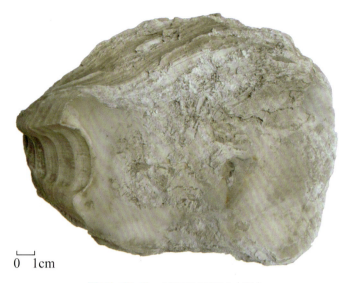

0   1cm

图10-15-2　近江牡蛎药材（里）

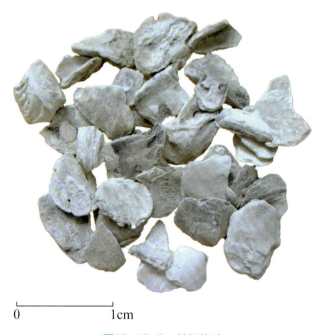

0   1cm

图10-15-3　牡蛎饮片

2. 煅牡蛎

本品为不规则的碎块或粗粉。灰白色。质酥脆，断面层状。

3. 醋牡蛎

本品形如煅牡蛎，略有醋气。

4. 盐牡蛎

本品形如煅牡蛎，味咸。

【经验鉴别特征】

牡蛎以个头大且整齐、质地坚硬、内表面光洁、色白、无杂质泥沙、洁净者为佳。饮片以块匀、洁白、层状、无碎末及杂质者为佳。煅牡蛎以质酥脆、断面层状者为佳。

【经验鉴别歌诀】

牡蛎层纹最分明，长片八字壳大型，质坚外垢内瓷白，固涩软坚与镇静。

【功能与主治】

重镇安神，潜阳补阴，软坚散结。用于惊悸失眠，眩晕耳鸣，瘰疬痰核，癥瘕痞块。煅牡蛎收敛固涩，制酸止痛。用于自汗盗汗，遗精滑精，崩漏带下，胃痛吞酸。

【伪品及混淆品特征】

1. 密鳞牡蛎

本品为牡蛎科动物密鳞牡蛎的贝壳，贝壳较大，呈圆形或三角形，灰褐色壳面，左右两壳大小几相等，粉末在紫外光灯下观察，显浅灰绿色荧光。

2. 覆瓦牡蛎

本品为牡蛎科动物覆瓦牡蛎的贝壳，近似圆形，韧带槽较短，贝壳小型，壳面具巨大的圆管状棘刺，有放射肋。

3. 日本牡蛎

本品为牡蛎科动物日本牡蛎的贝壳，贝壳大型，呈长三角形，左壳多大于右壳，常为紫色，壳面有多层同心环状鳞片，鳞片密而重叠，其上有纵皱纹。

4. 围褶牡蛎

本品为牡蛎科动物围褶牡蛎的贝壳，贝壳长，最大为 10cm 左右，多呈长三角形，右壳外面同心环状鳞片重叠，鳞片上有纵皱。褶牡蛎贝壳小型，薄而脆，多呈三角形，右壳较左壳小，长 5.0～5.5cm，高 3～4cm，平坦，壳外面具多层同心环状鳞片，呈波状。

5. 环带丽蚌

本品为蚌科丽蚌属动物环带丽蚌的贝壳，俗称大圆鸡、白玉蛤，呈椭圆形、长椭圆形，长 4～8cm，高 5～10cm，壳面强烈隆起、膨胀，两侧不对称，壳顶向内倾斜，位于背缘最前端，比背缘低，背缘弯曲，似山坡样连续起伏，腹缘呈弧形，后腹缘弧形较明显。

（禚君　编著）

〈 牛 黄 〉

【来源】

本品为牛科动物牛 *Bos taurus domesticus* Gmelin 的干燥胆结石。宰牛时，如发现有牛黄，即滤去胆汁，将牛黄取出，除去外部薄膜，阴干。

【药材性状】

本品多呈卵形、类球形、三角形或四方形，少数呈管状或碎片。表面黄红色至棕黄色，有的表面挂有一层黑色光亮的薄膜，习称"乌金衣"。体轻，质酥脆，易分层剥落，断面金黄色，可见细密的同心层纹。气清香，味苦而后甘，有清凉感，嚼之易碎，不粘牙。取本品少量，加清水调和，涂于指甲上，能将指甲染成黄色，习称"挂甲"。

【饮片性状】

本品同药材。

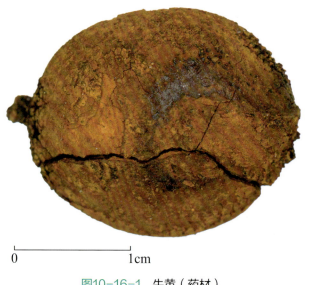

0   1cm

图10-16-1　牛黄（药材）

【经验鉴别特征】

古人认为"生黄"质量最佳，从肝胆中取到的牛黄质量次之。牛黄轻松，自然微香。多以挂甲来评判真伪。

天然牛黄均以完整、表面光泽细腻、体轻松脆、断面层纹薄、清晰而细腻、可挂甲、入口有清凉感、味苦而后甘者为佳。表面挂乌金衣者更优。

【经验鉴别歌诀】

牛黄形状差异大，颜色深黄能挂甲，质松易碎显层纹，味苦后甜凉感佳。

【功能与主治】

清心，豁痰，开窍，凉肝，息风，解毒。用于热病神昏，中风痰迷，惊痫抽搐，癫痫发狂，咽喉肿痛，口舌生疮，痈肿疔疮。

【伪品及混淆品特征】

1. 伪制品

本品系用黄连、大黄及姜黄粉末，加蛋清、蛋黄、胆汁或皮胶、树胶等物制成类圆形或不定形团块及颗粒，直径 0.1～3cm，表面棕褐色或黄褐色，无光泽，体较重，断面棕褐色、灰褐色或黄棕色，粗糙，有的伪做粗层纹。无清香气，味苦，嚼之粘牙。入口即化成糊状。加水湿润，涂指甲颜色易擦掉。置热水中不能全部溶解，留有残渣。镜检可见上述物质碎片。

2. 易混品

本品为猪胆结石，呈不规则块状，直径 0.4～1.5cm，表面黄白色，棕黄色或棕褐色，略有光泽。质松脆，断面具黄棕色及黄白色相间的层纹，味苦。

3. 其他动物黄

骆驼黄是驼科动物双峰驼的胆结石，呈类球形，颗粒大，有微毒，断面无整齐的环纹。熊黄是熊科动物黑熊及棕熊的胆结石，呈类卵形，断面无明显层纹。

【附注】

人工牛黄

本品由牛胆粉、胆酸、猪去氧胆酸、牛磺酸、胆红素、胆固醇、微量元素等加工制成。为黄色疏松粉末。味苦，微甘。

（禚君　编著）

<h1>＜ 全 蝎 ＞</h1>

【来源】

本品为钳蝎科动物东亚钳蝎 *Buthus martensii* Karsch 的干燥体。春末至秋初捕捉，除去泥沙，置沸水或沸盐水中，煮至全身僵硬，捞出，置通风处，阴干。

【药材性状】

本品头胸部与前腹部呈扁平长椭圆形，后腹部呈尾状，皱缩弯曲。头胸部呈绿褐色，背面覆有梯形背甲，腹及肢为黄色，尾刺尖端呈褐色。体轻，质脆。气微腥，味咸。

【饮片性状】

本品同药材，为全蝎的干燥品。

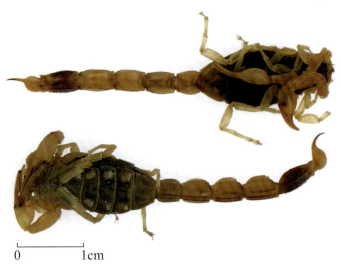

0   1cm

图10-17-1　全蝎（药材）

【经验鉴别特征】

古人以全蝎身体紧实、体型小者为佳。目前，全蝎以身干体紧实、色青黄、完整、腹中无杂质者为佳。

【经验鉴别歌诀】

全蝎头前一对螯，尾长于体长毒钩，八足七节梯形甲，息风止痉效力优。

【功能与主治】

息风镇痉，通络止痛，攻毒散结。用于肝风内动，痉挛抽搐，小儿惊风，中风口㖞，半身不遂，破伤风，风湿顽痹，偏正头痛，疮疡，瘰疬。

【伪品及混淆品特征】

1. 劣药增重全蝎

掰开虫体可见腹中有大量泥土，灰分检查常超标。或者养殖人员为了增加收入，在捕捉全蝎前两三天，对其禁食后大量喂食掺有各种掺伪物的饲料，比如人为掺入赤石脂、地黄、海金沙、淀粉、锁阳、奶渣、大豆、蛋黄和动物肝脏等各种粉末，从而使全蝎腹部饱满肥大、重量增加。

2. 细尖狼蝎

本品为钳蝎科动物细尖狼蝎的干燥体，为东南亚地区钳蝎科的优势种类，分布极广，我国海南、云南、广西有；越南、马来西亚、老挝、柬埔寨、印度尼西亚、泰国、缅甸、印度都有分布。体中型，雄性体长 38.0～44.2 mm，雌性 40.8～47.4mm；基本体色为浅棕黄色。全身表面均间杂黑色斑，背甲和背板表面间杂有深褐色到黑色斑纹；背部中脊两侧常有对称黄色圆斑。步足浅黄色带有褐色到深褐色的斑纹，步足胫节距小，前侧足距为非对称的二叉形。前体：背甲密布细微的颗粒。背甲前缘光滑，中间凹陷，散布少量刚毛。侧缘具精致的小圆齿状，具明显亚边缘。后缘光滑近平直，近边缘有小颗粒。中眼丘粗糙，颗粒向前延伸，脊状；侧眼丘粗糙颗粒状。1 对中眼远大于侧眼，侧眼 5 对；中眼距背甲前、后缘的比例为 1：2。背甲各脊不发达。中体：背板被有小颗粒。背板第 Ⅰ～Ⅵ 节前半部光滑，中脊颗粒仅分布于各节的后半部，后缘中间略内凹。Ⅶ节颗粒弱，具 5 条脊，均为颗粒状，中脊相对较弱，仅分布于中部；侧脊发育完好；侧缘具齿状颗粒，后缘弱颗粒。第 Ⅲ～Ⅳ 腹板表面及边缘光滑，书肺孔缝状，侧、后缘散布刚毛，后缘中央内凹；Ⅶ腹板具 2 条弱脊。栉板长宽比为 5：1，具支点，栉器表面散布细刚毛，栉齿长度较短，雄性栉齿数 21～22，雌性为 19～20，后沟和侧沟中度发达。背甲前缘深褐色，侧眼内侧区黑褐色，眼丘黑色；后体各节从前向后由土黄色到红褐色，尾部第一节宽大于长；1～4 节具 14 条脊，侧脊向后逐渐退化，腹侧脊和腹中脊光滑；1～3 节背脊和背侧脊圆齿状且末端具尖角状大颗粒，第 4 节背脊由弱的颗粒组成，后末端不呈三角突起。第五节长于头胸甲，内侧脊颗粒状，腹中脊由弱齿状颗粒组成，脊间散布颗粒，腹面 6 条弱脊；后缘背、侧面光滑，腹面为环肛门弱颗粒。尾节红褐色，略长于第 5 节，毒囊具明显亚毒刺突，末端圆钝，毒刺长于毒囊的 1/2；表面光滑，散布刚毛；亚毒刺无脊，内面有一对细小圆突，基部两侧各具一粗壮长刚毛。雄性触肢螯固定指基部呈弓形，螯指基部黑色，端部土黄色，步足爪红褐色。

（禚君　编著）

＜　桑螵蛸　＞

【来源】

本品为螳螂科昆虫大刀螂 *Tenodera sinensis* Saussure、小刀螂 *Statilia maculate*（Thunberg）或巨斧螳螂 *Hierodula patellifera*（Serville）的干燥卵鞘。以上三种分别习称"团螵蛸""长螵蛸"及"黑螵蛸"。深秋至次春收集，除去杂质，蒸至虫卵死后，干燥。

【药材性状】

团螵蛸

本品略呈圆柱形或半圆形，由多层膜状薄片叠成。表面浅黄褐色。体轻，质松而韧，横断面可见外层为海绵状，内层为许多放射状排列的小室。气微腥，味淡或微咸。

长螵蛸

本品略呈长条形。表面灰黄色。质硬而脆。

黑螵蛸

本品略呈平行四边形。表面灰褐色。质硬而韧。

【饮片性状】

1. 桑螵蛸

本品为不规则的块状，表面黑褐色，横断面呈海绵状，质硬而韧。气微腥，味淡。

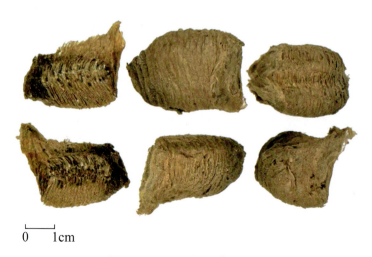

0   1cm

图10-18-1　桑螵蛸（药材）

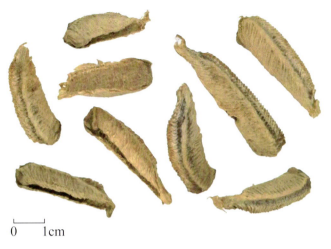

图10-18-2 长螵蛸（药材）

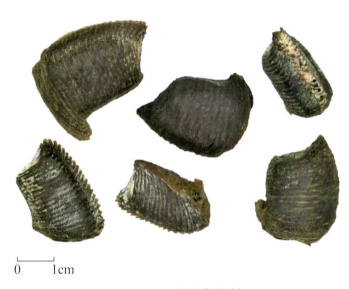

图10-18-3 黑螵蛸（药材）

2. 盐桑螵蛸

形如桑螵蛸，表面呈焦黄色，略具焦斑。味咸。

【经验鉴别特征】

古人认为桑螵蛸以桑上者为好，故有人以胶着桑枝之上制作伪品。目前桑螵蛸以身干、个大、体轻、完整、色黄、卵未孵化、无树枝者为佳。

【经验鉴别歌诀】

海螵蛸系乌贼骨，长圆扁平背角质，腹面波纹擦白粉，制酸敛涩并止血。

【功能与主治】

固精缩尿，补肾助阳。用于遗精滑精，遗尿尿频，小便白浊。

【伪品及混淆品特征】

掺假以团螵蛸中掺茧为多见。团螵蛸（又称软螵蛸），短半圆柱形或半圆球形，长 2.5～4cm，宽 2～3cm，厚 1.5～2cm，由多数膜状薄层叠成。表面浅黄褐色，上面隆起带不明显，底面平坦或有小凹沟。体轻，质松而韧，横断面可见外层为海绵状物，内层为许多放射状排列的小室，室内各有 1 细小椭圆形的卵，卵呈深棕色。气微腥，味淡或微咸。茧为某些昆虫的幼虫在变成蛹之前吐丝做成的壳，呈卵圆形，表面黄褐色，有丝状物，内有蛹或无。因两者在外形、大小、颜色上相近，不易看出。

（祥君　编著）

‹ 麝香 ›

【来源】

本品为鹿科动物林麝 *Moschus berezovskii* Flerov、马麝 *Moschus sifanicus* Przewalski 或原麝 *Moschus moschiferus* Linnaeus 成熟雄体香囊中的干燥分泌物。野麝多在冬季至次春猎取，猎获后，割取香囊，阴干，习称"毛壳麝香"；剖开香囊，除去囊壳，习称"麝香仁"。家麝直接从其香囊中取出麝香仁，阴干或用干燥器密闭干燥。

【药材性状】

毛壳麝香

本品为扁圆形或类椭圆形的囊状体。开口面的皮革质，棕褐色，密生白色或灰棕色短毛。内含"当门子"、粉末状的麝香仁和少量细毛及脱落的内皮层（习称"银皮"）。气香浓烈而特异，味微辣、微苦带咸。

麝香仁

本品野生者质软，油润，疏松。其中不规则圆球形或颗粒状者习称"当门子"，表面多呈紫黑色，油润光亮，微有麻纹，断面深棕色或黄棕色。粉末状者多呈棕褐色或黄棕色，并有少量脱落的内层皮膜和细毛。饲养者呈颗粒状、短条形或不规则的团块。表面不平，紫黑色或深棕色，显油性，微有光泽，并有少量毛和脱落的内层皮膜。气香浓烈而特异，味微辣、微苦带咸。

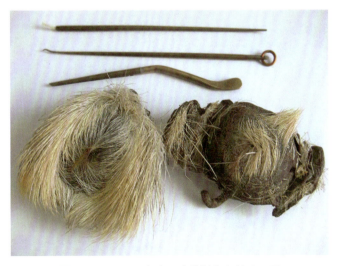

图10-19-1　毛壳麝香（药材）与检查工具

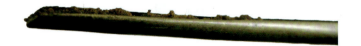

图10-19-2　毛壳麝香的冒槽试验

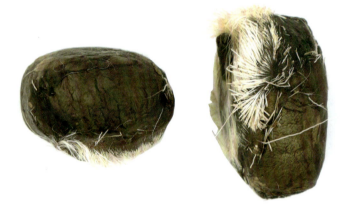

0　　1cm

图10-19-3　麝香药材

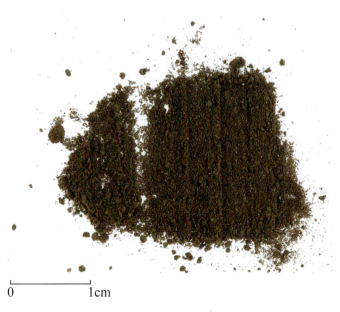

0　　　　　1cm

图10-19-4　人工麝香

鉴别：

（1）取毛壳麝香用特制槽针从囊孔插入，转动槽针，提取麝香仁，立即检视，槽内的麝香仁应有逐渐膨胀高出槽面的现象，习称"冒槽"。麝香仁油润，颗粒疏松，无锐角，香气浓烈。不应有纤维等异物或异常气味。

（2）取麝香仁粉末少量，置手掌中，加水润湿，用手搓之能成团，再用手指轻揉即散，不应粘手、染手、顶指或结块。

（3）取麝香仁少量，撒于炽热的坩埚中灼烧，初则迸裂，随即融化膨胀起泡似珠，香气浓烈四溢，应无毛、肉焦臭，无火焰或火星出现。灰化后，残渣呈白色或灰白色。

【饮片性状】

本品同药材。

【经验鉴别特征】

毛壳麝香以饱满、皮薄、有弹性、香气浓烈者为佳。麝香仁以颗粒色黑紫、粉末色棕黄、质柔润、当门子多、香气浓烈者为佳。

【经验鉴别歌诀】

毛壳麝香形似囊，一面有毛一面光，手捏柔软富弹性，囊内香仁特异香。

【功能与主治】

开窍醒神，活血通经，消肿止痛。用于热病神昏，中风痰厥，气郁暴厥，中恶昏迷，经闭，癥瘕，难产死胎，胸痹心痛，心腹暴痛，跌扑伤痛，痹痛麻木，痈肿瘰疬，咽喉肿痛。

【伪品及混淆品特征】

1. 动物类物质

有油脂、干血、肌肉、肝脏、奶渣、羊粪等，经炽烧则起油泡，无香气，有焦臭气，灰烬紫红色。

2. 植物类物质

有生地黄、锁阳、荔枝核、树脂、儿茶、淀粉、海藻等，显微镜下检查可见植物细胞；其水不溶性残渣增加；儿茶、树脂、淀粉等掺杂可用碘液及三氯化铁试液检查，其醇溶性浸出物的含量增加。

3. 矿物类物质

有铁、木、砂石、磁石、朱砂、铅粒、玻璃等。火烧无油点，灰烬赭红色，其灰分含量明显增加。

伪制品常以麝的毛皮加工成囊状，内填各种掺伪物充毛壳麝香。其外观性状和内容物均与正品有明显的区别。

（禤君　编著）

石决明

【来源】

本品为鲍科动物杂色鲍 *Haliotis diversicolor* Reeve、皱纹盘鲍 *Haliotis discus* hannai Ino、羊鲍 *Haliotis ovina* Gmelin、澳洲鲍 *Haliotis rubber*（Leach）、耳鲍 *Haliotis asinina* Linnaeus 或白鲍 *Haliotis laevigata*（Donovan）的贝壳。夏、秋二季捕捞，去肉，洗净，干燥。

【药材性状】

杂色鲍

本品呈长卵圆形，内面观略呈耳形。表面暗红色，有多数不规则的螺肋和细密生长线。内面光滑，具珍珠样彩色光泽。壳较厚，质坚硬，不易破碎。气微，味微咸。

皱纹盘鲍

本品呈长椭圆形。表面灰棕色，有多数粗糙而不规则的皱纹。壳较薄。

羊鲍

本品近圆形。壳顶位于近中部而高于壳面，末端 4～5 个开孔，呈管状。

澳洲鲍

本品呈扁平卵圆形。表面砖红色，末端 7～9 个开孔，孔口突出壳面。

耳鲍

本品狭长，略扭曲，呈耳状。表面光滑，具翠绿色、紫色及褐色等多种颜色形成的斑纹，末端 5～7 个开孔，多为椭圆形，壳薄，质较脆。

白鲍

本品呈卵圆形。表面砖红色，光滑，末端 9 个开孔，孔口与壳平。

【饮片性状】

1. 石决明

本品为不规则的碎块。灰白色，有珍珠样彩色光泽。质坚硬。气微，味微咸。

2. 煅石决明

本品为不规则的碎块或粗粉。灰白色无光泽，质酥脆。断面呈层状。

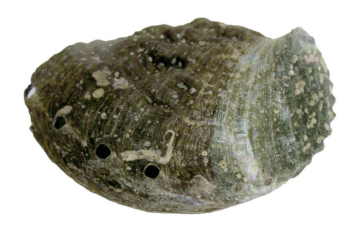

0 1cm

图10-20-1　石决明（药材）

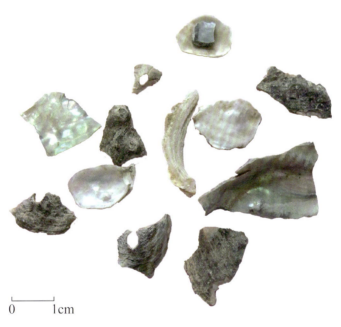

0 1cm

图10-20-2　石决明（饮片）

【经验鉴别特征】

石决明以形体中等大小、壳厚、无破碎、无臭、无残肉、九孔或七孔者为佳。饮片以块小、均匀、内面光彩鲜艳者为佳。煅石决明以灰白色、酥脆、断面层状者为佳。

【经验鉴别歌诀】

石决明是鲍鱼壳，内如珍珠光彩耀，边缘疣突开孔窍，潜阳明目有良效。

【功能与主治】

平肝潜阳，清肝明目。用于头痛眩晕，目赤翳障，视物昏花，青盲雀目。

【伪品及混淆品特征】

半纹盘鲍的贝壳

本品呈长卵圆形，内面观呈耳形，长 2.5～4cm，极个别长，宽 1.8～3cm，高约 0.3cm。表面灰棕色，具紫色、翠绿色或灰白色斑纹。螺旋部小，体螺部大，螺肋及生长线均颇为明显，末端 4～5 个开孔，以 4 个者居多，极个别有 6 个开孔，孔口与壳面平。贝壳内面具珍珠样彩色光泽，壳较薄，壳内唇边缘两面锐利呈刀刃状。

（祺君　编著）

水 蛭

【来源】

本品为水蛭科动物蚂蟥 *Whitmania pigra* Whitman、水蛭 *Hirudo nipponica* Whitman 或柳叶蚂蟥 *Whitmania acranulata* Whitman 的干燥全体。夏、秋二季捕捉，用沸水烫死，晒干或低温干燥。

【药材性状】

蚂蟥

本品呈扁平纺锤形，有多数环节。背部黑褐色或黑棕色，腹面平坦，棕黄色。质脆，易折断，断面胶质状。气微腥。

水蛭

本品扁长圆柱形，体多弯曲扭转。

柳叶蚂蟥

本品狭长而扁。

【饮片性状】

1. 水蛭

本品呈不规则小段。扁平，有环纹，背部呈褐色，腹部黄棕色，质韧，有腥气。

2. 烫水蛭

本品呈不规则段状、扁块状或扁圆柱形，略鼓起。表面棕黄色至黑褐色，附有少量白色滑石粉。断面松泡，灰白色至焦黄色。气微腥。

3. 制水蛭

本品形似水蛭，气微腥，味咸苦，微有酒气。

【经验鉴别特征】

药材以体小、条整齐、黑褐色、有光泽、无杂质者为佳。饮片以段小、长短均匀、肉厚、无碎末者为佳。烫水蛭以鼓起、焦黄色、质脆松泡者为佳。

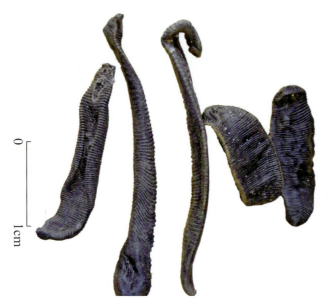

图10-21-1　水蛭（药材）

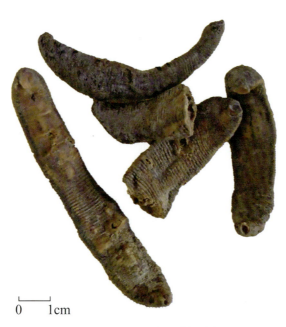

图10-21-2　烫水蛭（饮片）

【经验鉴别歌诀】

水蛭系用蚂蟥身，扁长圆柱背黑棕，质脆易断土腥气，破血逐瘀消癥聚。

【功能与主治】

破血通经，逐瘀消癥。用于血瘀经闭，癥瘕痞块，中风偏瘫，跌扑损伤。

【伪品及混淆品特征】

商品中曾发现混有黄蛭科动物光润金线蛭，性状与蚂蟥（宽体金线蛭）极相似，但体形较小，体长 3～5cm，宽 0.5～1cm，节背腹面均有 4 环。

劣品水蛭增重品：在白矾水溶液中浸泡后干燥，达到增重目的。可见虫体表面有白色物质析出或口尝有涩味。

（禧君　编著）

土鳖虫

【来源】

本品为鳖蠊科昆虫地鳖 *Eupolyphaga sinensis* Walker 或冀地鳖 *Steleophaga plancyi*（Boleny）的雌虫干燥体。捕捉后，置沸水中烫死，晒干或烘干。

【药材性状】

地鳖

本品呈扁平卵形。背部紫褐色，具光泽，无翅。前胸背板较发达，盖住头部；腹背板9节，呈覆瓦状排列。质松脆，易碎。气腥臭，味微咸。

冀地鳖

本品背部黑棕色，通常在边缘带有淡黄褐色斑块及黑色小点。

【饮片性状】

本品同药材。

【经验鉴别特征】

土鳖虫以完整、个头均匀、体肥、体表紫褐色者为佳。
劣药增重土鳖虫：掰开虫体可见腹中有大量白泥或混凝土，灰分检查常超标。

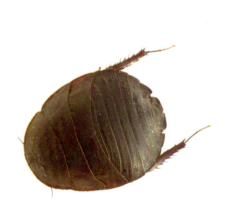

图10-22-1　土鳖虫药材背面

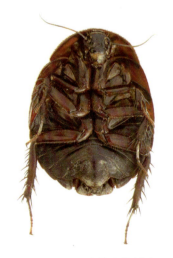

图10-22-2　土鳖虫药材腹面

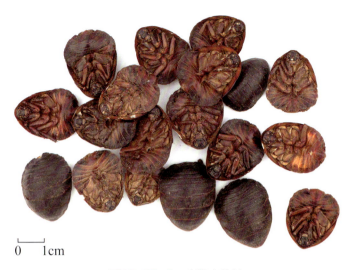

0 1cm

图10-22-3 土鳖虫药材

【经验鉴别歌诀】

土鳖出于墙下土，无翅有甲还有毒，腹背九节覆瓦状，破血逐瘀续接骨。

【功能与主治】

破血逐瘀，续筋接骨。用于跌打损伤，筋伤骨折，血瘀经闭，产后瘀阻腹痛，癥瘕痞块。

【伪品及混淆品特征】

1. 东方水蠊

本品为匍蠊科昆虫东方水蠊的雌虫体，习称"金边土鳖虫"。背面黑棕色，腹面红棕色，前胸背板前缘有 1 个黄色镶边。

2. 东方龙虱

本品为龙虱科昆虫东方龙虱的干燥虫体。呈长卵形。背部黑绿色，有一对较厚的蛸翅，蛸翅边缘有棕黄色狭边，除去蛸翅可见浅色膜质翅两对。腹面棕褐色或黑褐色，有横纹。胸部有足 3 对，前足 2 对较小，后足 1 对较大。质松脆。气腥，味微咸。

（禤君　编著）

乌梢蛇

【来源】

本品为游蛇科动物乌梢蛇 *Zaocys dhumnades*（Cantor）的干燥体。多于夏、秋二季捕捉，剖开腹部或先剥皮留头尾，除去内脏，盘成圆盘状，干燥。

【药材性状】

本品呈圆盘状。表面黑褐色或绿黑色，密被菱形鳞片，背中央2～4行鳞片强烈起棱，形成两条纵贯全体的黑线。脊部高耸成屋脊状，习称"剑脊"。尾部渐细而长，尾下鳞双行。气腥，味淡。

【饮片性状】

1. 乌梢蛇

本品呈段、片状，无皮骨，肉厚柔软，黄白色或灰黑色，气微腥。

2. 酒乌梢蛇

本品为段状。棕褐色至黑色，略有酒气。

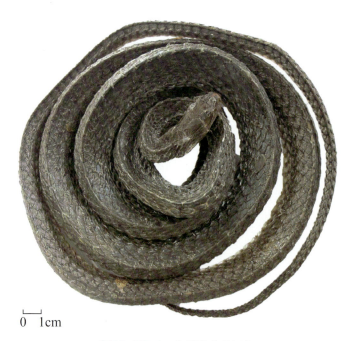

0　1cm

图10-23-1　乌梢蛇（药材）

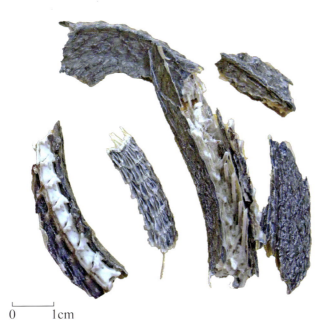

图10-23-2 乌梢蛇（饮片）

【经验鉴别特征】

药材以头尾齐全、皮黑肉黄、脊背有棱、体坚实者为佳。饮片以片块大小均匀、肉厚坚实、无虫蛀、无霉变者为佳。酒乌梢蛇以棕褐色、具光泽、有酒香气者为佳。

【经验鉴别歌诀】

乌蛇圆盘色乌黑，背有剑脊尾渐细，尾下鳞片呈双行，祛风通络兼止痉。

【功能与主治】

祛风，通络，止痉。用于风湿顽痹，麻木拘挛，中风口眼㖞斜，半身不遂，抽搐痉挛，破伤风，麻风，疥癣。

【伪品及混淆品特征】

1. 滑鼠蛇

本品为游蛇科动物滑鼠蛇除去内脏的干燥体。又名"黄闺蛇"。其背鳞行数成单。表面黄褐色，腹面黄白色，腹鳞的前段后缘两侧呈黑色。鼻间鳞2；前额鳞长宽几相等，额鳞盾形；眼上鳞1，眼前鳞2，眼后鳞2；颊鳞3；上唇鳞8，下唇鳞9～10，淡棕色，后缘黑色。

2. 灰鼠蛇

本品为游蛇科动物灰鼠蛇除去内脏的干燥体。又名"黄梢蛇"。背鳞行数成单。体中部为13行，少数14～15行，肛前11行。表面暗灰色，边缘暗褐色，中间蓝褐色前后相连而成纵线。腹鳞淡黄色，两侧蓝灰色，至尾部呈暗褐色。鼻间鳞2；前额鳞2，略呈多角形，额鳞1；眼上鳞1，眼前鳞2，眼后鳞2；颊鳞3；上唇鳞8（偶为7或10），下唇鳞8。

（禚君　编著）

蜈 蚣

【来源】

本品为蜈蚣科动物少棘巨蜈蚣 *Scolopendra subspinipes* mutilans L.Koch 的干燥体。春、夏二季捕捉，用竹片插入头尾，绷直，干燥。

【药材性状】

本品呈扁平长条形，全体共 22 个环节。躯干部第一背板与头板暗红色，其余 20 个背板为棕绿色或墨绿色。质脆，断面有裂隙。气微腥，有特殊刺鼻的臭气，味辛、微咸。

【饮片性状】

本品同药材。

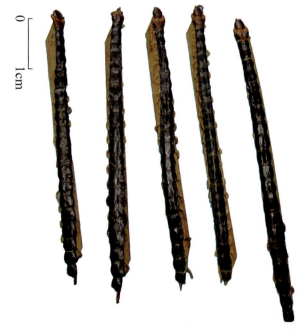

图10-24-1 蜈蚣（药材）

【经验鉴别特征】

历代本草均以红头、红足蜈蚣品质好。目前以身干、条长完整、黑背、黄腹、无虫蛀、无霉变者为佳。

【经验鉴别歌诀】

蜈蚣扁平长条形，廿二环节体组成，头红背绿气特异，搜风攻毒镇痛痉。

【功能与主治】

息风镇痉，通络止痛，攻毒散结。用于肝风内动，痉挛抽搐，小儿惊风，中风口喝，半身不遂，破伤风，风湿顽痹，偏正头痛，疮疡，瘰疬，蛇虫咬伤。

【伪品及混淆品特征】

墨头蜈蚣

本品为蜈蚣科动物日本棘蜈蚣的干燥体。其头板与第一背板为墨绿色，末对肢基侧板后端常为 3 棘；前腿节腹面内侧有 2 棘，背面内侧有 2 棘。

（禚君　编著）

五灵脂

【来源】

本品为鼯鼠科动物复齿鼯鼠 *Trogopterus xanthipes* Milne-Edwards 的干燥粪便。全年可采。拣净泥土等杂质。

【药材性状】

灵脂块

本品为不规则的块状，大小不一。表面黑棕色、红棕色或灰棕色，凹凸不平，有油润性光泽。气腥臭，带有柏树叶样气味。

灵脂米

本品为长椭圆形颗粒，两端钝圆。黑棕色或灰棕色，表面较平滑或微粗糙。体轻、质松，易折断。气微，具柏树叶样香气。

【饮片性状】

1. 五灵脂

本品同药材。

2. 醋灵脂

本品表面灰褐色或焦褐色，稍有光泽，内面黄褐色或棕褐色，质轻松，略有醋气。

【经验鉴别特征】

五灵脂以体轻、色黑棕、有光泽、显油性、无杂质者为佳。醋灵脂以焦褐色、光泽、断面黄褐色、质轻松者为佳。

【经验鉴别歌诀】

五灵脂系鼯鼠粪，脂块脂米两类分，体轻易碎色多棕，散瘀止痛解虫毒。

【功能与主治】

活血止痛，化瘀止血，解蛇虫毒。用于血滞痛经，闭经，产后瘀阻，胸胁脘腹刺痛；崩漏；蛇虫咬伤。

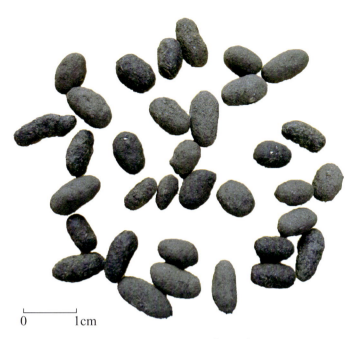

图10-25-1 五灵脂（药材）

【伪品及混淆品特征】

1. 鼠兔粪便

本品为鼠兔科动物红耳鼠兔或藏鼠兔的干燥粪便。灵脂块为不规则形，外表暗褐色可见黏结的粪粒，粪粒断面土褐色，无柏油气。灵脂米呈稍扁的圆球形颗粒。表面褐色，捻碎后呈黄褐色或绿褐色粒末，具草质纤维，气微臭，味涩微有麻舌感。

2. 飞鼠粪便

本品为松鼠科动物飞鼠的干燥粪便。为粪尿黏结而成的团块，表面黑褐色，凹凸不平。质硬，不易破碎，破断面可见散在的粪粒，淡黄色，纤维性。微臭。

3. 纤维、砂粒伪制品

本品为植物纤维、砂粒、黑色黏合剂等加工而成。为短柱状或不规则圆球形，表面土黄色至灰褐色或黑褐色至黑色。断面纤维性，有时可见白色砂粒状物。体较重，质硬，气微。

4. 伪制糖灵脂

本品系用沥青掺小碎石块黏结一起制作，外表粘有少量五灵脂，充作灵脂块（糖灵脂）。其外表暗黑色，质坚，体重，不易破碎。

（禚君　编著）

珍珠母

【来源】

本品为蚌科动物三角帆蚌 *Hyriopsis cumingii*（Lea）、褶纹冠蚌 *Cristaria plicata*（Leach）或珍珠贝科动物马氏珍珠贝 *Pteria martensii*（Dunker）的贝壳。去肉，洗净，干燥。

【药材性状】

三角帆蚌

本品略呈不等边四角形。壳面生长轮呈同心环状排列，后背缘向上突起，形成大的三角形帆状后翼。质坚硬。气微腥，味淡。

褶纹冠蚌

本品呈不等边三角形。后背缘向上伸展成大形的冠。

马氏珍珠贝

本品呈斜四方形，后耳大，前耳小，背缘平直，腹缘圆，生长线极细密，成片状。

【饮片性状】

1. 珍珠母块

本品呈不规则碎块状，表面多不平整，呈明显的颗粒性，有的呈层状结构，边缘多数为不规则锯齿状。棱柱形碎块少见，断面观呈棱柱状，断面大多平截，有明显的横向条纹，少数条纹不明显。

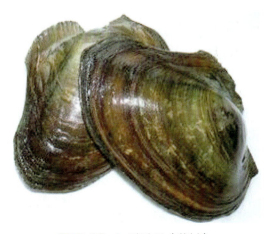

图10-26-1　珍珠母（药材）

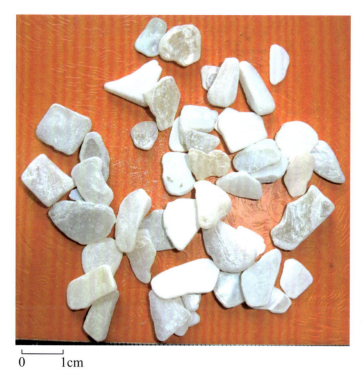

```
0        1cm
```

图10-26-2　珍珠母（饮片）

2. 煅珍珠母

本品呈不规则细块或粉末，青灰色微显光泽，质酥脆易碎。无臭，味咸。

【经验鉴别特征】

珍珠母药材以块大、色白、有"珠光"者为佳。饮片以碎块大小均匀、色白整齐、无碎末者为佳。煅珍珠母以青灰色、光泽、质松脆者为佳。

【经验鉴别歌诀】

珍珠母白带珠光，断面层状横纹观，平肝潜阳且定惊，明目退翳睡眠安。

【功能与主治】

平肝潜阳，安神定惊，明目退翳。用于头痛眩晕，惊悸失眠，目赤翳障，视物昏花。

【伪品及混淆品特征】

天津丽蚌

本品为蚌科天津丽蚌的贝壳，外观略呈椭圆形，壳长 10cm，高 8.3cm，宽 5.6cm；壳顶位于前端，向前突出并稍向内弯曲，背后和腹缘连成一完整的圆弧；外表面光滑或具不明显的瘤状结节，生长轮脉粗，背部有 10 条不明显的斜肋。

（禚君　编著）

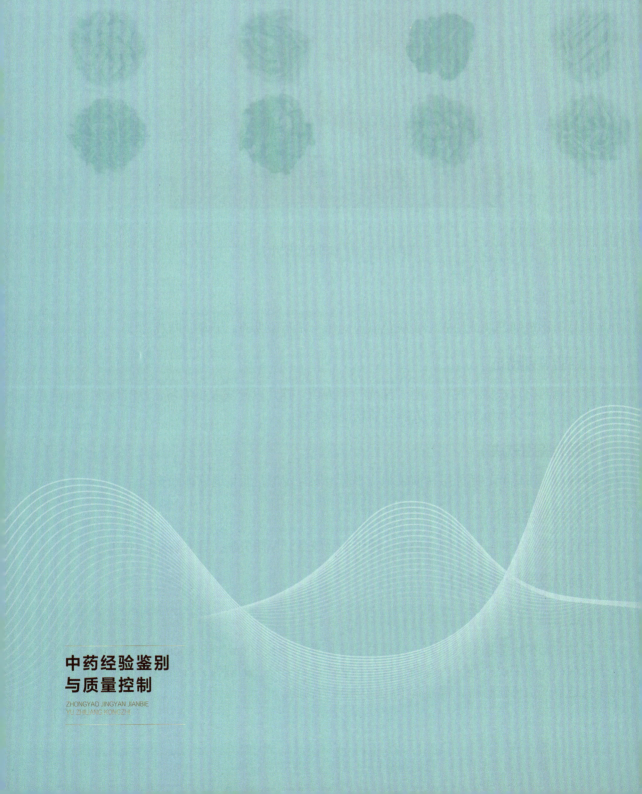

中药经验鉴别
与质量控制

第十一章

矿物类中药

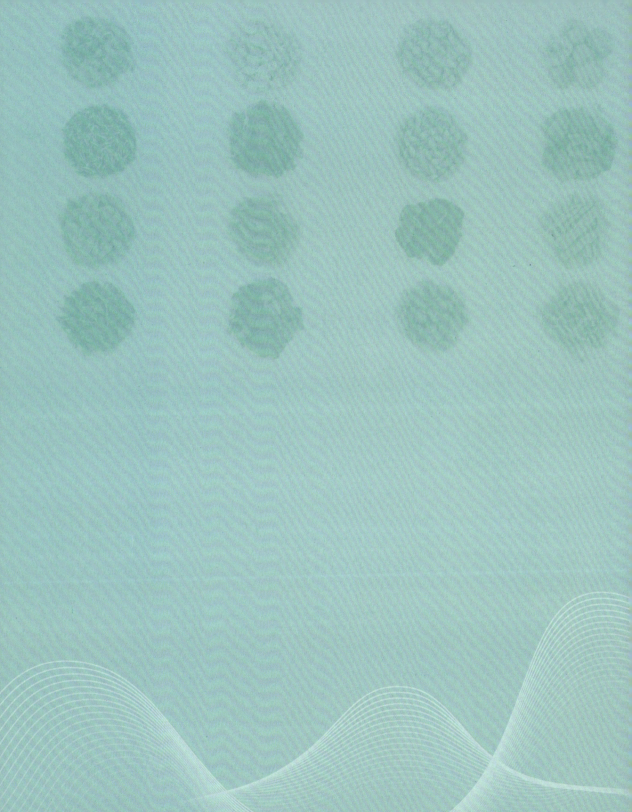

中药经验鉴别
与质量控制

ZHONGYAO JINGYAN JIANBIE
YU ZHILIANG KONGZHI

赤石脂

【来源】

本品为硅酸盐类矿物多水高岭石族多水高岭石，主含四水硅酸铝 $[Al_4(Si_4O_{10})(OH)_8 \cdot 4H_2O]$。采挖后，除去杂石。

【药材性状】

本品为块状集合体，呈不规则的块状。粉红色、红色至紫红色，或有红白相间的花纹。质软，易碎，断面有的具蜡样光泽。吸水性强。具黏土气，味淡，嚼之无沙粒感。

【饮片性状】

1. 赤石脂

本品呈不规则的块状。粉红色或紫红色，或有红白相间的花纹。质软，易碎，断面有的具蜡样光泽。具黏土气，味淡，嚼之无沙粒感。

2. 煅赤石脂

本品为土红色细颗粒或者细粉。

3. 醋赤石脂

本品为深红色或红褐色细粉。

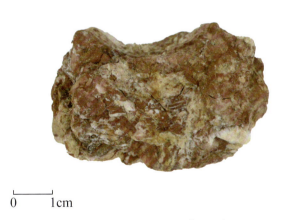

0   1cm

图11-1-1　赤石脂（药材）

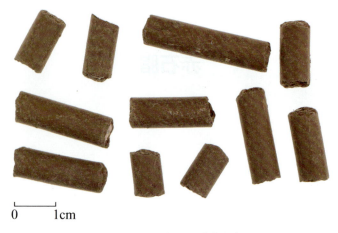

0   1cm

图11-1-2 赤石脂（药材）

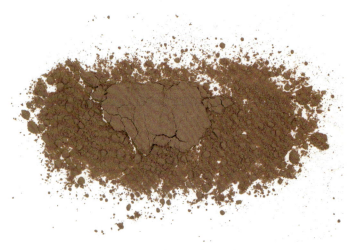

图11-1-3 赤石脂（饮片）

【经验鉴别特征】

赤石脂药材以色红、光滑细腻、质软、粘舌性强者为佳。饮片以块小均匀、色粉红、质软、具有蜡样光泽者为佳。

【经验鉴别歌诀】

赤石脂系高岭土，红色光滑质细腻，胚乳交错槟榔纹，煅炒止泻能温运。

【功能与主治】

涩肠，止血，生肌敛疮。用于久泻久痢，大便出血，崩漏带下；外治疮疡久溃不敛，湿疮脓水浸淫。

【伪品及混淆品特征】

白石脂

本品为矿物硅酸盐的白陶土（Kaolin），白石脂与赤石脂相似，唯色白，或带淡红、淡黄色斑块，于乳钵中加水适量研磨呈淡乳脂状。成分在比例上稍与赤石脂相异，一般认为以色白细腻粘舌无泥土、砂石等杂质为佳。

黄石脂

本品为硅酸盐类水云母族矿物水云母，呈不规则块状，表面淡黄色，粉性，略细腻，用手捻之易粉碎，吸水性较差，舌舔之略粘舌，于乳钵中加适量水研磨不呈乳脂状。

伪赤石脂

本品形状近似赤石脂，表面红色至紫红色或淡黄色，质松，手捻之易散，嚼之有沙泥感，有吸水性，置乳钵中加水适量研磨不呈乳脂状。

（刘高宏　编著）

磁 石

【来源】

本品为氧化物类矿物尖晶石族磁铁矿，主含四氧化三铁（Fe_3O_4）。采挖后，除去杂石。

【药材性状】

本品为块状集合体，呈不规则的块状，多具棱角。灰黑色或褐色，条痕黑色，具金属光泽。质坚硬。具磁性。有土腥气，味淡。

【饮片性状】

1. 磁石

本品为不规则的碎块。灰黑色或褐色，条痕黑色，具金属光泽。质坚硬。具磁性。有土腥气，味淡。

2. 煅磁石

本品为不规则的碎块或颗粒。表面黑色。质硬而酥。无磁性。有醋香气。

【经验鉴别特征】

药材以铁黑色、断面致密有光泽、能吸铁者为佳。煅磁石以黑色、质酥脆者为佳。

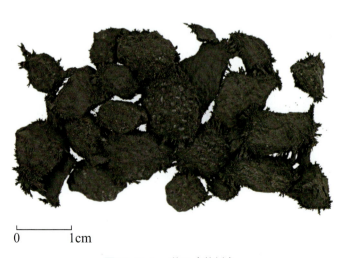

0   1cm

图11-2-1 磁石（药材）

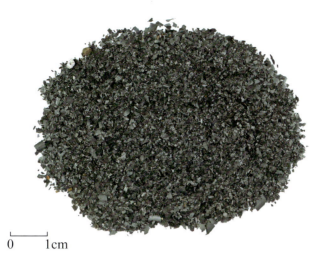

图11-2-2　磁石（饮片）

【经验鉴别歌诀】

磁石色黑可吸铁，土腥气并金属泽，镇惊安神聪明目，平肝潜阳疗惊悸。

【功能与主治】

镇惊安神，平肝潜阳，聪耳明目，纳气平喘。用于惊悸失眠，头晕目眩，视物昏花，耳鸣耳聋，肾虚气喘。

（刘高宏　编著）

〈 浮 石 〉

【来源】

本品为火山喷出的岩浆凝固形成的多孔状石块。多于夏、秋两季收集，洗净、晒干。

【药材性状】

本品呈圆球形或不规则形块状，大小不一。表面粗糙，灰白色、灰黄色或淡褐色。全体满布大小不等的孔洞，构成多孔性块粒状。体轻，能浮于水，质硬而脆，易砸碎，断面色较浅，疏松，有多数小孔。气无，味微咸。

【饮片性状】

1. 浮石

本品同药材。

2. 煅浮石

本品外形同浮石，色灰白，质酥脆易碎。

【经验鉴别特征】

药材以块大小均匀、色灰白、体轻、浮水者为佳。

【经验鉴别歌诀】

浮石本为火山岩，硬脆疏松味微咸，清肺化痰除肺热，除瘤瘰疬散软坚。

【功能与主治】

清肺化痰，软坚散结。用于肺热咳嗽痰稠，瘰疬。

【伪品及混淆品特征】

1. 浮海石

本品为胞孔科动物脊突苔虫的干燥骨骼。呈珊瑚样的不规则块状，大小不等。灰白色或灰黄色。体轻，质硬而脆，表面与断面均有多数细小孔道。气微腥，味微咸。

2. 混乱品种是小海石（海滨石灰花）

小海石是由海水中溶解的盐类围绕贝壳、贝壳碎片或其他砂砾等物沉积而成。呈不规则状，直径 1～2cm，表面凹凸不平，表面灰白色或灰黄色，有孔洞而无细孔，质坚体重，气微，味淡。

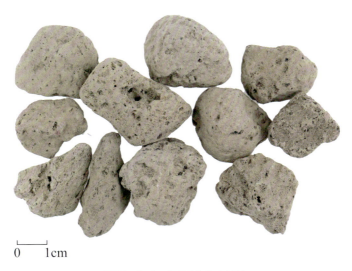

图11-3-1　浮石（火山岩）

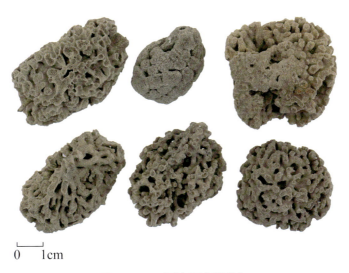

图11-3-2　浮海石（珊瑚）

（刘高宏　编著）

〈 龙 骨 〉

【来源】

本品为古代哺乳动物如三趾马类、犀类、鹿类、牛类、象类等的骨骼化石或象类门齿的化石。前者习称"土龙骨"，后者习称"五花龙骨"。全年可采挖，挖出后除去泥沙及杂质，五花龙骨极易破碎，常用毛边纸粘贴。

【药材性状】

五花龙骨

本品为不规则块状。表面淡灰白色或淡黄棕色。质硬，较酥脆，易成片状脱落。横断面有指纹，吸湿性强，以舌舔之，可附于舌上。无臭，无味。

土龙骨

本品其性状不规则，大小不一。表面粉白色或浅棕色。质硬，断面有许多蜂窝状小孔。吸湿性强。无臭，味淡。火试：火烧时受热部分颜色稍有变化，不冒烟，无气味。

【饮片性状】

1. 龙骨

本品呈粗粉末状，色灰白。

2. 煅龙骨

本品呈粉末状，表面灰白、青灰色。质松脆。吸湿性强。

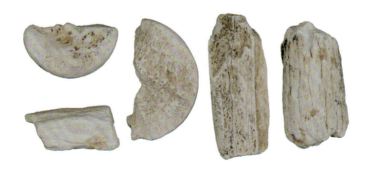

0   1cm

图11-4-1 龙骨（药材）

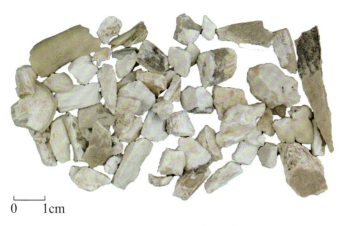

图11-4-2　龙骨（饮片）

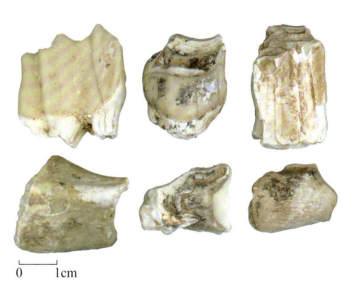

图11-4-3　龙齿（药材）

【经验鉴别特征】

龙骨以色五彩者为优，色白者质量中等。现代认为龙骨以质硬，色青白，吸湿性强为优。

【经验鉴别歌诀】

龙骨五彩或色白，动物化石不易采，质硬易碎吸湿强，平肝安神收敛疮。

【功能与主治】

镇静安神，平肝潜阳，收敛固涩，收湿敛疮。用于神志不安，心悸失眠，惊痫癫狂；肝阳上亢的头晕目眩，烦躁易怒；自汗，盗汗；遗精，带下，崩漏；湿疮湿疹，疮疡溃后经久不愈。

【伪品及混淆品特征】

伪品

来源为经过煅烧的现代动物骨头。表面无纹理与裂隙或棕色条纹与黑色斑点。质地没正品龙骨坚硬，有些质地酥脆（因原动物骨头部位不同），无臭无味，吸舌。里面可挑出煅烧过程中混进的琉璃质的焦渣和被烧成灰色或黑色的骨头。煅透者火烧时可见不变色，不冒烟，无气味。未完全煅透者，火烧时变黑，冒烟并有焦臭气。

【附注】

1. 龙齿

本品系挖掘龙骨时，拣出的牙齿化石。商品按性状分为青龙齿、白龙齿和龙齿墩三种，习惯上认为青龙齿品质较优，龙齿墩较次，但一般多混合使用。本品多已破碎成不规则块状，少数较完整。完整的齿状可分为犬齿与臼齿。

犬齿呈圆锥状先端较细或略弯曲，近尖端处常中空。

2. 臼齿

本品呈圆柱形或柱形，略弯曲，一端较细，外表多具深浅不同的沟棱。表面青黑色或黑褐色（青龙齿），有的呈牙白色或红白色（白龙齿），光滑或粗糙，有的表面具光泽的釉质（年限浅）。体重，质坚硬，断面粗糙，凹凸不平，或有不规则的凸起棱线，有吸湿性，舌舔之可吸舌。气无，味淡。以体完整、不带牙床、吸湿性强者为佳。

（朱平　编著）

◇ 石 膏 ◇

【来源】

本品为硫酸盐类矿物石膏族石膏，主含含水硫酸钙（$CaSO_4 \cdot 2H_2O$）。采挖后，除去杂石及泥沙。

【药材性状】

本品为纤维状的集合体，呈长块状、板块状或不规则块状。白色、灰白色或淡黄色，有的半透明。纵断面具绢丝样光泽。体重，质软，指甲可刻划成痕。气微，味淡。

【饮片性状】

1. 石膏

本品为不规则小块状。灰白色或淡黄色，有的半透明。体重，质软，纵断面具绢丝样光泽。气微，味淡。

2. 煅石膏

本品为白色的粉末或酥松块状物，表面透出微红色的光泽，不透明。体较轻，质软，易碎，捏之成粉。气微，味淡。

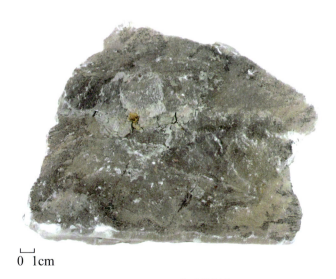

0 1cm

图11-5-1 石膏（药材）

【经验鉴别特征】

药材以块大、色白、半透明、纵断面如丝者为佳。饮片以块小均匀、白色、半透明、纵断面纤维状有光泽、无杂质者为佳。煅石膏以体轻、质酥软、捏之成粉者为佳。

【经验鉴别歌诀】

石膏色白半透明，断面如丝有光泽，泻火去除肺胃热，煅用敛疮水火伤。

【功能与主治】

清热泻火，除烦止渴。用于外感热病，高热烦渴，肺热喘咳，胃火亢盛，头痛，牙痛。

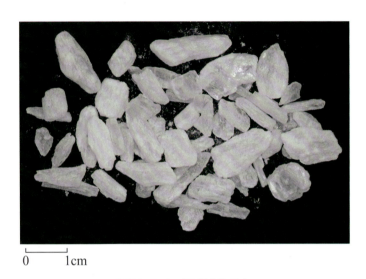

图11-5-2 石膏（饮片）

（朱平 编著）

〈 雄 黄 〉

【来源】

本品为硫化物类矿物雄黄族雄黄，主含二硫化二砷（As_2S_2）。采挖后，除去杂质。

【药材性状】

本品为块状或粒状集合体，呈不规则块状。深红色或橙红色，条痕淡橘红色。质脆，易碎，断面具树脂样光泽。微有特异的臭气，味淡。精矿粉为粉末状或粉末集合体，质松脆，手捏即成粉，橙黄色，无光泽。

【饮片性状】

本品为极细腻的粉末，橙红色或淡黄色。质脆，手触之易被染成橙黄色，气特异而刺鼻，味淡。

【经验鉴别特征】

古人认为雄黄以颜色红者为佳，无臭味、质地坚实者入药。现代认为雄黄以块大、色红、质脆、有光泽、易碎者为佳。

【经验鉴别歌诀】

雄黄大温有大毒，颜色深红或橘红，内服祛痰又截疟，外治一切痈疽毒。

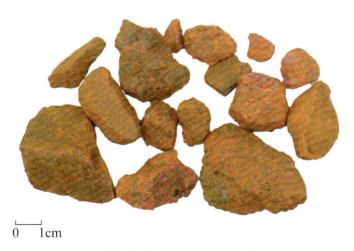

0　1cm

图11-6-1　天然雄黄（药材）

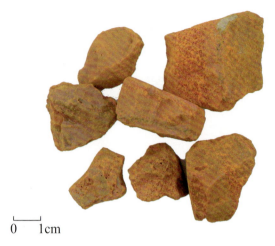

0   1cm

图11-6-2　人工雄黄（药材）

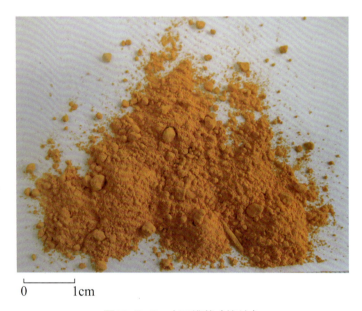

0   1cm

图11-6-3　水飞雄黄（饮片）

【功能与主治】

解毒杀虫，燥湿祛痰，截疟。用于痈肿疔疮，蛇虫咬伤，虫积腹痛，惊痫，疟疾。

（朱平　编著）

⟨ 赭 石 ⟩

【来源】

本品为氧化物类矿物刚玉族赤铁矿，主含三氧化二铁（Fe_2O_3）。采挖后，除去杂质。

【药材性状】

本品为鲕状、豆状、肾状集合体，多呈不规则的扁平块状。暗棕红色或灰黑色，条痕樱红色或红棕色。一面多有圆形的突起，习称"钉头"，另一面与突起相对应处有同样大小的凹窝。体重，质硬，砸碎后断面显层叠状。气微，味淡。

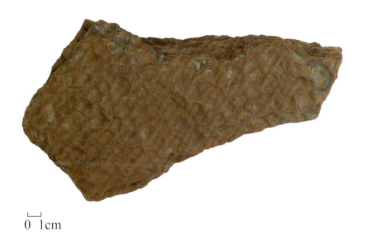

0　1cm

图11-7-1　赭石（药材）

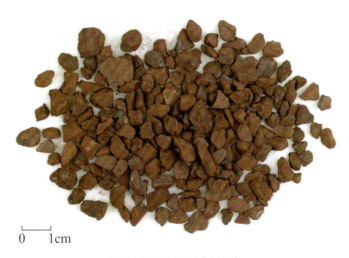

0　1cm

图11-7-2　赭石（饮片）

【饮片性状】

1. 赭石

本品呈不规则的小碎块状。暗黑红色，有的有金属光泽。体重，质硬，砸碎后断面显层叠状。气微，味淡。

2. 煅赭石

本品呈无定形粉末或成团粉末，暗褐色或紫褐色，光泽消失。质地酥脆，略带醋气。

【经验鉴别特征】

药材以色棕红、有"钉头"、断面层叠状者为佳。饮片以块细、色红、断面层纹明显、无杂石者为佳。

【经验鉴别歌诀】

赭石原为赤铁矿，一面钉头一面窝，断面层纹条痕红，平肝凉血兼降逆。

【功能与主治】

平肝潜阳，重镇降逆，凉血止血。用于眩晕耳鸣，呕吐，噫气，呃逆，喘息，吐血，衄血，崩漏下血。

（朱平　编著）

< 朱 砂 >

【来源】

本品为硫化物类矿物辰砂族辰砂，主含硫化汞（HgS）。采挖后，选取纯净者，用磁铁吸净含铁的杂质，再用水淘去杂石和泥沙。

【药材性状】

本品为粒状或块状集合体，呈颗粒状或块片状。鲜红色或暗红色，条痕红色至褐红色，具光泽。体重，质脆。气微，味淡。

【饮片性状】

本品为朱红色极细粉末，体轻，以手指撮之无粒状物，以磁铁吸之，无铁末。气微，味淡。

【经验鉴别特征】

药材以色红、鲜艳、有光泽、体重、质脆者为佳。

【经验鉴别歌诀】

朱砂主含硫化汞，性凉味甘带有毒，颜色鲜红条痕红，清心镇惊也解毒。

【功能与主治】

清心镇惊，安神，明目，解毒。用于心悸易惊，失眠多梦，癫痫发狂，小儿惊风，视物昏花，口疮，喉痹，疮疡肿毒。

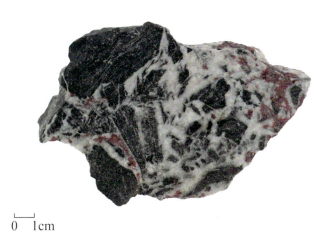

0   1cm

图11-8-1　朱砂原矿

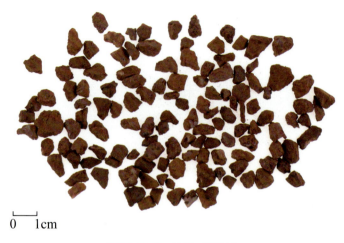

0 1cm

图11-8-2 朱砂（药材）

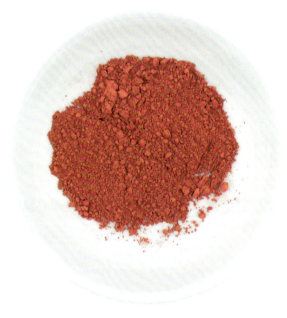

图11-8-3 朱砂（饮片）

【伪品及混淆品特征】

伪品粉末状呈暗红褐色，略带少量规则颗粒，颗粒具光泽，体重，质坚，无臭，无味。伪品粉末触之染手，水飞时其颗粒不易研碎，混悬液显黑褐色，倾尽混悬液后，可见一层银灰色的沙状物。取少许用盐酸湿润后在光洁的铜片上摩擦，铜片表面无银白色光泽。试管反应管壁上无任何物质出现。

（张中华　编著）

自然铜

【来源】

本品为硫化物类矿物黄铁矿族黄铁矿，主含二硫化铁（FeS_2）。

【药材性状】

本品晶形多为立方体，集合体呈致密块状。表面亮淡黄色，条痕绿黑色或棕红色。体重，质坚硬或稍脆，易砸碎，断面黄白色，有金属光泽，或断面棕褐色，可见银白色亮星。

【饮片性状】

1. 自然铜

本品呈不规则块状。表面亮淡黄色，有金属光泽。体重，质坚硬或稍脆，易砸碎。

2. 煅自然铜

本品为小立方体或不规则的碎粒或粉末状，呈棕褐色至黑褐色或灰黑色，无金属光泽。质地酥脆。

【经验鉴别特征】

药材以有金属光泽、体重、有银白色亮星、无杂石者为佳。饮片以片块整齐、色黄而光亮、断面有金属光泽者为佳。煅自然铜以色黑、质酥脆者为佳。

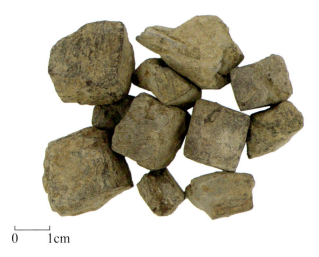

0 ⊢——⊣ 1cm

图11-9-1 自然铜（药材）

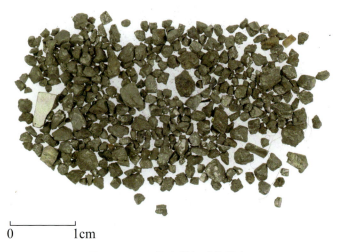

图11-9-2 煅自然铜（饮片）

【经验鉴别歌诀】

黄铁矿上淡金黄，质酥断面金属泽，条痕绿黑或棕红，续筋接骨自然铜。

【功能与主治】

散瘀止痛，续筋接骨。用于跌打损伤，筋骨折伤，瘀肿疼痛。

【伪品及混淆品特征】

1. 黄铜矿

本品为一种铜铁硫化物矿物。常含微量的金、银等。①晶体结构属四方晶系，晶体呈四方面体，但少见，多呈致密块状，粒状集合体，黄铜苋色；②表面常有蓝紫褐的斑状销色；③条痕绿黑色，金属光泽；④硬度3～4。相对密度4.1～4.3，性脆，能导电。

2. 矿物铜

①晶体结构属等轴晶系，晶体呈立方体，但很少见，常呈不规则树枝状集合体；②铜红色，表面常因氧化而呈棕黑色被膜；③条痕铜红色，金属光泽；④硬度2.5～3，相对密度8.5～8.9。具延展性，熔点1083℃，为电和热的良导体。

（张中华　编著）

〈 芒硝 〉

【来源】

本品为硫酸盐类矿物芒硝族芒硝，经加工精制而成的结晶体。主含含水硫酸钠（$Na_2SO_4 \cdot 10H_2O$）。

【药材性状】

本品为棱柱状、长方形或不规则块状及粒状。无色透明或类白色半透明。质脆，易碎，断面呈玻璃样光泽。气微，味咸。

【饮片性状】

本品同药材。

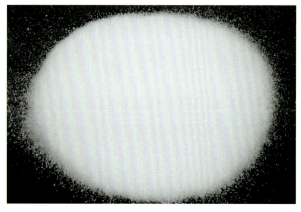

图11-10-1　芒硝（饮片）

【经验鉴别特征】

药材以无色透明、质脆、具玻璃样光泽者为佳。

【经验鉴别歌诀】

芒硝透明如白雪，断面光泽如玻璃，质地酥脆易打碎，荡涤三焦祛实热。

【功能与主治】

泻下通便，润燥软坚，清火消肿。用于实热积滞，腹满胀痛，大便燥结，肠痈肿痛；外治乳痈，痔疮肿痛。

（张中华　编著）

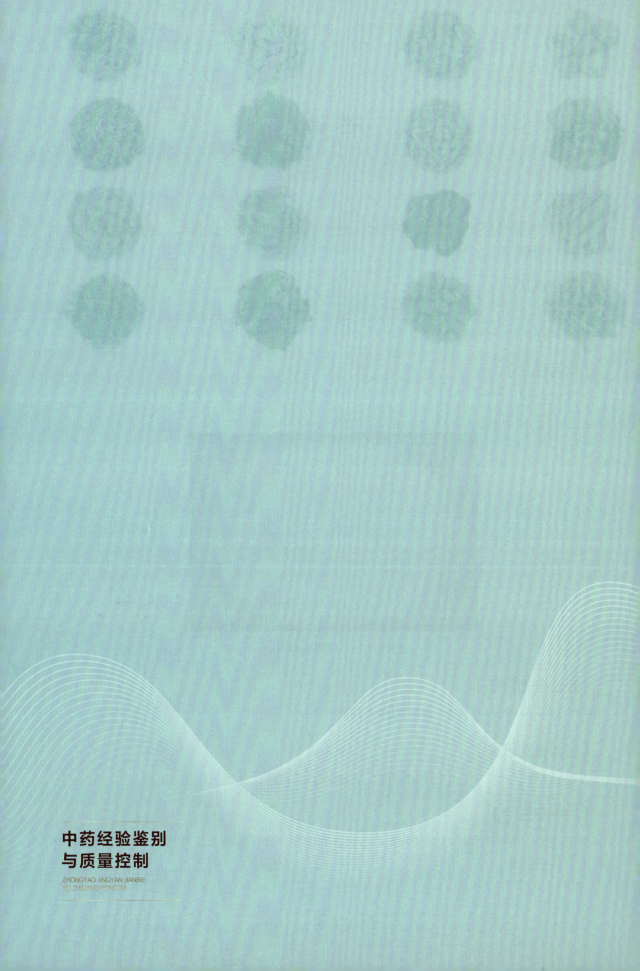

中药经验鉴别
与质量控制

ZHONGYAO JINGYAN JIANBIE
YU ZHILIANG KONGZHI

第十二章

其他类

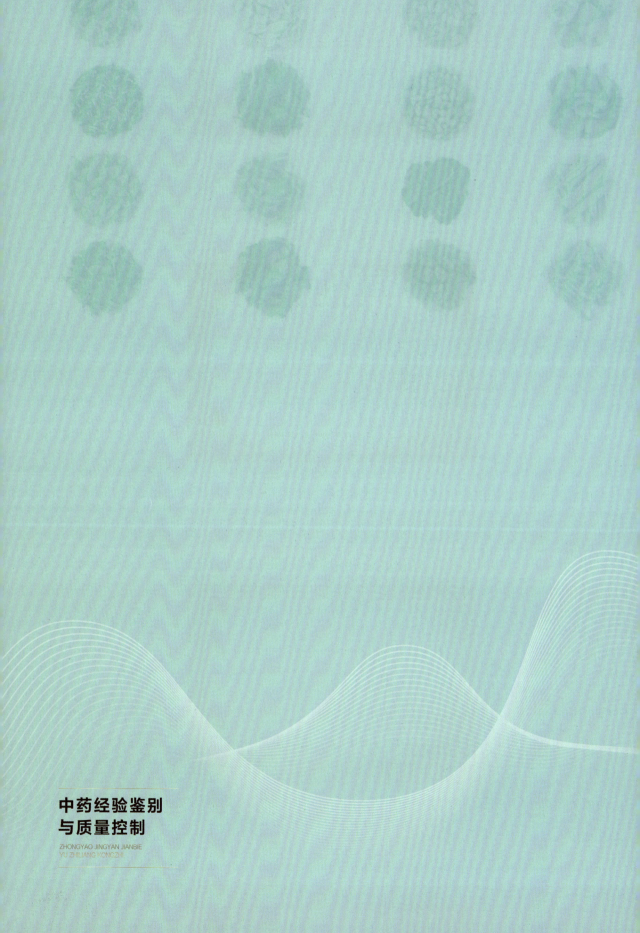

中药经验鉴别
与质量控制

‹ 冰 片 ›

【来源】

冰片

按来源不同分为天然冰片、机制冰片和艾片三类。

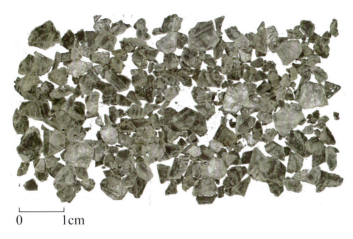

图12-1-1　冰片

天然冰片（右旋龙脑）

本品为樟科植物樟 *Cinnamomum camphora*（L.）Presl 的新鲜枝、叶经提取加工制成。本品在乙醇、三氯甲烷或乙醚中易溶，在水中几乎不溶。

熔点应为 205～210℃。

机制冰片（合成龙脑）

本品系用松节油、樟脑等为原料加工合成的龙脑。

艾片（左旋龙脑）

本品为菊科植物艾纳香 *Blumea balsamifera*（L.）DC. 的新鲜叶经提取加工制成的结晶。本品在乙醇、三氯甲烷或乙醚中易溶，在水中几乎不溶。

熔点应为 201～205℃。

取本品适量，精密称定，加乙醇制成每1ml 含 50mg 的溶液，依法测定，比旋度应为 –36.5℃～–38.5℃。

【药材性状】

天然冰片

本品为白色结晶性粉末或半透明片状结晶。质松脆，手捻易成白色粉末。气清香，味辛、凉。具挥发性，点燃时有浓烟，火焰呈黄色。

机制冰片

本品为无色透明或白色半透明的片状松脆结晶。整碎不一，或为粉末。质松脆，手捻易成白色粉末。气清香，味辛、凉。具挥发性，点燃发生浓烟，并有带光的火焰。

艾片

本品为白色半透明片状、块状或颗粒状结晶，质稍硬而脆，手捻不易碎。具清香气，味辛、凉，具挥发性，点燃时有黑烟，火焰呈黄色，无残迹遗留。

【饮片性状】

本品同药材。

【经验鉴别特征】

药材以片大而薄、整齐、松脆洁白、清香气浓者为佳。

【经验鉴别歌诀】

龙脑冰片梅花瓣，类白也香味清凉，嚼含溶化烧无烟，开窍消炎止痛痒。
机制冰片白晶体，冰状裂纹剥层离，烧化黑烟松节味，功同龙脑无差异。
艾片膏白半透明，手捏不碎质稍硬，烧化浓烟香气烈，功同龙脑一样灵。

【功能与主治】

开窍醒神，清热止痛。用于热病神昏、惊厥，中风痰厥，气郁暴厥，中恶昏迷，胸痹心痛，目赤，口疮，咽喉肿痛，耳道流脓。

【伪品及混淆品特征】

1. 樟脑掺伪品

樟脑为白色结晶性粉末或无色半透明的硬块，加少量的乙醇、三氯甲烷或乙醚，易研碎成细粉；有刺激性特臭，味初辛、后清凉；在常温中易挥发，燃烧时产生黑烟及有光的火焰。把樟脑掺入冰片中，人工压制成片状。片形大而厚，压制平面较平滑，无自然结晶的疏松不规则雪花状，有樟脑刺鼻气味，有时带潮湿感。

2. 薄荷脑掺伪品

薄荷脑为无色针状或棱柱状结晶或白色结晶性粉末，有薄荷的特殊香气，味初灼热后清凉。冰片中掺薄荷脑，会有特殊的薄荷味。

3. 芒硝掺伪品

芒硝为无色透明或类白色半透明，棱柱状、长方形或不规则的块状及粒状。质脆，易碎，断面呈玻璃样光泽。气微，味咸。在冰片中掺入芒硝碎块，外观与冰片类似，但手感较湿，味咸。

4. 白矾掺伪品

白矾为不规则的块状或粒状，无色，透明或半透明，表面略平滑或凹凸不平，具有细密纵棱，有玻璃样光泽。质硬而脆，易砸碎。气微，味酸，微甘而极涩。在冰片中掺入白矾碎块。外观与冰片类似，但口尝味酸、涩、咸。

5. 白糖掺伪品

白糖是由甘蔗和甜菜榨出的糖蜜制成的结晶体，颜色洁白、粒细而软。在冰片中掺入白糖，外观与冰片类似，但仔细观察其平面有立方形白色结晶（白糖），口尝有甜味。

6. 白蜡掺伪品

白蜡呈块状，白色或类白色。表面平滑，或稍有皱纹，具光泽。体轻，质硬而稍脆，搓捻则粉碎。断面呈条状或颗粒状。气微，味淡。在冰片中掺入白蜡碎块，外观与冰片类似，但仔细观察其中有蜡样光泽，口尝有蜡味。

（张中华　编著）

‹ 儿 茶 ›

【来源】

本品为豆科植物儿茶 *Acacia catechu*（L.f）Willd. 的去皮枝、干的干燥煎膏。冬季采收枝、干，除去外皮，砍成大块，加水煎煮，浓缩，干燥。

【药材性状】

本品呈方形或不规则块状。表面棕褐色或黑褐色。质硬，易碎，断面不整齐，具光泽，有细孔，遇潮有黏性。气微，味涩、苦，略回甜。

【饮片性状】

本品同药材。

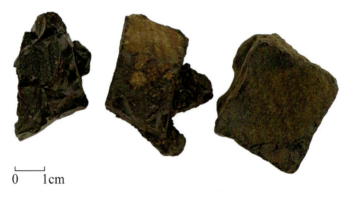

0　　1cm

图12-2-1　儿茶

【经验鉴别特征】

药材以表面棕黑色、涩味重者为佳。

【经验鉴别歌诀】

豆科儿茶熬成膏，棕黑质硬易破碎，味涩回甜需牢记，切莫混淆方儿茶。

【功能与主治】

活血止痛，止血生肌，收湿敛疮，清肺化痰。用于跌扑伤痛，外伤出血，吐血衄血，疮疡不敛，湿疹、湿疮，肺热咳嗽。

【伪品及混淆品特征】

方儿茶

本品为茜草科植物儿茶钩藤带叶嫩枝的干燥煎膏。通常采割叶及幼枝加水煎煮、浓缩至浸膏适度硬度时切成小方块并干燥。本品呈类方形，边长 1.5～3cm，表面向内凹缩，棕黑色或黄褐色，有浅皱缩或纹理，有时具胶质样光泽，常数块粘连。质硬不易破碎或稍带黏性，破碎面红褐色或为棕色及黄色错杂的花纹。无臭，味苦涩。

（张中华　编著）

海金沙

【来源】

本品为海金沙科植物海金沙 *Lygodium japonicum*（Thunb.）Sw. 的干燥成熟孢子。秋季孢子未脱落时采割藤叶，晒干，搓揉或打下孢子，除去藤叶。

【药材性状】

本品呈粉末状，棕黄色或浅棕黄色。体轻，手捻有光滑感，置手中易由指缝滑落。气微，味淡。

火试

取本品少量，撒于火上，即发出轻微爆鸣及闪光，无灰渣残留。

水试

取正品海金沙少许撒在水中，浮于水面不下沉，如有下沉则有泥沙等掺杂。

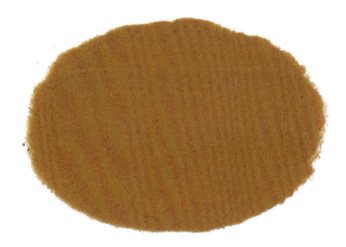

图12-3-1　海金沙（药材）

【饮片性状】

本品同药材。

【经验鉴别特征】

药材以身干、黄棕色、质轻、光滑、能浮于水、无泥沙杂质、火试有火焰声响者为佳。

【经验鉴别歌诀】

海金沙呈细沙状，孢子轻滑色棕黄，浮于冷水沸则沉，火试爆鸣火焰蹿。

【功能与主治】

清利湿热，通淋止痛。用于热淋，石淋，血淋，膏淋，尿道涩痛。

【伪品及混淆品特征】

掺假品

本品系混入黄色细沙冒充海金沙，可用水试及火试法鉴别。水试时可见有泥沙杂质沉淀；火试燃烧后可见细沙残留。

（甘瑞功　编著）

‹ 青 黛 ›

【来源】

本品为爵床科植物马蓝 *Baphicacanthus cusia*（Nees）Bremek.、蓼科植物蓼蓝 *Polygonum tinctorium* Ait. 或十字花科植物菘蓝 *Isatis indigotica* Fort. 的叶或茎叶经加工制得的干燥粉末、团块或颗粒。

【药材性状】

本品为深蓝色的粉末，体轻，易飞扬。或呈不规则多孔性的团块、颗粒，用手搓捻即成细末。微有草腥气，味微酸。

水试

将粉末投入水中，浮于水面，极少量下沉。

火试

将粉末置于纸上点燃，生紫红色火焰，若隔铁片烧之，全部挥发。

【饮片性状】

本品同药材。

【经验鉴别特征】

药材以粉细、色蓝、质轻而松、能浮于水面、火试呈紫红色火焰、嚼之无砂石感者为佳。

【经验鉴别歌诀】

青黛清肝定惊胜，多为粉末易飞扬，水试漂浮无下沉，兼加火试辨优劣。

【功能与主治】

清热解毒，凉血消斑，泻火定惊。用于温毒发斑，血热吐衄，胸痛咳血，口疮，痄腮，喉痹，小儿惊痫。

【伪品及混淆品特征】

1. 青靛

本品为加工青黛的下沉物，青靛晒干后伪充青黛。呈蓝灰色，略带灰白色，质较重，嚼

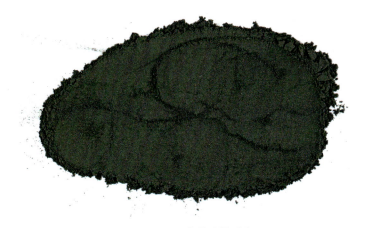

图12-4-1 青黛（饮片）

之有砂石感。水试：有部分浮于水面，振荡后片刻，可见水层未显深蓝色，下沉的颗粒状较多。火试：燃尽后灰烬呈土黄色。

2. 化工染料伪品

其为化工染料对某种植物的叶或茎叶的粉末进行染色伪充青黛。性状为深蓝色粉末，质轻，手捻略有粗糙感，草腥气重，味微苦。水试：体轻浮于水面，振摇后放置片刻，水层未显浅蓝色，粉末下沉速度慢，久置水层显草绿色。火试：有紫红色烟雾产生，可见明显火星，燃尽后灰烬呈灰白色粉末。

（甘瑞功　编著）

〈 天竺黄 〉

【来源】

本品为禾本科植物青皮竹 *Bambusa textilis* Mcclure 或华思劳竹 *Schizostachyum chinense* Rendle 等秆内的分泌液干燥后的块状物。秋、冬二季采收。

【药材性状】

本品为不规则的片块或颗粒，大小不一。表面灰蓝色、灰黄色或灰白色，有的洁白色，半透明，略带光泽。体轻，质硬而脆，易破碎，吸湿性强，舔之易吸舌。放在水中产生气泡。气微，味淡。

【饮片性状】

本品同药材。

【经验鉴别特征】

药材以色洁白、半透明、带光泽、质硬而脆、舔之易吸舌者为佳。

【经验鉴别歌诀】

清心定惊天竺黄，体轻质硬舔吸舌，莫与人工相混淆，竹黄另种需分清。

【功能与主治】

清热豁痰，凉心定惊。用于热病神昏，中风痰迷，小儿痰热惊痫、抽搐、夜啼。

【伪品及混淆品特征】

1. 人工天竺黄《上海市中药材标准 1994 年版》

本品为硅酸盐凝胶体，含有钠、钾、铝、铁等金属离子，并吸附有鲜竹沥。为不规则的块状物，多具棱角，表面乳白色至淡黄色。质轻松易碎，几乎无臭，吸湿性较强。气微，味淡。

2. 竹黄

本品又名竹花，为肉座菌科竹黄的干燥子座。本品呈短圆柱状或纺锤形，长 2～5cm，宽 1～2.5cm，表面粉红色凹凸不平，呈不规则瘤状或具细小龟裂状灰色斑点一面凸起，具不规则的横沟和细密的纹理一面凹下，有竹枝杆残留。体轻、质脆、易折断，断面呈扇形，粉红色至红色，中央色较浅，触之无滑感，无吸湿性，置水中不产生气泡，断面变为血红色。气微辛，味淡，舔之不吸舌。

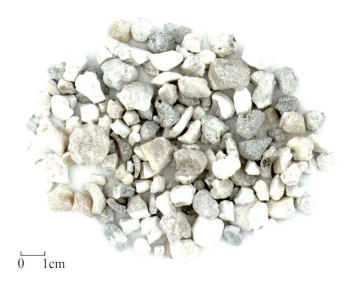

0　1cm

图12-5-1　天竺黄

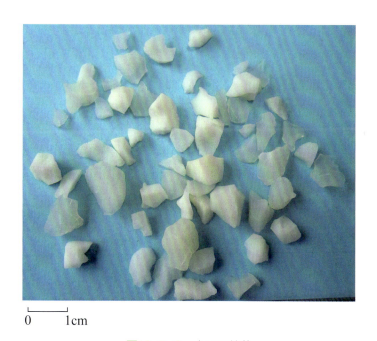

0　1cm

图12-5-2　人工天竺黄

（甘瑞功　编著）

⟨ **五倍子** ⟩

【来源】

本品为漆树科植物盐肤木 *Rhus chinensis* Mill.、青麸杨 *Rhus potaninii* Maxim. 或红麸杨 *Rhus punjabensis* Stew.var.*sinica*（Diels）Rehd.etWils. 叶上的虫瘿，主要由五倍子蚜 *Melaphischinensis*（Bell）Baker 寄生而形成。秋季采摘，置沸水中略煮或蒸至表面呈灰色，杀死蚜虫，取出，干燥。按外形不同，分为"肚倍"和"角倍"。主产于陕西、甘肃、四川、湖南、广西、广东、福建等省。

【药材性状】

肚倍

本品呈长圆形或纺锤形囊状。表面灰褐色或灰棕色，微有柔毛。质硬面脆，易破碎，断面角质样。气特异，味涩。

角倍

本品呈菱形，具不规则的钝角状分枝，柔毛较明显，壁较薄。

【饮片性状】

本品为不规则碎片，表面灰褐色或灰棕色，微有柔毛，内壁光滑。质硬而脆，断面呈角质样，显光泽，气特异，味涩。

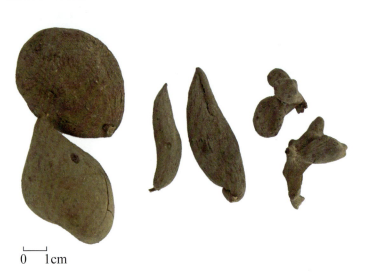

0 1cm

图12-6-1 五倍子（药材，从左向右依次为肚倍、角倍、花倍）

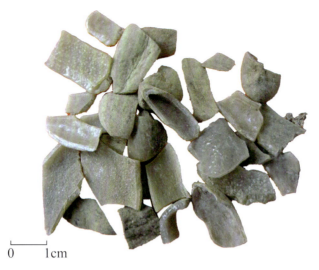

图12-6-2 五倍子（饮片）

【经验鉴别特征】

药材以个大、完整、壁厚、色灰褐者为佳。角倍的产量为大。

【经验鉴别歌诀】

五倍子系蚜虫瘿，不规则形外毛茸，壁坚中空角质样，敛肺涩肠止汗血。

【功能与主治】

敛肺降火，涩肠止泻，敛汗，止血，收湿敛疮。用于肺虚久咳，肺热痰嗽，久泻久痢，自汗盗汗，消渴，便血痔血，外伤出血，痈肿疮毒，皮肤湿烂。

【伪品及混淆品特征】

木质五倍子

本品为一种蚜虫寄生在水丝梨或近缘种小枝或叶柄上形成的虫瘿。呈纺锤形或不规则形，表面光滑或有隆起的纵向脉纹，无绒毛。质硬脆，断面分两层，外层窄，呈深棕色，内层厚，黄白色。囊壁厚1～3mm，囊内可见少量灰色粉状或细条状物，无黑褐色死蚜虫，口嚼有木质感。入沸水中不软化（五倍子软化）。

（甘瑞功　编著）

参考文献

[1] 国家药典委员会.中华人民共和国药典：一部 [M].2020 年版.北京：中国医药科技出版社，2020.

[2] 乔春峰，冯举，陈道峰，等.北豆根混淆品绵毛马兜铃根茎的鉴定 [J].中药材，2005，25（9）：755-757.

[3] 李军德，徐海宁，姜凤梧.鳖甲、石决明品种考证 [J].时珍国药研究，1995（1）：21-22.

[4] 何琴.鹿茸及其伪品的性状鉴别 [J].实用中医药杂志，2017，33（9）：1102-1104.

[5] 张永清，南云生.鸡内金炮制历史沿革初探 [J].中成药，1992（11）：22.

[6] 龚慕辛，朱甘培.香薷的本草考证 [J].北京中医，1996（5）：39-41.

[7] 宋学华.鱼腥草的真伪鉴别 [J].中草药通讯，1978（11）：40-42，26，49.

[8] 万晓霞，张庭玉.鸡、鸭内金研究进展 [J].中国医院药学杂志，1996（3）：125-126.

[9] 朝洛蒙，胡亚将，美荣.青蒿及其伪品褐沙蒿的鉴别 [J].包头医学，2002（1）：30-31.

[10] 康阿龙，郭耀武.青蒿伪品猪毛蒿的鉴别 [J].陕西中医，1999（3）：106.

[11] 天海.阿胶不是每个人都能吃 [J].家庭中医药，2016，23（2）：48.

[12] 李恒阳，丁笑颖，张丹，等.麻黄的本草考证 [J].中国实验方剂学杂志，2022，28（10）：102-110.

[13] 孟令栋，冯松杰.金钱草及其混用品种的鉴别概要 [J].山西医药杂志（下半月刊），2011，40（6）：557-559.

[14] 满茹.识别掺伪海马 [J].开卷有益 - 求医问药，2016（11）：38.

[15] 秦金山，齐亚瑞，陈文乐，等.败酱草多来源品种研究 [J].实用中医药杂志，2017，33（6）：737-739.

[16] 识别真假蒲公英 [J].中国中医药现代远程教育，2014，12（21）：158.

[17] 张一芳.败酱草研究进展 [J].中药材，2009，32（1）：148-152.

[18] 卢寅熹.败酱草的本草考证 [J].时珍国药研究，1996（3）：4-5.

[19] 李盈，廉景奎，张卓，等.豨莶草及其伪品的鉴别 [J].时珍国医国药，2003，（4）：221-222.

[20] 张晓明，李喜香，刘效栓.蜂房的临床应用及其混伪品的鉴别 [J].西部中医药，2015，28（11）：30-32.

[21] 杜文敏，詹志来，万晶琼，等.蛇类药材的本草考证 [J].中国实验方剂学杂志，2022，28（10）：11-21.

[22] 王铮.蜂房文献概要 [J].陕西新医药，1979（11）：51-54.

[23] 覃建安.赤石脂及其伪品的鉴别 [J].中药通报，1987（5）：14.

[24] 胡慧华.豨莶草品种的考证 [C].中华中医药学会第六届中药炮制学术会议论文集，2006：272-279.

[25] 满茹.识别真假珍珠母 [J].开卷有益 - 求医问药，2021，（5）：64.

[26] 蒋世银，叶桂存.透骨草品种鉴定 [J].时珍国医国药，2005（10）：1014-1015.

[27] 曹萍，褚小兰，范崔生.金钱草本草考证 [J].中药材，2002（8）：593-595.

[28] 翁倩倩，赵佳琛，金艳，等.肉苁蓉的本草学研究 [J].中国现代中药，2021，23（2）：228-235.

[29] 姜慧，廖天月，万晶琼，等.薄荷的本草考证 [J].中国实验方剂学杂志，2022，28（10）：150-158.

[30] 臧载阳.羚羊角本草考证 [J].南京中医学院学报，1990（1）：57-59.

[31] 袁昌齐.蒲公英的本草论证和种类鉴定 [J].中国野生植物资源，2001，（3）：6-8，17.

[32] 刘信丹，张英，吴孟华，等.荆芥和荆芥穗的本草考证 [J].中国中药杂志，2021，46（19）：5144-5151.

[33] 钟恋，汪云伟，杜丹，等.益母草的本草考证 [J].中药与临床，2014，5（1）：37-39.

[34] 程琪庆，程春松，刘智祖，等.白花蛇舌草和水线草的鉴别与药用进展比较 [J].中草药，2017，48（20）：4328-4338.

[35] 刘胜春.益母草及其伪品灰菜的鉴别 [J].世界最新医学信息文摘，2015，15（44）：93.

[36] 蒋秋桃，曾丽，马杰，等.矿物药朱砂 [J].中南大学学报（自然科学版），2016，47（11）：3658-3663.

[37] 吴坤松，潘寿贤 . 石决明与混淆品美德鲍的鉴别 [J]. 中国中药杂志，1997（4）：27.

[38] 吴淑玘 . 石决明混伪品——半纹盘鲍 [J]. 中药材，1995（5）：243.

[39] 杨舒佳，黄作阵 . 石膏与混淆品的辨析及现代应用探讨 [J]. 北京中医药大学学报，2020，43（11）：897-902.

[40] 林芳，康帅，朱跃芳，等 . 海螵蛸与其近似基原品种的鉴别研究 [J]. 湖南中医杂志，2018，34（8）：191-193.

[41] 赵尔宓 . 浅析《本草纲目》蛇的药用 [J]. 浙江中医学院学报，1978（4）：18-23.

[42] 辛桂瑜，侯小露，陆益平，等 . 白花蛇舌草及其伪品纤花耳草的性状与显微鉴别研究 [J]. 畜禽业，2020，31（7）：5-6.

[43] 殷红妹 . 水蛭和三叶青的真伪优劣鉴别 [J]. 中国药业，2011，20（20）：78-79.

[44] 潘亚琴，张斌，余亚敏，等 . 浙江地区萹蓄及其混伪品的形态组织鉴定 [J]. 中华中医药学刊，2009，27（2）：384-386.

[45] 钱云川 . 浅析鳖甲及其伪品的鉴别 [J]. 基层中药杂志，1995（3）：13-14.

[46] 曹静，赵文静，旺建伟，等 . 水蛭的本草考证及现代研究 [J]. 中医药信息，2015，32（4）：122-124.

[47] 李志俊，王金梅，刘宇琴 . 白花蛇舌草与常见伪品的鉴别 [J]. 甘肃医药，2012，31（6）：463-465.

[48] 赵树新，朱磊，李君 . 牡蛎药材的鉴别及研究进展 [J]. 中国当代医药，2012，19（23）：18-19.

[49] 税不先 . 海龙及其伪品的鉴别 [J]. 中国药业，2004（7）：59-60.

[50] 谢艳华，王四旺，施新猷 . 水蛭的临床应用及毒性研究 [C]. 全国药品不良反应与临床安全用药学术会议暨首届上海药物流行病学与临床合理用药国际研讨会论文集，2004：121-122.

[51] 李超，李丽敏，曹帅，等 . 牛黄历代品种的本草考证 [J]. 中成药，2020，42（7）：1865-1871.

[52] 杨爱莉 . 浅析中药蛤蚧的鉴别 [J]. 光明中医，2013，28（12）：2664-2665.

[53] 王梦月，韦静斐，史海明，等 . 海龙药材及其伪品的 HPLC 指纹图谱研究 [J]. 中国药学杂志，2009，44（24）：1847-1851.

[54] 赵学红，王丽芳，孔增科 . 浮海石的鉴别 [J]. 河北中医，2007（3）：255-256.

[55] 杜娟 . 牛黄及其代用品掺杂伪品的鉴别 [J]. 光明中医，2021，36（4）：657-659.

[56] 夏烈轩，夏俐俐 . 浮海石的来源与鉴别 [J]. 浙江中医学院学报，2001（3）：73.

[57] 孙淑英 . 淫羊藿及其混淆品、伪品的鉴别 [J]. 中国中医药现代远程教育，2015，13（18）：12-14.

[58] 卜献夫 . 浅谈透骨草的药材品种 [J]. 时珍国药研究，1994（4）：21.

[59] 张丽芝 . 桑螵蛸、丝瓜络掺假鉴别 [J]. 时珍国医国药，2000（12）：1087.

[60] 陈兴兴，杜志敏，张建娜，等 . 广藿香及其混伪品防风草的鉴别 [J]. 中药材，2000（5）：261-263.

[61] 张英，周光雄 . 广藿香的本草考证研究 [J]. 中药材，2015，38（9）：1986-1989.

[62] 张艳平 . 怎样辨别鹿茸片的真假 [J]. 吉林畜牧兽医，2021，42（11）：115，117.

[63] 曹新民，张南 . 中药佩兰的本草学考证 [J]. 中医药学报，2009，37（1）：24-26.

[64] 孙洁，魏劲恒，毛润乾，等 . 广地龙古今入药品种对比研究 [J]. 中药材，2018，41（6）：1312-1316.

[65] 裴帅龙，谢明，许亮，等 . 桑螵蛸的本草考证研究 [J]. 中医药学报，2021，49（7）：89-93.

[66] 李雅文，魏晓明 . 桑螵蛸及其类似品的鉴别 [J]. 中医药学刊，2004（4）：768.

[67] 陈爱娟 . 新发现的一种全蝎伪品细尖狼蝎 [J]. 河南中医，2015，35（12）：3197-3199.

[68] 郭梦月，任莉，陈新连，等 . 基于 ITS2 条形码鉴别半枝莲及其混伪品 [J]. 世界中医药，2016，11（5）：796-800.

[69] 周建国，邬兰，马双姣，等 . 基于 ITS2 序列的荆芥及其混伪品的 DNA 条形码鉴定 [J]. 环球中医药，2016，

9（8）：923-927.

[70]　邬兰,陈科力,孙伟,等.基于ITS2条形码序列鉴定中药材佩兰及其混伪品 [J]. 世界科学技术 - 中医药现代化，2013，15（3）：410-414.

[71]　盈坤，栾昌符，路世鹏，等.市售全蝎掺伪现象的鉴别 [J]. 中国药业，2006（11）：57.

[72]　唐瑜.常见中药饮片掺伪掺杂鉴别及快速检验方法探讨 [J]. 临床医药文献电子杂志，2019，6（27）：184.

[73]　刘世军，熊英.天然牛黄真伪鉴别 [J]. 山西中医学院学报，2009，10（3）：59.

[74]　彭香怡，吴逸昕，宋羽葳，等.地龙药原动物探讨 [J]. 现代生物医学进展，2014，14（26）：5184-5188.

[75]　金延明，李胜华，楼之岑.大蓟、小蓟的本草考证 [J]. 中药材，1995，（3）：152-154.

[76]　桑旭峰，林海伦.一种佩兰新伪品的比较鉴别 [J]. 中南药学，2004（4）：240.

[77]　鲜光亚.关于水蛭的毒性与用量 [J]. 中医杂志，1993（2）：69-70.

[78]　李洁.半枝莲的本草考证 [J]. 中医研究，2006（12）：21-23.

[79] 杨吉玉，何芳，齐景梁，等.乌梢蛇和蕲蛇的本草考证 [J]. 中药与临床，2021，12（5）：50-54.

[80]　汪岩，王月珍，马千里，等.中药鸡内金研究进展 [J]. 中国民族民间医药，2014，23（19）：10-12.

[81]　胡大泽，赵永生，杨丽花.僵蚕及其伪品地蚕的鉴别 [J]. 现代中药研究与实践，2003（6）：56.

[82]　张莲卓.历史时期麝香的认知发展和产地分布变迁研究 [J]. 贵州文史丛刊，2020（1）：79-86.

[83]　谢宗万.佩兰与泽兰的本草考证 [J]. 中医药研究，1989（5）：29-30.

[84]　李玉娟，王月华，杜冠华.中药雄黄毒的历史认识与现代研究 [J]. 中药药理与临床，2018，34（4）：196-198.

[85]　莫雪林，胡美变，肖禾，等.僵蚕的本草考证 [J]. 中药与临床，2016，7（5）：47-50.

[86]　刘雪梅.仙鹤草及常见伪品的鉴定 [J]. 天津药学，2005（1）：38-40.

[87]　刘振启，刘杰.地龙的性状及商品规格 [J]. 首都医药，2012，19（19）：42.

[88]　汪晓河，马明华，张婧婷，等.中药夏枯草药用概况 [J]. 中国现代应用药学，2019，36（5）：625-632.

[89]　严宝飞，朱星宇，陈亚运，等.中药蜈蚣本草考证及临床应用 [J]. 食品与药品，2020，22（4）：310-315.

[90]　程伟，刘琳，朱丹丹.中药萹蓄本草考证及现代药理研究 [J]. 辽宁中医药大学学报，2020，22（1）：4-7.

[91]　丁振飞，黄和平，杨青山，等.中药大蓟及其 2 种伪品的微性状鉴别 [J]. 安徽中医药大学学报，2020，39（4）：78-82.

[92]　郑佳，谢明，刘威，等.中药地龙本草考证 [J]. 亚太传统医药，2020，16（4）：76-80.

[93]　范思敏，刘凤权.中药自然铜功效本草考证 [J]. 黑龙江中医药，2000（4）：54-55.

[94]　黄泽豪，蔡慧卿，郑丽香，等.中药淡竹叶的本草图文考 [J]. 中药材，2017，40（4）：973-977.

[95]　刘丹，李俊松，李伟东，等.中药赭石炮制研究进展 [J]. 南京中医药大学学报，2009，25（2）：155-157.

[96] 张朝晖，徐国钧，徐珞珊，等.中药海马、海龙的本草考证 [J]. 中国中药杂志，1995(12)：710-711，762.

[97]　顾永江.4 种常见动物类中药材及其伪劣品、混淆品的鉴别 [J]. 内蒙古中医药，2012，31（24）：33-34.

[98]　陈晨，王鹏，谢欢欢.中药荆芥的本草考证 [J]. 中药材，2018，41（3）：745-748.

[99]　凌霄，王盼盼，马静，等.中药临床研究的传承与创新 [J]. 中华中医药杂志，2021，36（4）：1801-1804.

[100]　林冬成，张瑜.一种蒲公英伪品的鉴定 [J]. 中国野生植物资源，1999（1）：25-26.

[101]　杨祎辰，马存德，王二欢，等.中药全蝎的本草考证及现代研究进展 [J]. 安徽农学通报，2018，24（8）：105-106，120.

[102]　邓鸿，熊付良，杨洗尘.《本草图经》的鹿类及其药用部位的研究 [J]. 长春中医药大学学报，1991（3）：59.

[103]　崔瑾瑾，黄德红，万宏.一种僵蚕伪品的鉴别 [J]. 湖北医药学院学报，2019，38（2）：156-157，201.

[104] 赵正山 ."白花蛇舌草"简考 [J]. 福建中医药，1982（1）：36.

[105] 张景景，祁晓婷，张超，等 . ITS2 序列鉴定大蓟、小蓟药材及其近缘混伪品 [J]. 世界中医药，2016，11（10）：2126-2129.

[106] 杨丽，曾业达，张丹雁，等 . 降香与易混品杠香的生药学鉴别研究 [J]. 中药新药与临床药理，2022，33(6)：842-848.

[107] 李喜香，刘效栓 . 实用中药性状鉴别入门 [M]. 北京：中医古籍出版社，2015.

[108] 陈瑞生，陈相银，贾王俊 . 挑选蛤蚧应注意鉴别伪品 [J]. 首都食品与医药，2015，22（1）：54.

[109] 郑广跃 . 白芷与其常见混伪品的鉴别 [J]. 浙江中西医结合杂志 . 2013，23(7):593-594.

[110] 李美琴 . 蝉蜕及其伪品螗蛄壳的鉴别 [J]. 基层中药杂志，2001(1):40-41.

[111] 荀宁 . 茜草及其伪品的质量控制研究 [D]. 北京：北京中医药大学，2014.

[112] 窦忠健，郭焕 . 6 种龟甲的性状鉴别 [J]. 云南中医中药杂志，2004(5):53-54.